国家卫生健康委员会"十四五"规划教材

全国高等学校教材

供卫生信息管理、医学信息学及信息管理与信息系统等相关专业用

病案信息学

第 **3** 版

U0208189

主　　编　刘爱民

副 主 编　刘新奎　鲁　杨　张　帆　李忠民

编　　者　（以姓氏笔画为序）

牛培勤（上海市第十人民医院）　　　　陈　斌（浙江大学医学院附属杭州市第一
代清霞（厦门医学院）　　　　　　　　　　　人民医院）
边　鹏（山东第一医科大学附属省立医院）　周　炯（中国医学科学院北京协和医学院
刘　静（海南医学院）　　　　　　　　　　　北京协和医院）
刘爱民（中国医学科学院北京协和医学院　侯　丽（中国医学科学院北京协和医学院
　　　　北京协和医院）　　　　　　　　　　医学信息研究所）
刘新奎（郑州大学第一附属医院）　　　夏　云（广东药科大学）
李　范（中国医科大学）　　　　　　　徐　芬（江苏卫生健康职业学院）
李忠民（中南大学）　　　　　　　　　崔金梅（山西医科大学汾阳学院）
吴韫宏（广西医科大学第二附属医院）　鲁　杨（首都医科大学）
宋　萍（重庆医科大学附属儿童医院）　曾跃萍（首都医科大学附属北京儿童医院）
张　帆（新乡医学院）

编写秘书　胡　滨（首都医科大学附属北京潞河医院）

人民卫生出版社

·北　京·

图书在版编目（CIP）数据

病案信息学/刘爱民主编. —3 版. —北京：人
民卫生出版社，2023.3（2024.4 重印）
全国高等学校卫生信息管理/医学信息学专业第三轮
规划教材
ISBN 978-7-117-34566-8

Ⅰ. ①病… Ⅱ. ①刘… Ⅲ. ①病案－信息管理－医学
院校－教材 Ⅳ. ①R197.323

中国国家版本馆 CIP 数据核字（2023）第 044473 号

人卫智网 www.ipmph.com	医学教育、学术、考试、健康，购书智慧智能综合服务平台
人卫官网 www.pmph.com	人卫官方资讯发布平台

病案信息学

Bing'an Xinxixue

第 3 版

主　　编：刘爱民
出版发行：人民卫生出版社（中继线 010-59780011）
地　　址：北京市朝阳区潘家园南里 19 号
邮　　编：100021
E - mail：pmph @ pmph.com
购书热线：010-59787592　010-59787584　010-65264830
印　　刷：人卫印务（北京）有限公司
经　　销：新华书店
开　　本：850×1168　1/16　印张：25
字　　数：705 千字
版　　次：2009 年 3 月第 1 版　2023 年 3 月第 3 版
印　　次：2024 年 4 月第 4 次印刷
标准书号：ISBN 978-7-117-34566-8
定　　价：96.00 元
打击盗版举报电话：010-59787491　E-mail: WQ @ pmph.com
质量问题联系电话：010-59787234　E-mail: zhiliang @ pmph.com
数字融合服务电话：4001118166　E-mail: zengzhi @ pmph.com

全国高等学校卫生信息管理/医学信息学专业规划教材第三轮修订

出 版 说 明

为进一步促进卫生信息管理/医学信息学专业人才培养和学科建设,提高相关人员的专业素养,更好地服务卫生健康事业信息化、数字化的建设发展,人民卫生出版社决定组织全国高等学校卫生信息管理/医学信息学专业规划教材第三轮修订编写工作。

医学信息学作为计算机信息科学与医学交叉的一门新兴学科,相关专业主要包括管理学门类的信息管理与信息系统、信息资源管理、大数据管理与应用,理学门类的生物信息学,工学门类的医学信息工程、数据科学与大数据技术,医学门类的生物医药数据科学、智能医学工程等。我国医学信息学及卫生信息管理相关专业的本科教育始于20世纪80年代中期,通过以课程体系和教学内容为重点的改革,取得系列积极成果。2009年人民卫生出版社组织编写出版了国内首套供卫生信息管理专业使用的规划教材,2014年再版,凝结了众多专业教育工作者的智慧和心血,与此同时,也有多个系列的医学信息学相关教材和专著出版发行,为我国高等学校卫生信息管理/医学信息学教育和人才培养做出了重要贡献。

当前,健康中国、数字中国加快建设,教育教学改革不断深化,对卫生信息管理/医学信息学人才的需求持续增加,知识更新加快,专业设置更加丰富,亟需在原有卫生信息管理课程与教材体系的基础上,建设适应新形势的卫生信息管理/医学信息学相关专业教材体系。2020年国务院办公厅发布《关于加快医学教育创新发展的指导意见》,对"十四五"时期我国医学教育创新发展提出了新要求,人民卫生出版社与中华医学会医学信息学分会在对国内外卫生信息管理/医学信息学专业人才培养和教材编写进行广泛深入调研的基础上,于2020年启动了第三轮规划教材的修订工作。随后,成立全国高等学校卫生信息管理/医学信息学专业规划教材第三届评审委员会、明确本轮教材编写原则、召开评审委员会会议和主编人会议,经过反复论证,最终确定编写11本规划教材,计划于2022年秋季陆续出版发行,配套数字内容也将同步上线。

本套教材主要供全国高等学校卫生信息管理、医学信息学以及信息管理与信息系统等相关专业使用。该套教材的编写,遵循全国高等学校卫生信息管理/医学信息学专业的培养目标,努力做到符合国家对高等教育提出的新要求、反映学科发展新趋势、满足人才培养新需求、适应学科建设新特点。在修订编写过程中主要体现以下原则和特点。

一是寓课程思政于教材思政。立德树人是教育的根本任务,专业课程和专业教材与思政教育深度融合,肩负高校教育为党育才、为国育人的历史重任。通过对国内外卫生信息管理/医学信息学专业发展的介绍，引导学生坚定文化自信；通过对医学信息安全与隐私保护相关伦理、政策法规等的介绍，培养和增强学生对信息安全、隐私保护的责任意识和风险意识。

二是培养目标更加明确。在以大数据、人工智能为代表的新一轮科技革命和产业变革新背景下，卫生健康信息化加快发展，医工、医理、医文更加交叉融合，亟需加大复合型创新人才培养力度，教材结构、内容、风格等以服务学生需求为根本。

三是统筹完善专业教材体系建设。由于卫生信息管理/医学信息学相关专业涉及医学、管理学、理学、工学等多个门类，不同高校在专业设置上也各具特色，加之学科领域发展迅猛、应用广泛，为进一步完善专业教材体系，本轮教材在进行整合优化的基础上，增加了《医学大数据与人工智能》《公众健康信息学》《医学知识组织》和《医学信息安全》等，以满足形势发展和学科建设的需要。

四是遵循编写原则，打造精品教材。认真贯彻"三基、五性、三特定"的编写原则，重点介绍基本理论、基本知识和基本技能；体现思想性、科学性、先进性，增强启发性和适用性；落实"三特定"即特定对象、特定要求、特定限制的要求。树立质量和精品意识，突出专业特色，统筹教材稳定性和内容新颖性，坚持深度和广度适宜、系统与精练相统一，同一教材和相关教材内容不重复，相关知识点具有连续性，减轻学生负担。

五是提供更为丰富的数字资源。为了适应新媒体教学改革与教材建设的新要求，本轮教材增加了多种形式的数字资源，采用纸质教材、数字资源（类型为课件、在线习题、微课等）为一体的"融合教材"编写模式，着力提升教材纸数内容深度结合、丰富教学互动资源。

希望本轮教材能够紧跟我国高等教育改革发展的新形势，更好地满足卫生健康事业对卫生信息管理/医学信息学专业人才的新需求。真诚欢迎广大院校师生在使用过程中多提供宝贵意见，为不断提高教材质量，促进教材建设发展，为我国卫生信息管理/医学信息学相关专业人才培养做出新贡献。

序 言

随着互联网、大数据、云计算、人工智能等信息技术在医学和卫生健康领域的广泛深入应用，信息技术与医学和卫生健康事业的结合日益紧密。医学和卫生健康领域的信息化、数字化、智能化，对于推动健康中国和数字中国建设、卫生健康事业高质量发展、深化医药卫生体制改革和面向人民健康的科技创新，实现人人享有基本医疗卫生服务、保障人民健康等具有极为重要的意义，迫切需要既了解医学与卫生健康行业又懂信息技术的复合型、高层次医学信息专业人才。

医学信息学是实现医学和卫生健康领域信息化、数字化、智能化高质量发展，以及推动健康中国、数字中国建设的重要基础，是引领和支撑医学和卫生健康事业发展的重要支柱。医学信息学作为一门计算机信息科学与医学交叉的新兴学科，已经成为医学的重要基础学科和现代医学的重要组成部分。它伴随着计算机信息技术在医学领域中的应用以及服务医学研究与实践的需要而产生，也随着服务于医学及相关领域的目标与活动而不断发展。目前，已涵盖与人类生命健康相关的各层次（分子—基因—蛋白—亚细胞—细胞—组织—器官—个体—群体）的医学应用，通过对医学信息（数据）的挖掘、有效组织和管理、开发与应用，实现对医学信息的充分利用和共享，提高医学管理与决策的质量和效率，全面赋能医学与卫生健康事业发展。

我国医学信息学的发展主要起步于医学图书和情报管理领域，早期主要集中在医院信息系统、医学情报研究、医学信息资源建设与服务等方面。20 世纪 80 年代中期开始，当时卫生部所属 4 所医学院校创办图书情报专业，开始了医学信息学专业教育的探索。经过 30 余年的建设，特别是进入新世纪以来，医学信息学发展迅速，加快形成为与理学、工学、管理学、医学相互交叉的新兴学科，涉及学科门类、专业类目众多，主要相关的如管理学门类的信息管理与信息系统、卫生信息管理、信息资源管理、大数据管理与应用，理学门类的生物信息学，工学门类的医学信息工程、数据科学与大数据技术，医学门类的健康数据科学、生物医药数据科学、智能医学工程等。目前，我国的卫生信息管理 / 医学信息学高等教育已形成以本科教育为基础、硕博士教育为龙头、专科教育为补充的多层次教育格局。与此同时，以课程体系和教学内容为重点的教学改革取得了系列成果，出版了一批内容新颖、富有特色的教材，包括规划教材、自编教材、翻译教材等。在全国高等学校规划教材建设方面，2009 年人民卫生出版社就组织编写并出版了国内首套共 9 本供卫生信息管理专业学生使用的教材，2014 年更新再版扩展至 11 本，为我国高等学校卫生信息管理 / 医学信息学教育做出了重要贡献。

随着计算机科学与信息技术的迅猛发展，健康中国建设的推进，医学信息学呈现诸多新特征，主要表现为，信息技术应用与卫生健康行业深度交融加快，数字健康成为健康服务的重要组成部分，信息技术与医学的深度融合推动新的医学革命，数据治理与开放共享、信息安全与隐私保护更加受到重视，医学信息学科发展加速。在此背景下，卫生信息管理/医学信息学人才需求持续增加，亟需建设适应新形势的相关专业教材体系，为培养复合型、高层次专业人才提供帮助。人民卫生出版社主动履行使命、担当作为，联合中华医学会医学信息学分会，在对国内外相关专业人才培养和教材编写进行深入调研的基础上，决定组织编写新一轮全国高等学校卫生信息管理/医学信息学专业教材，并将其作为国家卫生健康委员会"十四五"规划教材。

2020年人民卫生出版社成立全国高等学校卫生信息管理/医学信息学专业规划教材第三届评审委员会，由我担任主任委员，中华医学会医学信息学分会现任主任委员、中国医学科学院医学信息研究所钱庆研究员和候任主任委员、郑州大学第一附属医院刘章锁教授等8位专家学者担任副主任委员，来自全国高等院校、科研院所等机构的32位专家学者担任委员。评审委员会在现状调研和专家论证等基础上，紧密结合新形势、新需求，更好体现系统性、权威性、代表性和实用性，经反复论证对既往多个教材品种进行整合优化，针对前沿发展新增4个品种《医学信息安全》、《医学知识组织》、《医学大数据与人工智能》、《公众健康信息学》，最终确定11个品种，力求体现新的学科发展成果和更好满足人才培养需求。整套教材将于2022年秋陆续出版发行，配套数字内容也将同步上线。

经评审委员会和人民卫生出版社共同协商，从全国长期从事卫生信息管理/医学信息学相关教学科研工作的专家学者中，遴选出本套教材的主编和副主编。最终，11本教材共有主编18人、副主编40人、编委130余人，涵盖了全国110多所高校、科研院所和相关单位。

教材编写过程中，各位主编率领编委团队高度负责、精诚团结、通力合作、精益求精，高质量、高水平地完成了编写任务，中国医学科学院医学信息研究所的李姣研究员担任本套教材评审委员会的秘书，同人民卫生出版社共同完成了大量卓有成效的工作。我要特别指出的是，本轮教材的顺利出版，离不开人民卫生出版社的优质平台，离不开各参编院校、科研院所的积极参与，在此，我向各位领导的支持、专家同道的辛勤付出和做出的卓越贡献致以崇高的敬意，并表示衷心的感谢。

作为一门快速发展的新兴交叉学科，编写中尽可能反映学科领域的最新进展和主要成果，但囿于时间和水平等原因，难免存在错漏和不当之处，真诚欢迎各位读者特别是广大高等院校师生在使用过程中多提宝贵意见。

全国高等学校卫生信息管理/医学信息学专业
第三届教材评审委员会主任委员　代　涛
2022年秋于北京

主编简介

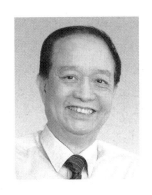

刘爱民

  1956 年 4 月出生于广东省广州市。1975 年参加工作，从事病案信息管理工作 48 年。曾任北京协和医院病案科主任、世界卫生组织国际分类家族中国合作中心（WHO-FIC CC）主任。曾担任的社会兼职包括国际病案协会理事、中国医院协会理事、中国医院协会病案专业委员会主任委员、中国医院协会信息管理专业委员会委员、中国医疗保险研究会理事、中国社区卫生协会理事。目前被多个城市医疗保障局聘为咨询专家。

  参与创建我国病案信息专业教育；参与 ICD-9、ICD-10、ICD-11 的翻译工作，将 ICD 引入我国卫生教育、卫生统计、医疗质控、医疗支付等领域；主持《疾病分类与代码》《手术、操作分类与代码》国家标准和团体标准项目的编写；主编、参编《病案信息学》《DRGs 疾病与手术操作编码和报告指南（2020 版）》等数十部著作、译著，发表数十篇论文；主持、参与 10 余项原卫生部、中国医学科学院科研项目；担任《中国病案》杂志主编。

副主编简介

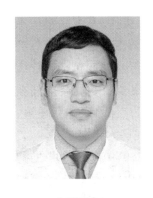

刘新奎

1978 年 9 月出生于河南省漯河市。博士，正高级统计师、副教授，硕士研究生导师，郑州大学第一附属医院病案管理科主任、河南省病案质控中心主任。兼任中华医学会医学信息学分会常委兼医院信息化学组组长、中国医院协会病案专业委员会常委兼电子病案学组组长、国家卫生健康委员会 DRG 课题专家组成员、河南省医院协会病案管理分会主任委员。

从事研究生和本科生教学工作 15 年，曾在多伦多大学担任访问学者 1 年。发表 SCI 论文等 40 余篇，主持和参与省部级、厅级课题 10 余项，主编、参编著作 5 部，发明专利 1 项，获得河南省科技进步奖二等奖 1 项、河南科技普及成果奖二等奖 1 项、河南省医学科技进步奖一等奖 3 项。

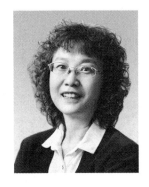

鲁　杨

1971 年 1 月出生于吉林省蛟河市。首都医科大学副教授，中国医院协会病案专业委员会委员、病案教育学组副组长，国家教育委员会《高等职业学校卫生信息管理专业教学标准》研制专家组成员，《疾病分类与代码》国家标准研制专家组成员。

从事教学工作 30 年，参编教材 5 部，主持教育改革课题 2 项，发表论文 20 余篇。主要研究方向：疾病分类和手术操作分类。

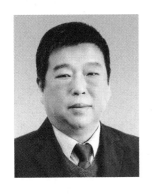

1968 年 10 月出生于河南省夏邑县。硕士研究生导师，现任新乡医学院教学质量监控与医学教育研究中心副主任、全国医学文献检索教学研究会理事、河南省卫生信息学会副会长，河南省十三届人大常委会委员、政协第十二届新乡市委员会常务委员。

从事教学工作 31 年，曾获河南省优秀教师、河南省教育厅学术技术带头人荣誉称号。发表专业论文 40 余篇，主编、参编教材 6 部，参与国家自然科学基金、社会科学基金 2 项，主持省部级项目 2 项，获河南省科技情报成果奖一等奖 4 项。

张　帆

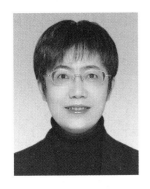

1971 年 12 月出生于湖南省洪江市。医学学士、情报学硕士、管理学博士，副教授，硕士研究生导师，美国西奈山伊坎医学院访问学者。中国医院协会病案专业委员会委员、中华医学会医学史专业委员会委员、湖南省健康管理学会信息管理专业委员会委员。

从事教学、科研工作 29 年，参与并完成科技部重点专项计划 2 项和湖南省重点研发计划 2 项；参编教材 13 部、专著 2 部，主持各类科研、教育教学改革课题 4 项，发表学术论文 18 篇，荣获本科生 / 研究生教学质量奖 5 项、科研成果奖 2 项。

李忠民

前　言

　　病案信息是卫生信息的一个重要组成部分，随着卫生信息化水平不断提升，医疗大数据、公立医院绩效考核和医疗支付制度改革快速发展，越来越凸显出病案信息的作用，病案信息学受到多方关注。它不仅服务于医院中的医、教、研活动，更成为医院管理、绩效考核、医院评估、临床重点学科建设、医保支付、医疗法律纠纷处理中不可或缺的信息支持。自2014年出版第2版《病案信息学》以来，无论是病案基础管理、疾病分类、病案质控、病案信息统计、电子病历、病案相关法律要求等都发生了一定的变化，第3版《病案信息学》在及时总结病案信息管理新进展的同时，也扩充了病案信息学的理论内容。

　　第3版《病案信息学》以第2版为基础，其中删减了病案管理人工操作等内容；新增了医院信息系统环境下的操作，《中华人民共和国民法典》中的相关内容，电子病历信息系统的相关知识，医院精细化管理，医疗体制改革对病案质控、病案信息统计提出的新要求，慢性病和罕见病信息上报。第3版教材另增设第十一章"病案信息利用"，总结病案数据在医院内部和国家层面的应用，旨在提高病案专业人员提供信息服务的能力。

　　病案信息学是一门交叉学科，实践性较强。本书以创精品教材为目标，汇集了全国优秀的、来自一线的医院病案信息专家与高校教师，鼎力合作、精益求精，力求在基本理论、基本知识和基本技能方面不仅内容完整、观点准确，而且同时保证了教材的思想性、科学性、先进性、启发性和适用性。

　　本教材适用于信息管理与信息系统、卫生信息管理、医学信息学、卫生管理学、医疗保险学、卫生法学及相关专业的教学，也可作为从事病案管理、医院管理和医疗保险等工作人员的学习教材。本教材编写过程中得到石磊、秦安京、王文达、陈舒兰、郭萍、罗建、李建华、孙扬、王巍、王佳静、冯昕邈、孙鹏、李权、陈宏丽、贾欣然等资深病案信息学专家的大力支持，在此一并表示感谢！书中难免存在不妥和疏漏之处，诚恳希望广大师生和读者提出宝贵意见和建议。

刘爱民

2022 年 8 月

目 录

第一章

病案信息学绪论

　　病案管理是每个医院都不可或缺的一项业务工作。对任何一项工作而言,工作效率的提升和工作效能的实现,都离不开与之相应的学科发展和专业人才的支撑。本章在介绍病案基本知识和历史演变的基础上,阐述了医院病案管理、病案信息管理的内涵,描述了现阶段病案信息管理的挑战及未来发展趋势,并对国内外病案信息管理的教育情况、学术组织和学术资源进行了简要介绍。

第一节　病　案　概　述

一、病案的定义及类型

(一)病案的定义

　　病案(medical record)是记载患者健康诊疗情况的文档资料,包括患者本人或他人对病情的主观描述、医务人员对患者的客观检查结果和主观病情分析、疾病诊疗经过和患者病情转归、与诊疗活动相关的法律文书和费用支付单据。病案内容可表现为文字、符号、数字、图表、影像等形式。临床上对患者的健康诊疗记录常用"病历"和"病案"两个术语。严格地说,这两者在内容上一致,但时间上则是有区别的。从表面字义上看,"历"有过程之意,"案"有案卷之意。当医疗活动未完成,仍在业务科室的诊疗记录,一般称之为病历。当医疗活动已结束,回收到病案科并经过整理加工的诊疗记录称为病案。我们通常将医师书写患者病程记录的行为称之为书写病历,而非书写病案。

(二)病案的类型

　　病案根据不同的划分标准有不同的分类结果。通常根据病案的载体形式和形成地点来划分病案的类型。

　　1. 根据病案的载体形式划分　病案有纸质病案、影像病案和电子病历三种类型。纸质病案是历史最悠久的存在形式。受不同地域医院信息化发展水平不均衡的限制,纸质病案在相当长的一段时间内还会继续存在。影像病案是对纸质病案的数字化处理,是保存医院历史病案和缓解病案库房压力的一种过渡阶段的存在形式,包括缩微胶片、光盘存储的病案。对影像病案的调阅是以具体的一个文件为单元,无法对其内容进行修改。电子病历是支持记录、保存、管理、传输和重现的数字化医疗档案,是电子病历系统的产物。电子病历是信息技术在医疗领域应用的必然结果,对电子病历的安全管理和高效利用既是医院提升效率的机遇,也是难度不小的挑战。

　　2. 根据病案形成的地点划分　无论是纸质病案还是电子病历都可分为门(急)诊病案和住院病案两种类型。门(急)诊病案是患者在医疗机构门(急)诊就医和治疗情况的记录文档。患者是否需要建立门（急）诊病案，与医疗机构的管理要求、地方政府的医疗政策、疾病本身的科研教学价值等因素有关。在我国因医疗机构门（急）诊工作量大、城镇流动人口多，除恶性肿瘤、日间手术等医保支付有特殊需要的情况外，普通病种一般不建立门（急）诊病案。住院病案，顾名思义是指患者在医疗机构住院部就医和治疗情况的记录文档，是医院最主要的病案类型。通常意义上讲的病案管理主要是针对住院病案进行的，有一套完整的工作流程和考核标准。随着互联网医疗的兴起和推广，与之对应的就会产生互联网医疗病案。

20世纪90年代初，随着社区医疗体系的建立和运营，发达国家率先使用健康记录（health record）取代医疗记录（medical record）。健康记录涵盖个体接受的所有与医疗保健有关的服务记录，包括患者在社区诊所或家庭医师那里接受的基本健康保健、患病后的初步诊疗、病情平稳后的康复医疗服务等。由此可见，健康记录补充和完善了医院接诊前和出院后患者的健康诊疗信息。随着信息技术在健康领域应用的深入，医疗记录和健康记录都不同程度地发展到电子医疗记录（electronic medical record，EMR）和电子健康记录（electronic health record，EHR）阶段。将EMR与EHR的数据融合，形成完整的、可供调阅的个人健康医疗档案，这也是目前及未来一段时间健康医疗实践工作的重点和难点。

二、合格病案的标准

病案要求能完全还原医患之间实施健康医疗活动的全过程。一份病案是否合格，要从病案形成过程和病案实质内容两方面进行衡量，即病案记录是否完整、及时、准确，病案内容是否能证实医生医疗行为的合理性。

（一）病案记录的标准

病案记录的标准体现在"三性"上，即：

1. **完整性**　病案记录完整性是指病案中应该有的信息没有任何遗漏、空缺或丢失，如病案首页的必填项不能为空，所有该签名的地方必须由相应人员亲笔签名。CT、MRI等特殊检查的医嘱和报告单要匹配，病案中要有检查结果及对结果分析的文档记录。治疗措施的细节要详细，如进行血管支架植入的患者，病案中要记录支架的种类、数量、厂家及条形码等信息。

2. **及时性**　病案记录及时性是指病案记录行为尽可能要与诊疗活动同步进行，在规定的时间截止点之前完成。按照《病历书写基本规范》（2010年）的规定，住院病案的入院记录、手术记录、出院记录在24h内要完成，首次病程记录在8h内要完成，抢救记录则在6h内要完成。

3. **准确性**　病案记录准确性是指记录的内容真实无误、记录的形式符合规范。当医务人员发现记录内容有错误需要修改时，不能用涂改或刮擦的方式掩盖字迹，要采用双线划掉错误再更正，做到修改前的内容能辨识、修改行为本身能追溯。病案记录准确性也包括医生准确选择和填写患者的主要诊断和主要手术操作、编码人员对疾病和手术操作进行准确编码。

（二）病案内容的标准

病案内容的合格标准是能够支持并证实医生医疗行为的合理性，能够准确地回答"谁（who）""什么（what）""为什么（why）""什么时间（when）""什么地点（where）""怎么样（how）"等问题，也即病案记录能够明确表达诊疗对象是谁；开出医嘱的是谁；执行医嘱的是谁；患者接受医疗是因为什么疾病，采取了什么诊疗措施，为什么要这样医疗；诊疗活动在什么时间、什么地方，如何进行的。因此，合格的病案一定要能反映患者接受的各项诊疗措施之间的因果关联性，反映医师的临床思维过程。例如，某患者诊断为肺结核，就一定要有病原学、影像学或病理学检查结果作为依据；某患者给予白蛋白治疗，就一定要有低蛋白血症的诊断予以支持。此外，一份高质量的病案还应该包括：当前国内外对该疾病的发病机制、检查手段以及医疗措施等内容的最新认识。

三、病案的内容及作用

考虑到我国的病案信息管理主要以住院病案为主，门（急）诊病案的内容相对简单而且相关内容在住院病案中都有所体现，因此本部分主要介绍住院病案的内容和作用。有关门（急）诊病案的内容详见第三章。

（一）病案的内容

无论是纸质形式还是电子形式的住院病案，病案内容都包括以下几部分。

1. **病案首页** 病案首页是浓缩整份病案记录的结构化文档，是国家卫生统计信息的主要来源、医院医疗质量评价和医保费用支付的重要依据。病案首页内容由患者基本信息、医疗信息、费用信息和统计管理信息组成。自 2012 年起，卫生部医政医管局要求三级医院通过医院质量监测系统（hospital quality monitoring system, HQMS）实时上传出院患者的病案首页。从病案首页中可以直接获取或计算出用于医院评审、绩效考核、医疗安全改进的重要指标。

2. **医疗记录** 医疗记录是由医生书写完成的、患者自入院到出院期间接受的所有诊疗的文档记录，包括入院记录、病程记录、出院记录或者死亡记录。入院记录由主诉、现病史、既往史、个人史、家族史、体格检查、辅助检查和初步诊断等部分组成，由经治医师在患者入院 24h 内完成书写。病程记录内容最为丰富，至少需要有首次病程记录、日常病程记录、上级医师查房记录、交班/接班记录；如果患者病情复杂，病程记录还需要有疑难病例讨论记录、会诊记录、转科记录、抢救记录等；实施手术的患者，病程记录则需要有手术前的小结、讨论、麻醉访视记录，手术中的手术记录、手术安全核查记录、手术清点记录、麻醉记录，以及手术后的首次病程记录、麻醉访视记录等。出院记录是患者整个住院经过的最终总结，由主诉、入院情况、入院诊断、诊疗经过、出院情况、出院诊断及出院医嘱组成。如果患者在医院医治无效死亡，则需要有死亡记录和死亡病例讨论记录取代出院记录。

3. **护理记录** 护理记录是由护士书写完成的、患者自入院到出院期间根据医生书面医嘱接受的所有护理的客观文档记录，包括：体温、脉搏、呼吸、血压、血氧饱和度、出入液量等反映病情变化指标的测量结果；心电监测、呼吸机吸氧、静脉滴注或肌内注射、无菌消毒、疼痛评估等临时或长期医嘱的执行情况等内容。

4. **医嘱单** 医嘱单是医生在医疗活动中下达医学指令的文档记录，有临时医嘱和长期医嘱两种类型。每项医嘱都必须有明确的开始执行时间和停止执行时间、开出医嘱的医生亲笔签名、执行医嘱的护士亲笔签名。患者病情稳定后遵医嘱出院，出院医嘱要写明出院带药的名称、用法剂量、患者注意事项、门诊复诊时间等内容。

5. **知情同意书** 知情同意书是由医患双方签名的有关诊疗活动可能存在风险、不良后果及替代方案等内容的书面文档记录，包括手术知情同意书、麻醉知情同意书、输血知情同意书、特殊检查/特殊治疗同意书、病危/病重通知书等。知情同意书具有法律效力，既是对患者权利的尊重，也是医院开展诊疗活动时自我保护的一种措施。

6. **检验/检查报告单** 检验/检查报告单是由医技人员书写完成的、患者自入院到出院期间根据医生书面医嘱接受的所有检验和检查的客观文档记录，包括血/尿/大便常规检验、血糖/血脂/肝肾功能等生化检验；X 射线/B 超/CT/MRI 等影像检查、专科必要的特殊检查、离体组织的病理检查的结果报告文档。

7. **医疗费用** 医疗费用是患者在住院期间产生的所有费用总和，包括诊断、治疗、康复、中药、西药、中医、血液制品、耗材、综合医疗服务和其他医疗费用等十大类合计 24 项。医疗费用产生于诊疗服务各个环节，通常可以由医院信息系统直接导出至病案首页。首页中需要根据患者医疗支付方式的类型，决定是否填写自付金额。

（二）病案的作用

住院病案可谓集医疗信息之大成。病案原始文档具有备忘、备考、守信、凭证的功能。对病案中记载的内容进行加工分析和深度挖掘能够得到丰富的信息，如住院病种的结构、医疗费用构成比、医务人员的工作量及专业技术水平情况、医疗物资的消耗和配置情况、医院医疗质量和管理质量的优劣，等等。因此，病案在医院的医疗、科研、教学、管理中具有不可替代的作用。同时，病案作为医保付费、医疗纠纷、医学发展和特殊历史事件的重要凭证，也被医院以外的机构和人员高度关注和重视。病案的作用具体表现在以下 7 个方面。

1. 医疗作用　病案的医疗作用主要体现在维系医疗团队成员间的信息传递。现代医疗体系采用的是团队成员分工协作的工作模式。一个住院患者在医院能够接受连贯的诊疗和照护，是由不同级别的医师、护士和医技人员密切配合才得以完成的。为患者提供医疗服务的每一名医务人员都详细记录下各自负责的诊疗活动内容，因此形成了病案。患者在某家医疗机构可能住一次院，也可能因为相同的疾病或不同的疾病在同一家医疗机构多次住院治疗。不管患者是一次还是多次住院，要求一个医生能准确地记住某位患者完整的病史几乎是不可能的，但每位医生可以通过阅读病案记录在短时间内掌握患者的重要信息，如家族史、既往病史、近期用药史、药物过敏史、是否已经做了某项检查或治疗、重要的检验检查结果等。时常查阅病案对于医生准确判断患者病情、制订诊疗计划、减少过度医疗，甚至错误医疗都是至关重要的。特别是对于多次住院的患者，既往病案资料可以帮助医生快速明确疾病诊断，给予患者及时的治疗。

2. 研究作用　病案的研究作用主要体现在临床案例研究、临床流行病学研究和临床路径研究等方面。临床案例研究是从微观的角度对患者个案进行研究，如对某种罕见病的单个病例或少数病例的临床特征研究。临床流行病学研究则是以宏观的视角对患者群体进行观察性或实验性研究，如通过病例对照或队列研究，探索疾病的危险因素和发病机制，评价诊疗技术和药物的疗效，找出疾病在时间、空间及人群中的流行分布规律。临床路径研究主要是指临床路径的制订、实施和评估。临床路径（clinical pathway，CP）是以循证医学证据和临床诊疗指南为指导，对特定的疾病或手术作出最适当的有顺序性和时间性的管理方法。临床路径研究的目的是加强诊疗项目的标准化、程序化和精细化，减少诊疗过程的随意性，以便实现医院优化流程、保证安全、控制风险和成本的最终目的。临床路径的研究必须有海量的病案信息作为底层数据支撑。很显然，基于病案信息产出的科研成果必定会促进医院医疗质量的改善和提升。

3. 教学作用　病案的教学作用主要体现在病案的灵活性和多样性方面。医学教科书对疾病的描述通常遵循"流行病学—病因及发病机制—临床表现—检验检查—诊断与鉴别诊断—治疗措施—康复与预防"的逻辑思路，介绍疾病的典型症状、典型体征和成熟的诊疗方案。在临床实际工作中，同一疾病可能因为患者年龄、体质等因素的影响，临床表现呈现明显的个体差异性。正是因为不典型病例非常多见，临床上才会出现疾病误诊和漏诊的现象。医院中的病案是一个个鲜活的临床诊疗实例的文字档案，真实记录了人们对疾病认识、辨析的全过程，总结了疾病治疗成功和失败的经验，具有极强的实践性和多样性。医学生在学习临床"桥梁"课程和临床专业课程的时候，带教老师往往利用真实病案进行教学，这不仅加深了学生对具体疾病的理解和记忆，也训练了学生的临床思辨能力，同时培养了学生的人文关怀素养。

4. 管理作用　病案的管理作用主要体现在利用病案信息的统计分析或数据挖掘得到结果，为医院医疗质量的评价、经营管理的决策提供服务。病案首页是结构化文档，首页中所有字段的数据都可以非常方便地用于统计分析。我国用于医院评审和绩效考核的指标，计算依据多来源于病案首页。例如，依据病案首页信息，可以计算得到出院诊断与入院诊断的一致率、病理诊断与临床诊断的符合率、疾病诊断相关分组（DRG）入组数、病例组合（CMI）指数、住院天数、医疗付费、费用占比、低风险组死亡率、31 天再入院情况等一系列量化的结果。这些量化数据从不同层面反映了医院的医疗质量、医疗效率和医疗安全。随着自然语言处理（natural language processing，NLP）技术的成熟和普及，可以实现对非结构化的医疗文本和护理文本进行深入分析，如分析病案中的手术记录时，如果一所三级甲等医院的疾病和手术谱与二级医院的相同，说明医院分级存在问题；知名的高职称医师做大量的一级手术，反映出医院对年轻医师的培养存在缺陷。反之，如果有年轻住院医师做三、四级手术，又反映出医院对医疗准入制度执行不到位，存在医疗安全隐患。我国制定的多项医疗核心制度的落实情况在病案中都有不同程度的体现，如首诊医生负责制、三级医师查房制、疑难病例讨论制、会诊制度、抢救制度、查对制度等。此外，医院业务科室的设置和调整、大型仪器设备的采购、医疗资源的配置等决策问题都离不开病案统计数据的支撑。毫无疑问，将病案信息与医院其他信息进行整合和关联，对促进医院精细化管理、提升医疗水平和管理成效有着举足轻重的作用。

5. 医疗付款作用　病案在医疗付款中的作用随着医疗保险制度的改革而变得日益显著。长期以来，医疗费用支付采用的是按项目付费，即患者在接受医疗服务时，根据事先制订好的每个医疗服务项目的价格标准计算费用，由患者个人支付或公费支付给医院。随着社会医疗保险制度和商业健康保险制度在我国城乡全面铺开，第三方医疗保险机构介入到医疗费用支付系统中，由医疗保险机构来支付患者自付部分以外的医疗费用。因此，病案资料顺理成章地成为医疗保险机构对患者进行前期核保和后期理赔的重要依据。根据医保理赔的规定，任何费用的发生必须在患者病案中有详细记录，一旦医嘱、诊疗单、病程记录、检查检验结果和发生的费用之间存在不吻合，医疗费用将会遭到医保拒付。例如，结算清单中有抢救费，病案资料中就必须有抢救记录；结算清单中有 CT 检查费，病案资料中就必须有 CT 检查报告。如果没有抢救或检查的记录报告，则会被视为没有实施抢救和检查措施，医保拒付这部分费用。因此，病案内容的完整、准确、各部分信息的逻辑一致，对医疗费用的顺利结算非常重要。作为国际上最流行的按病种预付制的 DRG-PPS 更是在病案信息深加工基础上实现的。DRG-PPS 全称为"diagnosis related groups-prospective payment system"，即"疾病诊断相关分组 - 预付费体制"，其核心是遵循临床过程同质、资源消耗相近的原则，以国际疾病分类（international classification of diseases，ICD）编码为主要依据，综合考虑患者住院的主要疾病、合并症、并发症、治疗方式、病症严重程度等因素，将住院患者分入若干诊断组别进行管理。医疗保险机构按照每组疾病预先计算确定出的不同定价，向医院一次性偿付患者的医疗费用。DRG 分组需要的关键数据，如患者年龄、疾病诊断及编码、手术操作及编码、患者转归、诊疗费用、医院类别等都集中在病案首页。因此，医疗保险机构对病案的核查已成为国际惯例。因 DRG-PPS 规定了各种疾病的收费标准，在一定程度上能有效控制医疗成本，自 20 世纪 80 年代美国率先实施 DRG-PPS 以来，一些发达国家，如欧美国家、日本等都采用了类似的收费体制。经过近 30 年的探索、研究和本土化试点运作，DRG-PPS 目前正在全国范围逐步推广。

6. 法律依据作用　病案在法律上的作用主要基于病案的证据属性来实现。病案中的医疗记录和护理记录能客观反映医疗活动的真实过程，各种知情同意书都有患者本人或其家属的签名来赋予医院实施特殊诊疗活动的权力。因此，在进行医疗纠纷调查、医疗事故鉴定、医疗保险赔付时，病案可作为原始凭证提交。医患双方若是进入法律诉讼程序，一旦经法庭认证，病案就具有法律意义上的定案作用。医疗活动是高风险的、结果存在一定程度不确定性的特殊活动。经医疗活动建立起的医患关系非常特殊，由于医患双方知识的不对称，患者很大程度上完全依赖医生作出决定；医方向患者承诺医疗服务的质量，但不能保证一定能完全治愈患者的疾病，医院能做到的是最大限度降低医疗意外和医疗事故的发生。倘若因医疗意外或医疗事故导致医疗纠纷，通常的做法是第一时间在医患双方及第三方见证人在场的情况下封存病历 / 病案，以便作为不可更改的证据。我国曾一度执行医疗纠纷举证责任倒置制度，打破民事纠纷中"谁主张、谁举证"的惯例，即在审理医疗纠纷的民事诉讼案件时，法庭要求由医院方提供医疗行为与损害后果之间不存在因果关系、诊疗过程不存在医疗过错的证据。多起已结案案件显示，医方因病案内容不完整、不准确、不按规定修改或病案资料有遗失等原因而败诉。这也警示医方一定要加强对病案内容书写和病案流程管理的全面、精准的质量控制。

7. 历史作用　病案的历史源远流长。病案自产生之日起，不仅记录了千千万万患者个体的健康史，也如实地反映了人类与疾病之间的抗争史。病案作为客观的文档记录既见证了诸多重要人物的生老病死、历代名家名医的成长经历，也是某些特殊历史事件的有力佐证。北京协和医院完好地保存了自 1921 年以来的 400 多万份病案，其中不乏有中国首例乃至世界首例的疑难罕见病案、许多中外历史人物的健康档案。北京协和医院保存了近百年的病案资料，因此，病案被称为北京协和医院的"传家宝"。此外，北京协和医院 20 世纪 30～40 年代的病种统计数据表明，日本侵华期间华北地区霍乱病例明显增加，从侧面证实日本侵略者使用了生物武器。

随着医院信息化进程的深入推进，医院内的临床信息系统（CIS）、实验室信息系统（LIS）、放射信息系统（RIS）、影像存储传输系统（PACS）等各信息系统间数据互联互通的逐步落实，承载了患者医院内诊疗过程全部细节的病案数据，理所当然地成为临床医学大数据的重要组成之一，将与来自医院内外其他信息系统（如 HIS、移动端应用等）的数据深度融合，发挥更大的作用。

四、与病案相关人员及其职责

病案是患者健康状况的记录，是医务人员诊疗活动的记录，也是医院重要的无形资产。患者及其家属、医务人员、病案管理人员、医院管理人员、医保工作人员以及公检法相关人员都与病案有关。他们在病案的生成、管理与利用中扮演着不同的角色、承担着不同的职责。

1. 患者及其家属　患者是医疗活动的接受者，病案中所有的内容均以患者为中心展开。当患者本人不具备完全民事行为能力（如患者未成年、处于意识不清醒的昏迷状态、罹患精神疾病等）和患者需要实施手术、特殊检查、特殊治疗时，患者家属需要配合医生，提供患者基本情况，签署知情同意书等。患者及其家属向医务人员提供的有关患者的个人健康信息（如药物过敏、既往病史、现病史等）要真实可靠。根据《中华人民共和国民法典》相关条款规定，由于患方隐瞒病情或者提供错误的信息，抑或不配合医疗机构进行符合规范的诊疗而造成患者受到损害，医疗机构不承担赔偿责任，将由患方承担相应的法律和经济责任。患方可以申请查阅和复印病案中的住院志、医嘱单、检验检查报告、手术及麻醉记录、病理资料、护理记录等内容，医疗机构应当及时提供。患方发现病案信息有错误时，有权向院方提出异议并请求及时给予更正。

2. 医务人员　医务人员包括医师、护士和医技人员，他们是病案信息内容的创建者、记录者和利用者。医务人员应合法、正当、必要地采集患者的个人信息，及时、准确、完整地记录诊疗和护理的全过程情况，不得泄露、篡改病案信息。对于需要实施手术、特殊检查、特殊治疗的患者，医务人员应当取得患者方签字的知情同意书，及时存入患者病案中。医务人员借阅和使用病案时，要严格履行借阅制度，使用之后立即归还，不能私自保管病案。医务人员利用病案资料进行教学和科研，必须尊重和保护医患隐私，诸如患者姓名、身份证号码、电话号码之类的能识别到患者本人的敏感信息要进行去标识化处理。

3. 病案管理人员　病案管理人员专指医院病案科的工作人员，他们的主要职责是对病案进行收集、整理、编码、质控、分类统计，集中存储和管理医院内所有业务科室的病案，保证病案的正常流通，为医院内外的相关人员提供病案信息服务。编码和质控是医院病案科室的核心任务，特别是编码人员要与医生保持良好沟通，保证疾病编码和手术操作编码的准确性。病案管理人员对于合理合法的病案使用者，应当按规程尽量满足其要求，提供高效优质的服务。对于不符合要求的病案使用申请则必须坚持原则，遵守职业道德，严守患者隐私，保护医院和患者的利益。

4.**医院管理人员**　医院管理人员包括医务科工作人员及医院其他岗位的行政管理人员，他们主要对病案内容和管理流程进行质量监控，利用病案统计信息进行管理决策。此外，医院管理层要选派具有病案信息管理专业知识、实际工作经验丰富、组织能力和人际沟通能力都很强的人负责病案科的工作，并且在人、财、物等方面给予病案科合理的支持，协调病案科与全院其他部门的工作关系，以保证病案的各项功能得以最大化实现。

5.**医保工作人员**　医保工作人员包括医院内医保科室工作人员以及与医院对接的人力资源和社会保障局、商业保险公司的工作人员。院内医保科室工作人员主要依据病案进行患者住院费用结算。院外医保工作人员主要是以参保人的病案资料为依据，在前期对参保人的参保资格进行核查，当参保人在医院就诊治疗产生医疗费用后，则以病案为依据，按规定支付参保人的相关费用。

6.**公检法相关人员**　当医患之间发生医疗纠纷时，若双方不能经协商解决而进入法律诉讼程序，则公检法相关人员（如律师）就要利用病案资料进行取证。

病案功能和作用的多重性决定了与病案相关人员身份类型的复杂性和多样性。患者及其家属、医务人员、病案管理人员在病案内容创建、生成和管理中起着关键性的基础作用，他们是病案质量的"守门人"。医院管理人员、医保工作人员、公检法相关人员主要是利用病案信息解决各自所面临的问题。由于病案中涉及大量的患者个人信息，且多为患者隐私，因此，几乎所有国家都有明确的法律条款规定：医疗机构必须采取措施确保患者数据安全，凡是接触患者病案资料的人都不得泄露、篡改、丢失、销毁或公开患者信息，一旦发生医疗数据的安全事故，造成严重的危害和后果，相关机构和人员都将会受到法律的制裁。

第二节　病案管理与病案信息管理

一、病案的历史演变

病案的发展历史可以说与医学发展的历史轨迹是平行并进的，有了治病救人的医学，也就有了记录就诊过程的病案。有关远古时期治病救人的记载可以从考古出土的文物中窥见一斑。国外最早有关疾病的记载可追溯到旧石器时代，国内最早有关疾病的记载则可以追溯到商朝。西班牙考古学家在公元前2500年旧石器时代的山洞墙壁上发现了手指截断侧面图。据文献记载，公元前1600年国外就出现了用纸莎草记录的外科病历，每份病历都按照标题（描述疾病情况）、检查、诊断和治疗这样固定的格式书写。公元前1500年的古埃及就出现了涉及人体、疾病、治疗疾病的器械和药物的医书。公元前4世纪，"西方医学之父"、古希腊杰出的医学代表人物希波克拉底就撰写了大量的医学著作和病案记录。

我国于清代光绪二十五年，在河南安阳出土的商代甲骨文中发现了关于战争、祭祀、出巡、狩猎、疾病等情况的记录。安徽阜阳1977年出土的简版《万物》里也记载了春秋战国时期有关寒热、烦心、心痛、气臾、鼓胀、瘘、痤、折、瘘、痛、耳、惑、睡、梦噩、失眠、健忘等病症，涉及内科、外科、五官科和神经科等各科疾病。1973年长沙马王堆3号西汉墓出土了一批包括《足臂十一脉灸经》、《阴阳十一脉灸经》甲本、《脉法》、《阴阳脉死候》、《五十二病方》、《却谷食气》、《阴阳十一脉灸经》乙本、《导引图》、《养生方》、《杂疗方》和《胎产书》等在内的古医书。经专家推定这些医书为秦末至西汉初抄写而成。

医生记录患者个人的诊疗案例，在我国传统医学（即中医）中称之为"医案"。医案是中医理、法、方、药综合运用的具体反映形式，它不仅是医疗活动的真实记录，而且还反映了医家的临床经验及思维活动。因此，医案浓缩了中医基础理论和临床各方面的知识，可谓博大精深。章太炎先生曾说："中医之成绩，医案最著。欲求前人之经验心得，医案最有线索可寻，循此钻研，事半功倍。多研读医案，绝胜于随侍名医，直不啻聚古今之良医。"由此可见，医案对促进我国医学发展、保障人民健康具有不可估量的作用。

　　我国传统医学源远流长，从现存的古籍发现来看，医案经历了雏形期、平缓期、发展期、繁荣期几个阶段。在《周礼》《左传》及先秦诸子著作中，就有散在的关于医家诊治疾病的记载，这些可视为医案之雏形。《史记·扁鹊仓公列传》是现今所见最早有实际内容的医案，书中记载了扁鹊治赵简子、虢太子、齐桓侯3案以及西汉名医淳于意的诊籍25例，尤其是淳于意的诊籍被视为后世医家之滥觞，每例都记载患者姓氏、住址、职业、病名、脉象、病理、辨证、治法及预后等内容，涉及内、外、妇、儿各科病证。淳于意的诊籍中诊法以脉为主，兼有病机分析；治法有药物、针刺、熏洗等；用药或汤或丸或酒。更可贵的是，除治愈者外，淳于意的诊籍还记录了10个死亡病例，这种实事求是的态度，反映了早期中医医案朴实无华的风格特点。秦汉至隋唐五代，中医医案散见于医籍和文史书中，数量少、内容简，没有突破性发展。宋、金、元时期是中医医案空前发展的阶段，医家立案蔚然成风，医案风格异彩纷呈，开始出现医案专著、医籍附案以及专科医案。我国现存最早的医案专著就是宋代许叔微著的《伤寒九十论》，该书将常见的伤寒病证方分为90种，每证一案，立案严谨，内容全面完整，且以《黄帝内经》《难经》《伤寒论》等经典著作作为依据，对医案加以剖析，颇有启发性。我国现存最早的专科医案是《小儿药证直诀》，书中记载了儿科医案23则，涉及病证十几种，或分析病因病机，或阐明方药运用。医案发展至明代，各方面均渐趋成熟。据不完全统计，现存明代个人医案专著约有30余种，较有代表性的如《石山医案》《周慎斋医案》《孙文垣医案》《王肯堂医案》《奇效医述》《易氏医案》《李中梓医案》等。此时期的中医医案内容完整客观、格式多样规范、说理透彻详明、文笔秀美流畅，整体质量有了明显提高。也正是在明代出现了我国历史上第一部研究古代医案的专著——《名医类案》。该书为江瓘父子编著，荟集明代以前历代医家医案及经史百家中所载医案近3 000例，所载医案以内科为主，兼外、妇、五官各科。每例医案均记录医者姓名、患者年龄、患者体质、患者症状、诊断、治法、方药等，而且许多医案附有夹注或按语，以"宣明往范，昭示来学，既不诡于圣经，复易通乎时俗"。中医医案发展的鼎盛时期是清代。在这一时期，医案大量涌现，形式种类多样，既有个人医案、医案类书、医案丛书，又有专科医案、专题医案、会诊医案、医案评注及宫廷医案等。医家对撰写医案的内容与格式提出了更高的要求，即态度应严肃认真、内容应详尽准确、理法方药应齐备。如此一来，使得中医医案在医学理论、医疗经验、医疗档案的保存等方面，对现在的医案整理都有借鉴意义。在清代，医案研究非常受重视，出现大量合刊汇编，如魏之琇所著《续名医类案》，是现存篇幅最大的医案类书，是《名医类案》的姊妹篇，收集清乾隆及以前医案5 000余例，对《名医类案》多有补充。此外，《三家合刻医案》《柳选四家医案》这类中医医案也多为编纂者精选汇集而成，能代表医家学术思想及治疗经验之精华，有非常高的学习参考价值。

　　纵观古今中外几千年的文明史，不难发现人类在与疾病的对弈过程中，医者对病案记载的态度、病案记载的内容，都经历了从无到有、从简单到复杂、从粗犷到精细的演变。经年累月保存的病案资料在促进医师成长、推动医学发展的过程中，起到了承前启后的重要作用。

二、现代医院病案管理的起源

　　如果要追溯现代医院病案管理的历史，美国波士顿马萨诸塞州总医院在1897年建立的世界上首个病案科室，被公认为是现代医院病案管理工作的起点。该医院建于1821年，是哈佛大学医学院的教学医院。虽然自医院建院起就保存了完整的临床记录，并对所有就诊病例进行了编目，但直至

1893 年院方才意识到需要将病例编目转为卡片目录。于是,他们专门请来了擅长做这类工作的图书管理员,协助医院将 1870—1893 年的所有病例编目资料做成卡片索引。1897 年年底,医院正式建立病案科室,聘用格蕾斯·怀婷·迈斯(Grace Whiting Myers)专职从事病案卡片索引编制等相关工作,由此拉开了现代医院病案管理的序幕。格蕾斯·怀婷·迈尔斯后来成为北美病案管理协会的第一任主席和美国病案协会的荣誉主席。

在我国,现代医院病案管理以 1921 年北京协和医院建立病案室为起点,如今已经走过百年历程。北京协和医院是由美国洛克菲勒基金会出资创办的北京协和医学院附属医院。基金会投资初衷就是建立一所不逊色于欧洲或美国本土的优秀医学院。北京协和医院建院之初由来自美国、英国、加拿大等国的专家担任高级教职人员,病案全用英文书写。1922 年 3 月,北京协和医院建立医院病案委员会(Clinical Records Committee)负责推动病案工作的发展建设(该管理模式一直延续到现在)。王贤星先生作为北京协和医院第一任病案科主任,制订了一整套病案管理系统,包括患者姓名索引系统、疾病分类系统、手术分类系统、病案编号系统、患者入院和出院登记等,改变了当时中国医院只是简单的病例记录汇集,没有医疗记录索引,也没有专职管理人员的现状。因此,王贤星先生也被认为是中国病案管理的创始人。北京协和医院在病案的病史采集、文字写作、流程管理(如三级质控体系)、新技术应用(如首页管理系统、尾号色标库房管理系统、诊断编码工具的开发)等方面在国内都有着标杆性的示范作用。

由现代医院病案管理的发展历史可知,病案管理的思想理念和工作方法起源于图书文献档案的管理。图书文献档案的整理加工、分类组织、编排索引以及后来的数据库存储、计算机检索等方法都对病案物理载体的组织管理和信息内容的深度加工产生了深远的影响。

三、病案管理

(一)病案管理的定义

病案管理(medical record management)在很长一段时间里,主要指对病案物理载体的管理,即开展病案资料的建立、回收、整理、归档、保管、示踪和提供等程序性工作。在我国,自东晋时就逐步采用纸张取代竹简、丝帛进行文字记录。直到 20 世纪中后期,纸质病案都是唯一的医疗记录形式。因此,病案管理的对象通常指的是纸质病案。尽管现在病案无纸化管理被广泛热议,但在未来相当长的时间内,纸质病案不会被新技术完全取代,纸质病案的管理仍然非常重要。随着时代的变迁,为了提高管理效率、满足用户需求,针对病案内容的加工逐步增加。病案管理这个概念的内涵和外延也拓展到病案信息管理。

(二)病案管理的基本内容

病案管理的基本内容和简要流程如图 1-1 所示。

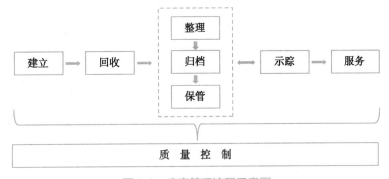

图 1-1　病案管理流程示意图

1．**病案建立**　患者在医院就诊时，通过分配病案号、采集信息、建立患者索引等一系列过程完成病案的建立，这是整个病案管理工作的起点。尽管患者个人基本信息的采集、疾病诊断治疗过程的记录、各种检验检查报告单的填写等工作不是由病案管理人员直接负责完成的，但收集这些信息所需表格的设计、制订和审核工作，都需要病案管理工作人员参与。在医院使用信息系统之前，病案建立存在"一人多号、多人一号"的现象，这是病案管理人员必须给予处理的遗留问题。医院在给新患者建立病案时，尽可能与患者身份证号码关联，做到每位患者只有唯一的病案号。

2．**病案回收**　将出院患者的病历从各个诊疗业务科室集中回收到病案科室，即为病案回收，这是病案管理最基础的工作。目前医院病案回收的类型由住院病案扩展到急诊观察室病案、门诊血透室病案、家庭病房病案等。病案回收的内容除患者院内诊疗信息外，还有患者出院后的随诊信息。病案回收的方式可以是病案科工作人员主动去业务科室定期取回，也可以由业务科室派人将办结出院的患者病历定期送到病案科。不管采用哪种方式进行病案回收，都要求回收工作必须及时。

3．**病案整理**　病案科工作人员逐项检查回收病案中各类资料的完整性，并将资料进行分门别类地整理、排序、粘贴，形成独立的卷宗以便装订，即为病案整理。该环节是以单个患者的病案资料为处理对象。国内医院常用的病案整理方法是以医护人员为中心的按资料来源排列（source-oriented medical record，SOMR），国外教学医院常采用以患者为中心的按患者问题排列（problem-oriented medical record，POMR）。按患者问题排列的病案有结构化的特征，便于显示医生的临床思维过程。

4．**病案归档**　将装订好的一份份病案卷宗有序地存放在病案架上，方便医生或管理人员查阅，即为病案归档。病案归档工作的原则是标识清晰、易取易放、尽可能减少倒架。在工作实践中，病案管理人员创造性地应用了尾号排列、颜色编码等方式来减少病案卷宗的移架次数和病案归档的错误率。

5．**病案保管**　在一定时长内保证病案入库后完整无损，可以随时被调用，即为病案保管。国际病案协会（现更名为：医疗信息管理联盟）规定，法律可强制保留病案30年。我国《医疗机构病历保管规定（2013年版）》也有规定：门（急）诊病历由医疗机构保管的，保存时间自患者最后一次就诊之日起不少于15年；住院病案保存时间自患者最后一次住院出院之日起不少于30年。在实际工作中，医院可依据病案的价值对病案实行分级保存。罕见病例、特殊病种、典型病案、名人病案、与历史事件相关的病案，永久保存病案原件；普通病种、普通患者的病案原件根据国家法规的规定保存30年。随着时间流逝，病案使用率逐渐下降，医院通常会将处于非活动期的病案存放在专门的库房中。在病案保存期限内，一定要保证病案库房的温度和湿度适宜，做好防水、防潮、防火、防盗工作，防止微生物、尘土、飞虫和光线等因素对病案介质造成物理损害。

6．**病案示踪**　病案不仅会在病案科工作人员之间流转，同时也会被患者要求复印或被医院内外其他相关人员借阅使用。病案示踪能快速定位病案去向，保证病案随时可及。病案示踪可以通过一些技术手段来实现，如病案只要离架就必须在示踪系统上做详细记录，内容包括：是哪个科室的哪位医生、在什么时间、因为什么原因、取用了哪份病案，等等。对于超过借阅时间仍未归还的病案，病案管理人员要依据医院病案管理的制度，及时进行催还，并根据逾期天数予以借阅人一定数额的罚款。现在很多医院采用条形码扫描系统来记录病案的即时位置。

7．**病案服务**　病案服务分为被动性服务和主动性服务。被动性服务是根据用户需求提供病案的查询、借阅和复制，如为患者提供病案资料的复印、为门（急）诊或住院医生提供所需要的病案。主动性服务是向医务人员和管理人员提供分析决策信息。做好被动性服务，需要对病案管理流程中的每个环节进行质量控制。做好主动性服务，需要对病案内容进行深度加工，这就涉及分类编码、信息统计和病案内容的质量控制。

四、病案信息管理

（一）病案信息管理的定义

病案信息管理（medical record information management）是病案管理的拓展和提升，包括但不局限于纸质病案的流程性管理，还包括非纸质病案的流程管理以及病案信息内容的深度加工、质量控制、安全保护和主动提供决策服务等，如建立完善的索引系统、编制病案首页、进行疾病和手术操作编码、建立病案信息系统、利用新技术和新算法对病案信息进行内容质控和深度挖掘。如果说病案管理是基本管理，病案信息管理则是高层管理。可以说病案所有功能的实现都有赖于病案信息管理的精准到位。病案信息管理的基本内容和流程如图 1-2 所示。

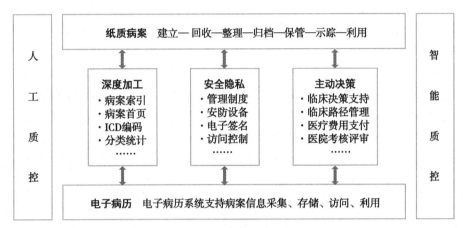

图 1-2　病案信息管理示意图

（二）病案信息管理产生的原因

由病案管理阶段过渡到病案信息管理阶段是整个社会信息技术快速发展的必然结果。人们对病案内容深加工的需求一直都存在，但病案信息加工深度、加工需求有多大程度能实现等，都不可避免地受信息技术发展水平的限制。20 世纪中后期以来，数据库、操作系统、通信技术以及互联网的快速发展催生了电子病历系统的产生、疾病编码工具的网络化更新，特别是近些年涌现的云计算、大数据、物联网、移动互联网、人工智能、区块链（即"云大物移智链"）等技术群，更是极大地激发了人们对深层次信息的渴求，也为病案信息管理本质上的飞跃奠定了技术基础。虽然在医院的日常工作中，病案管理和病案信息管理这两个术语常常被混用，但病案管理的名称显然更多的只是习惯用语，它本质上已经更接近病案信息管理的含义。我们倾向于使用"病案信息管理"这个概念来表述医院现阶段的病案工作。病案信息管理不仅要做好病案载体的环节管理，还需要更好的工具、更高的技能、更专业的人员，来加强病案信息的内涵管理。

（三）病案信息管理现状及问题

由于医院信息化程度在地域间发展的不均衡，造成不同地域医院病案信息管理的软硬件设施存在着巨大的差异。目前，我国省会城市主要医院已实现电子病历系统全覆盖，地市级医院和基层县级医院也在逐步推进电子病历系统建设。全国医疗机构的电子病历系统应用水平分布在 0～8 级不同阶段，国内绝大多数医院仍处在纸质病案、影像病案、电子病历并行使用的阶段。由于纸质病案由病案科管理，电子病历因依托医院信息系统、涉及临床业务流程，由医院信息部门和医务部门共同负责推进，当医院缺乏有效的顶层设计时，就会造成各部门管理责任不明确，病案信息内容的修改、存储和使用出现问题。

病案信息管理，重在对病案内容的精准质控、深度加工和挖掘利用。目前，病案内容加工和质控的效果都还不尽如人意。病案内容的加工更多局限在病案首页,而对承载着最详尽、最细节信息的病程记录、出院记录、检查图像等非结构化文档涉及极少。即便是针对病案首页的加工,内容的完整性和规范性也有待加强。以病案首页中的疾病编码、手术操作编码为例,它是病案信息加工的核心内容之一,但由于编码人员知识结构欠合理、缺乏在岗后的正规持续性培训,编码准确率还达不到医院精细化管理的要求。现阶段,病案质控的重心虽然逐渐由流程质控转向内涵质控,但内涵质控的覆盖面和效率远不能满足质控需求。临床业务科室对病历内容的过程质控、医务科或病案科对病历内容的终末质控,这两者的比例都有待提高,病案内涵质控的手段也需要由人工质控方式向智能化方向改进。对于历史病案的信息管理,医院多采用缩微或扫描技术生成影像文件,但这种方式只是用电子方式备份了病案,解决了历史病案存放的空间问题,并不利于对历史病案信息的深度挖掘。

病案信息包含有患者的个人敏感信息,蕴藏着巨大的商业价值。随着病案内容的生成、存储和利用方式不断系统化和网络化,医疗机构或医保部门的信息系统易遭受攻击,患者健康数据泄露的相关报道呈陡增态势。医疗数据安全和患者隐私保护已经受到多方密切关注。病案信息作为健康医疗大数据的重要组成部分,如何在数据安全有保障的前提下,满足医生调阅、患者查询、临床科研、商保对接、医药研发等各种场景下病案信息的可及、可信和可用,这涉及医院的组织管理水平和安全技术实力,是医院面临的不可回避的严峻挑战。病案信息管理人员在实际工作中,不仅要严格保护患者的隐私,也要为医疗、教学、科研、管理提供资源共享;不仅要满足患者对医疗过程的知情权,也要保护医护人员的合法权益,维持正常诊疗秩序。

鉴于病案信息管理的现状、面临的问题与挑战,在岗的病案信息工作者要有组织、有计划地加强学习,主动顺应历史变化的趋势。同时,病案信息学科和专业建设也需要加强,才能培养出精通病案信息管理、掌握信息技术的复合型专业人员,以适应病案信息管理内涵快速变化的节奏,做好疾病编码、病案质控的核心业务,为医院管理提供决策服务。只有前瞻性地研究和把控病案信息管理未来的发展方向,做好顶层设计,未雨绸缪,病案信息管理才能良性发展。

(四)病案信息管理的发展趋势

作为患者诊疗过程的原始客观记录,病案信息无疑是医学大数据最基础和最重要的组成部分。随着医院临床信息系统(CIS)、实验室信息系统(LIS)、影像存储传输系统(PACS)以及医院管理信息系统(HMIS)在院内的互联互通,病案信息已经集医疗和管理数据之大成。目前个人在医院内的病案信息与院外的基本保健和康复信息,甚至各类组学信息的融合是国内外医学大数据发展的主流趋势,病案信息管理领导层可以考虑尽早参与医院大数据平台或中心的工作,以便在智慧医院建设中发挥病案信息的赋能作用。

第三节 病案信息管理学

一、学科专业性质

学科是相对独立的知识体系,它是人类在生存和生产活动中,将长期积累的经验和知识,经系统演进和科学发展而形成的。学科强调的是知识体系,每门学科都有自己的理论基础和方法论,有正规的人才教育和培养模式,以及专业的学术组织、学术机构和学术刊物。高等学校重要的任务之一就是进行学科建设,以学科发展促进人才培养,为科教兴国战略的实施和社会主义现代化建设服务。

　　病案信息管理学以病案信息全生命周期的管理活动为研究对象，探究病案信息管理的理论、标准、方法与技术，发现病案信息发生、发展、转化和运行的规律，优化病案信息管理工作流程，以促进病案信息的最大化利用。回顾病案信息的教育发展历史，美国和澳大利亚的病案管理都是源于图书档案管理，他们分别在 20 世纪 30 年代、50 年代形成独立的病案管理专业。20 世纪 90 年代初，美国和澳大利亚等国家开始用卫生信息管理取代病案信息管理。随着病案载体形式的变化、病案内涵的拓展，加之新兴技术群深度介入大健康领域，在我国，卫生信息管理取代病案信息管理也是大势所趋。

　　目前，我国高等学校本科教育设置了 12 个学科门类，包括哲学、经济学、法学、教育学、文学、历史学、理学、工学、农学、医学、管理学、艺术学。很显然，病案信息管理学是一个典型的交叉性、应用型学科。病案信息管理学的交叉性，体现在它不仅有自己独立的知识要求，还需要多学科知识的集成。与病案信息管理密切相关的学科知识如图 1-3 所示。其中病案管理、疾病编码、手术操作编码是核心；基础医学、临床医学是基础；流行病学、统计学、信息技术是手段；政策法规、组织管理是保障。只有懂医学、通病案、精技术、会管理的复合型专业人才，才能引领病案信息管理学科的可持续发展。

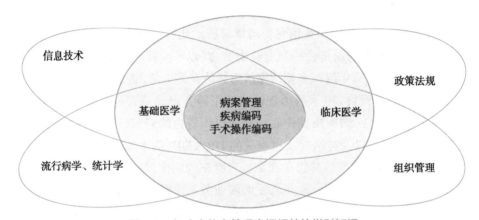

图 1-3　与病案信息管理密切相关的学科知识

二、专业教育和人才培养

（一）国内病案信息管理学校教育状况

　　任何学科的可持续发展、事业的开拓精进都离不开正规的专业教育和人才培养。我国现代医院病案管理始于 1921 年，在很长一段时间都是以师带徒的形式培养病案管理人员，没有正规的学校教育。1985 年，第一个正规专业教育的病案管理中专班（学制 2.5 年）在北京市崇文区卫生学校举办，学生均为已工作的各类人员。之后，病案中等专业教育在全国快速发展，曾有 40 余所院校开设了学制为 3~4 年不等的相关专业。1993 年，病案管理列入《普通中等专业学校专业目录》。2000 年，第一个病案信息管理大专班在北京医学高等专科学校（现为首都医科大学燕京医学院）开办，随后江苏、湖北几个省也设立了卫生信息管理专业大专班。2005 年，北京大学医学网络教育学院与北京市崇文区卫生学校联合开办卫生信息管理专科升本科教育。自 2015 年以来，江苏卫生健康职业学院与澳大利亚昆士兰科技大学连续 6 年合作，开办了病案信息管理专业的海外本科"直通车"。

　　20 世纪 80 年代末至今，我国最早的 4 所开设医学图书情报专业的大学：中国医科大学、湖南医科大学（现中南大学湘雅医学院）、同济医科大学（现华中科技大学同济医学院）、白求恩医科大学（现吉林大学白求恩医学部）在本科培养方案中也设置了病案信息管理课程。这几所高校为我国医院病案管理工作岗位输送了许多优秀人才。进入 21 世纪，因高校合并以及本科专业目录的调整，这些学校尽管专业名称发生了变化,如有些学校采用了信息管理与信息系统(医药信息方向)的专业名称,但基本保留了病案信息管理课程。中南大学生命科学学院生物医学信息学系(原湖南医科大学医学图书情报系)在生物医学信息专业本科生、学术型硕士研究生和图书情报专业型硕士研究生的教育中,开设了病案信息课程,并在医学各专业本科生的公共选修课、临床医学博士研究生的专业选修课中,将 ICD 作为最重要的一种医学术语标准进行介绍,使更多的医学相关专业学生熟悉病案信息管理的工具、方法,并了解其重要性。

21 世纪以来,全国有 50 余所高校开设了卫生信息管理、医学信息学本科专业,如广西医科大学、重庆医科大学、首都医科大学等。由于卫生信息管理、医学信息学研究方向很多,而以病案信息作为主要培养方向的高校非常少,毕业生的知识结构,特别是临床医学的知识深度、统计方法和信息技术的熟练程度,与行业的人才要求还有一定距离。

(二)国内病案信息管理在职教育状况

继续教育是知识更新的必要措施。每一个专业人员无论学历、职称多高,都有接受继续教育的必要性。在我国,对病案在职人员的教育始于 20 世纪 30 年代,中央医院等单位派人到北京协和医院进修学习。20 世纪 50 年代,北京协和医院承担了全军军区总医院、全国铁路中心医院的病案人员培训任务。1964 年,卫生部委托北京大学人民医院举办了全国病案信息管理培训班。1981 年,卫生部委托北京协和医院病案科举办全国病案信息管理学习班。此后,陆续有一些病案管理的短期培训在各地举行。1988 年年底,中国医院协会病案专业委员会(以下简称专委会)成立,专委会为了促进和提高医院病案信息管理水平,每年组织多期国家级继续教育培训班,内容覆盖 ICD-10 及 ICD-9-CM-3 应用能力、病历书写与质量评价、电子病历管理与应用等方面。培训通过者可获得继续教育学分。此外,各省级病案管理专委会、病案质控中心也积极组织省内的病案信息管理在职人员进行疾病编码、手术操作编码、首页质控以及与医疗支付有关的 DRG/DIP 基本知识培训,考核通过者可获得相应证书。总体上看,目前国内病案信息管理在职教育存在的突出问题主要是:缺乏分层次培训体系、标准教材和专业指导教师欠缺。据调查,尽管受医院业务工作繁重、进修经费有限等因素的限制,在岗的病案信息工作人员一直在积极争取机会参加国家或区域级别的技能培训、学术会议,或借助专业的社交软件、网络课程、与同事交流等方式提升专业素养。现阶段我国非常有必要从国家层面建立一套包括阶梯课程、案例教材、学员考核方式、教师资质评聘等在内的继续教育规范体系,帮助年轻从业者不断适应新形势下病案信息管理岗位的职业要求。

(三)国外病案信息管理教育状况

美国是最早开展病案信息管理专业教育的国家。1935 年,美国在 4 所大型医院中开展了病案管理专业教育,其中明尼苏达州的圣•玛丽医院由于是圣斯考拉斯蒂卡学院的附属医院,因而成为第一所授予病案管理学学士学位的单位。据统计,20 世纪 90 年代,美国大约有 230 所大学或学院培养卫生信息管理人员,其中约 180 所院校可授予副学士学位(相当于我国的大专毕业文凭),50 所院校可授予学士学位。随着社会对病案管理专业人才要求的提高,美国一些院校逐渐开展与病案信息管理有关的研究生教育。美国的病案从业人员分为注册病案管理员(registered record administrator,RRA)和注册病案管理技术员(registered record technician,RRT)。根据美国卫生信息管理学会(AHIMA)的要求,自 1975 年开始,RRA 和 RRT 每年要分别接受 15 个和 10 个学时的继续教育,否则将被取消从业资格。2005 年,AHIMA 提出将硕士研究生教育作为病案信息专业的基础教育,鼓励病案工作者重返学校学习。

澳大利亚的病案管理实践工作和专业教育均深受美国的影响。澳大利亚医院协会分别于 1949 年、1950 年先后聘请美国西北大学的医院管理课程讲师埃德娜•霍夫曼(Edna.Huffman)(为期半年)和波士顿马萨诸塞州总医院的医疗记录图书管理员萨拉•麦金尼(Sara McKinney)(为期 2 年)来澳大利亚指导医院病案服务工作。她们在悉尼、墨尔本等地以讲习班的形式对具有一定从业经验的病案工作者进行短期培训，这些学员后来成为澳大利亚病案行业的先驱者。1956年，澳大利亚首个病案管理教育学校在新南威尔士州的阿尔弗雷德亲王医院创建，提供为期3年的全日制专业教育。该学校历经3次合并更名，1990年并入悉尼大学健康科学学院。澳大利亚的病案信息管理专业有学士、硕士和博士研究生不同层次的学校正规教育。成立于1992年的澳大利亚卫生信息管理学会（HIMAA）对促进澳大利亚病案信息管理行业和职业教育的发展都起到了很大作用，特别是从美国引入病例组合和疾病诊断相关分组（DRG）后，HIMAA通过制订并实施编码员认证制度，提供医学术语知识、临床编码技能方面的培训，提升编码员专业素养，以保证编码数据的准确性。在澳大利亚，病案信息管理专业的毕业生除了继续在医疗系统中扮演不同的角色外，越来越多的毕业生从事非传统的工作。

除美国和澳大利亚外，英国、德国、加拿大、以色列、新西兰、印度、韩国等国家也有与病案信息管理相关的正规本科和研究生教育。目前，国外一些大学开发了线上的学位教育和在职培训课程，如美国的圣斯考拉斯蒂卡学院、中佛罗里达大学、匹兹堡大学均提供在线的健康信息学（health informatics，HI）和健康信息管理（health information management，HIM）的本科、研究生以及在职培训教育。美国的德克萨斯大学还提供生物医学信息学（biomedical informatics，BMI）的硕士和博士研究生课程，倡导数据赋能健康（transforming data to power human health）的理念，激励专业人员引领健康和医疗保健的未来。

三、学术组织及学术刊物

（一）国内学术组织及学术刊物

1. 中国医院协会病案专业委员会　中国医院协会病案专业委员会（Chinese Medical Record Association，CHMRA，简称病案专委会）成立于1988年12月。它的前身是中华医学会北京分会医院管理学会建立的病案管理学组。病案专委会是中国医院协会下属的二级协会，是一个全国性、行业性、非营利性的社会团体，主要宗旨是加强病案信息管理行业建设，发挥行业咨询、业务指导、综合服务功能，促进医院病案信息管理水平的提高。病案专委会自1993年起，每年都召开一次全国性学术会议，按需举办多期继续教育培训，同时代表我国参加国际间学术交流。1992年，我国成为国际病案协会（IFHRO）的第18个成员国。2005年病案专委会在北京承办了亚太地区的国际病案管理学术会议。目前病案专委会下设国际疾病分类、病案质控、病案教育、电子病案、病案随访、病案数据规范6个专业学组（图1-4）。病案专委会的委员代表遍布全国各省。30多年来，在病案专委会的领导下，省级甚至市级的病案学术组织也得到了快速发展。有关病案专委会的更多最新信息可以从学会网址获取。

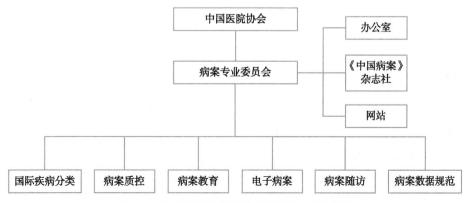

图1-4　中国医院协会病案专业委员会组织结构

2.《中国病案》杂志　《中国病案》(ISSN1672-2566)是中国医院协会主办、病案专业委员会承办的国内最有影响力的病案管理专业学术期刊,创刊于 2000 年 5 月,月刊,2021 年影响因子(impact factor, IF)为 1.124,是中国科技论文统计源期刊、中国学术期刊(光盘版)收录期刊、中国学术期刊综合评价数据库统计源期刊。最近 5 年,《中国病案》发文量稳定在每年 460 篇左右,基金资助项目论文呈上升趋势,其中 2021 年基金资助论文占全年总发文量的 34.71%。《中国病案》现设有病案管理、质量管理、医院管理、现代化管理、疾病与手术分类、信息利用、教育与教学、临床实践等栏目,内容中增加了大量临床实践、临床路径以及病案数据挖掘与分析利用等内容,体现出病案信息学术研究与临床医学、统计分析、计算机算法深层次融合的发展趋势。有关《中国病案》的更多信息可以从期刊网址获取。

（二）国外学术组织及学术刊物

1. 国际医疗信息管理联盟　国际医疗信息管理联盟(International Federation of Health Information Management Association, IFHIMA)成立于 2010 年,其前身是 1968 年成立的国际病案协会(International Federation of Health Record Organizations, IFHRO)。成立病案国际组织从筹备到 IFHRO 正式成立历时 17 年,国际病案工作者从 1952 年起先后召开了 4 次会议,最终在 1968 年第 5 次瑞典斯德哥尔摩国际会议上正式成立 IFHRO。2004 年之前,IFHRO 每 4 年召开一次国际病案学术会议,2004 年开始改为每 3 年召开一次。为顺应病案信息多学科融合发展的新形势,在 2010 年第 16 届 IFHRO 会议上决定将国际病案协会改名为国际医疗信息管理联盟。IFHIMA 为提高国际间病案从业人员的专业能力,在官网上设立 Resources & Education 专栏,为全球卫生信息管理人员提供最新学术信息和教育课程。有关国际医疗信息管理联盟的更多最新信息可以从联盟网址获取。

2. *Health Information Management Journal*　该期刊中译名《卫生信息管理杂志》(ISSN: 1833-3583),是澳大利亚卫生信息管理学会(HIMAA)的同行评审期刊,创刊于 2009 年,每年 3 期,分别在 1、5、9 月出版。期刊稿件来自 20 多个国家,2021 年的影响因子为 3.778,被《科学引文索引扩展版》(*Science Citation Index Expanded*)、《社会科学引文索引》(*Social Sciences Citation Index*)收录。《卫生信息管理杂志》为从业人员提供了一个有关卫生信息管理的原创研究和工作交流的平台,内容涉及电子健康档案、隐私保护、健康分类、临床编码、数据质量、数据联动、消费者健康信息学、公共健康信息管理、卫生信息政策和治理、卫生信息系统、卫生信息管理教育等方面。有关《卫生信息管理杂志》的更多信息可以从期刊网址获取。

除上述介绍的国内外学术组织和学术期刊外,我们还可以通过中国卫生信息与健康医疗大数据学会(Chinese Medical Information and big data Association, CHMIA)、美国卫生信息管理学会(American Health Information Management Association, AHIMA)以及澳大利亚卫生信息管理学会(Health Information Management Association of Australia, HIMAA)的官方网址获得更多最新的国内外与病案有关的学术信息和工作动态。

（刘爱民　李忠民）

思 考 题

1. 一份完整的住院病案包括哪些内容?
2. 病案的作用有哪些? 请举例说明。
3. 病案信息管理的内涵是什么?
4. 如何获取国内外最新病案信息管理资讯?

第二章

病案信息的组织管理

病案科负责管理医疗机构的病案，是医院组织中不可缺少的部分。病案科在医院中专门负责病案资料的收集、整理、加工、保管及统计利用，既有业务管理职能又有行政管理职能。做好病案科组织架构的设计与科学管理，完善病案信息管理的人员配置、设备和工作环境规划，才能让病案科在信息化高度发达的新时代，充分发挥自身的学科优势。

第一节　病案信息管理的组织架构

医疗机构负责病案管理的部门是病案管理科或病案信息科，也有因其含有统计职能而称为病案统计科。卫生部 1982 年颁发的《全国医院工作条例》《医院工作制度》与《医院工作人员职责》规定，医院必须建立病案科，负责全院病案（门诊、住院）的收集、整理、质量监控、保管和信息开发利用工作。2002 年 4 月 4 日国务院公布的《医疗事故处理条例》第八条明确规定：医疗机构应当按照国务院卫生行政部门规定的要求，书写并妥善保管病历资料。2002 年 8 月 2 日卫生部、国家中医药管理局颁发的《医疗机构病历管理规定》第三条进一步规定：医疗机构应当建立病历管理制度，设置专门部门或者配备专（兼）职人员，具体负责本机构病历和病案的保存与管理工作。2009 年 12 月 26 日公布的《中华人民共和国侵权责任法》第六十一条规定：医疗机构及其医务人员应当按照规定填写并妥善保管住院志、医嘱单、检验报告、手术及麻醉记录、病理资料、护理记录、医疗费用等病历资料。2013 年国家卫生和计划生育委员会发布的《医疗机构病历管理规定（2013 年版）》第五条重新强调：医疗机构应当建立健全病历管理制度，设置病案管理部门或者配备专（兼）职人员，负责病历和病案管理工作。医疗机构应当建立病历质量定期检查、评估与反馈制度。医疗机构医务部门负责病历的质量管理。

一、病案科机构设置

病案信息管理有其专业理论和技能，业务范围涉及医疗、教学、科研、管理、法律、医疗支付等各方面。目前，我国各地区病案科室的归属不一样，有的作为独立科室直属医院院长领导，有的归属于医务科、信息科、门诊部等。除作为独立科室外，其他归属都有管理的局限性。

病案科是一个既负有专业技术管理职责，又有一定行政管理职能的科室。病案管理归属信息部门有利于病案信息收集、加工流程设计，可充分利用信息技术及信息科的综合信息收集职能，但对信息形成过程的管理力度偏弱。病案管理归属于门诊部或医务科，在管理职能上得到了充分体现，使病案信息形成的过程能够得到良好的保障。根据我国的实际情况、卫生健康行政部门医院评审文件的有关规定，初级医疗机构的病案科应当隶属于主管医疗工作的部门，如医务科。二级以上医院病案管理科应由直属医院院长、副院长领导。

医院机构的设置是否完整、合理,能否相互协调,是否有病案委员会等极为关键。医疗信息流通涉及多项业务,医疗机构应当强调、保证医疗信息流的畅通,让最关心这个信息流环节质量的部门来管理。目前病案与统计分家,门诊病案与住院病案相互独立,以及住院登记与住院结算合并的情况很普遍。这种组织设置导致工作重复,统计数据来源复杂、数出多门,住院登记质量不高,病案重号等难以克服的问题,影响管理的效率和效果。病案是医院统计的原始依据,统计是病案管理的有效手段,病案与医院统计是信息链上两个相互依赖的环节。住院登记是住院患者信息采集的源头之一。比较理想的病案部门设置应包括门诊挂号、住院登记这两个与病案信息密切相关的业务部门。他们的数据将涉及患者姓名索引的建立、统计数据核算以及今后的信息检索和患者随诊等病案科核心工作。

病案科包括以下职责与功能。

1. 贯彻执行国家、卫生健康行政部门颁发的有关法律、法规和相关标准。

2. 贯彻执行本单位病案管理工作的各项规章、制度。

3. 制订岗位责任与内部合理的工作流程,用图表方式表明工作流程。每个岗位制订明确的工作职责,包括工作名称、工作人员负责的部门工作、主要的工作目标、完成工作的标准以及工作功能间的相互关系、人员编制及考核标准。

4. 集中管理全院病案,负责病案资料的签收、整理、质控、索引、分类编码、统计、归档、存储、借阅、复制和随诊等。

5. 认真做好病案首页数据的审核及疾病分类和手术分类工作,保证医疗数据能够真实还原医疗过程,为医院评审、评价、医保支付提供高质量的数据支撑。

6. 为医院的医疗、科研、教学、医院管理和社会需求等提供病案信息服务,并向有权限的对象提供所需要的病案资料,保证其所需的病案信息的供应。

7. 依法收集医疗统计数据,进行统计分析,提供各级各类信息和统计报表,参与医院管理。统计数据准确、及时、完整地反映工作成绩与存在问题,为领导决策提供依据。

8. 负责各种医疗表格的管理、审定,严格掌握新表格制订的审核,保障医疗工作顺利进行,避免表格重复印刷带来的资源浪费。

9. 参与医院电子病历的建设与管理,建立病案管理信息网络,深入挖掘医院信息系统数据,开展病案管理的科学研究。

10. 严格执行各项规章制度,恪守职业道德,保护患者隐私与病案信息安全。

11. 负责职工和实习人员的专业培训,不断提高人员素质和业务水平。

二、病案委员会的组织和任务

如何写好病案记录并且全面完整地收集和管理病案,不单纯是行政管理工作,更需要专家们的维护与管理。发达国家的医疗机构普遍建有病案委员会(Medical Records Committee),病案委员会是医院内部组织机构之一,是对病案书写和病案管理质量进行监督和指导的组织。为了协助行政部门做好工作,医院评审文件要求我国二级以上医疗单位应当设立病案委员会,作为学术组织监督和指导病案书写和管理工作的组织,以提高医疗质量和医疗单位的学术水平。

(一)病案委员会的组织

1. 病案委员会由医院院长,临床科室、护理、医技、相关职能科室的专家和病案科主任组成,成员不宜过多。

2. 病案委员会应定期召开会议,每年至少1～2次。讨论有关病案书写和病案管理中存在的问题,形成的决议报院领导批准后成为医院工作的决定,会议要有记录。

3．病案科为委员会的办事机构。病案科主任为委员会的委员兼秘书,负责执行委员会的决定。

4．有关病案及其管理的重大问题,病案科主任可随时提请委员会主任召开委员会会议。

5．病案科主任定期向委员会做工作报告。

（二）病案委员会的任务

1．建议、制订有关病案管理的规章制度,监督病案管理制度及医院决议的实施情况。

2．审批申报新制订的病案表格,监控病案记录内容、项目和格式设置,提出对表格印刷、式样等要求。

3．组织病案书写及有关事项的教育培训,指导临床医师书写病案,遵守病案管理的有关规定。

4．调查了解病案书写、病案管理存在的问题,提出解决方案。

5．检查及考核病案书写质量,对当事人提出奖惩意见。

6．定期听取病案科（室）病案管理情况报告。

7．加强病案科与其他科室的联系,推进相互间的密切协作。

8．定期向院领导汇报病案委员会工作。

第二节　病案信息管理的人员配置

一、病案科人员配备

应根据医院的任务来确定病案科室的人员编制,负有医疗、教学、科研任务的医院人员编制要多于一般基层医疗单位,病案储存的数量也影响科室人员配备。发达国家医院病床与病案管理人员的配备一般为(10～15)∶1。2010年卫生部医管司修订的《医院工作制度与人员岗位职责》规定:二级甲等及以上医院专门从事住院病历管理的人员与医院病床比不得少于1∶50;专门从事门诊病历管理的人员与医院日均门诊量之比不得少于1∶300。

随着医院管理效率增加,病床周转加快,病案信息量大幅增加,病案科的工作内容发生变化,如病案编码、病案质量监控等,这都要求必须适当增加病案科人员。但由于信息技术的发展,以及新技术、新方法在病案管理中的广泛应用,减轻了病案科人员的劳动强度,提高了工作效率,又降低了人员需求。因此,根据工作内容、工作范围,以及医疗区与病案科室之间的距离等因素,病案科工作人员的数量可相应做适当调整。

二、对病案管理人员任职资格的要求

病案管理人员的任职资格是病案管理能力的体现,也是履行业务职能的基本保障。《三级综合医院评审标准实施细则（2011年版）》和《二级综合医院评审标准（2012年版）实施细则》对病案管理人员提出了资格要求:[C]配置病案管理人员满足工作需要,形成梯队,非相关专业人员<50%。有从事医疗或管理高级职称的人员负责病案科（室）。[B]符合"C",并高、中、初级人员结构梯队满足医院需求。[A]符合"B",并有从事医疗或管理高级职称,且从事病案管理5年以上的人员负责病案科（室）。非相关专业人员<20%。

美国医院规定:担任病案科的领导和从事技术工作的人员必须在美国卫生信息管理学会(American Health Information Management Association,AHIMA)注册,包括注册卫生信息管理员(registered health information administrator,RHIA)、注册卫生信息技术员(registered health information technician,

RHIT）。这些注册会员必须完成学校的课程，并且通过全国性考试，取得资格证书，每年还必须接受美国卫生信息管理学会的在职继续教育，其资格才继续有效，否则将失去已取得的资格。美国卫生信息管理学会于 1992 年开始举办疾病分类编码人员资格（certified coding specialist，CCS）证书考试，2002年又增设疾病分类编码助理（certified coding associate，CCA）考试，使病案管理更趋规范化和专业化。

（一）病案科主任

病案科主任应具有较高的专业基础理论、专业知识和实践技能，具备领会、落实国家和医院有关病案管理的法律、法规和制度的能力，至少从事本专业工作 5 年以上，积累了一定的工作经验，有崇高的职业道德，能刻苦学习，掌握国内外卫生信息管理发展动态，对工作和事业负责，不断改进本单位工作，注意指导和培养下级人员。科主任必须具备执行力和沟通能力，对科室的管理要不断探索和创新，建立有效率和有成效的病案服务体系。要善于做好病案科室的工作规划；建立符合科室发展的工作制度和工作流程；合理、有力地进行组织和监督工作；充分利用和发展人力资源；善于协调院领导、医院各部门间和科室内部的关系；掌握、控制科室内部各环节的工作。

1. 三级医院病案科主任　建议由卫生信息管理专业或临床医学专业的本科以上毕业生、具有本专业高级技术职务任职资格者担任。

2. 二级医院病案科主任　建议由卫生信息管理专业或临床医学专业毕业、具有本专业中级以上技术职务任职资格者担任；非病案信息管理专业或临床医学专业人员，取得中级以上技术职务任职资格者，需经病案管理培训取得岗位资格后担任。

3. 社区及基层医疗单位病案科主任　建议由具有卫生信息管理专业或临床医学专业及本专业技术职务任职资格者担任。

由于我国病案管理专业教育起步晚，2000 年才开始设立大专教育，一些单位为加强病案科工作，选派医护人员担任主任，虽然这些专业人员有深厚的医疗（护理）知识，但往往对病案工作理解不深，难于全面领导。他们需要深入工作第一线，经过病案专业培训，方能做好领导工作。

（二）病案管理工作人员

从事病案管理的专业人员应掌握本专业的基础理论、专业知识和实践技能，有崇高的职业道德，能刻苦学习，对工作和事业负责，认真执行各项规章制度，了解国内外卫生信息管理发展动态，不断探索和改进工作。国家卫生健康委员会规定，具有卫生信息管理中专以上学历的人员，根据在本专业工作的年限和业绩，经过考评、考试，获得技士、技师、主管技师和副主任技师技术职称，可以从事病案管理中信息的收集、整理、编码、统计等专业技术工作。按照等级医院评审要求，病案科应有专职的质控医师对病案质量进行总结、分析和评价，提出整改措施，改进病案质量。所以，医院应该根据出院患者的数量配备有资质的临床医师负责病案质控工作。

（三）病案管理专业技术工人

医疗卫生单位采用手工或其他设备，建立、保存、提取、管理病案资料的工人、门诊挂号的工人，属于技术工人。1996 年 9 月，卫生部和劳动部颁发了《中华人民共和国工人技术等级标准》，卫生部制定了《全国卫生行业工人技术等级考核标准》，将病案管理工人分为初级病案员、中级病案员、高级病案员三个等级，经考试考核合格可确定从业和晋升。

三、病案科工作流程

（一）病案科组织结构

病案科主要负责病案资料的收集、整理、编码、质控、归档、统计、查询、借阅、复制和随诊等工作，病案科的组织结构也应与其工作任务相适应。图 2-1 为某医院病案科的组织结构图，由于每家医院的组织结构不尽相同，病案科的组织结构也会有所差别。

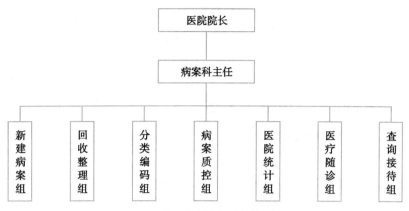

图 2-1　病案科组织结构图

（二）住院病案科工作流程

住院病案管理的工作流程包括以下几个主要环节。

1. **病案整理**　主要负责将出院患者的病案按规定的顺序排列并装订，检查病案的完成情况等。

2. **病案编码**　主要负责将病案首页的内容录入病案首页管理系统，严格按照疾病分类 ICD-10 与手术操作分类 ICD-9-CM-3 等进行编码。

3. **病案质控**　主要负责全院住院病案的终末质量监控，审查出院病案的完整性及内容的准确性。

4. **病案统计**　主要负责从病案中提取反映医疗质量和工作效率的数据。

5. **病案供应**　主要包括病案查找、登记、运送、回收、整理和归档等。

四、病案科人员岗位职责

为了更好地完成病案科的目标和任务，需要对病案科的岗位进行科学合理的设置。岗位设置是在对工作目标进行分析的基础上，将工作目标科学分解，明确各个岗位的职责、等级、数量、任职条件等，并对岗位进行动态管理。病案科的岗位设置应该立足本科室工作实际，结合医院和病案科的职能职责以及目标，对科室的岗位进行合理的安排，根据相关制度，核定岗位的数量、结构比例、等级等，并对各岗位的职责、任职条件等进行明确规定，编制岗位说明书，推动岗位设置科学化和规范化。表 2-1 至表 2-5 以某医院的岗位说明书为例，展示病案科室人员的岗位职责，供读者参考。

表 2-1　三级医院病案科负责人岗位说明书范例

岗位基本信息			
岗位名称	病案科负责人	所属科室	病案科
直接上级	业务院长	直接下级	病案科全体人员
任职资格			
执业资格	无	职称	副高级
学历	本科	专业	卫生信息管理及相关专业
关键知识、技能素质	1. 熟悉病案管理相关法律、法规和规章。 2. 熟悉病案管理相关知识和病案科工作流程。 3. 熟悉国际疾病与手术分类编码规则，掌握编码操作技能，能熟练进行疾病与手术分类编码。 4. 掌握相关统计软件，能熟练运用计算机。 5. 熟悉临床医学知识，了解基础医学知识，熟悉医疗工作流程。 6. 熟悉上级卫生统计部门对数据的要求、上报途径与上报方法；具备一定的统计分析能力。 7. 熟练掌握计算机操作及相关办公软件的运用。 8. 具备较高的综合素质，具有较强的领导能力、决策能力、组织管理能力、良好的人际沟通能力，情绪稳定、勇于创新。		
工作经验	具有 10 年及以上病案工作经历。		

续表

工作职责概述		
负责病案科行政管理和业务管理工作。		
关键职责	**任务描述**	**工作标准**
内部管理	1. 管理、建设和完善病案科场所、设施设备。	有相关文档，且能体现科学性、合理性、前瞻性。
	2. 管理、建设和完善满足临床、科研、教学、管理和各级行政部门需求的病案信息管理系统。	有相关文档，且能体现科学性、合理性、前瞻性。
	3. 制订、落实、评估和优化病案科工作标准、工作流程。	有相关文档，且能体现科学性、合理性、可操作性。
	4. 拟定科室工作目标和计划，并督促落实，按时总结汇报。	有相关文档。
	5. 制订和完善病案科管理制度。	有相关文档，且能体现合理性、完整性、有效性。
	6. 督促病案科人员严格遵守医院各项规章制度。	有报告或奖惩记录。
	7. 制订病案科人员岗位职责。	有相关文档，且能体现规范性、有效性、合理性。
	8. 制订科室各工作岗位考核标准，对人员工作完成情况进行考核。	有相关文档，且能体现公平公正、合理严格。
	9. 指导病案科人员业务学习，提升业务水平。	有相关文档，且能体现必要性、有效性、前瞻性。
	10. 协助开展病案委员会的相关工作。	积极配合，严格督查。
	11. 开展病案管理研究项目；关注和研究病案信息管理理论和发展动向及趋势；支持临床研究及临床流行病学研究。	每年至少有一个主持或参与的科研项目。
	12. 做好安全管理，建立信息安全、网络安全、防火防盗等相关制度和应急预案。	有相关文档，无事故出现记录。
外部联络	13. 负责与医院内相关科室联络，协调病案科业务。	有相关记录文档。
	14. 负责协调、安排与不同层级的医院协会病案专业委员会的联系与活动，安排科室人员的外部出差、培训。	有相关文档，且能体现科室培养目标。
	15. 负责协调、接待、处理医院外部与病案科相关的业务。	有相关文档。
培训工作	16. 制订病案科人员培训计划。	有相关文档，且能体现合理性、可操作性。
	17. 参加业务学习和专业活动。	有相关记录文档，按要求完成。
医德医风（职业规范）	18. 在履行各项工作职责过程中恪守职业道德，不以职谋私、以权谋私，能够客观公正处理各种问题。	有相关记录文档。
	19. 执行医院各项管理与服务规范，热忱地为业务一线工作人员提供管理指导和相关职能范围内的服务工作。	有相关记录文档。
	20. 遵守各项法律法规、规章制度和医学伦理道德，严格执行各项工作制度，规范服务行为。	有相关记录文档，且无违反职业道德行为。

表 2-2　某医院病案质控员岗位说明书范例

岗位基本信息			
岗位名称	病案质控员	所属科室	病案科
直接上级	病案科负责人	直接下级	无
任职资格			
执业资格	获得执业医师资格或卫生相关专业毕业证书	职称	不限
学历	本科及以上	专业	临床医学或相关专业

续表

任职资格	
关键知识、技能素质	1. 掌握《病历书写基本规范》等病案管理相关法律、法规和规章。 2. 掌握临床医学知识与技术,熟悉医疗工作流程。 3. 掌握病案质控知识及病案科工作流程。 4. 熟悉国际疾病和手术分类编码规则,掌握病案书写规则。 5. 熟练掌握计算机操作、各类信息系统及相关办公软件的运用。 6. 具备较高的综合素质和良好的人际沟通能力;工作态度认真、严谨、求实、求精,具备合作精神。
工作经验	具有临床或病案管理工作经验。

工作职责概述
负责全院住院病案的质量监控,定期汇总质控统计报表,反馈病案质控情况。

关键职责	任务描述	工作标准
病案质控	1. 掌握病案书写规则,从病案的客观性、真实性、准确性、完整性、及时性和规范性角度审核病案,对需要修改的病案及时反馈至相关科室和负责医生,在规定的时间内尽快修正。	接受过病案书写培训且考核合格。
	2. 定期去临床科室指导或抽查病历质量情况,及时反馈给相关临床科室进行整改或加强管理。	有相关记录文档。
	3. 定期汇总病案质控情况,可编写报告上报相关领导和临床科室。	有相关记录文档。
	4. 根据需要进行病历书写知识讲座和病历质控情况分析通报。	有相关记录文档。
培训工作	5. 开展新入职医师有关病历书写基本规范的培训。	有相关记录文档。
	6. 接受相关专业培训和继续教育。	有相关记录文档。
医德医风（职业规范）	7. 做好保密工作。	有相关记录文档。
	8. 履行各项工作职责过程中恪守职业道德,不以职谋私、以权谋私,能够客观公正处理各种问题。	有相关记录文档。
	9. 遵守各项法律法规、规章制度和医学伦理道德,严格执行各项工作制度,规范服务行为。	有相关记录文档,且无违反职业道德行为。

表2-3　某医院病案编码员岗位说明书范例

岗位基本信息			
岗位名称	病案编码员	所属科室	病案科
直接上级	病案编码组组长	直接下级	无

任职条件			
执业资格	具备编码员工作资质	专业	卫生信息管理、临床医学等相关专业
学历	大专及以上	职称	不限
关键知识、技能素质	1. 掌握国际疾病与手术分类编码规则、编码操作技能,能熟练进行疾病与手术分类编码。 2. 掌握相关统计软件,能熟练运用计算机。 3. 熟悉临床医学知识,了解基础医学知识,熟悉医疗工作流程。 4. 熟悉病案管理相关知识和病案科工作流程。 5. 具备较高的综合素质和良好的人际沟通能力;工作态度耐心、细致、认真、严谨,具备合作精神。		
工作经验	具备疾病编码工作经验。		

工作职责概述
负责完成疾病和手术操作编码相关任务。

关键职责	职责描述	工作标准
疾病编目	1. 审查病案首页填写质量,如发现缺失或填写有误,及时与临床科室反馈、沟通并加以纠正。	病案首页完整性和准确性。

续表

关键职责	职责描述	工作标准
疾病编目	2. 核对并正确选择出院病案的主要诊断和主要手术操作等。	符合 ICD 编码原则及有关主要诊断选择原则。
	3. 对出院病案的所有疾病和手术操作进行准确编码。	符合卫生健康行政部门和国际疾病分类规定要求。
	4. 定期对病案首页编码的准确性进行评价,不断提高编码质量。	有相关记录文档。
	5. 维护和更新疾病分类、手术分类数据库。	有相关记录文档。
	6. 提供临床、教学、科研、管理等的疾病诊断及手术操作数据的查询和检索服务。	有相关记录文档。
培训工作	7. 接受相关专业培训和继续教育。	有相关记录文档。
医德医风(职业道德)	8. 做好保密工作。	有相关记录文档。
	9. 工作过程中恪守职业道德,不以职谋私、以权谋私,客观公正地处理各类问题。	有相关记录文档,且无违反职业道德行为。
	10. 遵守医院各项管理与服务规范,按要求为相关部门和个人提供指导和相关职能范围内的服务工作。	有相关记录文档。

表 2-4　某医院病案统计人员岗位说明书范例

岗位基本信息			
岗位名称	统计人员	所属科室	病案科
直接上级	病案科负责人	直接下级	无

任职资格			
执业资格	医学相关专业	专业	卫生信息管理、医学统计学等相关专业
学历	本科及以上	职称	不限
关键知识、技能素质	1. 掌握卫生统计等相关法律法规及规章制度。 2. 熟悉上级部门的数据要求、上报途径与上报方法。 3. 具备良好的数据统计和分析能力。 4. 掌握国际疾病与手术分类编码规则、编码操作技能,能熟练进行疾病与手术分类编码。 5. 具备较强的计算机应用水平,能熟练应用医学统计软件及相关办公软件。 6. 掌握病案管理专业知识及病案科工作流程。 7. 熟悉临床医学知识,了解基础医学知识,熟悉医疗工作流程。 8. 具备良好的人际沟通能力,工作态度耐心、细致、认真、严谨,具备合作精神、勇于创新。		
工作经验	具有医学统计或相关工作经验。		

工作职责概述			
主要负责病案数据采集、病案数据统计、病案数据分析及病案数据上报等信息处理工作。			

关键职责	任务描述	工作标准	
病案统计	1. 贯彻落实《中华人民共和国统计法》等统计法规,认真执行《国家卫生健康统计调查制度》的要求,做好医疗统计工作。	严格执行相关法律法规和医院规章制度。	
	2. 收集、整理、汇总和统计医院的各项统计资料,做好各类报表,为院领导、职能科室和临床科室提供信息。	及时、准确、规范。	
	3. 按照相关上级部门要求,统计、汇总和上报各级各类报表。	及时、准确、规范。	
	4. 根据医院发展情况,定期针对医疗等指标做定性、定量分析,向院领导提交统计分析报告。	积极配合、分析全面、合理准确。	
	5. 配合各职能科室做好专题统计调查和分析,并提交分析报告。	积极配合、分析全面、合理准确。	
	6. 接待各科室对于统计资料的咨询,并给予必要的支持和帮助。	积极配合、合理准确。	
	7. 监控全院统计原始数据的质量,对提供统计原始资料的人员进行培训和督促。	保证原始数据的真实、科学和可靠。	

续表

关键职责	任务描述	工作标准
培训工作	8. 参加统计学相关继续教育培训,掌握统计发展动态,提升业务水平。	及时性。
医德医风 (职业道德)	9. 严格遵守保密制度,未经许可不得泄露统计资料。	妥善保管、严格保密。
	10. 在履行各项工作职责过程中恪守职业道德,不以职谋私、以权谋私,能够客观、公正处理各种问题。	规范性。
	11. 遵守各项法律法规、规章制度和医学伦理道德,严格执行各项工作制度,规范服务行为。	无违反职业道德行为。

表 2-5　某医院病案供应和复印相关人员岗位说明书范例

岗位基本信息		
岗位名称	病案供应和复印人员	所属科室　病案科
直接上级	病案科负责人	直接下级　无

任职条件		
执业资格	不限	专业　卫生信息管理、临床医学或护理等相关专业
学历	中专及以上	职称　不限
关键知识、技能素质	1. 熟悉医院病案管理制度、病案归档制度、病案借阅制度和病案复印制度等。 2. 熟知医院病案管理流程、病案归档流程、病案借阅流程和病案复印流程等。 3. 熟练掌握计算机、复印机、打印机和归档等操作技能。 4. 具备良好的人际沟通能力,工作态度耐心、细致、认真、严谨,具备合作精神,情绪稳定,不怕吃苦。	
工作经验	具有相关工作经验。	

工作职责概述

主要负责病案的复印、检索、查询和归档等。

关键职责	职责描述	工作标准
病案供应	1. 接待患者及其授权委托人、司法机关和医疗保险机构人员,依照法律、法规和规章为其提供病案服务,履行借阅、复印或复制申请核查与病案信息核查职责。	及时准确;符合相关法律法规、制度和流程,如《中华人民共和国民法典》《医疗事故处理条例》等。
	2. 按照医院相关制度和流程,为医疗、教学、科研和管理等相关部门和人员提供数据检索服务。	及时、准确、积极配合。
	3. 按照医院相关制度和流程,为医疗、教学、科研和管理等相关部门和人员提供病案信息服务。	及时、准确、积极配合。
	4. 配合医务处提供涉及纠纷的病案和处理病案封存等事宜,并及时催还。	符合相关制度,如《医疗事故处理条例》。
	5. 做好病案示踪管理,记录供应资料数量、用途、去向、归档结果。	及时、准确。
	6. 及时将归档的病案上架。	及时、准确。
医德医风 (职业道德)	7. 做好保密工作。	妥善保管;严格保密。
	8. 在履行各项工作职责过程中恪守职业道德,不以职谋私、以权谋私,能够客观、公正地处理各种问题。	无违反职业道德行为。
	9. 执行医院各项管理与服务规范,热忱提供服务。	遵章守纪。

第三节   病案信息管理的环境条件

一、病案科室地理位置

病案科室地理位置和用房安排应与各相关工作环节相适应,做到布局合理,便于工作开展。

病案科室的地理位置是保证病案信息流顺畅的重要因素,病案科的位置应该接近医疗服务区,既便于对病案资料的收集,方便医生整理、完善病案,也利于医疗、教学、科研和管理等部门使用病案。由于病案储存要求,病案库房所在地应选择设置在建筑物的干燥区,尽量避免容易潮湿的位置,如楼房的底楼或顶楼,否则应做好防水处理;尽量远离高压电线、发(配)电房等有安全隐患的位置;也应尽量避免阳光及紫外线直接照射房间。

病案科室应有相对独立且开放的空间,便于病案的存储、满足患者复印病历和办公等需求。办公区间至少应设置病案服务接待窗口,复印者等候区,供临床科研、教学、管理查阅病案的阅览室,办公室和病案库房等。病案科特别是病案库房的设计,既要考虑当前病案的库存数量,又要考虑今后发展的需要,否则若干年后,库房可能不够用,也不便于病案管理和利用。

数字病案系统的不断普及,虽有其诸多优势,但目前仍没有完全取代纸质病案,所以当前大部分医院实行的是"双轨制",即既保存纸质病案,也保存数字病案。纸质病案是凭证,数字病案能实现更便捷的服务,两者之间有效互补。目前,部分医院已经采用数字病案系统,也有医院委托专业公司储存纸质病案,因而病案资料保存,医、教、研利用,信息安全,数据查询和共享等工作流程和要求都在发生一定程度的变化。

二、病案科的一般设备和硬件配置

1.**基本办公设备**   病案科应配备与其工作相适应的基本办公设备。

2.**病案归档贮存设备**

(1)开放式固定病案架:适用于贮存频繁使用的病案,便于快速检索和归档,适合于任何类型的病案归档系统。

(2)密集型移动病案架:有手摇控制和电力自动控制两种类型,整个病案架可集合成一个整体以节省空间,但在查找病案时需要移动架位,不利于快速查找或归档大量的病案。

3.**病案科的计算机和网络配置**   病案科是医院医疗信息的汇集地,每个患者的基本信息、医疗、护理、医技检查结果和医疗费用等信息都要汇总到病案科。病案管理工作涉及病案示踪系统、统计信息系统、电子病历系统等信息系统,为了更好地满足病案信息管理的需求,需要配备相应的高性能计算机软硬件设施和网络通信设备。

4.**条形码示踪管理设备**   目前部分医院仍存贮大量的纸张病案并频繁使用,对这些病案的流通适宜用条形码进行示踪管理,每份病案配以条形码标识。因此,病案科还需选配条形码打印机、扫码器等相关设备。

5.**扫描仪及缩微成像设备**   传统纸质病案在应用过程中已不能满足医学科学的发展与需求,数字病案的研究、开发和应用正成为病案信息管理发展的主要趋势。为了实现病案数字化,病案科需配备扫描仪、病案翻拍设备、缩微设备、缩微胶片阅读器、胶片储存柜等,这些设备可有效降低病案贮存空间,提高病案利用效率。

6.**复印机和打印机**   患者病案的复印或打印已成为病案科重要工作之一。为提供优质服务,病案科必须配备性能好、质量高的复印机和打印机。

三、病案科需要的基本软件配置

病案科负责全院病案信息的收集、管理、传输、存贮和开发利用，必须有功能强大的软件支持。大多数医院都建立有三套与电子病历管理和利用相关的信息系统。首先是住院电子病历管理系统，此系统由临床医务人员在对患者诊疗过程中使用，提供病案书写和病案查询的功能；其次是病案管理系统，使用对象主要为病案科工作人员，可以实现对病案首页的编辑、查询、编码、检索和追踪等操作；最后是病案质控系统，可以对病案进行质量检查与质量评分，一般此系统对临床医务人员和病案管理人员都开放使用。

根据病案管理工作任务要求，病案信息管理软件即病案管理系统（medical record management system）应包括以下内容。

1. **患者姓名索引软件**　患者姓名索引是临床信息系统中最重要的索引，通过它可以链接所有的医疗信息，因此被称为患者主索引，利用患者索引可以查找病案号以及其所关联的患者资料。由于姓名索引始于就诊时或入院时的信息收集，所以它一般会关联到门诊、急诊和住院病案的建立，以便发给患者病案号。

2. **病案首页管理软件**　病案首页管理包括对病案首页内容进行加工，根据卫生健康行政部门发布的《疾病和有关健康问题的国际统计分类第十次修订本》（ICD-10）与《国际疾病分类第九版临床修订本》第三卷（ICD-9-CM-3）等，对病案首页的诊断和手术操作进行编码。病案首页管理软件的功能应当包括录入、检索、统计、输出等。优秀的病案首页管理软件还应当有逻辑审查、编码校验等功能以保证信息的准确性。

3. **病案示踪管理软件**　病案示踪系统是病案信息化建设的重要载体，借助该系统能够提升纸质病案管理效率，实现病案精准化管理和服务。通过对预签收病案进行扫码识别，借助系统采集该病案的相关信息，达到追溯病案方位的目的。病案管理人员对纸质病案进行编码、质控、整理、装订及上架归档等操作，一般均能在示踪系统上实现查询。病案示踪管理可以延伸到病案的借阅管理、病案库房管理和病案复印管理等功能。

4. **病案质控软件**　伴随着医疗支付改革和绩效考核的深入，医院病案书写质量也应当提高到新的高度，环节质控、终末质控应当有质控软件的支持。对于电子病历的质控，应当有智能化、时效性的质控功能。同时还应当有统计、通知修改等功能。

5. **卫生统计报表及院内报表综合统计功能**　根据各级各类卫生统计报表要求，把医院信息系统中卫生资源、医疗服务、病案首页、医改监测和 DRG 等方面的相关指标上报给相应的部门或网络直报系统。通过对数据的分析利用，可以为改善居民就医现状、辅助管理决策、促进医疗体制改革提供坚实有力的数据支撑，也可以给医院的管理层提供决策支持。

除上述这些必配的软件外，还可以根据医疗机构的不同需求，配置符合本科室定位的功能软件，例如病案扫描软件、临床路径管理软件、电子病历阅读软件、DRG/DIP 管理软件、人工智能编码软件、病案科研管理软件，等等。

（陈　斌　徐　芬）

思 考 题

1. 试描述医院病案委员会的职责任务。

2. 简述医院病案科工作人员的岗位分类及其职责。

3. 简单介绍住院病案工作流程的主要环节。

4. 病案编码人员应具备哪些关键知识、技能和素质?

第三章

病案基础管理

病案基础管理包括对病案建立、病案整序、病案存储、病案示踪、病案供应等工作环节的基本理论、基本方法和基本技能的阐述，是病案科重要的基础性工作。病案信息既是医疗信息的原始记录，也是医院重要的管理信息源，病案信息各项服务的实现均建立在病案基础管理之上。

第一节 病 案 建 立

病案通常是从患者第一次到医疗机构就诊或住院时开始建立的，建立病案的第一步是准确收集患者身份证明资料及分派病案号。一个好的病案管理系统从患者建立病案时就应对其实行有效的管理，在为每位就诊患者建立病案的同时为其建立姓名索引。患者姓名索引是医院信息系统中最重要的索引，通过它可以链接所有的医疗信息，因此被称为患者主索引（patient master index，PMI）。只有在患者就诊时、入院时或住院期间做好资料的收集、登记、核查工作，才能获得更为准确、完整的病案资料。

一、病案编号制度

原国家卫生和计划生育委员会和国家中医药管理局发布的《医疗机构病历管理规定（2013 年版）》第七条规定：医疗机构应当建立门（急）诊病历和住院病历编号制度，为同一患者建立唯一的标识号码。此标识号码即病案号（medical record number，MRN）。病案号是患者主索引的重要内容之一，用于纸质病案的排列、归档和检索。对于电子病历，病案号应当与患者身份关联，以方便通过多途径对病案信息进行检索。

病案号不等同于患者身份证号码，也不等同于患者诊疗卡号。每一个来院就诊患者都会随机分配一个诊疗卡号，它是医院信息系统（hospital information system，HIS）用来识别患者所有资料的标识号。诊疗卡号可查询的内容包括归入和不归入病案的资料。对于没有病案号的患者，诊疗卡号具有病案号作用，但不能取代病案号。只有建立病案的患者才会分配病案号。实际工作经验证明，采用病案号来管理病案是最为快捷、高效的方式。

（一）病案编号类型

常用的病案编号类型有以下三种。

1. 系列编号（serial numbering）　这种方法是指患者在某医院每次门（急）诊就诊或住院时都发给其一个新号，即每次都将患者作为新患者，建立新病案，并与该患者以前的病案分别存放。患者在该医院有多份门（急）诊或住院病案。

采用系列编号方法，工作人员操作便捷，但会分割患者的医疗信息。患者在该医院就诊或住院次数越多,建立的病案就越多,资料也就越分散。系列编号方法因难以提供完整的医疗资料,不利于患者诊疗,也会造成医院人力和物力的浪费。

2.**单一编号**(unit numbering) 这种方法是指患者首次在某医院门(急)诊就诊或办理住院手续时,就发给一个病案号,之后患者不论在该医院门(急)诊就诊或住院治疗多少次,都不再分配新号,患者每次的诊疗记录存放都使用初始病案号。患者在该医院只有一份门(急)诊或住院病案。

采用单一编号,方便将患者在不同时期、不同诊室和病房的病案联系起来,有利于保持患者信息资料的连续性和完整性,有利于医、教、研工作进行。其缺点是当医院门诊与住院患者采用单一编号时,不是每一个患者都住院,导致住院病案存放在架上时病案号跳跃较大,给病案科工作带来不便。

3.**系列单一编号**(serial unit numbering) 这是系列编号和单一编号的结合,即患者在某医院门(急)诊多次就诊或住院,每次都发给一个新病案号,但同时每次都将之前的病案号并入新的病案号内,最终患者只有一个病案号,患者的病案也都集中在最新的病案内。

采用系列单一编号,吸取了系列编号操作的便捷性和单一编号资料的完整性的优点,但在病案归档或查找时,会比较麻烦,需在消除的原病案号位置上设立指引卡以表示病案最终所处位置,因此患者越是反复就诊,病案架上的指引卡就越多,同时患者姓名索引资料也要不断地修正。用最近一次就诊以前的病案号查找病案,就要沿着病案架上的指引卡依次查找。这种方法既浪费人力和物力,又降低了供应病案的速度。

(二)病案编号方法

病案编号的方法主要有:数字顺序编号、字母数字编号、关系编号及家庭编号。

1.**数字顺序编号** 这种方法是采用阿拉伯数字,按患者来院时间先后的顺序从 0 开始分派病案号。医院患者流动性大,病案数量发展迅速,利用数字顺序编号操作简单,方便病案的归档、排序和检索,系列编号类型和单一编号类型均采用这种配号方式。

有些医院为了了解每年病案发展的情况,在数字顺序号前冠以年号。例如:2020 年的病案号自 20-00001 开始编号,年终截止;下年度更新年号。2021 年的病案号自 21-00001 开始编号。

2.**字母数字编号** 这种方法是将数字与字母结合起来使用。例如:用 AA 99 99 代替 99 99 99。由于数字的基数为 10,字母的基数为 26,使用字母数字混合编号扩大了编码的容纳性。该方法要求医务人员、患者等使用者熟悉字母的含义。

20 世纪 60～70 年代,我国有些医院曾采用此种编号方法。当编号发展到 10 万时就更换字母,称为"十万号制法"。由于病案数量发展迅速,字母更换频繁,给使用者造成诸多不便,现已少有医院采用。

3.**关系编号** 这种编号方法是使病案号在某种意义上与患者有关,尽可能增加病案号的表达性。如美国采用社会安全号码为病案号,国内亦有采用身份证号码为病案号的,最常见的是采用出生日期 8 个数字中的后 6 个数字,再加上表示性别的数字(奇数表示男性,偶数表示女性)、表示地区编码的数字、顺序号(区别生日、性别、地区相同者的数字)。

例如:1970　08　30　　1　　2　　　03
　　　　年　月　日　性别　地区码　顺序号

病案号 700830-1-2-03 表示患者是一个 1970 年 8 月 30 日出生于某地(编码为 2)的男性,是该医院收治的第 3 个来自同一地区、生日相同的男性患者。

很显然,由于关系编号内含一些与患者有关的信息,患者自己容易记忆;同时,医院方可以通过患者姓名、性别、出生日期或其他相关信息多途径检索查找病案,并能较好地鉴别患者。为了克服单纯使用数字编号容量有限的缺陷,关系编号中宜采用数字字母混合编号的方式,在增加病案编号表达性的同时,也增加病案编号的容纳性。

4. **家庭编号**　这种方法是以家庭为单位,一个家庭发给一个号,再加上一些附加数字表示家庭中的每一成员。家庭中每一位成员的病案分别用一个夹子(或袋子)保存,然后将所有的病案以家庭为单位按数字顺序分组。该方法很好地集中了家庭成员的健康信息。

例如:家庭号码为7654

附加号码为01=家长(户主),02=配偶,03以后的数字=孩子或家庭其他成员

林×× 01 7654

张×× 02 7654

林 × 03 7654

林 × 04 7654

家庭编号适用于门诊治疗中心、社区医疗单位、街道保健部门等强调以家庭为单位的、提供健康咨询和预防保健等服务的机构。当因结婚、离婚、病故等原因造成家庭人数和其他相关变化时,要注意及时更新人员信息。

实践证明,各级医疗机构使用数字顺序编号方法最为简单易行,更符合人们的习惯,其他编号方法均存在不同的缺点。社区卫生服务可以采用家庭编号法,有利于家庭卫生保健。

(三)病案编号的分派

医疗机构为每一位患者尽快分派一个唯一的病案号,是保证病案资料完整、准确的前提。病案编号的分派主要有以下两种方式。

1. **集中分派**　集中分派是指在医疗机构的病案建档处(门诊/住院登记处),工作人员将患者姓名、性别、出生日期及其他资料进行登记建档,同时分派病案号。

集中分派有利于提升建档质量,因为是日常工作,所以工作流程和操作更容易规范。无论是人工操作还是利用计算机系统操作,分派病案号一定要进行姓名索引的查重检索,保证患者未曾在医院中有建档史,避免重复建档。定期进行病案号核查及重复建档患者的病案号合并操作。

2. **分散分派**　分散分派是指医疗机构为了方便患者,多地点设立建档处或者利用计算机系统自助建档生成病案号。病案号的分散分派由于流程问题,病案号重复使用的可能性增加。病案科需要加强审核,及时发现问题,避免长时间存在重号使用。重号使用可能会将其他患者的检查记录错误引用,引发医疗事故和法律纠纷。

(四)病案编号的控制

由于患者在医疗机构的记录均以分派的病案号作识别,不论是集中分派还是分散分派,为防止病案编号的重复,医疗机构相关部门(门诊登记处、住院登记处、病案科)要密切合作,建立病案号使用登记系统,在患者办理病案手续时或第一次办理住院手续时分派号码。

在门诊病案编号时,某号码一旦被分配,就应立即在该号码后边填上患者的姓名,同时记录分派号码的日期。

例如:　号码　　姓名　　　日期　　　　　　　　发号部门

207860　刘××　2007年7月12日　　门诊登记处

住院病案编号时,若是人工操作,病案科将病案号用列表的形式发出,住院处每收一位患者,必须按列表上的号码以销号的方式分派,并在号码后填注患者姓名(表3-1),然后将号码列表单反馈给病案科。若是使用计算机网络系统,计算机会自动控制病案号的发放情况。系统接到住院处发出新患者的身份证明资料,经核对确认后发给新号。计算机系统通常具有校验功能。

表 3-1　住院病案号分派表

病案号	患者姓名	病案号	患者姓名
~~263491~~	米××	262496	
~~262492~~	卜××	262497	
~~262493~~	刘××	262498	
262494		262499	
262495		262500	

不论是管理门诊病案号还是住院病案号，医疗机构都需要指派专人负责，建立病案号查重和核对制度。查重主要是通过姓名索引，确认患者未曾建有病案后再分派病案号。核对则要求每日核对门诊病案号分派后的销号情况，以及新入院患者是否有旧病案号，如有则保留新的患者姓名索引，回收新号，使用旧号，由住院处将新号再分配给其他患者使用。

二、病案信息采集

患者信息采集是病案管理工作的第一步，也是基础性工作。门（急）诊病案资料的源头始于建卡中心或挂号处，住院病案资料的源头始于住院处，这些部门是收集患者身份证明资料等基本信息的最佳场所。患者身份信息是填写病案首页和建立患者索引的原始资料。临床科室、医技科室是采集患者所有诊疗过程信息的场所。患者的诊疗信息由经手的医师、护士、医技人员及时采集，经过准确、完整、详细地记录后保存。特别要注意采集需要患方签字的相关文件。

（一）门（急）诊病案信息采集

门（急）诊病案信息采集包括建立患者就诊卡、建立患者主索引、建立门（急）诊病案等内容。

1. 建立患者就诊卡　建立患者就诊卡是采集患者信息的第一个环节。多数医院设有建卡中心，也有部分医院将建卡中心并入门（急）诊挂号处。建卡中心或挂号处负责为门（急）诊患者建立就诊卡。患者就诊卡可以与医保卡、身份证关联，也有医疗机构直接用患者身份证或医保卡替代医院内部就诊卡。

患者就诊卡（medical card）是指包含患者基本信息和预交费用信息的条形码卡、磁卡或集成电路卡（IC 卡），它是患者在医疗机构享受医疗服务的内部身份识别卡。患者就诊卡关联医院信息系统各个模块，应用于挂号、就诊、检查、检验、治疗、取药、住院、付费等全部医疗活动过程中，可以最大限度地缩短患者候诊时间，提高门（急）诊工作效率。

患者就诊卡有临时就诊卡和永久就诊卡之分。临时就诊卡：每次就诊发一张卡，给一个 ID 序列号。因为临时就诊卡只以医疗机构内的一次性医疗活动为目标，所以不能将患者不同次医疗信息关联起来。通常情况下，临时就诊卡也不与病案号进行关联。永久就诊卡：患者来院后，一次建卡终身使用，如果就诊卡出现丢失或损坏，补卡时的信息不变更，ID 号终身不变。永久就诊卡可以将患者在医院的所有医疗信息贯穿起来，常与病案号关联，以便患者在多次就诊时，方便为医生和患者提供病案。

临时就诊卡或永久就诊卡作为医院挂号的凭证，登记的信息不能过于复杂，通常只包括患者姓名、性别、年龄、证件号、联系方式、医疗付费方式等。就诊卡信息的采集可以利用身份证扫描仪直接读取，也可以直接将照片载入系统。

2. 建立患者主索引　患者就诊卡为患者持有，目标是完成医疗流程。医疗机构内部需要掌握并共享患者的医疗信息，因此需要建立患者主索引（patient master index，PMI）。患者主索引包括三大类信息。①个人基本信息：姓名（包括曾用名）、性别、年龄、病案号、联系方式、联系地址（包括工作及家庭住址）、（身份）证件号、出生日期、国籍、民族、籍贯、职业等，这些信息可来源于患者就诊卡；②个人医疗信息：（第一次）就诊科室、日期、住院科室、主要疾病等，这些信息可来源于门（急）诊病案；③附加身份鉴别信息，如父母的姓名、身份证号码及联系方式等。

患者主索引有登记本、索引卡和计算机存储三种形式。前两种索引是以患者姓名为对象，使用汉语拼音或五角号码标识排序。计算机存储的索引，除姓名外，主索引三大类信息的任何一个字段都可以作为检索条件。

3. 建立门（急）诊病案　建立门（急）诊病案有诸多好处。北京协和医院自 1921 年建院至今一直保存门（急）诊病案。国内一些私立医院也都建立有门（急）诊病案。公立医院由于人力、物力资源的限制，一般没有独立的门（急）诊病案管理部门，对地方政府或上级卫生行政管理部门要求必须建立的门（急）诊病案，通常交由门（急）诊挂号室代管，包括：

（1）使用毒麻药物的患者：毒麻药物使用的理由需要在病案中有详细记录。

（2）参加商业医疗保险的患者：商业医疗保险理赔要求医疗机构提供完整、客观的病案记录。

（3）进行特殊检查和治疗的患者：医疗机构必须获得患者签署的知情同意书后，方可对患者实施特殊检查和治疗。与检查和治疗相关的文档必须妥善保存。

（4）参与特殊研究项目的患者：从门（急）诊开始收集研究样本的科研项目，需要建立参与者的门（急）诊病案。

根据医疗机构的管理规定建立门（急）诊病案，病案号可以采用一号分开或两号分开。一号分开，即门诊病案与住院病案同用一个号，门诊病案与住院病案分开保管。两号分开，即门诊号与住院号分别分派，各为独立系统，门诊与住院病案资料也分开保管。门（急）诊病案包括患者基本信息以及每次就医的所有诊疗记录，内容涵盖主诉、现病史、既往史、家族史、体格检查、检验检查报告结果、初步诊断、治疗意见等资料。2010 年，卫生部颁布的《病历书写基本规范》第十一条规定：门（急）诊病历内容包括门（急）诊病历首页[门（急）诊手册封面]、病历记录、化验单（检验报告）、医学影像检查资料等。这些医学记录主要来源于门诊医师工作站及各检验检查科室。

（二）住院病案信息采集

住院病案信息采集内容主要包括患者基本信息、患者开始登记住院到出院的全部医疗过程中有关患者的医疗资料以及耗材和费用。住院病案信息采集涉及的人员有直接参与医疗服务的一线医师、护士、医技人员，也有住院处、结算中心、病案科等提供辅助服务的工作人员。各部门采集到的患者基本信息、诊疗信息、费用信息经过病案管理人员的整理加工，最终形成住院病案。

1. 患者基本信息采集　住院患者基本信息采集始于住院处。住院处负责为住院患者办理入/出院手续。当患者入院时，住院处通过询问和登记的方式采集、审查住院患者的基本信息和部分就诊信息，完成病案首页中基本信息部分。

在患者办理入院手续的同时，住院处给患者分派病案号。

（1）首次经门诊住院的患者：由于患者已建立就诊卡，只需要审核就诊卡登记的信息，补充姓名索引和病案首页所需的信息，即可分派病案号。

（2）首次经急诊住院的患者：需要首先为患者建立就诊卡，收集完整的就诊卡、姓名索引和病案首页所需的信息，然后为患者建立姓名索引，最后分配病案号。

（3）再次住院患者：由于患者以往建立过病案，因此只需要审核、修改相关信息，特别是婚姻状况、户口地址、联系信息等重要且可能修改的信息。同时通知病案科为责任医师提供既往的病案资料。

2. 患者诊疗信息采集　住院患者诊疗信息采集主要集中在医生、护士、医技工作站，最终形成入院记录、病程记录、手术同意书、麻醉同意书、输血治疗知情同意书、特殊检查（特殊治疗）同意书、病危（重）通知书、医嘱单、辅助检查报告单、体温单、医学影像检查资料、病理资料等。这些都是原卫生部颁布的《病历书写基本规范》第十六条规定住院病案必须要包括的内容。

（1）入院记录：是指患者入院后，由经治医师通过问诊、查体、辅助检查获得有关资料，并对这些资料归纳、分析、书写而成的记录。可分为入院记录、再次或多次入院记录、24h 内入出院记录、24h

内入院死亡记录。

（2）病程记录：是指继入院记录之后，对患者病情和诊疗过程进行的连续性记录。包括首次病程记录、日常病程记录、上级医师查房记录、疑难病例讨论记录、交（接）班记录、转科记录、阶段小结、抢救记录、有创诊疗操作记录、会诊记录（含会诊意见）、术前小结、术前讨论记录、麻醉术前访视记录、麻醉记录、手术记录、手术安全核查记录、手术清点记录、术后首次病程记录、麻醉术后访视记录、出院记录、死亡记录、死亡病例讨论记录、病重（病危）患者护理记录。

（3）手术同意书：是指手术前，经治医师向患者告知拟施手术的相关情况，并由患者签署是否同意手术的医学文书。

（4）麻醉同意书：是指麻醉前，麻醉医师向患者告知拟施麻醉的相关情况，并由患者签署是否同意麻醉的医学文书。

（5）输血治疗知情同意书：是指输血前，经治医师向患者告知输血的相关情况，并由患者签署是否同意输血的医学文书。

（6）特殊检查（特殊治疗）同意书：是指在实施特殊检查（特殊治疗）前，经治医师向患者告知特殊检查（特殊治疗）的相关情况，并由患者签署是否同意检查（治疗）的医学文书。

（7）病危（重）通知书：是指因患者病危（重）时，由经治医师或值班医师向患者家属告知病情，并由患方签名的医疗文书。病危（重）通知书要求一式两份，一份交给患方保存，另一份放置在病历中保存。

（8）医嘱单：医嘱是指医师在医疗活动中下达的医学指令。医嘱单分为长期医嘱单和临时医嘱单。

（9）辅助检查报告单：是指患者住院期间所做各项检验、检查结果的记录。

（10）体温单：体温单为表格式，以护士填写为主。

各类辅助检查报告单均来自医技科室。医技科室包括检验、放射、药剂、物理医学、核医学、功能检查、病理、超声、内镜、输血、消毒、供应、营养等科室。医技科室的任务是提供及时、准确的检验和检查，协同临床科室为患者作出准确的诊断并提出最优的治疗、康复方案。患者的每项检查、检验都必须由医师开具申请单，医技科室工作人员完成检查、检验操作，再将客观结果和建议及时反馈给医师。

各种检查、检验报告和特殊检查记录都是病案资料的重要组成部分，也是病案内容质量检查的重点。因此，所有报告单和记录单的信息都必须准确、清晰，必须有报告人签字，并且被完整地保存。部分在患者出院后才出结果的检查检验报告，会被直接送到病案科，病案管理人员一定要及时把这些检查检验报告归入患者病案内，确保不丢失任何一份医师诊疗的重要依据。

3．患者费用信息采集　医疗机构要求患者入院时预付一定金额的诊疗费用。在医院信息化水平高的地区，患者在医院内产生的各项费用信息基本能在医院信息系统中实时生成。但在医院信息化欠发达的地区，患者住院期间产生的各项费用需要在患者出院时，由医院结算中心（或出院处）凭医师开具的出院证进行核算。

结算中心（或出院处）打印患者本次住院的收费明细表并由患者确认，退还剩余押金，打印收据，退还医保卡；协助未产生医疗费用且放弃住院的患者办理退院手续等。

4．住院病案首页　患者的基本信息、诊疗信息、费用信息及其他必备信息构成了住院病案首页的主要内容。卫生部在1990年、2001年和2011年先后3次发布、修订全国统一的病案首页及填报说明，三版病案首页均于发布的次年实施。2012年卫生部医管司将全国三级医院的病案首页信息作为医院医疗质量评价的重要依据，要求三级医院将出院患者的首页信息实时上传，便于卫生部对医院的日常监管与评价。为落实《国务院办公厅关于加强三级公立医院绩效考核工作的意见》有关要求，国家卫生健康委员会在2019年3月启动三级公立医院绩效考核工作，国家监测指标、量化指标26个，其中有7个指标是从住院病案首页数据中提取的，住院病案首页成为绩效考核、医疗质量考核指标的数据来源。与此同时，我国对二级医院服务质量、服务效率和患者医疗费用的监管的大部分指标也来自病案首页。此外,病案首页信息也是国家卫生统计信息的主要来源,为国家卫生资源投入、医疗改革和宏观管理提供了科学依据。

鉴于病案首页信息的重要性,病案首页信息的采集一定要及时、准确、规范,否则将直接影响医疗服务监督的公平性和准确性,影响医院评审和优质医院评定和重点学科建设。病案首页信息有的内容能从相关系统直接导入,如患者基本信息和费用信息。有的内容是医生根据患者的诊疗情况填写的数据;有的内容需要加工后再手工输入,如疾病编码和手术操作编码,见表 3-2、表 3-3。所有经办人员都必须签名,如三级医师签名、质控人员签名、编码人员签名等。病案首页的具体填写要求见本书附录 2。

表 3-2 全国统一使用的病案首页(正面)

医疗机构_____(组织机构代码_____)

医疗付费方式　　　　　　　　　　　住院病案首页

健康卡号　　　　　　　　　　第　　次住院　　　　　　　病案号_____

姓名_____性别 □ 1. 男 2. 女　出生日期_____年____月____日　年龄_____国籍_____

(年龄不足 1 周岁的)年龄_____月　　　新生儿出生体重_____克　　　新生儿入院体重_____克

出生地_____省(区、市)____市____县　籍贯_____省(区、市)____市　　　民族_____

身份证号_____职业_____　婚姻 □ 1. 未婚 2. 已婚 3. 丧偶 4. 离婚 9. 其他

现住址_____省(区、市)____市____县　电话_____邮编_____

户口地址_____省(区、市)____市____县　　　　　　　　　　邮编_____

工作单位及地址_____单位电话_____邮编_____

联系人姓名_____ 关系_____ 地址_____电话_____

入院途径 □ 1. 急诊 2. 门诊 3. 其他医疗机构转入 9. 其他

入院时间_____年____月____日____时　入院科别_____病房_____　转科科别_____

出院时间_____年____月____日____时　出院科别_____病房_____　实际住院_____天

门(急)诊诊断_____疾病编码_____

出院诊断	疾病编码	入院病情	出院诊断	疾病编码	入院病情
主要诊断:			其他诊断:		
其他诊断:					

入院病情　　1. 有 2. 临床未确定 3. 情况不明 4. 无

损伤、中毒的外部原因_____疾病编码_____

病理诊断_____疾病编码_____

病理号_____

药物过敏 □ 1. 无 2. 有,过敏药物_____　死亡患者尸检 □ 1. 是 2. 否

血型 □ 1. A 2. B 3. O 4. AB 5. 不详 6. 未查　Rh □ 1. 阴 2. 阳 3. 不详 4. 未查

科主任_____　主任(副主任)医师_____　主治医师_____　住院医师_____

责任护士_____　进修医师_____　实习医师_____　编码员_____

病案质量 □ 1. 甲 2. 乙 3. 丙　质控医师_____　质控护士_____　质控日期____年__月__日

表3-3　全国统一使用的病案首页（背面）

手术及操作编码	手术及操作日期	手术级别	手术及操作名称	手术及操作医师			切口愈合等级	麻醉方式	麻醉医师
				术者	Ⅰ助	Ⅱ助			
							/		
							/		
							/		
							/		
							/		
							/		
							/		
							/		

离院方式 □ 1. 医嘱离院　2. 医嘱转院,拟接收医疗机构名称＿＿＿＿＿＿＿＿＿＿＿＿＿＿＿＿＿＿＿

3. 医嘱转社区卫生服务机构／乡镇卫生院,拟接收医疗机构名称＿＿＿＿＿＿＿＿＿　4. 非医嘱离院5. 死亡9. 其他

是否有出院31天内再住院计划 □ 1. 无　2. 有,目的＿＿＿＿＿＿＿＿＿＿＿＿＿＿＿＿＿＿＿＿＿＿＿＿

颅脑损伤患者昏迷时间:入院前＿＿＿天＿＿＿小时＿＿＿分钟　　入院后＿＿＿天＿＿＿小时＿＿＿分钟

住院费用／元:总费用＿＿＿＿＿＿＿＿＿＿＿＿＿（自付金额＿＿＿＿＿＿＿＿＿）

1. 综合医疗服务类:(1)一般医疗服务费＿＿＿＿＿(2)一般治疗操作费＿＿＿＿＿(3)护理费＿＿＿＿＿

(4) 其他费用＿＿＿＿＿

2. 诊断类:(5)病理诊断费＿＿＿＿＿＿(6)实验室诊断费＿＿＿＿＿＿(7)影像学诊断费＿＿＿＿＿＿

(8) 临床诊断项目费＿＿＿＿＿＿＿

3. 治疗类:(9)非手术治疗项目费＿＿＿＿＿＿＿＿（临床物理治疗费　　　　　）

(10) 手术治疗费＿＿＿＿＿＿＿＿＿（麻醉费　　　　手术费　　　　　）

4. 康复类:(11)康复费＿＿＿＿＿＿

5. 中医类:(12)中医治疗费＿＿＿＿＿＿＿

6. 西药类:(13)西药费＿＿＿＿＿＿＿（抗菌药物费用＿＿＿＿）

7. 中药类:(14)中成药费＿＿＿＿＿＿(15)中草药费＿＿＿＿＿＿＿

8. 血液和血液制品类:(16)血费＿＿＿＿＿＿(17)白蛋白类制品费＿＿＿＿＿＿(18)球蛋白类制品费＿＿＿＿＿＿

(19) 凝血因子类制品费＿＿＿＿＿＿(20)细胞因子类制品费＿＿＿＿＿＿

9. 耗材类:(21)检查用一次性医用材料费＿＿＿＿＿＿＿＿(22)治疗用一次性医用材料费＿＿＿＿＿＿

(23) 手术用一次性医用材料费＿＿＿＿＿＿

10. 其他类:(24)其他费＿＿＿＿＿＿＿＿

说明:(一)医疗付费方式:1. 城镇职工基本医疗保险　2. 城镇居民基本医疗保险　3. 新型农村合作医疗　4. 贫困救助　5. 商业医疗保险　6. 全公费　7. 全自费　8. 其他社会保险　9. 其他。

(二)凡可由医院信息系统提供住院费用清单的,住院病案首页中可不填写住院费用。

第二节　病案整序

病案内容排列和病案卷宗归档是病案科重要的基础性管理工作。规范的顺序使医务人员可以迅速地锁定某类资料,既便于阅读,也便于对病案完整性进行检查。

一、病案内容排列

(一)门(急)诊病案内容排列

1. 门(急)诊病案的内容　门(急)诊病案内容包括患者基本信息、医疗信息、各种检查检验报告单。这些资料收集好后,经过检查、整理、装订、质控,即形成一份完整的病案资料。

一份完整的门(急)诊病案要求如下。

(1)病案首页上患者的基本信息资料要详细、完整。

(2)医疗信息记录应准确、及时、字迹清晰,并有经治医师签字。

(3)各种检查检验报告单齐全。

(4)收集与患者相关的一切医疗信息资料。

(5)严格按规定的门(急)诊病案排列顺序将所有资料进行整理、装订,准确、无误地归档保管。

(6)每一页病案记录以及各种检查检验报告单的页眉上需要注明患者的姓名和病案号。

作为病案信息管理人员,必须始终重视患者信息资料的完整性和准确性,使之可以随时用于患者现在和将来的医疗,用于科研、教学和管理,以及处理所有与医疗有关的问题。

2.门(急)诊病案的排列顺序

(1)病案首页。

(2)病历记录。

(3)医学影像检查资料。

(4)化验单(检验报告)。

(5)其他门(急)诊病案资料。

(二)住院病案内容排列

1.住院病案的排列方式　病案资料排列的原则要符合人们阅读的习惯,以便能方便、迅速、有效地找到所需的资料。患者住院期间的医疗记录可以按资料来源或患者的问题两种方式进行排列。

(1)资料来源定向病案(source oriented medical records,SOMR):是根据资料来源排列的病案。它首先将不同来源的资料区分开,然后将同类资料集中在一起,再分别按时间顺序进行排列。如医师的记录、护士的记录、实验室检查资料等分别收集起来,按时间发展的先后顺序排列。

资料来源定向病案的优点是能比较方便地查阅各类人员的记录,通过比较不同时段的化验检验结果,了解病情的发展变化情况及治疗效果;缺点是流水账式的书写方式显得冗长,不利于快捷地检索某一具体病情的变化及检查、治疗效果。我国医院普遍采用这种方式。

(2)问题定向病案(problem oriented medical records,POMR):是根据问题记录排列的一种结构化的病案。问题定向病案是由劳伦斯·韦德(Lawrence Weed)博士于20世纪50年代后期首先设计的。这一概念要求医师围绕患者的问题展开诊治。患者的问题是指影响患者健康的情况,来源于患者心理、生理、社会因素的整合。医师需要在获得所有事实的基础上,清楚地知道对患者问题处理的优先级别和路径。问题定向病案以患者为中心,内容简明、重点突出。发达国家在教学医院采用这种方式。问题定向病案的组成包括:

1)数据库(data base):建立问题定向病案的第一步是建立一个综合的数据库。内容包括患者的主诉、现病史、过去医疗史(既往史)、系统检查及体格检查的结果。

2)问题目录(problem list):患者的每个问题都对应一个编号和标题,形成问题目录。问题目录放在病案的最前面,就如同一本书中的内容目录,即问题的编号名称像书中的章节、页码及题目一样。问题目录是问题定向病案最突出的内容,它标注了患者活动性问题(目前存在的、影响健康的、需要解决的问题)、非活动性问题(过去的重要病史、手术史及过敏史)、已解决问题(本次住院期间解决的问题),可非常清晰、完整地展示患者的全面情况。

3)最初计划(initial plan):根据问题目录中所确定的问题而制订的患者问题管理的最初计划,包括为辅助诊断需要制订的检验检查计划、为患者治疗制订的计划以及患者教育计划等。

4)病程记录(progress note):病程记录必须按问题编制,因为患者的每个问题都要分别处理。每个问题的处理过程都必须清楚地表示出来。通常采用 SOAP 结构进行记录,并注明问题处理的日期。

字母 S 代表患者主观资料（subjective data）：由患方提供的主诉、症状、感受等。

字母 O 代表患者客观资料（objective data）：医护人员检查所得的客观信息。

字母 A 代表医务人员对患者问题的评价（assessment）。

字母 P 代表医务人员对患者问题的处理计划（plan）。

5）出院摘要（discharge summary）：医师简要地总结已为患者解决的特殊问题的治疗结果，并可着重介绍出院时没有解决的问题及简要地指出后续的诊断、治疗及教育计划。这一切均可从问题表上反映出来。

2. 住院病案的排列顺序　我国医疗机构最常用的病案排列是按资料来源排列，同类资料再按照日期的先后顺序排列。住院期间的病案排列顺序与出院后的排列顺序几乎相反，特别是护理记录及医嘱部分是按照日期倒排的顺序，其原因是在住院期间，医师所要参阅的是患者最近的病情及其医疗措施，故将最近的记录放在最上面；患者出院后病案装订成册是永久性的保存形式，故按日期先后顺序编排。依据《医疗机构病历管理规定（2013 年版）》第九条对病案排列顺序的规定，住院病案和出院病案的排列顺序见表 3-4。

表 3-4　住院病案和出院病案资料的排列顺序

序号	住院病案	出院病案
1	体温单	住院病案首页
2	医嘱单	入院记录
3	入院记录	病程记录
4	病程记录	出院记录 （死亡患者：死亡记录、死亡病例讨论记录）
5	病重（病危）患者护理记录	输血治疗知情同意书
6	出院记录（死亡患者：死亡记录）	特殊检查（特殊治疗）同意书
7	输血治疗知情同意书	会诊记录（按会诊时间先后排序）
8	特殊检查（特殊治疗）同意书	病危（重）通知书
9	会诊记录	病理资料
10	病危（重）通知书	辅助检查报告单
11	病理资料	医学影像检查资料（同项目、同时间的多部位检查，按部位自上而下排序）
12	辅助检查报告单	体温单
13	医学影像检查资料	医嘱单
14	病案首页	病重（病危）患者护理记录
15	住院证	住院证

二、病案卷宗归档

（一）病案卷宗归档方法

将装订成册的出院病案按一定的方法进行系统性的排列、上架，以便病案能被快速、准确地查阅和检索，称之为病案卷宗归档。我国使用的归档方法有两种：顺序号归档和尾号归档。

1. 顺序号归档　顺序号归档是直接将病案按数字自然顺序排列归档。采用此方法归档可反映病案建立的时间顺序。工作中常见的有以下 3 种方法。

（1）单纯以数字自然顺序号排列法归档：即按病案号的大小顺序进行排列归档。

（2）顺序号加彩色色标编码归档：即在按病案号的大小顺序进行排列归档的基础上，将不同的颜色标志固定在病案袋右下角，每 1 000 个号码更换一种颜色。

（3）顺序号加单色色标编码归档：即在病案封袋右边的不同位置印以黑线，从上至下分为 7 个档次，每一档次 1 000 份病案，即 1 000 个号码为一档次。当号码发展到第 8 个 1 000 时，黑线的位置又返回到第 1 个档次。

采用顺序号归档法，易于从存储架上检索号码连续的病案。但也会使大部分近期使用频繁的病案集中在病案库房某一区段归档。由于大部分病案和检验报告单要在同一区域归档，将造成病案管理人员归档工作空间拥挤。

2. 尾号归档　尾号归档是为了提高归档的速度和准确率，直接用尾号取代顺序号归档的方法。包括尾号归档法、尾号加色标编码归档法。

（1）尾号归档法：将 6 位数的号码分为 3 部分，第一部分为位于号码最右边的 2 个数字，称为一级号（也称为尾号），第二部分为位于号码中间的 2 个数字，称为二级号（也称为中间号），第三部分为位于号码最左边的 2 个数字，称为三级号（也称为查找号）。

例如：142098　　　　14　　　　　　　　20　　　　　　　98
　　　　　　　　　　三级号（查找号）　　二级号（中间号）　一级号（尾号）

在尾号归档中，每一级号都有 100 个号码，范围从 00～99。归档时将尾号相同的放在一起，再将中间号相同的挑出来，按查找号顺序大小排列（图 3-1）。

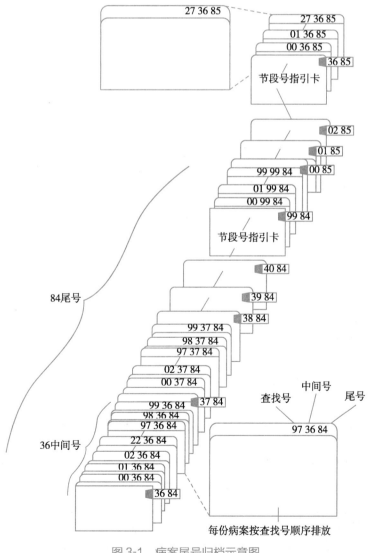

图 3-1　病案尾号归档示意图

　　采用尾号归档法,病案可均匀地分布在 100 个尾号内,每 100 个新病案号只有一个病案排列归档在同一个尾号中,减少了错放病案的概率,提高了归档速度;同时,工作人员归档的工作量分配较均匀,免除归档区域内工作人员拥挤的状况。当加入新病案时,架内病案如果排列拥挤,可以把非活动性的病案从每一尾号组内取出存入病案第二库房,避免大面积倒架和挪动病案。

　　在较大的综合性医院,尾号归档法应与顺序号归档法并用。即尾号归档法用于活动性病案,对于被筛选出的非活动性病案(置于第二病案库房)采用顺序号归档法。

　　(2)尾号加色标编码归档法:用尾号方法排列归档病案时,通常在病案夹边缘的不同位置用不同颜色分别表示 0~9 的数字。尾号可以用一种或两种颜色的色标表示。若用两种颜色来标识,上边的颜色代表尾号的十位数字,下面的颜色表示尾号的个位数字。如 142049 这一号码,用橙色和红色分别表示一级号中的 4 和 9,具体见表 3-5。

表 3-5　尾号颜色标志

一位数尾号	颜色标志	两位数尾号	颜色标志
0	紫色	0 0	紫色紫色
1	黄色	0 1	紫色黄色
2	深绿	0 2	紫色深绿
3	浅蓝	0 3	紫色浅蓝
4	橙色	0 4	紫色橙色
5	棕色	1 5	黄色棕色
6	粉色	1 6	黄色粉色
7	浅绿	2 7	深绿浅绿
8	深蓝	3 8	浅蓝深蓝
9	红色	4 9	橙色红色

　　医疗机构改变现有的归档方法时,不能忽略工作的复杂性,必须充分考虑和控制好大量病案位置移动所需要的时间成本、人力成本、物理空间和物质需求等系列问题,提前设计方案,进行人员培训,预先模拟演练,做好充分的准备工作。

　　(二)归档工作要求

　　1. 归档是一项重要工作,归档时要认真细致、思想集中、看准号码,不要抢时间,防止将号码看颠倒或字形看错,或将双份病案放入一个位置内。

　　2. 归档工作要坚持核对制,采取归档"留尾制",即不要一次性把病案全部插入,要留一小部分于架外,经核对无误后方可将病案全部推入架内。

　　3. 保持病案排放整齐,归档时应随手将架上的病案排齐。病案排放过紧,应及时移动、调整,保持松紧适度,以防止病案袋破损。

　　4. 对破损的病案袋/病案应在归档前修补好。

第三节　病案存储

　　病案存储是病案管理工作的重要环节,也是病案信息开发利用的基础保障。患者病案必须妥善、完整、安全地存储一定年限,这是国际社会的共识。但由于病案的发展与其存储空间存在矛盾,因此,如何做好病案的存储、保护和销毁工作一直是病案管理必须面对的现实困境。

　　《医疗机构病历管理规定(2013 年版)》第十条规定:门(急)诊病历原则上由患者负责保管。医疗机构建有门(急)诊病历档案室或者已建立门(急)诊电子病历的,经患者或者其法定代理人同意,其门(急)诊病历可以由医疗机构负责保管。住院病历由医疗机构负责保管。以下分别介绍纸质病案、影像病案的存储,有关电子病历的存储见本书第四章。

一、纸质病案存储

纸质病案存储的目的是在病案使用过程中,最大限度地保护病案的完整性,维护其原貌,减少损坏程度,以保障病案的使用价值,便于医疗信息资源最大限度地被利用。

（一）纸质病案的存储

纸质病案存储可从病案保存的期限、保存的载体、保存的方法三方面进行介绍。

1. 纸质病案保存的期限　病案管理部门从积累资料的角度出发,病案保留的时间越久越好。例如 2000 年北京协和医院能在美国国家卫生研究院为开展"胎儿宫内发育和老年性疾病关系"课题进行全球招标中,击败 19 名对手成功中标,其原因之一就在于北京协和医院为这个被称为医学界"哥德巴赫猜想"的课题提供了 900 份符合研究条件的病案。又如 1931—1932 年北京协和医院大量收治霍乱患者的病案资料,证实了日本侵略者在我国华北地区进行细菌战的罪行,这些病案成为了珍贵的历史资料。此外,如邱财康、王存柏等专家书写的经典病案,是具有医疗、教学、科研价值的疑难病例和罕见病例的病案。在医院实际工作中,对绝大多数病案的保存有一定年限的规定。我国与国外在病案保存的期限上有所不同。

（1）我国病案保存的期限:1982 年,卫生部颁发的《全国医院工作条例》第二十三条规定:"门诊、住院病人都要有完整的病案,用科学方法管理,开展综合研究利用",但对病案保存的期限未作出明确规定。1994 年,卫生部发出第 35 号令关于《医疗机构管理条例实施细则》中补充了病案保留的规定:"医疗机构的门诊病历的保存期不得少于十五年,住院病历的保存期不得少于三十年"。2002 年,卫生部和国家中医药管理局发布的《医疗机构病历管理规定》规定:门(急)诊病历档案的保存时间自患者最后一次就诊之日起不少于 15 年。对住院病案的保存期没有明确提出。2013 年,国家卫生和计划生育委员会和国家中医药管理局发布的《医疗机构病历管理规定（2013 年版）》第二十九条规定:门(急)诊病历由医疗机构保管的,保存时间自患者最后一次就诊之日起不少于 15 年;住院病历保存时间自患者最后一次住院出院之日起不少于 30 年。对于保存期限超出国家规定范围的病案,医疗机构可根据病案的存储空间、病案的年扩展率、患者再次入院和就诊的类型、病案的可能价值等情况自行考虑销毁或制作成缩微胶片或光盘存储或以非活动性病案形式继续存储。

（2）国外病案保存的期限:在国际医疗信息管理联盟（IFHIMA）编写的教程中规定:法律可强制病案保留 30 年,有些病案(如新生儿病案、精神疾病患者的病案等)必须要保留更长时间。

有些国家对病案的保留期限也作出了明确规定,即 10～30 年不等。将儿童病案保留到 18 岁,再延长保存 7 年,一般病案保存 25 年。他们认为超过 25 年以上的病案一般不再具有实用价值,根据政府规定可以将病案销毁。但国外有许多医院仍然保留着大量的老病案,如澳大利亚的阿夫列德王子医院,从 1882 年至今的病案仍然保留着。

2. 纸质病案保存的载体　目前,存放纸质病案多采用两种方式,即固定病案架和密集型病案架。固定病案架存放活动性病案,可以同时容纳多人工作,但占用空间大。密集型病案架存放非活动性病案,能极大限度地节约病案的存储空间,但操作空间有限,影响病案的提取速度。

3. 纸质病案保存的方法　病案保存的过程,即病案的建立—活动性病案—使用率低至非活动性病案—永不再使用—被销毁。任何医院,即使有足够的空间存储病案,也应区分活动性与非活动性病案,这样可以减少日常管理,降低工作量,提高归档、检索速度,加强病案的安全保护。

活动性病案与非活动性病案的确定,将决定存储病案的位置和时间,通常根据各医院病案的使用频率和存储空间来决定。超过一定年限后,只有少数病案属于活动性病案,多数病案应作为非活动性病案放到第二病案库。如果在这期间患者又来就诊，其病案将被看作是"复活"病案，重新放到活动性病案架上。确定活动性与非活动性病案、保留时间、销毁及处理形式等问题，必须经过院领导与病案委员会、病案管理人员、临床医务人员共同讨论后决定。

病案保存常采用完整性保留所有病案和选择性保留病案两种方法。

（1）完整性保留所有病案：某些医院完整性保留所有病案，非活动性病案可存储在病案科第二库房（即非活动性病案架上）或医院内的其他地方，甚至是医院外租用的存储库房。斯坦福大学医学中心将非活动性病案存放在大学院内，通过院内循环交通车及时传送病案。这种方式以原始形态保存病案，需要大量费用和空间，而且随着时间的流逝，纸张不断磨损破坏、老化会降低病案利用价值。

（2）选择性保留病案：某些医院对于非活动性病案的内容实行选择性地保留或压缩，这就意味着病案的不同部分有不同的保留标准。①患者最基本的资料：应尽可能长时间地保存，甚至永久保存。如患者身份证明资料、住院及出院日期、疾病诊断、手术操作名称、病理报告、出院摘要及随访信件等。②护理记录：保存较短的时间后可销毁。选择性保留病案仅保存基本资料，减轻了病案的体积，缩小了存储空间，降低了存储费用，更容易找到有关资料，但需花费一定时间及人力用于保留资料的挑选，且不能使用完整的病案。

另外，在病案管理中，诸如患者姓名索引、分娩室的登记、出生及死亡登记、各种证件的复印件都应永久保存；疾病分类索引、手术分类索引和医师索引等可按医院的需要保存。尽管这些索引和登记逐渐信息化，但必须有特殊的预防性措施保证其不被抹掉或失真。

（二）纸质病案的保护

每份病案具有唯一性和资料不可再生性。病案制成材料的耐久性、病案库房的环境对病案的保护都会产生影响，其中病案库房是病案保护的关键环节，既要做好病案库房的建筑设计，也要做好病案库房的防护。

1. **病案库房的建筑设计**　病案库房的建筑设计遵循适用、经济、美观的原则。在选址时，既要方便医务人员及患者，又要避免潮湿、污染的环境。应做到：①位于医院的中心位置，方便病案使用及网络化管理。②选择地势高及地下水位高、场地干燥、排水通畅、空气流通的位置。不得选在邻近江河湖泊、池塘附近，以防地下水渗透或库房潮湿。③远离工业区和有腐蚀气体的工矿企业，或烟尘污染较重的单位。④远离油库、加油站等容易引起火灾的地方。在设计建造时，应做到：①选用钢筋混凝土结构或砖墙与钢筋混凝土结构组成的一级耐火结构，选用在空气中受到火烧或受到高温作用时不起火、不燃烧、不炭化的构件；病案库房与周围建筑保持不小于 30～35m 的防火间距，并设置防火墙、防火门等，把整个库房分隔成若干防火区，以限制燃烧面积和火势的蔓延。②做好屋顶、四周墙体和地面的防水防潮，平屋顶采用沥青油毡卷材防水，坡屋顶采用构件防水屋顶。

2. **病案库房的防护**　病案库房的防护措施包括防火、防水与防潮、防尘、防虫、防光、防不适宜的温湿度、防有害微生物。

（1）防火：病案库房应把防火放在首位，一旦发生火灾后果不堪设想，损失是难以挽回的。病案库房应建立严格的防火安全制度及应急预案，并有专人做防火安全员；严禁存放易燃、易爆物品；严禁吸烟和使用明火；电源、线路要经常检查维修，工作人员离开库房时要切断电源；库顶应安装避雷装置，防止雷击起火；病案库房应安装火灾报警装置，消防设备要由单位消防员安放在库房的固定位置，任何人员不得随意挪动。防火急救通道不得随意堆放物品，要保持通畅。工作人员定期接受应急的灭火方法培训，会使用灭火器。在火灾报警装置旁明示本单位消防电话及报警电话。

（2）防水与防潮：库房的潮湿及漏水将对病案的纸张和字迹造成极大的损坏。病案库房的屋顶、四周墙体、门窗、地面等处是防水、防潮重点。库房外墙在下雨时被雨水浸湿，并渗透到墙的内面，使库房湿度增加。外墙墙身与库外地面经常受到房檐滴下的雨水或地面雨雪的浸溅，基础墙吸收土壤中的水分也会上升到地面以上的墙身内，造成墙面潮湿，进而增加库内湿度。有些医院建立地下库存储病案，地下库虽具有安全、防光、防尘、冬暖夏凉、恒温等特点，但潮湿是不容忽视的问题。日常工作中，需要根据天气变化，采用抽湿机、空调等设备保持库房相对干燥。

（3）防尘：灰尘多是一种不规则的固定杂质，会磨损污染病案，并滋生损毁病案的微生物。为此病案进库前应细致除尘，防止将灰尘带入库内；病案进库后应经常清扫除尘，保持库内清洁卫生；库房要安装密闭门窗，阻止灰尘进入库内；要采取措施改善库区周围环境，净化库区周围空气；使用病案要注意防尘，使病案经常处于清洁状态。

（4）防虫：害虫对病案的危害极大，轻者把纸张蛀出空洞，重者使病案成为碎片，失去使用价值。目前有记载的影响档案、图书的害虫有 30 多种。

防虫的措施包括①消毒：病案入库前要检查是否感染害虫，发现害虫及时消毒，并将感染害虫的病案单独存放，观察一段时间，确定已经消灭害虫后，再将病案上架归档。另外，要有计划、有重点、分批地对已入库的病案进行定期检查，以及时发现和破坏使害虫稳定生存的生态环境，抑制其发育和繁殖。②控制温度和湿度：害虫生长发育适宜温度一般在 22～32℃，适宜相对湿度为 70%～90%。病案库房的温度应保持在 14～20℃，相对湿度为 45%～60%。当库房温度≤20℃，相对湿度≤60%，可有效地抑制害虫的生长繁殖，达到预防害虫的目的。③保持环境的清洁：建立必要的规章制度，保持库内外环境的清洁，防止害虫的生长和繁殖。④屋顶、地板及墙面如有孔、洞及缝隙时，一定要进行修缮，封闭害虫可能钻入的通道。安装纱窗、纱门防止害虫飞入。

（5）防光：在纸质病案中，用以记录信息的材料为字迹材料。如墨水、油墨、复写纸、圆珠笔、静电复印件、传真件、打印件等字迹材料，在光线的长期照射下会逐渐褪色、消失。所以病案库房应该注意防止光线过于强烈。

（6）防不适宜的温湿度：高于 30℃、低于 0℃ 的库房温度称为不适宜温度。库房温度过高时，纸质材料中的水分受热而蒸发，造成脱水，改变纸张的物理性能，使纸张的耐折度降低，脆性增强。同时，高温会使字迹、图像模糊不清，影响胶片的片基与乳剂层分离，使胶片粘连在一起。高温可以促使害虫及有害微生物的滋生和繁殖。库房温度过低时，纸张失去水分，发干变脆，胶片中的明胶膜变脆、强度降低。因此，库房的温度应保持在持恒的标准范围内，保证病案材料的寿命。

高于 70%、低于 35% 的库房相对湿度称为不适宜湿度。高湿状态下，纸张纤维吸水性膨胀，纸张含水量增多，机械强度降低；胶片的乳剂层吸水膨胀，出现永久变性，影响影像的清晰度；耐久性差的纯蓝墨水、红墨水、印台油字迹容易扩散导致字迹模糊；高湿环境有利于害虫及有害微生物的生长繁殖，对病案的安全有极大的威胁。在低湿状态下，会使纸张水分减少，发干变脆、强度降低，也能造成胶片的带基变形，降低柔软性，引起乳剂层脱落。不适宜湿度对病案的长久保存带来不利的影响，使病案的寿命降低。

病案库房的温度应保持在 14～20℃，相对湿度为 45%～60%。这项标准的制定考虑到了多方面的因素，一方面符合我国的地理环境；同时也兼顾了必须保证工作人员的工作环境，有利于其身心健康等多方面。在日常工作中应注意经常测量库房的空气状态参数，使库房的温湿度相对恒定。

（7）防有害微生物：病案在医疗区流转，不可避免会受到细菌、真菌等微生物的危害，病案库房的不良环境也会滋生一些微生物。微生物可能在纸张上留下污垢和霉斑，遮盖字迹，损坏纸张；也可能提高纸张酸度，使纸张变色、变脆，或使字迹褪色；有的微生物能够分解胶片明胶中的蛋白质，使明胶液化、图像模糊，当胶片受到真菌污染后，图像可被覆盖。此外，有些有害微生物会分泌毒气，如库房内有严重的真菌污染，可使工作人员患消化道、呼吸道感染性疾病。

为防止有害微生物对病案的侵蚀，病案库房需要采取以下防范措施。①防止交叉感染：病案在门诊、病房使用过程中应注意防止细菌、真菌等污染。②定期打扫，保持库房内设备无尘、无积水，减少真菌污染。③控制库房的温度和湿度，抑制害虫的生长、繁殖。④控制库房的酸碱度：最适宜细菌生长的 pH 为 6.5～7.5，最适宜真菌生长的 pH 为 4.0～5.8，利用强酸、强碱都可以杀菌。⑤库房内严禁携带和存放食物。定期使用香叶醇长效抗霉灵、五氯苯酚钠等安全有效的防霉剂以防霉变。⑥发现病案感染有害微生物，应立即采取灭菌措施。物理灭菌法有冷冻真空干燥灭菌、辐射灭菌（如微波灭菌和 γ 射线灭菌）；化学灭菌法有环氧乙烷和甲醛熏蒸灭菌等方法。在灭菌方法的选择上，应遵循对病案无损坏、对环境污染小、对人体无害和灭菌效果好的原则。

3. 受损病案的修复　纸质病案在长期保管和使用过程中，不可避免地会受到理化因素、有害生物或自然灾害（如水灾）的影响而造成不同程度的损害，因此病案的抢救和修复工作是病案管理人员的必修课。

病案与其他档案的区别在于其体现更多的法律价值。因此，病案修复过程中保持病案资料的原貌是病案修复的原则，即不能随意涂改、遗漏任何内容。为了避免由于修复方法不当引起的病案损坏，在修复损坏的病案之前要制订修复方案，并向有经验的专业人员请教，采用的修复方法经过试验成功后再进行实际操作。必须确保修复过程中所采用的纸张、糨糊、加固材料不对病案制成材料产生二次损害，延长病案的使用价值。

纸质病案修复最常见的情况是去污。病案被污染的因素有多个方面，如灰尘、墨点及被雨水浸泡后的水渍等，这些可能影响到病案的整洁或遮盖字迹影响使用。在去污时，力求保护病案的原始记录，严禁用刀刮、砂纸打磨等去污方法，也不主张使用化学药剂的去污方法。可首先鉴别字迹的耐水性，耐水性好的病案，可将其浸泡在干净的水中，并用刷子轻轻刷洗至能够显示出字迹为止，然后换干净水冲洗。如果使用水洗去污可能使字迹模糊，造成更大范围或更严重的字迹褪色，应放弃去污方法，暂不修复，以免造成更大的损失。

（三）纸质病案的销毁

纸质病案超过规定的保存期限（我国规定为 30 年），医疗机构就可以在综合平衡医院病案库的存储空间、病案的年扩展率、病案实际价值等因素后，进行销毁。考虑到病案销毁可能会影响销毁后相继出现的医学、科研和法律方面的相关问题，因此一定要慎重和有计划地进行。有条件的医院可考虑将纸质病案缩微或数字化后再行销毁，但患者姓名索引记录应当永久保存。

纸质病案销毁一般可分为全册销毁和选择性销毁两类。无论是哪一种销毁，都应持审慎的态度，由病案委员会讨论，医院领导部门作出决定。对一些有历史价值的病案资料，还应请示有关国家档案管理部门后再做决定。病案管理人员不得也无权擅自决定销毁病案。

纸质病案销毁前应做好规划和测算。因病案信息涉及患者及相关人员隐私，在销毁环节也必须采取措施防止隐私泄露。一般是在病案科主任的严格监控下，将病案送造纸厂形成再生纸张，使病案信息彻底销毁。

二、影像病案存储

从 20 世纪 70 年代末开始，计算机技术就引入到医院的病案管理中。病案的存储格式和利用模式产生了不少变化。病案的存储除纸质文档格式外，逐渐发展出以缩微文档格式、扫描文档格式为主的影像病案存储。

（一）缩微病案存储

缩微病案，是采用缩微技术制作的与原始病案内容完全相同的影像病案。缩微技术起源于 1838年，是一种存储密度大、技术成熟及稳定性高的现代化信息处理技术。它采用专门的设备、材料和工艺，把原始信息原封不动地以缩小影像的形式摄影记录在感光材料（通常是胶片）上，经加工制作成缩微品以便保存、传播和使用。20 世纪 50 年代，美国纽约市的医院采用缩微病案代替原始档案存储。20世纪70年代，有关缩微技术在病案中应用的报道逐渐增多。1982年北京大学第一医院率先将缩微技术应用于病案，随后很多大型医院都将病案进行缩微处理。

缩微病案存储最大的优点是解决了病案存储空间不足的问题。不过，缩微病案需要专门的制作设备和阅读设备，制作成本高，制作过程烦琐，维护费用高，读者阅读不方便。随着技术的迭代，缩微病案逐渐退出了历史舞台，取而代之的是光盘病案。

（二）光盘病案存储

光盘病案存储，是指通过扫描仪或数码照相机等设备将原始的纸质病案转化成影像图片文件，在光盘或服务器硬盘等存储介质中存放的病案存储方式。光盘存储技术始于20世纪60年代，具有存储密度高、同计算机联机能力强、便于复制和远距离传输等特点。纸质病案扫描与光盘存储应用流程见图3-2。

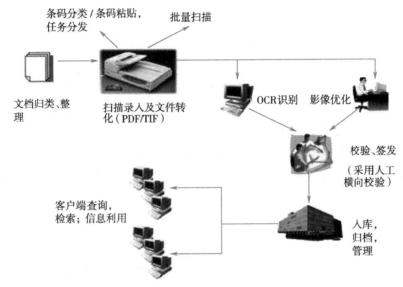

图 3-2　纸质病案扫描与光盘存储应用流程图

光盘存储的形式在应用方面大多作为备份方式存在，光盘存储不仅解决了病案存储空间的问题，扫描文档格式也促进了影像病案信息的共享利用，更多的医院是把影像图片文件存储到服务器及网络存储设备上，以便于医院局域网内各个工作终端访问影像病案文件。

病案影像数字化工作极大地提高了医院各环节的工作效率。有门诊病案的患者在挂号时，工作人员会在系统上标记需要使用门诊病案，该消息会自动传送到影像病案服务器，系统会将该份病案的阅读权限自动开放给当天就诊的诊室，如果挂号时能具体到门诊医师，阅读权限也可以具体到某位医师。这样一来，医师可以从工作站上直接调阅就诊患者的影像病案，患者不用再因为"等"病案而耽误看病时间。病案科也可以不再安排专门送病案人员，大大节省了人力，提高了工作效率和医患双方的满意度。

同时，病案影像数字化工作可以大幅度减少纸质病案的传递，降低病案在传递过程中丢失的可能性。工作人员可以通过计算机系统，检索并打印病案，完成传统的复印工作，省去纸质病案复印服务中的查找、复印和归档的工作。即便某份病案由于科研、教学的目的被借出，也不会影响患者复印病案，提高了病案科的工作效率。

（三）对缩微病案和光盘病案的保护

纸质病案的防护措施均适用于缩微病案和光盘病案的防护。除此之外，对于影像病案还有一些特殊的防护要求。

1. 缩微病案的保护

（1）缩微病案存储室及阅览室应是独立的房间，存储室温度18～22℃，相对湿度35%～45%，室内应设置灭火器材，定期打扫室内卫生。

（2）存储室要设专人管理，定期抽样检查胶片。

（3）放置胶片的柜子应选用特制的，胶片柜底部距离地面15cm。

（4）阅读者最好戴手套或使用小镊子夹取胶片，阅后的胶片及时归还。

（5）应避免光照缩微胶片。

2. 光盘病案的保护

（1）必须购买质量好的光盘。

（2）光盘存放要注意远离磁场、避免光照、避免高温、防潮，这些因素可能引起光盘氧化、老化和变质。

（3）存放光盘要注意以下几点：①光盘不能直接裸露在外，需要用包装盒保护；②光盘要立式存放，长期平放会使光盘变形，读取时会因光盘不平整产生抖动而影响阅读；③拿放光盘时，防止盘面硬性划伤、污损，影响使用。

（4）定期检查光盘，如发现读盘不畅，及时备份。

3. 缩微病案的抢救措施　当缩微胶片遭水淹后，应及时进行降温、清洗及坚膜处理，以防产生划痕。具体方法：先将胶片放在18℃以下的干净低温水中，用棉球轻轻擦洗胶片上的污泥，然后用流动水冲洗、晾干。如果胶片上的明胶因浸泡时间太长，已经充分膨胀，在胶片去污后，应使用甲醛液进行坚膜处理，然后用流动的清水冲洗15min，黑白胶片可放入润湿液中1min后拿出晾干，彩色胶片需放入稳定液中1～1.5min再拿出晾干。

第四节　病案示踪

病案示踪记录了病案由产生到使用再到销毁的整个过程，其结构和流程也是围绕病案的建立、整理、编目、质控、保管和使用来设计的。通过病案示踪，可以快速定位并掌握每份病案的去向，保证病案处于随时可获得的状态。

一、病案流通环节

病案流通环节主要体现在病案科内部的流通、病案在病案科与业务科室之间的流通。

（一）病案科内部的流通

各病房的出院病案回收到病案室，首先进行回收登记，再经整理、装订后，送交编目组、质控组、随诊组等，最终资料完整、质量合格的病案才会传递到病案库房，等待专人入库上架。

在病案科内部的流通环节中，各个工作组之间的工作交接传递一定要在病案示踪系统中进行确认登记。

（二）病案在病案科与业务科室之间的流通

病案科整理好的病案，可能因为临床、教学或科研等原因被业务科室重新申请使用，导致病案会在业务科室流通，如图3-3所示。

病案示踪系统的基础工作是做好病案入库登记和出库登记。

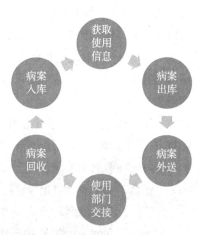

图3-3　病案在病案科与业务科室之间的流通

当示踪系统接收了业务科室的病案申请单后，病案管理员核对申请的病案号和患者姓名，快速查询和定位病案所在的位置。如果示踪系统应用在一家拥有多个病案库房的医院，那么相应的申请应该分别投递到病案所在的库房。病案一旦离开病案架，从库房中取出，就必须在示踪系统中进行详细的借阅登记，包括借阅用途、使用单位、使用人、出库时间、操作人员以及使用期限等，以便定期催还。

正常情况下，病案从库房借出到使用完毕回收的流程是：病案库房总服务台 ←→ 工作站 A ←→ …… ←→ 工作站 X ←→ 使用单位 ←→ 病案库房总服务台。工作站负责病案的中转，处理与病案输送有关的突发事件。它可能是病案流通过程中经过的病案服务台，也可能是病案送达的护士站或分诊台。示踪系统中必须详细记录每个工作站以及使用单位对于流通病案的交接信息，即发送确认信息和回收确认信息。业务科室应当在预先约定的使用期限内将病案归还，病案管理人员在示踪系统中做好病案的再入库登记，内容包括入库人、入库时间、工作组、库房的位置等信息，并将病案按规定的顺序排放，统一归档上架。

目前计算机示踪系统中各个模块的功能主要有：门诊就诊使用、工作站交接登记、借阅登记、住院治疗使用、出院登记、库房管理、病案复印、病案催还等。利用病案示踪系统，无论病案是处在流通环节当中，还是保存在库房之内，都可以快速、准确地被反映，不仅可以查询病案的历次使用记录，也可以通过数据统计分析，了解病案借阅情况、回收情况、逾期不归和催还情况以及病案库存情况，从侧面了解医院的运行状态。

二、病案示踪保障

病案示踪目的在于保证随时掌握病案去向，保证病案处于随时可以获得的状态。要实现这一目的，必须制订严格的管理制度，并将成熟的信息技术应用于实际工作中。

（一）病案控制制度

病案控制制度是要求所有接触病案的人共同遵守的规程或行为准则。医院病案委员会必须制订适用于本单位的病案使用制度、病案借阅制度等，核心内容应包括以下几点。

1. 病案管理人员应对所有病案的使用及其归档加以控制。掌握每份病案的流动情况是病案管理人员的重要职责。

2. 不论什么原因，凡是从已归档病案架中取出的病案，必须在登记本、示踪卡或计算机示踪系统上详细记录患者姓名、病案号、科别或病房、借用医师姓名、借阅时间、借阅期限等有关信息。

3. 因医疗或教学使用被取走的病案应保证病案完好、按期归还，或由病案管理员催还。

4. 当使用病案的医生发生变化时，应重新到病案科办理借阅手续，不得将病案送到其他地方或转给他人。使用人员对病案负有安全责任。

5. 如有可能，用于科研及其他方面的病案应在病案科查阅，病案科应尽可能地为使用者提供方便，以保证使用者及时、准确地获取所需病案信息。

6. 病案在病房、门（急）诊科室使用期间，病房、门（急）诊科室护士对病案负管理之责。

（二）病案示踪方法

早期的病案示踪方法主要是使用登记本和手工填写示踪卡。病案从病案架上取出后，将示踪卡放于病案在病案架位置上或按一定要求集中存放。随着信息系统的发展以及现代化数字设备的应用，病案示踪方法和工具也随之发生了变化。

1. **条形码技术**　条形码技术是一种自动识别技术，其核心是利用光电扫描设备自动识读条形码符号，实现快速、准确而可靠地采集数据，并将数据录入计算机进行数据处理，从而达到自动管理的目的。将条形码自动识别技术应用到病案管理过程中的回收、整理、入库、归档、上架、下架、借阅、归还的业务环节中,非常显著地提高了数据采集和信息处理的速度,保证了运行环节中病案快速定位的准确性,提高了病案利用的效率。

2. 病案示踪系统　病案示踪系统建立在条形码技术的基础上,能够方便地管理病案的流通过程,提供病案去向信息,及时掌握病案的流向和使用情况。对于借出病案科使用的病案,在接近归还期限时,病案示踪系统会自动提醒病案管理者及时催还,并根据需要打印病案催还单,必要时采用电子邮件和短信通知病案借阅者。为充分发挥病案示踪系统的功能,不仅要对示踪系统内部字典(如病案类别字典、病案使用类别字典、库房等)进行维护,而且最好与 HIS 有统一的字典维护方案。此外,为了保证病案信息的安全,必须对病案示踪系统的权限进行控制,限制未经授权的用户越权、非法使用示踪系统。

第五节　病案供应

病案管理的目的在于病案的利用。病案管理是为了提供服务和资料利用,病案只有被有效地使用才能产生效益。病案供应成效体现着病案管理人员的辛勤劳动,也是上级部门检验病案管理工作好坏的依据。本节主要介绍病案管理人员应外界要求提供的借阅和复印服务,有关基于病案的综合性服务内容见本书第十一章。

一、病案供应原则

病案供应工作反映了病案管理的整体水平,因此,要求病案供应工作人员在工作中做到:检索病案动作快、抽取病案准确,对病案需求者要认真负责、态度良好。要求病案供应工作人员要以"快、准、好"为准则,同时必须遵守以下工作原则。

1. 病案供应工作必须保障病案的安全,保护患者的隐私,保护医院的利益和医师的知识产权,在符合国家和医院规定的条件下尽可能地提供病案服务。

2. 病案只有在医疗或教学使用时可以带出病案科,另除司法等特殊需要,查阅病案和复印病案一律应在病案科内完成。

3. 所有借出的病案都应有追踪措施,表明病案的去向,监控病案流通。

4. 所有借出的病案都应按时回收、及时归档,严格执行病案借阅制度。

5. 在为外界提供病案复印时,应当对复印内容、复印张数、复印目的、复印申请人、复印日期等内容进行登记,核查并留存复印申请人的身份证明材料。

二、病案供应方式

(一)借阅病案资料的提供与管理

病案借阅供应工作包括查找、登记、运送、回收、整理和归档等内容,以上每道工序完成质量,都影响医疗、教学、科研工作的开展。因此,病案管理人员对每个工作环节都要有明确的操作方法和要求,既清楚地了解谁是使用人、在哪里使用、使用多长时间等病案的流动情况,又能最大限度地满足医务人员对病案使用的需求。

我国《医疗机构病历管理规定(2013 年版)》第十五、十六条规定:除为患者提供诊疗服务的医务人员,以及经卫生计生行政部门、中医药管理部门或者医疗机构授权的负责病案管理、医疗管理的部门或者人员外,其他任何机构和个人不得擅自查阅患者病案。其他医疗机构及医务人员因科研、教学需要查阅、借阅病案的,应当向患者就诊医疗机构提出申请,经同意并办理相应手续后方可查阅、借阅。无论是医院内部人员还是其他医疗机构人员,查阅病案需在规定的场所进行,确需借阅病案的,必须遵守病案借阅管理制度,对病案流通环节进行有效管控。

(二)复印病案资料的提供与管理

自 2002 年《医疗事故处理条例》颁发后,病案信息由为医院内部服务延伸到为社会广泛服务。病案对外界服务工作中,主要是为患者及其代理人提供病案复印服务。公安、司法、人力资源社会保障、保险以及负责医疗事故技术鉴定的部门,因办理案件、依法实施专业技术鉴定、医疗保险审核或仲裁、商业保险审核等需要,也可向医疗机构申请提供患者部分或全部病历的审核、查阅或者复制服务。各医院病案科作为医院提供病案服务的窗口,积极创造条件,增添设备,简化手续,为等候复印的人员设置舒适的环境,在不违背规定的原则下,尽量满足各类人员复印病历的需求。一些单位还开展了病案复印邮寄服务,主动做好服务工作。在提供病案服务时,需要注意以下事项。

1. 可以申请复印病案的人员

(1)患者本人或者其委托代理人。

(2)死亡患者法定继承人或者其代理人。

(3)公安、司法、人力资源社会保障、保险以及负责医疗事故技术鉴定部门的经办人员。

2. 申请人应当提供的证明材料

(1)申请人为患者本人的,应当提供其有效身份证明。

(2)申请人为患者代理人的,应当提供患者及其代理人的有效身份证明,以及代理人与患者代理关系的法定证明材料和授权委托书。

(3)申请人为死亡患者法定继承人的,应当提供患者死亡证明、死亡患者法定继承人的有效身份证明,死亡患者与法定继承人关系的法定证明材料。

(4)申请人为死亡患者法定继承人代理人的,应当提供患者死亡证明、死亡患者法定继承人及其代理人的有效身份证明、死亡患者与法定继承人关系的法定证明材料、代理人与法定继承人代理关系的法定证明材料及授权委托书。

(5)申请人为公安、司法、人力资源社会保障、保险以及负责医疗事故技术鉴定部门的经办人员,应提供以下证明材料:①该行政机关、司法机关、保险或者负责医疗事故技术鉴定部门出具的调取病案的法定证明;②经办人本人有效身份证明;③经办人本人有效工作证明(需与该行政机关、司法机关、保险或者负责医疗事故技术鉴定部门一致)。

(6)保险机构因商业保险审核等需要,提出审核、查阅或者复制病案资料要求的,还应当提供保险合同复印件、患者本人或其代理人同意的法定证明材料;患者死亡的,应当提供保险合同复印件、死亡患者法定继承人或者其代理人同意的法定证明材料。合同或者法律另有规定的除外。

3. 可提供复印病案的范围

(1)《医疗机构病历管理规定(2013 年版)》第十九条规定:医疗机构可以为申请人复制门(急)诊病历和住院病历中的体温单、医嘱单、住院志(入院记录)、手术同意书、麻醉同意书、麻醉记录、手术记录、病重(病危)患者护理记录、出院记录、输血治疗知情同意书、特殊检查(特殊治疗)同意书、病理报告、检验报告等辅助检查报告单、医学影像检查资料等病历资料。

(2)2018 年 10 月 1 日施行的《医疗纠纷预防和处理条例》第十六条规定:患者有权查阅、复制其门诊病历、住院志、体温单、医嘱单、化验单(检验报告)、医学影像检查资料、特殊检查同意书、手术同意书、手术及麻醉记录、病理资料、护理记录、医疗费用以及国务院卫生主管部门规定的其他属于病历的全部资料。

患者要求复制病历资料的,医疗机构应当提供复制服务,并在复制的病历资料上加盖证明印记。

医疗机构应患者的要求为其复制病历资料,可以收取工本费,收费标准应当公开。

（曾跃萍 代清霞 李忠民）

思 考 题

1. 简述尾号归档的优点。
2. 病案示踪应具备哪些原则?
3. 病案复印申请人应提供哪些证明材料?
4. 一份完整的门(急)诊病案有哪些要求?

第四章

电子病历管理

目前，5G物联网、云计算、区块链、大数据与人工智能等广泛应用在医学领域，通过电子病历数据分析获得真实世界证据，使循证医疗更加精准有效，开发和应用数字化、知识化和智能化的电子病历将推动医学科学发展。同时，随着卫生体制改革不断深入、医疗保险制度和司法制度日臻完善，加强以电子病历系统为核心的医院信息化建设、完善电子病历管理、推广DRG/DIP精细化服务和管理体系，已成为现代病案信息管理的必然趋势。

本章就电子病历管理及其相关发展趋势予以阐述。

第一节　电子病历概述

一、电子病历的定义、特点和作用

（一）电子病历的定义

电子病历的命名和定义伴随其发展不断演变。20世纪70～80年代，电子病历刚开始出现时被命名为CPR（computer-based patient record），用来表述任何以电子方式采集和表达的患者信息，包括基于纸张扫描方式形成的电子化患者记录，随后又出现EMR、EPR等，表示医疗机构内完整的患者医疗数据集。直到近几年，电子病历的命名才统一为EHR（electronic health record），其概念也扩展为覆盖终生的医疗健康数据集。在这个发展过程中，电子病历的内涵在不断变化，产生了来自世界上不同国家和组织的对电子病历的定义。

国际上对电子病历有不同的定义，包括基于计算机的患者记录（CPR）、电子病历（EMR）、电子健康档案（EHR）、个人健康档案（personal health record，PHR）等，个人健康档案给个人用户提供医学数据评估并促进健康服务。

电子病历集中存储、管理和展示患者临床数据，促进信息的集成和融合。电子病历的功能形态在不断发展，其内涵意义也被人们赋予新的认识。

1991年美国医学研究所（IOM）给出的定义为：电子病历是基于一个特定系统的电子化患者记录。该系统可以支持其使用者获得完整、准确的数据，警示和提示医疗人员，具有提供临床决策支持、连接医疗知识源和其他帮助的能力。

2003年国际标准化组织（ISO）认为，电子病历是一个计算机可处理、可安全存储和传输，能被多个授权用户访问，覆盖过去、现在和将来，与个体健康相关的信息库，具备独立于应用系统的标准化信息模型，目的是支持连续、高效、高质量的综合医疗保健。

原卫生部印发的《电子病历基本架构与数据标准（试行）》《电子病历基本规范（试行）》等文件，对电子病历定义进行了诠释。2017年国家卫生和计划生育委员会同国家中医药管理局组织专家对《电子病历基本规范（试行）》进行了修订，形成《电子病历应用管理规范（试行）》，该修订文件明确了电子病历的概念。电子病历（electronic medical record，EMR）是指医务人员在医疗活动过程中，使用信息系统生成的文字、符号、图表、图形、数字、影像等数字化信息，并能实现存储、管理、传输和重现的医疗记录，是病历的一种记录形式，包括门（急）诊病历和住院病历。

（二）电子病历的特点

电子病历是医疗机构对门诊、住院患者（或保健对象）临床诊疗和指导干预的数字化医疗服务的工作记录，电子病历便于规范病历书写，提高病案质量，实现病案的标准化，方便病案的存储和传输。电子病历数据来源众多，包括各类医疗仪器和设备、临床信息系统、医护人员的录入等，但并未达到进行数据分析的要求。大约80%的医疗数据是由文本构成的非结构化数据，其中不仅包括大段的文字描述，也包括字符和数字等表格类值。

实现医疗机构电子病历数据统一管理和区域内电子健康档案信息整合后，电子病历数据符合大数据的数据量大、数据种类多、数据产生和处理的速度快及数据价值高、利用低的"4V"特征。

（1）数据量（volume）大：存储单位从过去的TB到PB，直到EB、ZB，医疗大数据以48%的年增长率快速增长，这些数据早已超过了人力所能处理的极限。

（2）数据种类（variety）多：医疗数据包括数值、文档、影像和波形等，既有结构化的病案首页数据，也有非结构化的音频、视频、影像数据，以及半结构化的XML文档数据等。数据类型的多样性导致了数据的异构性，增加了数据存储、处理的复杂性，对数据处理能力提出更高要求。

（3）数据产生和处理的速度（velocity）快：医疗信息服务中会存在大量在线或实时数据分析处理的需求。需对数据进行实时或准实时的处理、秒级的查询需求响应。例如临床中的诊断和处方数据、健康指标预警等要求具有很强的时效性。

（4）数据价值（value）高、利用低：各个区域内不同医疗机构电子病历形成过程中患者的基础信息和各种临床信息资源分散、重复、孤立，导致有效信息闲置、标准不统一，很难得到有效利用。

同时，也有电子病历特有的一些特征，具体表现为以下几点。

（1）不完整性：目前的技术无法全部搜集、处理和全面反映患者的全部信息，数据存在偏差和残缺，造成患者病案数据的不完整。

（2）长期保存性：按照相关规定，门（急）诊患者的数据（病案）保存不得少于15年，住院数据（病案）保存不得少于30年，影像数据无限期保留。

（3）时间性：患者的就诊、疾病的发病过程有时间进度，医学检验的波形、图像都是时间函数，即电子病历具有一定的时间性。

（4）冗余性：医学数据量大，每天都会产生大量信息，其中可能会包含重复、无关紧要，甚至是相互矛盾的记录，模态和结构化程度各不相同，很难进行统一组织和管理。

（5）广泛性：应用范围广，涵盖住院、门诊、医技、药房等不同科室，涉及医护、管理、研究和患者等各类人员，包括数据访问、数据分析、决策支持等多层次应用，很难进行统一规划。

随着医学知识的更新，电子病历信息形态的多样性以及信息之间关系的复杂程度都在不断变化，分析解读病案数据面临着数据量大、数据处理过程复杂、对计算资源要求高的需求，而云存储和云计算提供了一种有效的解决方案，目前国内云架构下的平台搭建，存储、计算软件开发和工作流框架正在不断完善和发展，为电子病历管理的发展奠定了坚实的基础。

（三）电子病历的作用

电子病历的作用与纸质病历相同，能够支持医疗、教学、科研、医院管理和医疗支付。由于电子病历的数据化特征，在上述方面的支持力度更加强大、效果更好。

1. **支持信息的方便采集** 纸质病历的信息采集只能在病历轮转到某一个环节，采集该环节的信息，局限性很大。而电子病历可以实现多头采集，最终通过患者主索引聚合成完整的病历记录。而且采集的工具也是多种多样，如在建卡环节中，可以通过身份证扫描仪采集患者的 ID 数据及照片；在医师诊室中可以通过电脑键盘，在预设的界面中录入患者的病案信息，也可以通过语音设备将医师诊疗情况转化为文字，形成医疗记录；在放射科可以通过 CT 设备采集患者的影像信息，等等。

2. **支持医疗信息的快速浏览** 电子病历支持医师快速定位患者的某个记录，如手术记录、出院记录或某个检查结果。也可以通过统计工具，快速将历史记录形成图表，如血糖变化趋势图。电子病历还允许多人同时共享同一患者的信息，这是纸质病历无法达到的功能。

3. **支持科研数据的多角度统计** 电子病历使科研数据的获取最大程度得到满足，只要有适当工具，无论是结构化数据或是非结构化数据，都可以随意构造数据库，多角度地统计、观察、研究个体患者病情变化和群体数据的医疗效果评价以及区域预防、流行病学特征等数据。

4. **支持科室、医院和区域的卫生信息管理及评价** 医疗质量是医院管理的永恒主题，过去获取反映医疗效率、效果、绩效的数据相当费时、费力，而电子病历时代，一切都变得简单。例如：全国各级医院病案首页数据上报，通过首页数据对全国医院的评价进行排名，使医院能够及时认识到差距。在院、科级层面，电子病历数据也大量用于评价系统，如薪资分配也离不开电子病历数据的支持。

5. **支持医疗纠纷处置** 病历是医疗证据，在医疗纠纷的处置中，无论是对院方还是患方，电子病历对于法庭、律师都是处理医疗纠纷最有力的证明材料。

6. **支持医保支付结算** 医疗支付改革以病历诊断编码、病历内容为依据。病历中的诊断是否被编码员正确还原，是医保审核的内容，也是医疗机构需要反复检查的内容。

总之，推进电子病历建设、规范电子病历管理、考察电子病历应用对医院管理各环节的实际作用与效果，是现代化医院管理的重要基础，也是实现智慧医疗的保障。电子病历提升了医学研究的深度和广度，必将推动生物医学的进一步发展。

二、国内外电子病历的发展历程

（一）电子病历的历史

电子病历最早的应用可追溯到 20 世纪 70 年代，荷兰和英国的社区卫生站使用电子病历，用于记录患者治疗情况，支持诊断、治疗疾病的方案，并且很快在欧洲、美国推广使用。例如：1997 年荷兰已有 50% 的全科患者建立了电子病历。20 世纪 80 年代末，电子病历大量进入综合性医疗中心和专科医院，对电子病历的认识和研发也越来越深入，XML、KPI、数据仓库等新技术在电子病历中的使用不断增加。

1995 年，我国卫生部提出了"金卫工程"，该工程中将电子病历系统作为重点工作之一。2004 年，正式成立了电子病历系统开发领导小组、专家组、技术团队，重点发展电子病历系统。2009 年发布的《关于深化医药卫生体制改革的意见》明确提出"以医院管理和电子病历为重点，推进医院信息化建设"，2010 年 2 月印发的《关于公立医院改革试点的指导意见》中，电子病历再次明确成为新医改的一项重要支撑手段。

为配合我国医改工作，卫生管理部门先后在 2010 年、2011 年、2013 年、2019 年修订发布了关于电子病历系统管理的通知文件，明确要求加快以电子病历为核心的医疗信息化建设，并出台相应文件。2013 年，国家卫生和计划生育委员会印发《医疗机构病历管理规定（2013 年版）》，明确"电子病历与纸质病历具有同等效力"，并规定了相应的管理要求。

（二）电子病历系统应用发展现状

对于信息系统评估有多种不同的方法，美国医疗卫生信息与管理系统学会（Healthcare Information

and Management Systems Society，HIMSS）下属的一家咨询公司提出的 EMR 评价模型（EMRAM），是目前在美国比较有影响力的针对电子病历系统的评价方法，每年在美国、加拿大都使用这种模型对医院进行评估。对电子病历的应用水平划分为 0～7 共 8 个阶段。

为了促进国内医院的信息化发展，评价我国医疗机构电子病历的应用水平，2009 年起，卫生部先后下发了《电子病历系统功能规范（试行）》和《电子病历系统功能应用水平分级评价方法和标准（试行）》，指导各地开展电子病历系统建设，划定了电子病历应用的两个重点评估项目：电子病历系统实现功能的考察和实现系统功能应用范围的考察，明确了电子病历系统所具有的功能，即决定一个医疗机构电子病历应用能否达到一定水平。但仅仅系统有这些功能还不够，还要求能通过组织、管理、培训等方法使得电子病历系统所具有的这些功能在整个医疗机构中得到充分的应用。

目前，主要按照国家卫生健康委员会发布的 2018 版《电子病历系统应用水平分级评价标准（试行）》的指标内容，把电子病历划分为 0～8 共 9 个等级，每提升一个等级，代表医院电子病历应用的提升和跨越，这 9 个等级如下所示。

0 级：未形成电子病历系统。

1 级：独立医疗信息系统建立。

2 级：医疗信息部门内部交换。

3 级：部门间数据交换。

4 级：全院信息共享，初步医疗决策支持。

5 级：统一数据管理，中级医疗决策支持。

6 级：全流程医疗数据闭环管理，高级医疗决策支持。

7 级：医疗安全质量管控，区域医疗信息共享。

8 级：健康信息整合，医疗安全质量持续提升。

这些等级中，前一个等级是后一个等级的基础要求。对于医疗机构，通过电子病历应用水平，评估了解医院的电子病历系统在全院的应用情况；与其他同级别医院进行比较，了解自身发展水平，有助于有针对性地对下一步信息化建设作出规划。对于卫生行政部门则可通过数据的统计分析了解本地区医院电子病历的总体状况，比较不同类别医院之间的差距，寻找适合本区域的发展方案，制订发展战略。

三、临床信息集成平台

在新型医疗卫生服务体系下，基于电子病历的医院信息集成平台的核心工作是建立综合的、标准化、以患者为主线的医学数据集，电子病历系统建立在各类临床信息系统充分发展的基础之上，临床信息系统是电子病历的信息源。

（一）CDR 的数据应用

电子病历临床数据库（clinical data repository，CDR），又叫病人数据中心，它是电子病历系统汇集数据、产生数据、利用数据的重要应用形式。基于电子病历的临床数据中心，不仅仅面向电子病历系统平台，还面向其他终端应用系统以及医院商业智能、医院临床数据的二次利用与主题数据仓库开发，主要用于支持医院绩效管理、学科科研发展、医疗质量管理，使医院的临床医疗、科研规范化管理和精细化管理相统一，为医院的创新发展提供源泉。

CDR 是一个概念，一般理解为各种来源的电子病历数据统一管理和服务。具体来讲，CDR 是以患者个体为主线，将不同系统产生的与电子病历相关的所有临床数据，按照临床服务的时序和种类重新组织、构建的新数据库。CDR 是物理存在的，配有相应的硬件、软件架构；CDR 是经过集成的、具有统一的数据模型，能统一提供对外数据访问的数据存储；CDR 的物理实现，既可以集中式管理也可以分布式管理,关键是对各种来源的各类电子病历数据的统一管理和服务。构建 CDR 的目的是实现电子病历系统功能应用水平的提升。

1. **改善医院信息系统集成性能**　目前大部分医院采用第三方异构系统,与 HIS 之间部分采用点对点的接口方式,部分通过数据采集中间库的形式采集 HIS 数据,建立数据输出通道进行对接,数据共享与交互标准化程度低、开发成本高、呈现效果差。

依据 2022 年国家卫生健康委员会提出的《国家医疗健康信息互联互通标准化成熟度测评》实施方案,通过建设标准化的集成平台来改善院内信息的共享和院外信息协同。为建设医院内部信息,某医院信息系统集成采用如图 4-1 所示的方案架构。

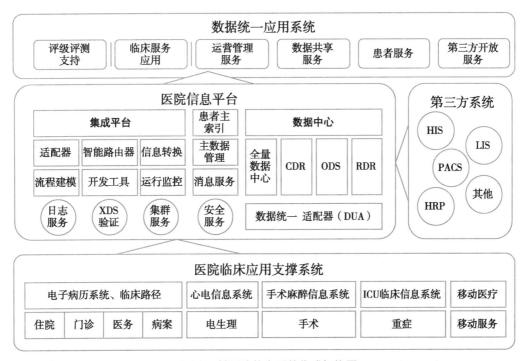

图 4-1　某医院信息系统集成架构图

通过集成平台对医院现有业务流程进行梳理和标准化,将现有的 HIS、电子病历、LIS、PACS 等系统的业务交互进行梳理和规划,基于集成平台进行标准的数据交换,形成全院级的实时交换平台。同时,如图 4-1 所示,信息平台通过数据中心对现有各大业务系统的运行数据进行集中采集,并对接集成平台,实时接收关键交互数据,形成全量实时的数据中心。

通过数据中心建设,一方面提供标准的对外数据查询服务,减轻业务系统负载;另一方面,提供面向不同用户角色的数据组织和管理,为数据应用打下基础。

通过集成平台实现各业务系统间的接口改造,统一医院内部数据交互标准。以"集成、互融、数据多维度应用"为目标,打破医院"点对点"的接口模式,让所有厂商的系统只与集成平台进行对接,保证医院信息系统进行维护或升级改造时不发生连锁反应,只需修改集成平台与实际业务模块发生变动的系统即可。

利用集成平台可大幅减少医院信息化发展的成本,减轻医院对厂商的依赖,将信息化建设的主动权掌握在医院手中。

2. **创建主数据管理流程**　平台通过异构数据转换技术,建立数据标准化,进行"主数据"匹配,对患者"主数据"进行标准化、流程化的管理。

异构数据转换是将不同表结构和数据库中的主数据,通过工具抽取到主数据管理系统中。数据标准化是由于不同业务系统中的数据标准不统一,比如性别,有些用汉字,有些用编码,通过用工具或程序的方式将编码统一标准化后进行存储。另外,将相同的"主数据"进行匹配,通常有两种方法,确定性匹配和可能性匹配。确定性匹配就是根据固定的规则,比如身份证号码进行唯一匹配,相同者匹配成功,不同者失败;可能性匹配是进行相似度分析,根据规则决定是否匹配,或者通过人工判断。最终对"主数据"进行归并,"主数据"归并分为逻辑归并和物理归并,逻辑归并只是通过映射或其他方式将两条或多条"主数据"归并为一个实体对象;物理归并则是将两条信息记录合并为一条信息记录。

3.盘活全院数据资产　　目前医院每天产生大量数据,这些数据涵盖医疗、护理、检查、检验、药房、财务、管理等各项业务,可以为临床科研和医院管理提供强大的支持,但由于目前没有统一的数据中心,数据综合查询需要直接访问各个子系统数据库,成本高、效率低,导致宝贵的数据很难有效利用,无法实现对临床质量、运营管理决策、科研分析等的支持。

通过建设数据中心和各大业务系统运行数据的集中采集,将各类临床数据按照应用层次进行主题数据归集,面向不同用户角色的数据组织与分析。结合先进的软硬件技术,实现分析数据并动态、精确、有效地展现。使医院的业务、运营、管理、安全能在数据综合利用方面达到一个崭新的台阶。

（二）CDR 的数据组织

CDR 存储的数据与信息应涵盖患者各类相关的临床诊疗数据,临床业务系统中产生的以临床业务结果数据为主,患者诊疗数据至少包括病史数据、体检数据、过敏史、用药记录、临床观察结果(包括体征、影像检查和检验等)、患者既往问题列表、诊断、各类医嘱、治疗计划、患者知情同意书等内容。

由于患者诊疗数据包含数值、文字、影像、波形等多种形态,在格式上千差万别,信息彼此之间的关系繁杂,而且,现有的大多数信息以自由文本进行表达和存储,很难进行信息的综合利用。除此之外,相对于其他领域而言,医疗领域的知识更新非常迅速,各种新的检测手段、新的医学概念不断涌现,信息之间关系的复杂程度也随着这些医学知识的持续更新不断变化。

建立临床数据信息模型时,要充分考虑临床信息形态的多样性、不确定性和动态性等特性。目前常见的是使用国际上较为先进的两层方法进行 CDR 数据建模,引入欧盟 GEHR/open EHR 项目提出的两层建模方法,并结合医疗机构的实际临床需求,分为基础数据模型和领域内容模型进行各层次医疗信息建模,实现诊疗数据存储和概念表述上的分离,以便于适应医学知识的动态更新。

在构建的两层信息模型中,基础数据模型中仅包含一些基本对象(如角色、事件、实体、参与等),这些对象相对稳定,与领域知识无关。因此,即使临床概念发生动态变化,数据结构仍旧可以非常稳定。通过建立领域内容模型,使得临床专家可以直接定义医学知识,决定电子病历的具体内容,进而直接参与临床数据中心和电子病历系统的建立,实现了优势资源的有效整合。

在临床决策过程中,一个很重要的原则是确保"正确的人在正确的时间将正确的信息提供给正确的人"。对于一个临床过程而言,正确的人指的是为患者提供医疗保健服务的医护人员;正确的时间取决于医护人员正在执行的医疗保健行为;正确的信息来源于患者的电子病历以及医学知识库。系统可考虑 CDR 中存储的数据是按照医疗行为作为基本数据元进行组织的数据集合,这使得系统面向患者的医疗过程,构建了以患者为主索引的数据存储结构,将来自不同临床信息系统的业务数据以一定规则集中管理并提供应用服务。

由于临床数据的产生、表现以及在数据信息展示时的要求,CDR 不是对原始临床结果数据进行简单地聚合。在进行临床数据存储前,临床结果数据需要按照数据元定义,支持多种临床术语系统的表达,建立综合的医疗信息模型,实现对多模态医疗信息准确表达和有序组织,按照临床过程的规则进行数据建模,以便于遵从临床辅助决策的规则进行数据加工。

（三）CDR 的构建方法

CDR 是面向患者的、集成的、标准的医疗结果及其临床数据的集中存储、统一管理和分析利用，临床数据存储库所存储的信息与临床业务信息系统产生的直接结果数据相关，并且按照临床数据结果的简单应用要求，经过简单的一次数据加工，产生的加工结果数据也可一并进行数据的存储，它集成了来自医院不同临床信息系统的业务数据，包括临床业务数据库、临床文档库与影像库、数据仓库以及医院运营数据库（operation data store，ODS）等，实现多个业务域之间临床数据的存储。

如何构建 CDR，我国电子病历系统建设领域专家强调以下三点。

一是统筹规划，需要对医院电子病历建设进行规划，根据应用需求对 CDR 架构提出要求。

二是夯实基础，CDR 体系架构设备需保证开放，可扩展，可满足日益增长的临床应用需要，可适应医学知识更新。

三是持续建设，坚持持续补充完善，数据类型、数据精细程度逐步提高。

常见的构建思路有以下两种。

1. **共享信息模型方式**　在整个电子病历应用环境中，基于共享的信息模型建立唯一的 CDR，各个应用都基于同一个逻辑信息模型，各个特定的临床信息系统把采集到的电子病历数据全部汇集到这里，所有的电子病历应用都从这个集中式的数据中心获取所需的数据。这种方式需要推翻现有的所有信息系统，重新进行建设，不存在异构的信息系统，不容易找到能够同时提供各类临床应用系统的开发商或集成商，且开发周期长，是一种非常理想的方式，也是临床信息系统发展的最终目标。需要大量的资金投入，具有足够经济基础或者规模不大的医疗机构可以尝试采用这种方案。

2. **逻辑集中方式**　各种类型的电子病历数据仍由相应的临床信息系统负责管理和维护，保持原有的物理分布特性。在此之上，采用一定的技术手段将这些分散存储的数据在逻辑上集中起来，为上层的各种电子病历应用提供统一的数据访问接口，使得在这些上层系统看来，它们所面对的就是一个集中式的 CDR。

为了实现对这些多格式电子病历数据的逻辑上的集中，通常采用数据服务中间件技术，把上层应用与各种底层异构的数据模型进行隔离，为本来不具有一致信息模型的多模态电子病历数据提供一个虚拟的逻辑视图。

目前，我国大多数医疗机构都已经在不同程度上实现了信息化，建成了各种不同规模的临床信息系统。为保持已经建立的各个已有系统的底层信息模型，相对于基于共享信息模型的技术方案而言，逻辑集中的方式可以保持已经建立的各个临床信息系统不变，或仅需要为了支持数据交换开发少量的基于标准的消息通信接口。采用逻辑上集中的方案是一个比较适合我国当前阶段医院信息化需求的构建 CDR 的方法。

第二节　电子病历的形成

电子病历是信息技术和网络技术在医疗领域应用的必然产物，医疗是医院工作的核心，医疗过程本身对信息高度依赖，电子病历也是临床医疗工作的一项基本技术。医疗机构组织人员负责电子病历系统建立、运行、维护与升级，不断完善电子病历的建设，有效管理电子病历，使电子病历真正服务于临床诊疗工作。电子病历的建设重点在于不断完善医院各类信息系统、改进医院业务流程、完成临床信息的汇总等。

一、电子病历系统建设

电子病历系统是指医疗机构内部支持电子病历信息的采集、存储、访问和在线帮助，并围绕提高医疗质量、保障医疗安全、提高医疗效率而提供信息处理和智能化服务功能的计算机信息系统。电子病历系统是医院所有信息系统的核心,依托完善的电子病历系统,医务人员才能更好地建立电子病历。电子病历的建设需要关注以下几个方面。

（一）电子病历系统架构

电子病历需要医院建有完整、独立、防侵扰的网络信息化平台,电子病历只有通过网络才能充分发挥作用,同时满足远程医疗的全面需求。

当前许多医院都已经建立了局域网信息化平台,早期的电子病历基于局域网(LAN),一般局限于医院、部门等小范围,随着信息技术的发展,电子病历系统的应用范围逐渐扩大,正从局域网向广域网(WAN)范围发展。尤其是随着互联网的迅速普及,基于互联网的电子病历应用是必然的发展方向。

1. **电子病历系统的三层体系架构**　在电子病历系统结构上,传统的客户 / 服务器(C/S)模式在朝着浏览器 / 服务器(B/S)模式转变。目前电子病历系统通常采用三层体系架构,底层是数据层,电子病历数据库服务器用于对某种数据库管理系统(或是文件系统以及以其他方式的存储系统)进行存储和管理等数据库操作;中间层是业务逻辑层,包括应用服务器和 Web 服务器,其中应用服务器用于实现系统的业务逻辑(例如病案管理、病案归档、病案查询、统计报表等),完成各种复杂的管理操作和数据存取,Web 服务器用于提供系统的 Web 服务(例如病案查询、信息公告、电子邮件、网上挂号等),还可以通过网络与外部系统进行数据交换和信息传递;最上层是用户层,客户端通过简单通用的浏览器进行工作,完成输入、编辑和显示结果等相关操作,如位于挂号处、门诊大厅、住院部等医护工作站和查询工作站。这种模型将业务逻辑、数据处理、用户交互界面分开进行处理,从而使得用户界面与业务逻辑位于不同的平台,两者之间的通信协议由系统自行定义,系统很容易拓展。通过这样的结构设计,使得应用逻辑被所有用户共享,同时提高了系统模块的复用性和鲁棒性,见图4-2。

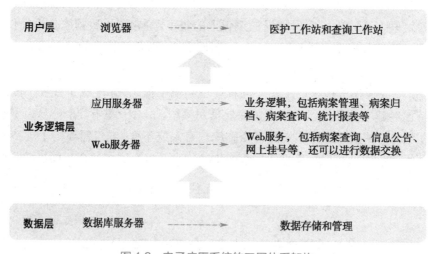

图4-2　电子病历系统的三层体系架构

2. **与院内其他系统的集成**　在我国医院信息化建设过程中,形成了多种形式的信息系统,如医院信息系统(HIS)、电子病历(electronic medical record,EMR)系统、影像存储传输系统(picture archiving communication system,PACS)以及实验室信息系统(laboratory information system,LIS)等。HIS 主要是利用电子计算机和通信设备,为医院各部门提供对患者诊疗信息和行政管理信息的收集、存储、处理、提取及数据交换的能力,并满足所有授权用户的功能需求;EMR 是将传统的纸质病历完全电子化,并提供电子存储、查询、统计、数据交换等管理;PACS 是一个涉及放射医学、影像医学、数字图像技术(采集和处理)、计算机与通信、C/S 体系结构的多媒体数据库管理系统;LIS 是专为医院检验科设计的一套实验室信息管理系统,能将实验仪器与计算机组成网络,使患者样品登记、实验数据存取、报告审核、打印分发、实验数据统计分析等繁杂的操作过程实现了数据双向传输,并达到智能化、自动化和规范化管理。此外,还有院内心电系统、重症监护系统、急诊系统等,以上多种系统共同构成医院信息化。

完善电子病历系统的功能,需要解决各系统间接口问题,即与医技设备信息系统的接口、与业务服务子系统的接口,等等。

首先,要实现电子病历系统与 HIS 的集成,能够让医生很方便地浏览各种检验和检查结果、既往病史以及输入病程记录、诊断结果及处方医嘱等;其次,要实现电子病历系统与 LIS 和 PACS 的集成。完整的电子病历需要取得并存储患者的图像和检查检验报告等信息,必须从 PACS 和 LIS 中获取数据,并支持医生书写病历时,可将检验、检查等结果数据引用到病历内容,减少误操作引起的数据错误。

电子病历在医院各信息子系统中居于核心指导位置,不仅需要各职能部门的各个业务子系统与数据源子系统信息化建设的完善,还提出了更高的要求,如各系统收集信息是否完备、各系统的数据格式是否符合电子病历和互联互通的标准要求,以及系统接口技术等,以便于展示历史病案为当前医疗提供帮助。

3.与院外其他系统的互联互通　逐步实现各个医疗机构的互联互通延伸,建立协作有序的区域医疗卫生网,实现诊疗信息及资源在一定的地域范围内共享,多种类型的医疗服务机构按照一定的功能安排,组成相互协作的医疗服务体系,实现预约、转诊、会诊服务,代理检验、检查服务,需要科学有效的运管机制和制度保障。以信息交换与共享为核心的区域医疗卫生网将形成区域化电子病历,是连续服务、协同服务的信息载体,可推动诊疗规范化、标准化,加强公共卫生预防控制体系建设。电子病历系统是居民电子健康档案中医疗信息的主要来源。

(二)相关标准规范

电子病历使用的术语、编码、模板和数据应当符合相关行业标准和规范的要求,在保障信息安全的前提下,促进电子病历信息有效共享。

1.临床术语标准　我国目前使用 ICD-10 用于病案管理,ICD-11 正处于试点阶段。其他标准还有:医学术语系统命名法(systematized nomenclature of medicine,SNOMED),是一个支持计算机系统处理的系统化医疗术语集;观测指标标识逻辑命名与编码系统(logical observation identifiers names and codes,LOINC),是一部用于标识检验医学及临床观测指标的数据库和通用标准;一体化医学语言系统(unified medical language system,UMLS)等,这些术语、编码使用的行业标准均是国际上发布的临床术语标准,但临床医学概念的丰富、多样化和持续更新是制订能被广泛接受的、通用的标准化临床术语的主要障碍。

2.数据传输和交换标准　HL7 卫生信息传输交换标准是基于国际标准化组织(ISO)所公布的网络开放系统互连模型(OSI)第 7 层(应用层)的医学信息交换协议,实现了医疗系统间信息互联互通。到 2005 年,以医疗信息交互为目标的 HL7 标准的第三版中结合了可扩展标记语言(extensible markup language,XML),HL7 才有了真正革命性的发展。XML 是当前在电子病历系统开发中处理结构化文档信息的有力工具。XML 文件是病案存储管理的基本单位,是定义描述对象结构的元语言,在实现信息标准化、统一、交换和共享上有其独特的技术优势,且简单易用。

临床文档结构(clinical document architecture,CDA)是 HL7 第三版的组成部分。CDA 标准规定:CDA 文档内容由强制性的文本部分和可选性的结构化部分组成。文本部分保证的是对于文档内容的人工解释;结构化部分则主要用于软件处理,依赖于各种编码系统来表示概念。

3.医学数字成像和通信标准　医学数字成像和通信标准(digital imaging and communications in medicine，DICOM），是用来规范医疗数字影像处理、存储、打印、显示和传输的行业标准，如 MRI、DSA 等医疗仪器上产生的医学影像可以通过 DICOM3.0 兼容标准采集到 PACS 中。

（三）电子病历系统安全

电子病历系统的安全需求包括两方面：首先，电子病历系统的稳定运行，由于医院工作的不间断性，使得电子病历系统的设备几乎没有停机维护的可能，更不容许因故障停机，因而运行电子病历系统的设备和软件系统应有足够的安全保护措施和应对风险能力。其次，电子病历系统信息的安全，患者的信息和医院诊疗信息是否有泄露、破坏、被篡改等风险，是电子病历系统建设时需要着重考虑的问题。

1. 设备和硬件安全　医院计算机机房主要包括硬件设备、系统软件、网络以及工具软件等基础设施，为保障电子病历系统安全、正常地运行，需确保计算机信息系统的设备放置场所稳定与安全。计算机机房的场地环境受诸多因素的影响，设备使用、防火措施与用电安全管理等都是关乎整个计算机机房安全问题的重点。

2. 系统安全　电子病历系统为结构化、模块化设计，多采用双机"热备"方案，电子病历保存需要符合病历书写规范，数据需要长期管理和分级访问，需要通过密码控制、文件存储传输加密等设置，确保数据安全。

（1）授权认证：电子病历系统必须建立一套安全机制。目前电子病历加密技术主要是应用公钥基础设施（public key infrastructure，PKI），关于签名技术比较流行的有 PIN 码签名、指纹签名、人脸识别签名。同时医院必须制订相应的政策和制度，用严格的制度约束人的行为，以保护计算机内临床资料的保密性和患者的隐私权。操作人员对本人身份标识的使用负责。有条件的医疗机构电子病历系统可以使用电子签名进行身份认证，可靠的电子签名与手写签名或盖章具有同等的法律效力。

（2）存储管理：有保障电子病历数据安全的措施，建立信息系统的灾备体系。当系统更新、升级时，应确保原有数据的继承与使用，以保证历史数据的完整性，有服务器数据备份和恢复机制。为使电子病历实现信息共享，要构建良好的电子病历数据存储体系，电子病历内容必须按标准格式存储，电子病历系统在调取其他系统数据时，要生成标准格式保存，数据中心要做好各种类型病历资料的转换、存储管理，完成患者各项信息的整合，并能将转换后的文件采用 PDF、XML 等开放的数据格式存储与使用。

二、电子病历的形成过程

（一）电子病历业务流程

电子病历的应用改变了临床信息的记录、传递和处理方式，也改变了传统的医疗流程和临床工作模式。

电子病历中数据的来源，按照医院医疗过程中医生、护士、医技、管理四大执行角色划分，包括医生诊断记录（包括患者主诉）、医生治疗记录、护士护理记录、护士处置记录、医技检查/监护结果与报告和各种管理记录等产生的数据。

通过收集患者诊疗过程中医务人员录入、保存、调用和查阅的记录，形成电子病历的客观信息。

1. 医务人员收集数据　撰写电子病历要求由取得卫生部门书写病历资质的医务人员，按照临床医疗规定的程序进行，保证所写资料的真实性。患者资料通过系统进行完整、客观、准确地记录，这些数据在录入系统时分为两类：一是由工具、仪器、设备以及人能观察到的各项数据为客观数据，如体温、血压、医学影像资料；二是由患者、医务工作者通过临床数据的综合加工和分析后作出的主观判断与结论，属于主观数据，包括对症状程度的描述和诊断、对病情的推测描述。

（1）客观数据采集：客观临床资料往往通过医务人员的观测（借助简单工具、非数字化信息输出仪器或设备)获得,需要人工录入或通过数据填报的方式输入到信息系统中。带数字输出的仪器、设备收集或其他信息系统获得的客观资料,往往通过定义好数据采集、数据映射接口才能完成临床数据的自动化采集。

(2)主观数据录入:关于部分主观资料数据(如诊断等)的录入,已按照一套完整信息模型构建了结构化的方式,进行数据的录入与存储。而入院记录(住院志)、病程记录等按照自然语言描述,通过结构化文档录入方式保证了自然语言对临床情况描述的连贯性、对重点关注的临床数据元素节点的结构化,方便了自然语言处理时对电子病历中临床数据元素的提取。

2. 信息系统间交换数据 电子病历的数据来源于众多临床信息系统的结果,主要包括各种医生站、护士站、实验室系统、放射科系统、麻醉系统、心电监护系统、手术室系统、重症监护系统、会诊系统等。临床信息系统是医护人员在日常工作中使用的众多系统,这些系统在运行时会产生各种申请、审批、处理、反馈等数据,来管理整个临床工作,并最终产生符合病历规范的医疗记录,同时也是医疗合理性的证据。电子病历与传统 HIS 的关系如下所示。

(1)电子病历的形成依附于 HIS,但与传统的 HIS 不同。电子病历系统不是一个独立于 HIS 的新系统,因为患者信息来源于 HIS 中的各个业务子系统。如病案首页来源于住院登记、入出转院、病案编目等系统,各个业务系统在完成自身的功能、管理自身业务数据的同时,也在收集着患者信息。因此,脱离了 HIS,也就不存在电子病历,可以说电子病历渗透于 HIS 中。

(2)从电子病历的角度看,患者信息是完整的、集成的;而从传统的 HIS 的每个子系统来看,患者信息,是局部的、离散的,相互之间信息有冗余、有遗漏,它们往往没有按照一个统一的原则进行设计和管理。在内容上,有不同的侧重和要求,如以统计和检索为目的的病案首页管理对患者的诊断只要录入保存 ICD 编码即可,而从电子病历的角度,则必须要完整地保留医生的诊断描述。诊断描述与 ICD 编码不能相互取代,因为电子病历强调患者信息的原始性和完整性。

3. 电子病历内容与架构 我国将电子病历基本架构划分为病历概要、门(急)诊病历记录、住院病历记录、转诊(院)记录、医疗机构信息,共 5 个业务域。各业务域的信息内容再根据临床业务规范和实际应用需要,细分为若干个既相对独立又彼此关联的"业务活动记录类别"。基本数据集就是基于"业务活动记录类别"这一层级划分的,共分为 17 个基本数据集。

在 5 个业务域中,"病例概要域"并非直接产生于临床诊疗过程的信息,而是对患者一次就诊(门诊、急诊或住院)关键诊疗信息的集成,包括患者医疗费用信息。设置此业务域的主要目的是为居民电子健康档案提供所需的医疗摘要数据。

以患者为中心,面向医生、护士及相应管理者,涉及临床医疗、护理、医技、管理等业务的信息系统,实时采集患者在医院内整个诊疗过程中所产生的各类信息,包括相关管理部门进行实时监管的信息,形成集成化、系统化、一体化的电子病历。具体包含病案首页、门诊病历、住院病历、首次病程记录、出院记录、各种病程记录、手术记录及患者同意书等全部病历文书,各种医嘱、检查与检验结果等。涵盖文字、数字、图像、医学影像等以多种电子介质为载体的临床资料,是各类医疗护理等业务监管方式的集合。

4. 电子病历与纸质病案的区别 目前,病案的记录形式有纸质病案与电子病历,国内试行电子病历的医院基本采用电子病历与纸质病案相结合的方式。与传统纸质病案相比,电子病历的优越性是显而易见的。电子病历彻底解决了纸质病案管理的难题,如:字迹潦草模糊、难以辨认可能引起医疗差错,可携带性较差甚至容易丢失,难以共享、不利于开展团队协作,医疗、存储管理成本大,等等。

(1)传统病案是被动的、静态的、孤立的,电子病历是主动的、动态的、关联的。电子病历储存的信息不再仅是块状信息,而是知识的集合。新补充的信息会与已存在的所有信息产生联系,变换结构,医生根据现有的知识、规律、规则、先例对患者的状态进行综合分析、判断,提出检查、治疗计划等。

(2)电子病历可保证完整、准确、及时获得信息资料。采用纸质病案,任何一家医院想全面得到其他医院关于某个患者的病案资料都是十分困难的。这种困难不仅限于形式,因为不同医院的检查结果、习惯用语、质量控制标准等各有不同,很难相互交流学习。电子病历尽管信息生成来源丰富,但可以集中管理,也可以分散管理,并在理论上收集完整的各种分散管理的资料。不同医院的电子病历可以通过网络和必要的协议、标准在院间完成数据传输交换,医生则可得到全面的资料而不必关心病案的保存位置。

(3)传统病案无法进行知识关联。知识关联有利于解决由于专科细化造成的病案阅读困难,有利于低级别医院的医生共享、应用高级别医院的病案资料,对于该功能,纸质病案完全无能为力。

(4)传统病案不能保证信息及时获取,不能共享。除了前述由于病案属于不同医院而造成的取用不便外,同一家医院内部也会由于病案正被借用、尚未归档、丢失等原因造成病案不能及时到位。采用电子病历则可改变这一局面,一位患者的病案不仅可以多人同时获取,而且可以异地、不同医院获取。如果接入无线网,医生则可在任何时候获取病案。

(二)电子病历的形成

通过医疗业务流程的优化和再造,基于电子病历的医疗操作流程改变了传统医疗模式,下面具体说明使用电子病历进行医疗业务处理过程中的关键操作要领。

1.创建电子病历主索引 类似于纸质病案的患者姓名索引,为患者创建电子病历,必须赋予患者唯一的标识号码,即病案号。建立包含患者基本属性信息的记录,整合患者多次就诊数据,确保患者的各种电子病历相关记录准确地与患者唯一标识号码相对应,通过唯一标识号码(病案号)可查阅患者的全部电子病历信息。

2.使用患者既往诊疗信息 电子病历系统提供患者既往诊疗信息(既往疾病史、药物过敏史和不良反应史、门诊和住院诊疗信息等)的收集、管理、存储并按照类别完整展现。

既往疾病史、药物过敏史和不良反应史的使用和管理可以为患者今后门诊或住院诊断、治疗提供重要参考依据。医护人员在制订诊疗计划、调配药品时,需要全面掌握患者既往病史、药物过敏史和不良反应史;检验、检查医生出具诊断报告时,需要查阅门诊和住院诊疗信息;病历质控、科研教学等医务人员也随时需要查阅患者既往诊疗信息。

3.书写患者住院病历 医务人员通过书写住院病历进行医疗、护理和检查检验结果等医疗电子文书的创建、管理和存储。

电子病历是病历记录的载体,它同传统病历一样,是为医疗活动服务的,真实记录了医疗过程的信息。严格按照卫生主管部门的《病历书写基本规范》《中医病历书写基本规范》和《电子病历应用管理规范(试行)》的要求书写电子病历,使用统一的标准医学专业术语填写,门(急)诊病历和住院病历应当标注页码或者电子页码,并且每一项都要严格按照录入的时限要求进行。

录入住院病历各组成部分时,系统会自动记录创建时间(年、月、日、时、分)、创建者、病历组成部分名称。

(1)住院病历录入、编辑与保存的要求

1)书写电子病历的一般流程是识别操作者身份,提供住院病历创建、信息补记、修改等操作,保存历次操作印痕,标记准确的操作时间和操作者信息。

2)医务人员在录入与编辑病历各组成部分时,可以以自由文本录入,按照病历组成、内容和要求,根据电子病历系统中的相关数据,自动生成住院病历的内容。

3)医务人员书写病历文件时,可以维护单选和多选元素、时间格式等多种元素的属性,提高医生书写效率。

4）由于医疗工作繁忙，可暂存未完成的住院病历记录，并授权其他医务人员查看、修改、完成该病历记录。

5）对病历记录按照用户修改权限管理，允许上级医务人员修改下级医务人员创建的病历记录。当确认住院病历记录完成时，系统记录完成时间。

6）当由实习医师、试用期医务人员书写住院病历记录时双方进行签名，即应当经过本院注册医师审阅、修改，并保留书写者与审阅者的双签名。

7）正处于编辑状态的住院病历在另一界面不能打开编辑。

8）在住院病历指定内容中复制、粘贴患者本人住院病历相同信息，禁止复制、粘贴非患者本人信息。

9）书写病历时可以查看患者的检验、检查信息，并且可以直接引入到病历中，提高病历书写的效率和准确率。

10）医生在书写病历时，特殊病种需要引入图片时，可以从电脑本地或者系统中直接将图片引入到病历中。

11）医生书写的病历，病历的内容可以以多种方式导出，方便医生对患者病历的灵活应用。

（2）病历模板管理

1）病案管理人员定制了本院住院病历默认样式，默认样式包括纸张尺寸、字体大小、版面设置等，一般按照规定的纸张大小和内侧预留装订线位置设置。标题包含医院名称和病历记录的类型，而且标题和正文分别有统一的字体、字号，还可以定义页眉、页脚信息，如患者基本信息、页码等。模板中通用的选项已经预先填好，如基本信息、现病史、既往史、查体项目、病情描述、鉴别诊断等，符合病历书写规范要求，既要包括所必需的全部医疗信息，又要简洁易懂。

2）电子病历系统中提供了结构完善、种类齐全的病历模板。按照病种进行模板维护，医生在书写病历时，按照住院病历组成部分、疾病病种选择相应的模板，模板中多为下拉菜单式选项，根据患者的具体病情选择、填写，并对模板中的内容进行补充和修改，完成病历书写。

3）病历模板按使用范围需要进行公共模板、科室模板和个人模板的分级管理，并设置相应的权限进行管理与授权使用。

4）病历模板制作由各科临床医务人员、病历质控人员、医院管理人员和信息中心技术人员合作完成。医院可预先根据常见的病历类型和疾病病种设计，称为用户自定义病历模板，其流程是由医生先提出病历模板设计要求与申请，由医务科审核之后方可生效，过程中如遇技术问题，由信息中心人员负责技术支持。注意：设计模板内容应当符合该疾病现有诊疗指南、规范要求；符合病历书写规范。

合理使用高质量的病历模板不仅减少了医师书写强度，提高了工作效率，还能起到规范病历格式、提高病历质量、进而规范医务人员诊疗行为的作用；同时也使医院病历记录风格统一，内容简洁易懂，样式清晰美观。规范化的病历书写，也为后期数据的互联互通、科研、教学等工作奠定了基础。但使用过程中也应避免机械套用模板、盲目复制粘贴等行为。

4. 医嘱的下达、传递和执行　医嘱的类型分为长期医嘱和临时医嘱，主要包括门（急）诊处方、药物治疗医嘱和检验检查医嘱等，医务人员要保证医嘱实施的正确性，并记录医嘱实施过程的关键时间点，系统录入时，自动记录医嘱录入时间和医师信息。

（1）开立医嘱：系统会验证医师级别与处方权是否匹配，如使用抗生素、精麻药品，特殊检查申请等。

医嘱录入界面的明显部位显示患者信息（包括患者唯一标识号码、姓名、性别、年龄等），录入方式可使用自由文本录入医嘱、医嘱模板辅助录入、成组医嘱录入，医师可以根据患者病情选择、修改其中部分或全部医嘱。药品、医用耗材、诊疗项目等字典及分类检索、编码检索、关键字检索则方便录入医嘱使用，系统提供医嘱内容完整性和基本合理性校验功能。因抢救危急患者需要下达口头医嘱，应当在抢救结束后，即刻如实进行医嘱的补录入，并给予特殊标识。

1）药物治疗医嘱［含门（急）诊处方］录入：医师应注意界面的明显部位显示患者是否有药物过敏的标志，录入中系统会主动提示药品的常用剂量、用法，提供药品说明书查询功能，并可根据药品配伍禁忌、药品过敏反应进行医嘱自动审查和提示，按照临床合理用药的有关规定，当医师选择限制性药品和超常规剂量用药时，系统会及时提示和警示，并提示抗菌药物等特殊药品分级使用。

2）检查检验类医嘱的生成：系统提供各类检查检验申请单模板，并带有项目字典库等，申请检查检验时，系统具备相关的采集要求、注意事项等说明。

首先，医务人员需要录入的内容应当至少包括检查部位或标本类型、检查项目、标本条件等；其次，在生成检查检验申请单时，自动获取患者基本信息和临床诊疗信息，并对申请单内容完整性、合理性进行审核、提示；另外，还能标识指定检查检验紧急程度。

（2）处理与执行医嘱：主要包括医生与执行护士针对医嘱进行的审核、提交、再审核、回退、修改、执行、打印等一系列操作。

注意对医嘱执行情况的监控包括：查询医嘱的执行时间、执行人、核对时间、核对人等信息。

5. 检验检查报告　完整的检验检查过程需要临床医师开具申请单，患者前往辅诊科室进行检查后，检查科室的医师根据结果完成初步报告，该报告内容经由上级医师确认后，生成最终报告。医务人员对电子化的检验检查报告的使用，不仅能在报告确认完成后，实时地在计算机上浏览报告，还能把检验检查报告采集到电子病历中，使检验检查报告成为电子病历的有机组成部分，同时在医生工作站中，查看检验检查报告时，提供相关的项目说明，给医生提供决策支持。

区别于传统纸质病案的临床过程，临床医师能在最终报告确认之前第一时间获得患者的检查结果以及检查医师所出具的报告，有效提高临床诊疗工作效率。

对于检验、检查危急值的处理，检验检查科室能自动判断属于危急值的信息，并将危急值的信息及时传送给临床医生，临床医生能收到危急值信息，并能够对危急值数据进行处理，处理之后的结果再传送给检验检查科室，实现危急值的闭环管理。有的医院也通过短信、聊天软件消息提醒等方式提示医生及时查收、处理危急值信息。

使用电子病历的诊疗流程是基于医院信息化平台，完成对患者疾病诊断治疗的过程。通过电子病历系统给医师提供快速、全面、准确的患者信息和相关诊疗知识，临床辅助决策，这能有效帮助医师提高医疗质量和工作效率。智能化的提示、提醒、警告功能，如药物的禁忌配伍，能很好地监控和管理医务人员的医疗行为，有效地防止医疗差错。通过时限控制为病案管理人员设定病历质量控制点，当出现违规操作时，系统会及时提示、警示或拒绝执行操作，等等，保障了医疗安全。主动式医疗隐患提示和警示进行医疗业务的全面处理和即时医疗质量控制，规范了医疗行为，加强了临床工作的管理。

6. 电子签名　电子病历的建设和应用，应遵守国家法律、法规和其他有关规定，符合《中华人民共和国电子签名法》等相关签名安全规范。按照规定医务人员书写电子病历后应使用电子签名，需要经过证书授权中心（certificate authority，CA）认证授权，确保电子病历的合法性。

虽然我国早在 2005 年已经实施了《中国人民共和国电子签名法》，但由于与病案相关的电子签名法不完善以及 CA 所带来的成本，电子病历数字签名的申请、获得等工作无法推广，我国法律只承认手工签名，所以电子病历必须打印出来并签上医生名字后才具有法律效应。这成为困扰电子病历完整性的一个重要问题。随后几年，卫生部着手建设卫生系统电子认证服务体系，并建立卫生领域电子认证服务体系和标准。2010 年，卫生部颁布了关于卫生系统电子服务认证的制度，对于签字同意书等文档给出了处理意见，并审核测试全国各地电子认证服务机构。2017 年《关于印发电子病历应用管理规范（试行）的通知》中强调了电子签名的定义，"可靠的电子签名"是指符合《中华人民共和国电子签名法》第十三条有关条件的电子签名。目前，我国各医院电子病历系统集成国家授时中心时间的认证服务器、签名/章服务器和时间戳服务器形成了数字证书服务平台，通过国家认可的 CA 服务提供商的 CA 中心为医护人员发放证书，医疗机构建立可信电子病历管理系统，保障电子病历的合法可信，为电子病历的建设扫清政策和法律屏障。

建立可信电子病历管理系统，不仅具有对固定格式的电子病历文件保留过程签名的功能，而且在病案管理人员调阅归档电子病历并验证医护人员/患者签名正确后，系统能够加盖时间戳，以保证入库归档时间准确并可信保存。

医务人员通过在医嘱、病程记录、化验及医嘱执行等医疗文书上的电子签名以及取得患者在知情同意书等的电子签名的方式，保障了业务的合法性；而医务人员在归档病历和电子签名符合管理、法律等要求。如转院检查单、手术器械指示卡、植入材料条形码等的电子化转化并进行电子签名，保留了有过程电子签名的电子病历的归档以及归档后的电子签名验证，使电子病历具有法律效力。

使用电子签名技术是实现电子病历合法性的有效手段，电子签名不仅在电子病历建立过程中实现，还解决了电子病历的可信归档问题。采用电子签名技术后，处理医疗事故所进行的电子病历取证与鉴定得到法律的支持。

第三节　电子病历的管理

电子病历是患者在诊疗过程中的医疗记录及相关资料的聚合，是医疗、教学、科研、管理、医疗支付和法律的重要文书。电子病历的电子特征使之在操作过程中有别于纸质病历，在病历的信息采集、病历形成、质量管理和资料访问等方面十分便捷且功能强大，但在信息泄露、安全保障等方面却易于出现问题。充分了解电子病历的特性，将有助于科学管理。

电子病历管理历来都受到卫生健康行政部门的重视，2010 年卫生部发布了《电子病历基本规范（试行）》，2017 年国家卫生和计划生育委员会发布《电子病历应用管理规范（试行）》文件，同时废止《电子病历基本规范（试行）》和《中医电子病历基本规范（试行）》文件。

一、电子病历的使用管理

医院除建立电子病历信息安全保密制度，设定医务人员和有关管理人员调阅、管理、复制、打印电子病历的相应权限外，还要建立电子病历使用方式的相关制度和规则。

（一）内容排序

电子病历内容排序是为了方便阅览，常见的排序方式有以下三种。

1. **按发生时间排序**　将医疗记录及资料按记录的时间排放，方便以时间轴了解患者的疾病发生、发展及医疗过程。

2. **按资料来源排序**　将医疗记录及资料按不同资料来源分类，再分别以发生时间排序。方便不同用户查阅各自专业的记录。此方法为目前医疗机构最常用的方法。

3. **按问题排序**　根据医疗问题（疾病、损伤或有关健康问题）编号，相同问题的相关记录在该编号之下聚合。配合这种排序方式的记录方法通常是 SOAP 法，即主观记录、客观记录、评估评价、医疗处置。此方法适用于网络医院的门诊记录，规范、直接，可以节省记录的时间。

（二）展示与浏览

不同的电子病历内容排序方式也是病历内容的不同展示形式，各有优缺点。按发生时间排序的电子病历在阅读时，如同读一个故事，脉络清楚，缺点是必须顺着发生时间阅读，无法识别并跨过"无关"的记录；按资料来源排序的电子病历则方便不同专业人员查阅自己关心的专业内容，如临床医师通常更关心的是医师们自己的记录，缺点是需要参考其他部分资料时，要重新定位；按问题排列的电子病历则方便对医疗问题纵向深入，但是容易忽略其他同时存在的疾病。无论哪种展示方式，电子病历应当设置目录，便于阅读。

由于电子病历的电子特征，可以通过选择关键词对非结构化文本直接查询。还可以通过一些小工具，临时构建读者感兴趣的电子统计表，了解相关检查指标、观察指标的变化趋势。

（三）归档与修改

原国家卫生和计划生育委员会发布的《电子病历应用管理规范（试行）》文件第十七条指出："电子病历应当设置归档状态，医疗机构应当按照病历管理相关规定，在患者门（急）诊就诊结束或出院后，适时将电子病历转为归档状态。电子病历归档后原则上不得修改，特殊情况下确需修改的，经医疗机构医务部门批准后进行修改并保留修改痕迹。"根据文件要求，电子病历要标识出归档的病历。门（急）诊电子病历的归档时限是就诊结束时，即可以设定当日自动归档。住院患者的病历记录无论是纸质还是电子形式，都必须在出院前完成，建议设置住院电子病历自动归档时限为出院后 24h。

根据《电子病历应用管理规范（试行）》规定，电子病历归档后，原则上是不能修改的。由于某种原因确实需要修改时，一定要建立病历"召回"修改的相关规定及操作审定程序，修改后保留修改痕迹。

（四）查询与借阅

病历保管的目的是方便使用，根据《电子病历应用管理规范（试行）》规定，电子病历的使用需要设定使用权限。在实际工作中，查询与借阅的同时应当记录使用者的相关信息及使用目的、检索的内容。

随着对电子病历功能日渐了解，越来越多的人希望通过查询获取数据。对电子病历的加工分类和检索是病案管理工作的任务，除了结构化的信息查询外，还有非结构化的信息查询，病案科应尽可能提供全方位、全功能的查询工具。没有条件的单位，必须提供基本检索条件，项目至少包括患者基本信息、就诊时间、就诊科室、接诊医师、疾病编码信息等。

对患者既往病史、用药、医嘱、检查、检验、手术等各种病案资料的分类检索和查阅，既包括检索和查阅某位患者的全部病案资料，也包括检索和查阅某次就诊的全部病案资料，还应包括检索和查阅患者所有病案资料中的特定记录。理论上，患者电子病历中的任何内容都能比较方便地通过检索功能获得。

检索查阅的方式有：通过患者基本信息检索病案，检索项通常包括患者标识、姓名、出生日期、住址等；通过就诊基本信息检索病案，检索项通常包括就诊时间、就诊科室、接诊医师等；通过患者疾病信息检索病案，检索项通常包括诊断名称、诊断编码等。还可通过组合多个检索项检索病案资料。

通过查询，可以获得一些统计信息。当不能满足要求时，需要查看完整的电子病历，相当于电子病历借阅。患者出院后，电子病历一旦归档，病历信息的查看需要申请、审批，同时需要记录浏览信息和解决信息。采用电子病历的工作方式后，一份病案可以借阅给多个人，提高了病案的利用率，但要遵守借阅制度，可在工作站上通过借阅模块填写借阅卡，经医务部门或病案管理部门审批后，按照借阅流程，将指定范围的电子病历对借阅者开放借阅权限，同时设置期限提醒，等借阅期限临近时，可以通过消息提醒借阅者，到期后自动收回。

　　系统可以记录每份病案借阅情况，将医务人员借阅情况进行统计，根据病案被借阅的次数和比例，发现潜在的重点病案，形成借阅排行和推荐列表，更快捷地帮助临床科研与教学工作。

　　相较于纸质病案，电子病历借出后，不存在丢失或损坏的可能，但存在信息泄露的风险，这也是要求登记使用者信息的目的之一，便于追踪。

（五）复印、复制与导出

　　当病案经审核、提交、归档后，内容不能再做修改，然后可以在病案科提供病案资料的打印输出等服务操作。打印的电子病历纸质版应当加盖医疗机构病案管理专用章。

　　电子病历完成提交后也可以以电子文件的格式导出，便于与院外其他信息系统进行交换、共享，也便于临床诊疗、教学与科研使用。注意导出时要带有医疗机构、科室、医师等信息，便于准确获知病案来源。

　　如果患者及其亲属等其他人员使用电子病历，须提出申请，医院指定病案管理人员进行合法性审核。即使是医疗、科研、教学等机构单位间的电子病历交换也要提交相关证明。

（六）封存

　　需要封存电子病历时，应当在医疗机构或者其委托代理人、患者或者其代理人双方共同在场的情况下，对电子病历进行确认和复制，封存电子病历复制件。封存的电子病历复制件可以是电子版，也可以是打印或复印的纸质版，纸质版应加盖病案管理专用章。封存后电子病历原件可以继续使用。电子病历尚未完成的，可以对已完成的部分先行封存，后期再对全部完成的电子病历进行封存。

二、电子病历的质量监控

　　电子病历的质量监控依据《电子病历系统功能规范（试行）》《电子病历应用管理规范（试行）》《病历书写基本规范》与《中医病历书写基本规范》等的有关要求进行。在电子病历书写以及医疗工作进行过程中，电子病历质量监控是以环节监控作为主要手段，尽可能地应用电子病历质量监控软件来实施的。同时，科室与院级质量监控负责人也需要全过程对病历质量和医疗工作的规范性和准确性进行监督与检查。院级病案质量控制人员可通过电子病历系统在线持续跟踪运行病历，对任意科室的任意病历进行检查，发现问题时迅速给出整改意见。待患者出院后，可通过系统按照多种条件筛查出病历后，进行终末病历质量检查。

　　电子病历系统的环节质控主要针对病历内容的四个方面进行管理，包括时效性、完整性、一致性和逻辑性。①时效性，是对电子病历书写的时限做质控。如入院记录必须在患者入院24h内完成，对于没有按时完成的文书以消息方式推送提醒警示。②完整性，是指对电子病历内容的缺项、漏项进行评估。③一致性，主要是对电子病历文书内容前后一致性的质控。如同一个患者历次的过敏史记录是否一致，入院记录与病程记录、医嘱记录、检查异常结果，等等。④逻辑性，主要是对电子病历中内容逻辑的检查，尤其是诊断推导的质控。如主要诊断是否有依据，时间先后顺序是否符合逻辑关系，等等。根据病历质控的要求，将病历质控规则植入系统，系统会根据既定的规则对全样本进行实时在线追踪，全过程预警和告知。

　　电子病历质量监控是一种新型的病历质控模式，具体来讲是通过综合利用计算机、信息与网络技术，通过系统获取患者临床数据进行病历书写内容、时限与流程等项目质控，实现医疗流程实时监控、在线预警、智能判别、信息反馈和病历质量评价等病历质量控制功能。

　　电子病历系统能够根据不同专科病历、诊断等，选择差别化的质量控制项目，进行病历质控，能够对时限、规定必须书写的病历内容进行自动判断处理，生成相应的质控记录。患者出院时，系统还有对病案首页内容进行质量核查的功能。同时，质控结果能够及时反馈给相应的病历书写医师、各级责任医师和管理者。

三、电子病历安全管理

近几年来,随着国家政策对信息化的推动,医疗信息化的发展迅猛,同时电子病历安全事件时有发生,如病毒攻击、黑客入侵、系统瘫痪、数据丢失、泄露患者隐私等,安全事件涉及面广,造成的后果不可估计。

(一)电子病历安全管理需求

电子病历的安全性直接影响其是否能够作为法律凭证,同时这也是我国在电子病历管理方面的薄弱环节。根据电子病历安全利益相关者,可以从患者、医疗机构、医务人员、第三方开发和运营维护人员、政府部门5个方面界定电子病历安全的利益主体,从而分析不同利益主体的利益与需求。主要涉及5大安全需求,包括运行安全、共享安全、业务安全、存储安全以及管理安全,如图4-3所示。

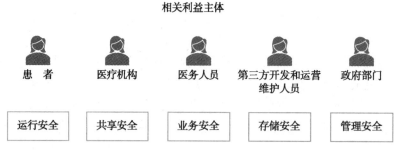

图4-3　电子病历安全相关利益主体图

(二)电子病历安全管理制度

医疗机构按照信息安全管理相关法律法规和技术标准要求,对医疗机构患者诊疗信息的收集、存储、使用、传输、处理、发布等建立全流程的系统性保障制度。

1. 基本要求

(1)医疗机构应当依法依规建立覆盖患者诊疗信息管理全流程的制度和技术保障体系,完善组织架构,明确管理部门,落实信息安全等级保护等有关要求。

(2)医疗机构主要负责人是患者诊疗信息安全管理第一责任人。

(3)医疗机构应当建立患者诊疗信息安全风险评估和应急工作机制,制订应急预案。

(4)医疗机构应当确保实现本机构患者诊疗信息管理全流程的安全性、真实性、连续性、完整性、稳定性、时效性、溯源性。

(5)医疗机构应当建立患者诊疗信息保护制度,使用患者诊疗信息应当遵循合法、依规、正当、必要的原则,不得出售或擅自向他人或其他机构提供患者诊疗信息。

(6)医疗机构应当建立员工授权管理制度,明确员工的患者诊疗信息使用权限和相关责任。医疗机构应当为员工使用患者诊疗信息提供便利和安全保障,因个人授权信息保管不当造成的不良后果由被授权人承担。

(7)医疗机构应当不断提升患者诊疗信息安全防护水平,防止信息泄露、损毁、丢失。定期开展患者诊疗信息安全自查工作,建立患者诊疗信息系统安全事故责任管理、追溯机制。在发生或者可能发生患者诊疗信息泄露、损毁、丢失的情况时,应当立即采取补救措施,按照规定向有关部门报告。

2. 规范制度建设　要求编制覆盖数据全生命周期的管理制度,包括数据分类分级标准规范、数据存储容器安全规范、数据安全监控管理规范、数据备份和恢复管理规范、数据脱敏管理规范、数据分析隐私保护规范、数据权限管理规范、数据加工环境安全规范、数据加密管理规范、数据共享管理规范、数据销毁管理规范,通过管理制度建设,以规范化的流程指导数据安全管理工作的具体落实。

3. **组织建设** 应建立数据安全组织保障体系,在组织内部建立贯穿最高领导层到普通人员的数据分级分类管理的组织架构,设立数据安全领导小组和数据安全运营工作小组。

数据安全运营工作小组是医疗机构中的常设机构,全面负责数据安全运营工作,履行的职责如下:负责医院等机构医疗数据安全运营工作;贯彻执行属地相关主管部门关于数据安全的方针和政策;制订和组织实施数据安全建设和发展的总体规划;审核信息中心的数据安全策略;在数据资产暴露于重大威胁时,监督控制可能发生的重大变化;指挥、协调、督促并审查重大安全事件的处理。

(三)电子病历基本信息的安全管理

1. **信息缺失** 电子病历信息内容的不完整通常体现在以下两个方面。

(1)电子病历的内容表述不完整:通常指的是"残缺病历",这种情况往往出现在医师不在岗时,患者临时出院的情况下,值班人员因权限无法进入计算机系统进行病历的书写,或者因为计算机出现故障,从而无法从计算机中读取所需要的病历等。

(2)电子病历的结构不完整:电子病历的结构通常为首页、病程、医嘱、各种化验报告、护理记录等,自身种类繁多,不仅含有结构化文书内容,同时还包括了大量描述性的内容,并且各个专业专科的电子病历也有着明显的差异。导致结构不完整通常有三方面因素:①电子病历数据标准本身不统一,无法对录入内容进行规范。截至目前,我国电子病历数据规范以及基本架构,仍然处在一个探索的阶段。②电子病历系统在设计时,存在诸多漏洞,使得医院的电子病历实际上未达到建设标准。③医护人员在对电子病历进行归档处理的过程中,因各种不规范操作,致使部分数据丢失。

2. **信息失真** 信息失真通常是指电子病历结构、内容以及背景信息在通过迁移、传输等处理之后,不能保持其原形内容。信息失真简单来说,就是指电子病历信息失真而丧失以往的面貌。这一安全隐患通常是由于电子信息过度依赖于软硬件,以及电子信息本身容易更改的特性。电子病历的真实性,是电子病历法律证据性和有效性的基本保证。就长远的发展来看,因软硬件平台的持续升级,若要更好地保证电子病历信息具有较高的可读性,需要适时对电子病历信息进行迁移处理,从而更好地适应新的计算机信息技术环境,而在迁移期间,可能会致使部分信息出现丢失或者发生改变,这就使得其真实性受到影响。

3. **信息泄密** 信息泄密主要是指因不法侵害或者泄露等原因使得病历信息流出。导致病历信息外泄的原因通常包括:①在医师离岗之后,未及时对其使用权进行收回;②网络黑客以非法手段入侵终端;③医师离开电脑时,未及时关闭或者退出系统等。

4. **安全事件泄露** 近年来,随着全球信息化和数字化程度的不断加深,人类的生产生活方式正在发生深刻的变革,全球各行业都在加速数字化转型的进程。而作为时代高速发展的核心动力,"数据"的价值得以凸显,数据爆发式增长,海量聚集的数据一边成为各行业的核心竞争力,一边也正在带来日益突出的数据安全风险。数据篡改、伪造、泄露、滥用,针对企业数据的攻击、窃取、倒卖和劫持等安全事件层出不穷,如何保护数据安全已经成为当下各行业最为严峻的考验。

病案管理过程中,加强电子病历保护的措施包括:严格执行借阅、复制规定,复制病历一律填写申请单并出示相关证明或委托人证明方可办理;病案管理人员不得擅自开放或扩大病历利用范围;未经患者同意,病历不允许他人或组织阅读。

(四)电子病历数据存储安全管理

1. **数据采集安全** 数据采集安全首先体现在敏感数据发现:清楚保护目标才能实施更加安全的保护措施,医疗环境中的数据真正需要保护的只有 1%~10% 左右的敏感数据,必须把敏感数据从普通业务数据中脱离出来进行独立管理。数据发现需要从以下几个步骤完成:①探查和定位数据,即要知道数据在哪里。需要考察所有数据库及其对应的数据信息。②扫描和发现数据,即要知道有哪些数据。公共数据类型包括常见的结构化数据、图片半结构化数据,还包括日志等非结构化数据。

需要对这些数据进行扫描及分析,确定数据的基础属性,如数据类型、长度、规模等,识别数据代表的含义。③梳理数据关系。公共数据都是各个科室、系统收集的,数据之间的关联不清晰,相关应用系统所涉及的厂商也比较多,因此需要对数据之间的关系进行梳理,确立不同字段、不同表格之间的数据关系。

2. 数据分级分类 敏感数据发现完成后,需要进行数据分级分类,确定数据重要性和敏感度,并有针对性地采取安全防护措施,在保证数据安全的基础上促进数据共享。按照数据的重要程度进行划分,并在此基础上根据各行业属性进一步细分。敏感数据的分级分类通过三个方面进行:①以表格为基础的敏感数据分类,选择敏感表格,组成敏感数据集合,在保障安全的基础上实现方便管理;②Schema 级别的敏感数据分类,支持 Schema 级别所有表格形成敏感数据集合,自动管理敏感数据表格的生成、变更和消亡,简化敏感数据管理;③以业务为单元的敏感数据分类,敏感数据集合作为一个独立于数据库之外的访问控制单元,按照应用程序进行归类,应用程序可以自动访问敏感数据而无须管理。

3. 数据存储安全 在医疗内网中,IT 系统之间紧密相连、系统没有发生服务中断时,很难独立隔离,为恶意软件创造了环境,低成本攻击使得医疗中的基础设施很容易被其感染。被感染的主要原因有:由于医疗设备的特殊性,设备几乎不可能停机,很难保持软件基础结构的更新;仅在特定操作系统或驱动版本中运行的旧版软件无法及时更新,为恶意软件在网络中的扩散提供了条件;在没有合适的网络风险应对策略时,自带设备办公让勒索软件有机可乘;员工缺乏安全意识,点击网络钓鱼邮件,使得病毒在院内网络横向扩散。

勒索软件可能是医疗机构最广为人知的威胁,暴利驱动使得勒索事件层出不穷,存在的漏洞总会被发现和利用,加密核心数据是黑客的主要手段。当其对文件、数据加密和修改时,文件、数据往往无法恢复,导致医疗机构遭受巨大的损失。常见的三类场景包括①文档:如科室人员的办公个人计算机,存储着各类文档、图片、邮件信息,被入侵后,不仅私人信息数据丢失,而且会关联到医疗数据等的丢失,后续医疗工作无法有效开展;②服务器:是业务系统的载体,一旦被加密,导致整个核心业务系统宕机,无法正常运行;③数据库:是业务运转的核心要素之一,一旦被加密,相关数据无法被提取、使用,核心业务被迫终止,造成业务瘫痪。因此需要建立勒索防护机制,从人员意识、规范制度等角度考虑,防范勒索病毒带来的危害。

(五)电子病历数据使用安全管理

规范数据分析的行为,通过在数据分析过程采取适当的安全控制措施,防止数据挖掘、分析过程中有价值信息和个人隐私泄露的安全风险,并防止复原匿名化数据,进而识别特定个人,获取有价值的个人信息或敏感数据。

1. 身份认证 数据库在使用过程中,大部分是通过单独的账号密码登录,账号和操作人是否对应,是否有过度的访问数据,是否有越权访问并导出重要数据、敏感数据,此部分主要针对数据库安全防护,通过多因素控制,做到有效管理。

(1)身份管理支持通过应用程序名、IP 地址、主机名、操作系统账户、数据库账户、数据库实例名、时间、U 盾等因素进行任意组合,形成新的登录认证规则,同时可以支持签名登录验证和数字证书认证方式,符合规则予以准入,反之则阻断。

(2)对于应用防假冒威胁,能够识别真实应用特征,防止人为恶意将其他应用改成业务系统应用,假冒应用访问数据库,进行非法操作。

(3)对于撞库攻击威胁,建立用户信息白名单,通过限制同一个 IP 的请求次数和请求频率进行防止。

(4)对于直连数据库威胁,通过直连控制技术对直连数据库的行为进行阻断和告警。

（5）免密登录：通过安全客户端免密登录数据库，避免密码泄露。

（6）系统整体将系统管理员、数据库管理员、第三方运营维护开发人员等的身份进行统一管理、隔离敏感数据，使运营维护操作更加规范、透明、可控，构建多维度数据库接入认证体系。

2. 访问控制　传统对于管理人员、运营维护人员等的管理方式大多为粗放式管理，缺少统一的操作策略。通用的堡垒机管理数据库更多是基于身份层面的准入识别，而对于登录数据库后的所有操作（如新增、修改、删除等）是无法控制管理的，通常会面临以下问题：如何隔离特权账号与敏感数据，特权账号非法访问敏感数据应该如何处理；高危操作（如"Drop Table""Truncate Table"等误操作）使数据库面临巨大安全风险，该如何防范；运营维护过程中，管理人员需要临时对敏感数据进行操作。例如如何实现合法授权，如何防止非授权用户访问敏感数据，应用程序的变更和部署是否经过授权和审批，对于恶意、非法的操作如何实现阻断。

针对以上问题，数据安全管理需要对访问数据库的各种行为制订合适的访问控制策略，确保所有对数据库的管理访问均在安全控制范围之内，保障数据库数据安全。

（1）特权账号访问控制：通过特权账号访问控制，可禁止 DBA、SYSDBA、Schema User、Any 等特权用户访问和操作敏感数据集合，限制 DBA 账户权限，访问敏感数据集合需要经过授权审批，实现特权用户权限分离管理。

（2）敏感数据访问控制：针对敏感数据集合，通过授权才可访问，不具备访问权限的操作，明确阻断拒绝。敏感数据集合要支持设置访问规则，访问规则中可设定精细化的访问因子，如应用程序名、IP 地址、操作系统账户、数据库实例名、时间、U 盾等条件，满足条件方可访问敏感数据集合。

（3）访问频次和访问行数的控制：通过对访问频次控制，避免一定时间内对核心数据的高频次访问，避免数据流失。通过全流量的协议解析，包含数据请求、返回数据解析、跨语句、跨多包的绑定变量名及绑定变量值的解析，基于敏感数据分类分级功能，提供基于敏感表格访问的返回行控制技术，同时能够对大量返回事件作出告警，能够对频繁的相同语句作出告警，避免数据大量泄露，保证数据的安全访问。

3. 授权管理　数据创建过程中经常会出现未授权访问，或临时需要访问，如开发运营维护人员。为保证除授权账户以外，其他操作可临时授权访问，设立临时授权尤为必要。设计加入审批工作流，未授权用户操作数据库前，需要通过工作流提交工单，将需要进行的操作一并提交，审批获得权限即可进行后续操作。

4. 终端数据防泄露　终端防泄露是数据安全中的一个重要防护手段。终端防泄露是基于操作系统驱动层技术、终端扫描技术、敏感内容识别技术，通过对终端的端口、终端应用程序、终端存储的文档扫描等终端可能泄露的途径进行管理，再进行基于内容识别的敏感数据管理，根据指定的策略进行敏感数据匹配。一旦触发策略，根据策略的规则处理并上报策略服务器，供后续的事件分类查询与统计，及时发现违规敏感数据，及时处理，从而实现对所保护范围的终端重要数据进行防护。

用户通过终端外设接口、文件共享、文件操作、聊天工具将终端敏感数据向外移动时，对敏感数据的发送进行监视和监管，确保终端数据的安全管理。通过对终端数据流量的监管，及时发现数据泄露情况，一旦发现违反策略的信息，进行相应处理。同时，将信息上传到管理平台，管理员可对终端违规情况进行分析和查看，整体达到事中管理和事后追溯的效果。

5. 动态脱敏　在应用系统日常使用过程中，有大量的敏感信息在应用系统上显示，极易导致敏感数据泄露；在运营维护过程中，账户权限大，未能匹配身份进行管理，也同样是安全防护的一个漏洞。动态脱敏基于访问控制技术，在访问数据时，敏感数据可动态脱敏，支持对字符串类型、数据类型、日期类型数据脱敏，采用随机转换、遮盖方式实现对动态数据的脱敏效果，防止运营维护人员和业务人员接触重要的敏感数据和业务的个人隐私数据，提高数据访问安全，有效保护关键数据。

6. 数据加密　在数据处理阶段，可使用文件加密、加密机等产品，通过数据加密手段保障数据安全。数据加密可通过 SM1/SM6、SM2、SM3、SM4 等国密算法，以及 DES、3DES、AES、RSA 等国际标准算法实现，从而保障敏感数据的机密性、真实性、完整性和抗抵赖性。

7. 数据审计　数据安全审计是对数据库的各类操作行为的监控和记录，是数据库之外的第三方独立审计系统，可审计所有来源，涵盖所有访问数据库的路径、数据库操作行为，并记录详细的用户行为信息。数据安全审计通过解析网络流量中的数据库协议，对其中的 SQL 语句和语法进行提取分析，解析、还原对数据库操作的行为，根据预先设置的策略进行告警提醒和记录，以供日后进行查询、分析、溯源，快速定位和发现安全事件，做到及时发现和有效追踪，整体实现数据库的全面监控和审计。审计日志至少保留 6 个月。

（六）电子病历数据共享安全管理

在数据开放、共享过程中，需要防止内部敏感数据，尤其是个人隐私数据损坏、丢失或被窃取，需要建立数据处理的环境安全保护机制，并对使用的权限以最小化原则进行梳理和控制，同时对其敏感数据的开放、共享等特定场景进行脱敏处理，以此达到数据处理过程中保障数据安全的目的。

1. 数据脱敏　由于数据价值不断升高，安全事件频发，也推动了相关安全政策的快速出台，且明确要求敏感信息脱敏处理后使用。在涉及安全、保密等因素及不违反系统规则情况下，通过脱敏规则进行数据变形，克隆一份"高保真"的假数据，实现敏感隐私数据的可靠保护，同时可以适用于开发测试、教育培训、数据交换等多种场景。

系统涉及的数据库类型众多，脱敏需要支持丰富的数据源。如主流关系型数据库、大数据平台、数据仓库、文件等数据类型，同时需要支持异构数据库之间脱敏，覆盖当前常用的数据源，保障数据脱敏的广泛应用。

脱敏场景众多，在数据共享时，可根据实际的交换对象和安全级别选择不同的脱敏算法，可通过不同的算法组合进行脱敏，保证满足脱敏后数据的一致性、完整性、安全性。脱敏前后逻辑一致，是必要的保障。

2. 数据水印　数据脱敏能够有效防止敏感数据泄露，但是在数据交换、数据共享、数据上报过程中，需要数据完整真实，此时数据溯源是很重要的能力。数据溯源的关键技术是数据水印，数据水印具有隐蔽性和盲检性，既不影响原数据的使用价值，生产方可识别和辨认，也不容易被探知和再次修改。当数据流出自身的安全管控范围时，可进行水印保护，一旦数据泄露，打过水印的数据便可通过相关算法推出数据泄露方是谁，便于溯源定责。

（七）电子病历数据销毁安全管理

通过建立对存储数据销毁的规程，包括数据及存储介质的销毁申请、审批、销毁的流程和要求等，防止因存储数据丢失、被窃或未授权访问而导致数据泄露。各系统产生的数据在第三方存储空间进行存储后，如果该数据已经使用完毕，则需要根据数据分级分类后设定的销毁策略，及时对其进行清除。一方面可以节约存储空间以便于它用，另一方面可以避免数据闲置无人监管、遗弃等产生的安全风险，保证该数据的安全性。

1. 云端数据销毁　由云上运营商提供云端数据销毁服务，通过专用的数据销毁工具进行云上数据销毁；或对已明确无价值的数据通过加密处理，并将相应的密钥进行遗弃，达成云上数据销毁的目的。

2. 数据销毁记录　做好数据销毁登记表，并归档存储。

（崔金梅　刘新奎　陈　斌）

思 考 题

1. 请简述我国如何评价医疗机构电子病历的应用水平。
2. 电子病历与纸质病案有哪些区别?
3. 电子病历安全管理的基本要求是什么?

第五章

疾 病 分 类

疾病分类和手术操作分类是病案信息管理人员必须掌握的核心专业技能,是信息加工的重要工具。如果说病案科室是医疗机构的信息宝库,那么疾病分类和手术操作分类就是打开宝库大门的钥匙。目前,国内医疗机构统一采用世界卫生组织制订的《疾病和有关健康问题的国际统计分类第十次修订本》作为标准,对疾病诊断进行分类和编码,以实现国际和国内交流、医教研检索和病种管理等目的。

第一节　疾病分类概述

一、疾病命名与疾病分类

分类是根据事物的某种外部或内在特征将事物分组、排列组合,是统计、分析的前期工作,是认识事物发展规律、研究事物本质的一种行之有效的手段。疾病分类是根据疾病的病因、解剖部位、临床表现和病理等特性,将疾病进行排列分组,使其成为一个有序的组合。疾病分类也是将原始资料加工成为信息的重要工具,是医疗信息在医院间、地区间乃至国际交流、比较的桥梁。

（一）疾病命名

1. **疾病命名的概念**　疾病命名是给具体疾病起一个特定的名称,使之可以区别于其他疾病。理想的疾病名称应既能反映疾病的内在本质或外在表现的某些特点,又具有唯一性特质。例如结核性脑膜炎,这个名称可以体现疾病的病因是结核分枝杆菌感染,疾病发生的部位是脑膜,疾病的临床表现是炎症。通过这样的名称很容易理解、掌握疾病的特征,也容易与其他疾病区别。

2. **疾病命名标准化工作**　科学家一直试图将疾病名称标准化。1970 年,国际医学科学组织理事会(CIOMS)开始致力于国际疾病命名法(international name of diseases,IND)的研制。1975 年,IND 成为 CIOMS 和 WHO 的联合项目,其主要目的是对每个疾病提供理想化命名,即一名一病、不含糊、尽可能自我描述、尽可能简单、尽可能基于原因。同时,许多广泛使用但不完全符合上述标准的疾病名称作为同义词保留下来。截至 1992 年,已经有包括《传染病》《下呼吸道疾病》《消化系统疾病》《心血管疾病》《代谢、营养和内分泌疾病》《肾、下泌尿道和男性生殖系统疾病》和《女性生殖系统疾病》等11 卷国际疾病命名法的分卷出版。

1975 年,美国病理学家学会提出了医学术语系统命名法(systematized nomenclature of medicine,SNOMED)。SNOMED 经过 1998 年和 2000 年两次更新,在 2002 年与英国国家医疗服务体系的"临床术语"(clinical terms)合并,进行结构重组,形成 SNOMED-CT,即"医学术语系统命名法 - 临床术语"。2007 年,SNOMED-CT 被国际医疗术语标准开发组织(International Health Terminology

Standards Development Organization, IHTSDO) 收购, 之后一直由 IHTSDO 负责维护开发, 并于每年 1 月 31 日和 7 月 31 日发布。由于 SNOMED-CT 支持多国语言统一表达, 是被广泛接受的综合性临床医学术语标准。

SNOMED-CT 的核心内容是概念、描述、关系, 对每个概念制订规范性的定义, 内容涵盖人体结构、临床发现、临床操作、事件、药物、临床样本、观察项目等 19 个临床领域。其中的"临床发现", 代表临床观察、评估或判断的结果, 包括正常和异常的临床状态, 是表示诊断的概念, 如: heart failure (disorder)。SNOMED-CT 的描述, 是对概念进行的文本表示。每个概念有两种类型的描述: 即完全指定名称(fully specified name, FSN)和同义词(synonym)。FSN 是概念意义独特、明确的描述, 用于消除概念的歧义。每个概念在每种语言或方言中只能有一个 FSN。同义词是对同一概念的不同描述形式。临床医生最常用的描述称为"首选术语", 每种语言中有且只有一个"首选术语", 其余的同义词为"可接受术语"。例如, myocardial infarction(心肌梗死), 其 FSN 为 myocardial infarction (disorder), 首选术语为: myocardial infarction, 可接受术语为 infarction of heart、cardiac infarction、heart attack、myocardial infarct、MI-Myocardial infarction。SNOMED-CT 包含了大量的医学概念和描述, 并且其中 60% 与疾病名称有关。因此, SNOMED-CT 在疾病命名标准化进程中起到了积极的作用。(2020 年 1 月发布的 SNOMED-CT 国际版有 35.2 万个概念、152.1 万条描述术语)

我国也十分重视医学名词标准化工作, 1986 年 7 月, 成立第一届医学名词审定委员会, 到 2012 年 3 月已是第四届医学名词审定委员会。1989—2002 年出版了 7 本医学名词, 包括妇产科学、耳鼻咽喉科学、风湿病学、血液病学、呼吸病学、内分泌病学、口腔医学、医学遗传学、医学免疫学、医学病理学、心血管病学、肾脏病学、胃肠病学、消化内镜学、传染病学、寄生虫病学、神经病学、结核病学、老年医学、儿科学、眼科学、普通外科学、神经外科学、胸心血管外科学、泌尿外科学、骨科学、小儿外科学、烧伤外科学、创伤学、器官移植学、急诊医学、麻醉学、整形外科学、医学美学与美容医学、皮肤病学、物理医学与康复[学]名词, 共计 18 211 条。第四届医学名词审定委员会成立后, 依托中华医学会 80 余个专业分会开展医学名词审定工作, 对公布名词全部加注定义或注释。2013 年后陆续公布了《泌尿外科学名词》《放射医学与防护名词》《全科医学与社区卫生名词》《物理医学与康复名词》《医学美学与美容医学名词》《核医学名词》《显微外科学名词》《呼吸病学名词》《地方病学名词》等, 医学名词的标准化工作还在不断发展与完善中。

（二）疾病分类

1. **疾病分类的概念** 疾病分类是根据疾病的某些特征, 按照一定的规则把疾病分门别类, 使其成为一个有序组合的过程。分类时采用的疾病特征, 即分类标准, 也称为疾病分类轴心, 它可以是病因、部位、临床表现(包括症状、体征、分期、分型、性别、年龄、急慢性、发病时间等)以及病理状态。

疾病分类汇集基础医学、临床医学、流行病学、医学英语和分类规则等方面知识, 专业性强、复杂程度高, 必须有权威的疾病分类工具作为支撑。一个好的疾病分类工具应最大限度地满足临床医师、病理学家、流行病学家、医院管理者等各方的需求。

2. **疾病分类标准化工作** 疾病分类是为了系统分析死亡、疾病和健康状态数据, 方便医院间、地区间乃至国际的比较和交流。因此, 采用统一标准的疾病分类工具就显得格外重要。

1928 年, 美国医学会编写的疾病和手术标准命名法(standard nomenclature of diseases and operations, SNDO)就是一个在世界医学界上非常有权威性和影响力的疾病分类列表。它先后更新了五版, 第五版于 1961 年出版。在我国, 最早是北京协和医院在 1935 年开始参照 SNDO 做编目索引, 之后其他医院也陆续使用该分类表进行疾病和手术的分类编码, 一直到 1974 年才逐步结束使用。

SNDO 的疾病和手术都采用双重分类系统, 每一个疾病编码分为两部分, 一部分表示疾病的发生部位, 一部分表示疾病的原因; 手术也分为两部分, 一部分表示手术操作的部位, 一部分表示手术操作方式,见图5-1。

对于肿瘤的编码,还增加两个字母,表示肿瘤动态,见图5-2。

61–	942	主动脉动脉硬化
部位	病因	部位 病因
461–	16	主动脉活检
部位	操作方式	部位 操作方式

图5-1 SNDO疾病和手术编码的结构

640-8091.0H	胃腺癌伴转移,分化不确定
640 –	胃
8091 –	腺癌
.0 –	伴转移
H –	分化不确定

图5-2 SNDO肿瘤的编码结构

世界范围内影响范围最广、最深远的疾病分类标准化工作当属国际疾病分类的编制和维护。ICD自诞生以来,先后进行了十一次修订,前面五次修订由法国政府主持,从第六次开始由世界卫生组织负责版本的更新维护,目前已发布ICD第十一版。在WHO的努力下,国际疾病分类已被150多个国家使用,翻译成40多种语言。

（三）疾病命名与疾病分类的关系

疾病命名与疾病分类存在着很密切的关系。疾病命名是疾病分类的基础,也是医师书写诊断的依据。一个好的疾病命名,常常可以表达疾病的病因、部位和临床表现,而这些恰恰是ICD分类中的重要元素。

受地域、文化和习惯等因素的影响,人们对疾病的命名并不完全理性化。临床工作中可能会遇到影响分类编码正确性的几种情况①一病多名:一种疾病有不同的名称,如肝豆状核变性又称威尔逊病。②不规范命名:按自己意愿书写疾病名称,如将后天性直肠纵隔写成"闸门综合征",将大便困难写成"盆底综合征"。③以人名或地名进行疾病命名:医学史上为了铭记疾病的发现者或发生地,常以人名或地名命名疾病,如帕金森综合征、克山病等,这种命名法不能反映疾病的性质。④地域性特定含义的疾病命名:颈椎病国际上的含义包括所有颈椎的疾患,如颈椎椎管狭窄、颈椎管裂、颈椎间盘突出症、颈椎骨性关节炎等,而我国临床上的特定含义是指颈椎骨性关节炎(骨质增生硬化)。上述4类疾病命名从名称上无法准确体现疾病的临床意义,容易导致分类错误。

疾病命名更为具体、精细,而疾病分类有"类"的特征,所谓"类"就是包括不同名称的一组疾病。当把"类"全部打开、细化时,理论上也就形成了一个疾病命名表。所以,有人试图对命名直接采用分类编码,形成一病一码的分类映射表。在实际工作中是不可行的,因为命名的颗粒度是因研究目的而变化的,过细颗粒度的疾病命名对于大多数医院不仅没有意义,还将大大提升执行的难度。

疾病命名有自身的意义,分类也有自身的意义,两个系统都是不可替代的。医师书写疾病诊断时可以参考ICD-10中的疾病诊断,但不能要求完全按照ICD-10的"类"诊断书写临床诊断。

二、国际疾病分类及其家族

（一）国际疾病分类

1. 国际疾病分类简介   国际疾病分类(international classification of diseases,ICD)是世界卫生组织要求各成员国在卫生统计中共同采用的对疾病、损伤和中毒进行编码的标准分类方法,以方便对不同国家(地区)、不同时间收集的死亡和疾病数据进行系统记录、分析、解释和比较。因其权威性和影响的深远性,ICD成为疾病分类领域的国际标准。WHO国际分类家族合作中心自1946年起负责ICD的维护和修订,2018年6月已经发布ICD第十一版,即ICD-11。

我国目前使用的ICD第十次修订版,即ICD-10,其中文全称为《疾病和有关健康问题的国际统计分类第十次修订本》。

ICD-10 是一个层级分类体系，包含病因、部位、临床表现和病理等多个分类轴心。它沿袭了病因分类为主，部位、临床表现和病理等特征为辅的分类原则，如"第一章 某些传染病和寄生虫病"，就是以病因为分类标准形成 21 节，在第一章里有些节对应某种特殊的病原体，如 A15-A19（结核病）、B15-B19（病毒性肝炎），有些节则对应若干种病原体，如 A00-A09（肠道传染病）。

ICD-10 改变了之前的纯数字编码，采用字母数字混合的编码配号方式，其中字母标识疾病的大类，字母加两位数字标识疾病类目，字母加三位数字标识疾病亚目，如：

A01　伤寒和副伤寒　　　（类目）

A01.0　伤寒　　　　　　（亚目）

A01.1　副伤寒甲　　　　（亚目）

ICD-10 的字母数字混合编码方式增加了疾病数量的容纳性和疾病内容的表达性。

2. **国际疾病分类的发展简史**　国际疾病分类已有百余年发展历史，可以说，今天的国际疾病分类已不是哪一个人、哪一个国家的专著，而是世界各国专家合作的产物。百年来，它以"死因分类→疾病＋死因分类（损伤中毒及其外因）→与健康有关问题分类"的发展轨迹，历经 11 次修订，已经成为一个被世界各国接受的国际标准分类。

1891 年国际统计研究所组织了一个起草死亡原因分类的委员会，由耶克伯蒂隆任主席。1893 年耶克伯蒂隆在国际统计大会上提出了一个分类系统，包括三个死亡原因分类方案，第一个 44 条，第二个 99 条，第三个 161 条。这个分类系统就是 ICD 的雏形。1898 年在渥太华会议上提出了"十年修订制度"，此后，ICD 的修订基本也是按照这一意见操作的，其修订情况见表 5-1。

表 5-1　国际疾病分类的修订历程

修订次数	修订年度	召开修订会议的国家/机构
1	1900 年	法国政府
2	1909 年	法国政府
3	1920 年	法国政府
4	1929 年	法国政府
5	1938 年	法国政府
6	1948 年	法国政府＋世界卫生组织
7	1955 年	世界卫生组织
8	1968 年	世界卫生组织
9	1975 年	世界卫生组织
10	1993 年	世界卫生组织
11	2019 年	世界卫生组织

在 ICD 的历次修订中，一直强调病因为主的分类思想。值得注意的是第六次、第九次、第十次、第十一次修订。第六次修订时，首次引入疾病分类，以后每次修订都更加注意疾病分类的完善和临床检索及管理的需求。第九次修订引入星剑号双重分类系统，同时标识疾病病因和临床表现，便于病因统计、医疗管理和医疗付款。第十次修订时，引入字母数字混合编码，增加类目的容纳性和表达性。第十一次修订改变了原有的线性分类结构，引入本体模型，更多维度揭示疾病本质，适应数字时代的需求。可以说，ICD 的每一次修订，在内容上增补得更加详细，更能反映当前医学发展的现状，但在使用操作方面也变得更为复杂。WHO 每次对 ICD 进行修订都会公布在官网上，对 ICD 最新修订的版本是 2019 年修订版。

3. **国际疾病分类推广和使用**　世界卫生组织在全球范围内指定合作中心，按语种发展、推广和使用 ICD-10。截至 2021 年，WHO 在全世界设立了包括阿根廷、澳大利亚、中国、古巴、法国、德国、印度、意大利、日本、科威特、墨西哥、北美、荷兰、挪威、韩国、俄罗斯、南非、泰国、英国、委内瑞拉在内的 24 个国际分类家族合作中心（WHO Family of International Classifications Coorperation Center, WHO-FIC CC）。每个中心都与 WHO 签订有关合作内容和期限的合同，WHO-FIC CC 每年举行一次中心主任会议。我国的 WHO 国际分类家族合作中心于 1981 年设在北京协和医院，主要工作是负责有关疾病分类的中文事项，包括培训、指导、咨询、翻译、协助卫生健康行政部门收集疾病分类资料和控制资料的质量。

ICD-10 在各国使用情况不一。丹麦和捷克最早于 1994 年开始使用 ICD-10 进行死亡原因、疾病分类统计。1998 年，世界卫生统计年报首次发表了含有 ICD-10 死因编码的统计数据，涉及的国家包括克罗地亚、捷克、丹麦、马耳他、卡塔尔、朝鲜和泰国。一些国家由于已将疾病分类系统广泛地用于医疗付款，因此应用一个新系统十分慎重，通常会根据自己的需要对 ICD-10 进行改编，但一般都不改变它的基本结构，只是对编码进行扩展，如国际疾病分类第十版澳大利亚修订本 ICD-10-AM。美国 2004 年也出版了国际疾病分类第十版的临床修订本 ICD-10-CM，但直到 2015 年才正式启用。

（二）国际分类家族

在 ICD-9 的修订过程中，WHO 认识到单纯的 ICD 不能满足某些特殊的需要，所以自 20 世纪 70 年代末期，就开始创建"分类家族"，以作为 ICD、ICF 和 ICHI 等的补充。分类家族目前包含核心分类、衍生分类和相关分类三部分，见图 5-3。

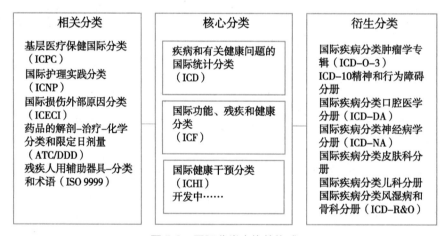

图 5-3　国际分类家族的构成

1. **核心分类**　核心分类包括 ICD、ICF 和 ICHI，是涵盖健康状况主要参数的分类系统，如死亡、疾病、功能、残疾、健康和健康干预。其中，ICF 是国际功能、残疾和健康分类（international classification of functioning, disability and health）；ICHI 是国际健康干预分类（international classification of health interventions）。WHO 核心分类是国际标准，已获得广泛接受并已被正式应用，并被批准和推荐为国际卫生报告的标准。它们可以用于发展或修订其他分类的模型。当然，新的国际健康干预分类（ICHI）在投入使用前还需要经历咨询、现场测试和批准阶段。

2. **衍生分类**　衍生分类来源于一个或多个核心分类。衍生分类可设计为专门提供超出核心分类的其他详细信息。可以通过重排制备衍生分类，或者来自一个或多个核心分类项目的聚合制备衍生分类。

在世界卫生组织国际分类家族（WHO-FIC）中，衍生分类包括基于专业的分类，ICF 或 ICD 的改编,如儿童和青年 ICF 版本(ICF CY)、国际疾病分类肿瘤学专辑(ICD-O-3)和国际疾病分类口腔医学分册(ICD-DA)。

3．相关分类 相关分类用以描述核心分类或衍生分类未涵盖的健康或卫生系统的重要方面,相关分类是核心分类和衍生分类的补充。在 WHO-FIC 中,相关分类包括:基层医疗保健国际分类第二版(ICPC-2)、国际损伤外部原因分类(ICECI)等。

世界卫生组织国际分类家族(WHO-FIC)是一套综合分类,为全世界的卫生信息提供了一种通用语言。衍生分类的中文译本目前仅有肿瘤学、神经病学和精神病学分册。

三、我国开展疾病分类工作的概况

国家卫生健康委员会统计信息中心是负责全国卫生统计工作的行政机构,也是北京世界卫生组织国际分类家族合作中心的业务主管部门。医院的疾病分类工作基本上是按照统计信息中心的工作规划进行的,1987 年 ICD-9 在全国医院中的推广应用和统计报表的修订、1990 年全国病案首页的制定都是直接在统计信息中心的指导下完成的。为了加快 ICD-9 的普及工作,提高疾病分类质量,提高统计数据的质量,在统计信息中心的直接参与下,1988 年成立了全国医院疾病分类协作组。这一学术组织做了大量的咨询、指导和培训工作,同时编写了教材,对全国疾病分类工作起到了很大的促进作用,使我国在县级以上(包括县级)医院都普遍开展了国际疾病分类工作。

1993 年,国家技术监督局发布了疾病分类与代码的中华人民共和国国家标准,将 ICD-9 的分类标准完全等同于国家标准,2001 年 11 月 ICD-10 被批准为我国新的国家疾病分类与代码标准,于 2002 年 6 月 1 日起生效。2010 年,卫生部统计信息中心与北京世界卫生组织国际分类家族合作中心、中国医院协会病案专业委员会等机构联合编制了《疾病分类与代码》,将疾病分类编码扩展到 6 位数,统一了全国的扩展编码。经过试行后,2016 年 10 月,国家标准化管理委员会批准发布了 GB/T 14396—2016《疾病分类与代码》国家标准。《疾病分类与代码》是我国卫生信息标准体系的重要组成部分,该标准广泛应用于医疗健康行业的医疗管理、公共卫生、临床医疗与医学科研。社保部门的医疗保险、民政部门的医疗救助、公安与安全生产监督部门的伤害与职业卫生、统计部门的人口宏观管理等领域的信息收集工作都应遵循该标准。

世界卫生组织《关于疾病和死亡原因命名的条例》第二条明确指出:“编制死亡和疾病统计表的会员国,应根据世界卫生大会通过的疾病、损伤和死亡原因的国际统计分类现行修订本进行编制,该分类被称为国际疾病分类。”作为世界卫生组织的成员国,我国有义务执行世界卫生组织的有关规定,向世界卫生组织报送本国的卫生统计信息。

在我国执行国际疾病分类,既有卫生行政要求,又有基层医院的实际需求。医院投入大量的人力、物力从事疾病分类工作,主要有如下几个方面的意义。

1．国内与国际交流 世界卫生组织每年都要出版一本《世界卫生统计年鉴》,它根据 ICD 的分类原则收集了各国死亡原因的分类资料。许多国家根据 ICD 收集和编辑本国的卫生信息,例如我国每年都出版一本《中国卫生健康统计年鉴》,它包含了大量的医院住院患者的信息,包括疾病、年龄、性别等。一个国家的卫生资料,是一个国家卫生状况的反映,也是卫生资源投入、卫生行政管理、卫生行政决策的依据,甚至对于涉及卫生领域的厂商都是一份珍贵的资料。

随着 ICD 的影响越来越大,有的杂志、国际会议交流文章在涉及疾病时,都要求要有疾病的国际编码。国际疾病分类是分类的国际标准,也是各国进行卫生信息交流的基础。

2．医疗、研究与教学病案资料的检索 如果我们承认医院病案是“宝”,病案室是一个“宝库”的话,那么疾病分类就是一把打开宝库的“钥匙”。病案除了医疗时需要参考外,还被用于教学和临床研究,对于病案的检索,医师常常提供的是某一具体的疾病名称,而病案工作人员则是通过疾病编码查到病案号,进而抽取出医务人员所需要的病案。在我国,医院病案首页采用的是 ICD-10 的扩展编码,可以反映出疾病更多的细节信息,能够满足临床和行政管理等检索要求。

3. 支撑病种管理 单病种质量管理与控制是提升医疗质量的重要手段和切入点。通过病种的 ICD 编码结合病案首页指标项,可以获取重要的管理数据。例如可以了解各病种住院人次、平均住院日、术前平均住院日、死亡率、例均费用、抗菌药物占比、耗材占比等,从而进行病种管理。随着疾病诊断相关分组(DRG)统计工具的应用,在 ICD 编码的基础上结合手术操作编码、患者的个人特征以及并发症和合并症的综合情况对病种进行进一步分组,使病种分组能够达到疾病严重程度和资源消耗量化,增加组间可比性,即通过 DRG 系统工具可以达到更加深入的病种管理。目前,医院管理中广泛采用收治病种数量、DRG 组数、病例组合指数等指标反映医院的疾病诊治能力,用 ICD 低风险病种患者住院死亡率、DRG 低风险组患者住院死亡率、手术患者手术后并发症发生例数和发生率等指标来反映医疗质量和安全状况。因此,疾病分类已成为医院重点学科建设评估、医疗服务能力评价、三级医院评审、医院绩效考核和医疗付款管理等工作的重要支撑部分。

患者的疾病诊断和病情是一所医院最核心和活跃的信息,所有的医疗活动、管理活动实质上都是围绕着患者特有的疾病诊断开展的。在医院管理中开展病种管理离不开 ICD-10 编码,这得益于 ICD-10 代码便于通过数据库进行管理,同时由于 ICD-10 鲜明的层级结构,有利于实现分组统计。病案首页中的疾病和手术操作编码已成为医疗管理和统计工作的重要基础信息。

第二节 国际疾病分类的基础知识

一、ICD-10 的结构

ICD-10 由三卷组成,第一卷为类目表,第二卷为指导手册,第三卷为字母顺序索引。

(一)ICD-10 第一卷

1. 第一卷的目录

前言

致谢

世界卫生组织国际分类家族合作中心

国际疾病分类第十次国际修订会议报告

三位数类目表

内容类目表和四位数亚目

第一章 某些传染病和寄生虫病

第二章 肿瘤

第三章 血液及造血器官疾病和涉及免疫机制的某些疾患

第四章 内分泌、营养和代谢疾病

第五章 精神和行为障碍

第六章 神经系统疾病

第七章 眼和附器疾病

第八章 耳和乳突疾病

第九章 循环系统疾病

第十章 呼吸系统疾病

第十一章　消化系统疾病

第十二章　皮肤和皮下组织疾病

第十三章　肌肉骨骼系统和结缔组织疾病

第十四章　泌尿生殖系统疾病

第十五章　妊娠、分娩和产褥期

第十六章　起源于围生期的某些情况

第十七章　先天性畸形、变形和染色体异常

第十八章　症状、体征和临床与实验室异常所见，不可归类在他处者

第十九章　损伤、中毒和外因的某些其他后果

第二十章　疾病和死亡的外因

第二十一章　影响健康状态和与保健机构接触的因素

第二十二章　用于特殊目的的编码

肿瘤的形态学

死亡和疾病的特殊类目表

定义

关于命名的条例

2. **内容的排列**　在ICD-10第一卷中，我们经常要使用的是内容类目表和四位数亚目、肿瘤的形态学。这两部分编码的编排方法首先是按照英文字母的顺序，然后是按数字的大小顺序排列，因此很容易确定一个编码在第一卷中的位置。

第二十二章　用于特殊目的的编码代码第一位是U字母，位置没有按字母顺序排列，而是放在Z编码之后。

3. **特殊组合章**　在国际疾病分类设计之初，医学统计学家威廉·法尔（William Farr，1807—1883年）于1855年提出：为了所有实际的、流行病学的目的，疾病的统计数据应以下列方式分组。这一疾病的总体排列顺序一直被沿用着，即：

- 流行性疾病

- 全身性或一般性疾病

- 按部位排列的局部疾病

- 发育性疾病

- 损伤

ICD-10第一卷的二十二章中，除按解剖系统分类的章（第三、四、六至十四章）外，余者称为特殊组合章。特殊组合章有按某一特定阶段（时期）组成的章节，如第十五章　妊娠、分娩和产褥期；有按某种特定的疾病分类，如第二章　肿瘤；还有按症状、体征来分类的，如第十八章　症状、体征和临床与实验室异常所见，不可归类在他处者。最多的还是按病因分类的章节。对于特殊组合章，有不同的分类顺序，如下所示。

（1）强烈优先分类章：第十五章　妊娠、分娩和产褥期，不管同时伴随有任何其他疾病，只要就诊于产科，就要分类到本章中。必要时，其他章的编码只能作为附加编码；第十六章　起源于围生期的某些情况，患者如果同时存在其他章的疾病，也要将此章的编码作为主要编码，其他章的编码只能作为附加编码。

（2）一般优先分类章：第一章　某些传染病和寄生虫病；第二章　肿瘤；第五章　精神和行为障碍；第十七章　先天性畸形、变形和染色体异常；第十九章　损伤、中毒和外因的某些其他后果。

上述这些章在分类时，通常优先于其他章。例如，传染病作为疾病的病因时，往往会引起涉及身

体某个系统的临床症状,这时分类要么是采用星剑号编码,要么只有第一章的编码,如淋球菌性尿道炎 A54.0。

（3）最后分类章：第十八章 症状、体征和临床与实验室异常所见,不可归类在他处者,第二十一章 影响健康状态和与保健机构接触的因素,这两章内所列出的病理状态当有明确的病因或有其他疾病情况时,第十八章和第二十一章的编码只作为附加编码。

（4）附加编码章：第二十章 疾病和死亡的外因,由于此章的内容是患者疾病、损伤或死亡的原因,因此此章的编码不能作为主要编码。

（二）ICD-10第二卷

包括对 ICD-10 的基本描述、对死亡原因和疾病编码人员的实际指导,以及对数据报告书及解释的指南。虽然有第二卷作为指导手册,学习者仍需要接受正规的课程培训,以获得丰富而详实的指导。

（三）ICD-10第三卷

1. 第三卷索引的目录

前言

索引中容易误读的汉字

疾病和损伤性质的字母顺序索引（第一个索引）

损伤的外部原因索引（第二个索引）

药物和化学制剂表索引（第三个索引）

前言中包含了一些简单的说明,索引中容易误读的汉字在第 7 页专门列了一张表,由于索引先将名称按汉语拼音拼写出来,然后按英文字母的顺序排列（称之为汉语拼音 - 英文字母的顺序排列）,因此读错音将会导致查不到编码。例如：贲（贲门）正确的读音为（bēn）,错误读音为（pēn）,两个词的位置相差近 600 页。

疾病编码、损伤性质和肿瘤的形态学编码都要在第一个索引中查找,损伤的外部原因编码要在第二个索引中查找,中毒的外因以及在第十九章的中毒外因后果的编码都可以在第三个索引中查找。三个索引都是独立的索引,每个索引都有首字拼音和笔画的检字表。

2. 索引的排列方法   第三卷三个索引的编排方法一致,总的原则是按汉语拼音 - 英文字母的顺序排列。排列时分不同层次,首先是主导词一级的排列,例如：阑尾炎（lánwěiyán）、滴虫病（dīchóngbìng）、贫血（pínxuě）、阑尾周围炎（lánwěizhōuwéiyán）、品他病（pǐntābìng）在索引中的顺序为：

滴虫病（dīchóngbìng）

阑尾炎（lánwěiyán）

阑尾周围炎（lánwěizhōuwéiyán）

贫血（pínxuě）

品他病（pǐntābìng）

如果主导词的第一个字的拼音完全相同,则比较第二个字的拼音,以此类推。如果字同音不同,则按四声的阴平（第一声）、阳平（第二声）、上声（第三声）、去声（第四声）顺序排列。如果音同声也同,则按笔画多少排列,以从少到多为顺序。

一个主导词下的内容与其他主导词之间没有从属和修饰关系。在一个主导词下可包括若干个修饰词,根据他们与主导词的关系逐层排列,这种分层是以"—"（横道）为标准。我们可以将有多少个"—"（横道）称之为第几层（或级）。第一级下属的各级与其他第一级没有从属和修饰关系。每一个"—"（横道）都代表前面一级的内容。

例如：聋

  —伴有蓝巩膜和骨脆症

  —传导性

  ——单侧

  ——双侧

  ——和感音神经性，混合的

  ———单侧

  ———双侧

  —低频性

  —耳毒性

第一个"—"（横道）表示主导词的内容，即"聋"；"——单侧"可以写成：聋，传导性，单侧；"———单侧"可以写成：聋，传导性，和感音神经性，混合的，单侧。一般来讲，要将这个索引性的诊断读成通俗的诊断要反过来读，以读通为准。这个诊断就可以读成：单侧传导和感音神经混合性聋。在实际编码工作中，也必须将临床诊断在头脑中加工形成索引形式的诊断，这样才能顺利查找。

在主导词下的排列也有不按汉语拼音 - 英文字母的顺序排列的例外，有如下四条。

数字顺序：1，2，3……；Ⅰ，Ⅱ，Ⅲ……；一、二、三……，按大小排列。

希腊字母：按 α，β，γ……顺序排列。

符号顺序：按短线"-"、逗号"，"、隔音号"'"、半圆括号"（"顺序排列。

表明程度的顺序：轻、中、重；低、中、高；早期、晚期；急性、亚急性、慢性。

上述四条在同级排列中优先于其他汉字排列。例如：

  阑尾炎

  —急性

  ——伴有

  ———穿孔或破裂

  ———腹膜脓肿

  —亚急性

  —慢性

  —阿米巴

  —伴有

  ——穿孔或破裂

  ——腹膜脓肿

二、ICD-10 中的专用术语、符号与缩略语

（一）专用术语

1. **类目表**　指三位数编码表，位于 ICD-10 卷一第 19～85 页。

2. **内容类目表**　指四位数编码表，位于 ICD-10 卷一第 87～918 页。

3. **类目**　指三位数编码，包括一个字母和两位数字。例如：A01 伤寒和副伤寒。

4. **亚目**　指四位数编码，包括一个字母、三位数字和一个小数点。例如：A01.0 伤寒。有的亚目为若干个三位数类目的共用亚目，此时在三位数类目下会列出一个共用亚目表，以减少类表冗余。例如：卷一第 216 页有如下列表：

糖尿病

（E10-E14）

下列第四位数亚目用于类目 E10-E14：

.0 伴有昏迷

　　糖尿病：

- 昏迷，伴有或不伴有酮症酸中毒
- 高渗性昏迷
- 低血糖性昏迷

高血糖性昏迷 NOS

.1 伴有酮症酸中毒

　　糖尿病：

- 酸中毒 ⎫
- ⎬ 未提及昏迷
- 酮症酸中毒 ⎭

.2† 伴有肾的并发症

　　糖尿病肾病（N08.3*）

　　毛细血管内肾小球性肾病（N08.3*）

　　基梅尔施泰因 - 威尔逊综合征［毛细血管间性肾小球硬化症］（N08.3*）

.3† 伴有眼的并发症

　　糖尿病：

- 白内障（H28.0*）
- 视网膜病变（H36.0*）

.4† 伴有神经的并发症

　　糖尿病：

- 肌萎缩（G73.0*）
- 自主神经病变（G99.0*）
- 单一神经病变（G59.0*）
- 多发神经病变（G63.2*）
  - 自主的（G99.0*）

.5 伴有周围循环并发症

　　糖尿病：

- 坏疽
- 周围血管病†（I79.2*）
- 溃疡

.6 伴有其他特指的并发症

　　糖尿病关节病†（M14.2*）

- 神经病性†（M14.6*）

.7 伴有多个并发症

.8 伴有未特指的并发症

.9 不伴有并发症

上述共用亚目表表明 E10-E14 类目要在此表中选择某一个亚目编码才构成完整的编码。

5. **细目** 指五位数编码,包括一个字母、四位数字和一个小数点。如:S02.01 顶骨开放性骨折。细目提供一个与四位数分类轴心所不同的轴心,其特异性更强。ICD-10 的第十三章、第十九章和第二十章有细目的内容。其中,第 19 章中的细目用于指出骨折的开放性和闭合性,以及颅内、胸内和腹内损伤伴有及不伴有开放性伤口,在我国 GB/T 14396—2016《疾病分类与代码》国家标准中使用到第十九章的细目。

6. **残余类目(剩余类目)** 指标题含有"其他"和"未特指"字样的亚目。例如:K81.8 其他的胆囊炎、K81.9 未特指的胆囊炎。残余类目是分类那些不能归类到该类目下特指亚目的疾病。在 ICD-9 中,这些疾病都分类在 .8 和 .9,因此也称 .8 和 .9 为残余类目。在 ICD-10 中,这些疾病绝大多数还是分类在 .8 和 .9;但也有例外,如:K86.1 其他的慢性胰腺炎。

7. **双重分类(星剑号分类系统)** 指星号和剑号编码,剑号表明疾病的原因,星号表明疾病的临床表现。例如:结核性乳突炎,用 A18.0† 表示疾病由结核分枝杆菌所致,用 H75.0* 表明疾病的临床表现为乳突炎。

ICD-10 全书共有 83 个星号类目,它们出现的情况如下所示。

(1)类目或亚目标题出现剑号和星号,说明整个类目或亚目都适用于双重分类。例如:

A17.0† 结核性脑膜炎(G01*)

    脑(脊)膜结核

    结核性柔脑膜炎

说明脑(脊)膜结核的编码是 A17.0† G01*;结核性柔脑膜炎的编码也是 A17.0† G01*。

(2)类目或亚目标题有剑号,但没有供选择的星号编码,则说明可分类于此的全部术语都服从双重分类,但它们有不同的星号编码。例如:

A18.0† 骨和关节的结核

    结核:

       ● 髋(M01.1*)

       ● 膝(M01.1*)

       ● 脊柱(M49.0*)

"骨和关节的结核"标题仅提供了剑号编码,而下面的疾病条目根据不同的部位,出现了不同的星号编码。

(3)类目或亚目标题既无剑号,又没有供选择的星号编码,则说明整个亚目不服从双重分类,但个别包括术语可能适用于双重分类;如果是这样的话,这些术语将标有剑号以及星号编码。例如:

A54.8 其他淋球菌感染

    淋球菌性:

      ……

       ● 腹膜炎 †(K67.1*)

       ● 肺炎 †(J17.0*)

       ● 败血症

8. **主要编码和附加编码** 主要编码对应患者的主要诊断,当一个住院患者存在多个疾病时,要按有关规则选择主要诊断,详见主要诊断选择规则。附加编码又称次要编码,指除主要编码外的其他任何编码,包括损伤中毒的外部原因编码、肿瘤的形态学编码,等等。例如:由于被犬咬伤患者出现小腿肌腱开放性伤口,主要编码为 S86.9(临床表现),附加编码为 W54.9(外因)。卡波西肉瘤的主要编码为 C46.9(部位编码),附加编码为 M9140/3(形态学编码)。

9. **合并编码**　当两个疾病诊断或者一个疾病诊断伴有相关的临床表现被分类到一个编码时,这个编码称之为合并编码。如慢性胆囊炎伴胆石症,编码为 K80.1,不能只分别编码为 K81.1 慢性胆囊炎和 K80.5 胆石症。

10. **多数编码**　用一个以上的编码来说明一个复杂的诊断报告的所有成分时,称之为多数编码。从各方面的用途考虑,采用多数编码都有好处,但过多过细的分类必定会增加工作量。

11. **形态学编码**　是说明肿瘤组织学类型和动态的编码,用 M 加五位数字表示。没有形态学编码的新生物,将不被认为是肿瘤,不分类到肿瘤章。

（二）符号

1. **圆括号**　圆括号中的词为辅助性的修饰词,不管它是否出现在一个诊断当中,都不影响其编码。实际上当一个诊断不含有圆括号中的修饰词时,也被假定按有此情况分类。但是当诊断的修饰词与圆括号中的内容相反时,通常就不能分类于该编码。例如:锤状指（后天性）NEC M20.4。不管诊断是锤状指或是后天性锤状指,它的编码都是 M20.4。但如果指出是其他性质的锤状指,如:先天性锤状指,则要查阅该主导词下是否有"先天性"的修饰词,先天性锤状指在 ICD-10 中被编码为 Q66.8。

2. **方括号**　方括号中的内容为同义词、代用词、注释短语或指示短语。例如:第一卷中 G83 其他麻痹［瘫痪］综合征,方括号中的瘫痪是麻痹的同义词;C00.8 唇交搭跨越的损害［见第 146 页注释 5］,方括号内为指示词;O01 葡萄胎［水泡状胎块］,方括号内的词是注释短语。

3. **大括号**　表明大括号左右两边术语的限定关系,一般都是大括号后面的一条术语限定前面的多条术语,目的是减少重复。大括号只出现在第一卷中。例如:

超敏感性
功能减退 }迷路的
功能丧失

4. **冒号**　表示术语内容不完整,需要与冒号下的修饰词结合才是一个完整的诊断名称。

5. **星号与剑号（ * ）(† ）**　参见双重分类系统。

6. **井号(#)**　只用于第三卷索引的肿瘤表中,见肿瘤章。

7. **菱形号(◇)**　只用于第三卷索引的肿瘤表中,见肿瘤章。

（三）缩略语

1. **其他方面未特指(not otherwise specified, NOS)**　NOS 出现在第一卷,表示病因、部位、临床表现、病理四个分类轴心中的某一种情况没有具体说明,具体如下。

（1）病因未特指:例如,M54.1 臂神经根炎 NOS,如果指明神经根炎是由于梅毒或是由于椎间盘脱出所致,将会有不同的编码,只有未指明病因时才会分类到 M54.1。

（2）部位未特指:例如,I21.3 透壁性心肌梗死 NOS,这个诊断没有指出心肌具体的病变部位。

（3）临床表现未特指:这是广义的临床表现,它包括了疾病的临床分期、急慢性、分型,等等。例如,B52.9 三日疟原虫疟疾 NOS,这个诊断未指明临床并发症。

（4）病理未特指:在肿瘤的形态学编码中有 NOS,以表明病理特征的一些重要信息没有标明。例如,M8070/3 鳞状细胞癌 NOS,这个病理诊断没有指出鳞状细胞癌是角化的,还是非角化的,还是梭形细胞,等等。

2. **不可归类在他处者(not elsewhere classified, NEC)**　它既出现在第一卷,也出现在第三卷。NEC 的含义是如果能够分类到其他编码,则不要采用此编码。例如,第三卷中脊柱后凸,继发性 NEC M40.1,如果病案中指明是继发于结核,则应编码为 A18.0† M49.0*。NOS 和 NEC 实际上都提示资料不完整,需要进一步地在病案中查找。

三、ICD-10 的编码查找方法

疾病分类编码的查找方法分为三个步骤,首先根据医生诊断确定主导词,相当于在图书馆中检索图书时所用的"主题词",其次在第三卷索引中依据主导词查找编码,最后在第一卷类目表中核对并最终确定编码。对于肿瘤的编码查找,由于它具有部位编码和形态学编码,查找方法略有不同(详见肿瘤章)。

(一)主导词的选择

主导词指第三卷索引中的黑体字词,它的确定是查找过程中最重要的一步,其选择方法如下所示。

1. 疾病的主导词主要是由疾病诊断中的临床表现担任,常常被置于诊断术语的尾部。

例如:日光性**皮炎**　　慢性**会厌炎**　　胆囊**扩张**　　子宫直肠**瘘**

2. 疾病的病因常常也可以作为主导词,但以临床表现为主导词查找编码更快捷准确。

例如:**结核性**脑膜炎　　**梅毒性**心肌炎　　**风湿性**心脏病　　细菌性**肺炎**　　病毒性**肝炎**

细菌性肺炎和病毒性肝炎只能以临床表现作为主导词。多数情况下,以临床表现作为主导词查找编码更方便。如:酒精性肝炎,以酒精为主导词查找的结果只能查到酒精肝,编码为 K70.9。而酒精导致的肝病可分为酒精性脂肪肝,编码为 K70.0;酒精性肝炎,编码为 K70.1;酒精性肝纤维化,编码为 K70.2;酒精性肝硬变,编码为 K70.3;酒精性肝衰竭,编码为 K70.4。

3. 以人名、地名命名的疾病(包括综合征),可以直接查找。英文以该国发音为准进行汉字翻译。

例如:克山病　　阿尔卑斯山病　　马方综合征　　里特病

4. "综合征"可以作为主导词,但其下的修饰词不含有人名和地名。

例如:成人呼吸窘迫**综合征**　　胫前**综合征**　　胸出口**综合征**

5. 以"病"结尾的诊断名称,首先要按去除明显的修饰词的全名称来查找,如果查不到,以"病"作为主导词。

例如:角化病　　周围神经病("周围"是明显的修饰词)　　甲状旁腺病　　滑膜病　　结肠病

"心肌病"以全称查编码是 I42.9,归类于未特指病因和类型的心肌病,而如果查:病,心肌(另见变性,心肌),编码为 I51.5,归类到心肌变性。可见两种查法的结果是不同的。

6. 第十五章 妊娠、分娩和产褥期主要是对其并发症和合并症的分类,从时间上可分为三个阶段,妊娠阶段的并发症主要以"妊娠"为主导词,分娩阶段的并发症主要以"分娩"为主导词,产后阶段的并发症主要以"产褥期"为主导词。除上述三个主要主导词,其他主导词也可以查到相同的编码,但不如上述三个主导词收集的修饰词那样集中。

例如:产褥期脑出血,查:产褥期,出血,脑。

7. 损伤如果指明了类型,如脱位、撕裂,就要以损伤的类型作为主导词。如果指出的是"砍伤""穿刺伤"等开放性的损伤,要以"伤口"为主导词,没有指出任何类型的以"损伤"为主导词。

例如:头部枪伤,查:伤口,头部。

　　　　眼损伤,查:损伤,眼。

8. 部位一般都不能做主导词,但是当部位这个词作为被修饰词时,可以作为主导词。例如:鸡胸、马蹄形肾、内翻髋、游走性睾丸。习惯上,我们将内翻髋称为髋内翻,游走性睾丸称为睾丸游走,这主要是中文与英文的差别。

当使用上述方法仍查不到编码,需要结合医学知识合理变通,用变通后的主导词查找,但得到的编码是否正确需回到第一卷认真核对后再做决定。如:先天性无子宫,查:缺如。

在第三卷索引中有三部分索引，三个索引的主导词都有自己的特点。第一部分索引为疾病和损伤性质索引，主导词的主要特点是采用医学术语，多以名词或形容词出现，一般是疾病临床表现的词汇做主导词，例如：结核病、感染、溃疡等。第二部分索引是损伤和中毒的外部原因索引，主导词主要是以非医学术语为主，多以动词或名词为主导词，例如：绊倒、跌落、发射、加害等。第三部分索引是一个药物和化学制剂表，主导词是采用药物或化学制剂的名称，例如：防冻剂、地巴唑、敌菌丹等。

（二）利用第三卷查找编码

首先根据医生书写的疾病诊断情况，确定使用哪个索引进行主导词和编码的查找。

1. 主导词的查找　在索引中主导词的查找方法有三种。

（1）首字拼音查找法：在每个索引开始都有一个"主导词首字汉语拼音音节索引表"，用首字拼音检索可以确定相应的页码，但是只能确定首字的位置。

（2）首字笔画查找法：类似首字拼音查找法，也可以在每个索引表前找到一个"主导词首字笔画检字表"。例如：阑（尾炎）字12画，在第一部分的"主导词首字笔画检字表"中可查到位于索引的592页。但这只能确定第一个字的位置，如果不按拼音查找，其他字还要无序地翻查。

（3）书眉拼音查找法：在索引中每页的上端都有一长线，线上标明是第几部分索引，第几页，而且列有本页出现的主导词首字及首字的汉语拼音。采用此法，可以很容易确定整个主导词的位置，而不仅仅是首字的位置。

2. 编码的查找　编码查找必须以主导词为检索入口。绝大多数主导词下面都有按照汉语拼音-英文字母等排列顺序缩排不同水平的修饰词或限定词。在主导词下面找到相应的修饰词，即可找到编码。编码查找中应注意以下几点。

（1）阅读并遵循主导词下面注释的指导。

（2）阅读主导词后面圆括号内的修饰词、主导词下面缩排的修饰词，直到诊断表达的重要信息都被考虑了为止。

（3）仔细追随在索引中的交叉对照，即"见"和"另见"。它们往往提示主导词选择可能有误。具体意义如下所示。

1）"见"：在主导词之后出现"见"有两种情况，第一种情况是"见"后跟着"情况"两字，则表示主导词确定错误，必须另行选择，例如：扁桃体炎，查：扁桃体的-见情况。"-见情况"指示这个主导词选择错误，要根据诊断提示的疾病情况重新确定主导词。另一种情况是"见"后跟着一个主导词，表示要按所提供的主导词查找。例如：不平衡-见失衡。

2）"另见"：在主导词之后出现"另见"也有两种情况，第一种是"另见"后跟着"情况"，这时主导词下通常都有修饰词，在确定所有的修饰词都不适用的情况下，表明主导词选择不合适，需要另行选择。如：膜-另见情况，其下有若干个修饰词，如果是玻璃体膜，就可以得到编码。如果是腹膜的疾病，则哪一个修饰词都不合适，必须重新选择主导词。另一种情况是"另见"后跟着一个主导词，这时主导词下也有修饰词，首先还是要确定修饰词是否适用。如果不适用，表明主导词选择不合适，这时才要按所提供的主导词查找。例如：脑脊髓炎（另见脑炎）。如果是出血性脑脊髓炎，就不能在这个主导词下获得编码，而要查脑炎（出血性）才能得到。

肿瘤形态学后跟随的"见"或"另见 肿瘤……"多数情况是提示肿瘤的动态和特指的组织，帮助我们在肿瘤表中查找肿瘤的部位编码。

（三）利用第一卷核对编码

通过索引得到的编码，必须要在第一卷中进行核对，这是保证编码准确性的重要步骤。核对时，要看章、节、类目和亚目下的"包括"和"不包括"注释及指示性说明。由于ICD-10对每个章、节、类目和亚目等没有明确的定义,因此"包括"和"不包括"提示信息就显得十分重要。例如:创伤性椎间盘移位,若以"移位"为主导词获得的编码是 M51.2。核对第一卷时在 M50-M54 下有注释,不包括近期损伤,并指示要按脊柱损伤编码。再以"脱位"为主导词得到的编码是 T09.2。

卷一中的指示性说明,核对时亦不容忽视。例如:卷一中 G40.5 特指的癫痫综合征,下面有指示性说明"如系药物诱发者,需要时,使用附加外因编码标明药物",提示需要另编码。

类目表将性质相同或相关的疾病排列在一起,当编码人员在类目表中核对编码时,可能会发现一个更具特异性的代码。例如,查找"苦瓠子中毒"时,在"疾病和损伤性质的字母顺序索引"中的主导词"中毒[1]"下没有发现"苦瓠子"。此时,正确的查找路径是:中毒 - 食物 -- 有毒的或天然毒性的 --- 植物 T62.2。假如不小心采用了查找路径:中毒 - 食物 -- 有毒的或天然毒性的 --- 特指的 NEC T62.8,再核对类目表,会得到详细的分类信息,也可以判断 T62.2 是正确的编码。见图 5-4。

T62	**摄入食物中其他有害物质的毒性效应**
T62.0	摄入蘑菇类的毒性效应
T62.1	摄入浆果类的毒性效应
T62.2	摄入其他植物(或植物的某些部分)的毒性效应
T62.8	摄入食物中其他特指有害物质的毒性效应
T62.9	摄入食物中未特指的有害物质的毒性效应

图 5-4　T62 的分类

四、病案编码的操作程序及基本编码规则

实际工作中的病案编码,绝不是仅仅面对疾病诊断名称。疾病分类编码实质上是对患者病情的诊断信息进行加工,编码时必须阅读病案,了解患者疾病诊断的实际内涵,同时遵循编码规则才能加工成 ICD 编码,以利于病案资料的检索、统计和分析等。

(一)编码操作程序

编码操作程序包括分析病案、查找编码两个步骤。编码人员对病案资料的分析,最低限度应当包括病案首页、出院摘要、手术记录、任何被切除组织的病理组织学报告等。对于复杂的诊断,还要参考病程记录、检查检验报告、医嘱,等等。

1. **分析病案**　尽管医生在病案首页中填写了与编码有关的专门字段信息,如主要诊断、其他诊断、损伤中毒的外部原因、病理诊断等,但病案首页上的诊断名称并不总是包含保证编码特异性的足够信息。例如,医生可能在病案首页出院诊断一栏填写"肺炎",由于该描述缺乏特异性信息,编码员仅依赖病案首页不能准确编码。ICD-10 中 J12-J18 一节是各种病原体导致肺炎的编码,因此编码员需要仔细阅读病案,看是否有痰涂片或细菌培养等微生物检验报告提供肺炎的具体病因,并与医生沟通,由医生在病历中记录其病因情况,编码员在此基础上才能根据肺炎的类型进行准确编码。

医生在病案首页上填写出院诊断时,有时可能会遗漏住院期间处理了的其他诊断。例如,医嘱和病程记录中都显示住院期间曾给予患者白蛋白输注,但病案首页上却没有低蛋白血症的诊断。编码员在分析病案时,可辅助医生核对主要诊断选择是否正确、其他诊断是否有遗漏,从而保证病案首页是真实医疗过程的浓缩,编码人员可以真实地、准确地还原医疗过程。

2. **查找编码**　编码查找的具体步骤和方法参见本节第三部分。需要提醒的是,在编码中如果遇

到有 NOS，或者 NEC，或者编码是 .9 时，都说明疾病资料不够完整。此时，编码员一定要仔细深入地阅读病案中的特定资料，甚至整份病案，并与医生沟通，尽量做到每份病案的编码都精准地反映实际情况，不遗漏任何特异性的信息。

（二）基本编码规则

基本编码规则是对整个分类系统而言，涉及主要疾病诊断的选择、编码级别、特殊情况（星剑号编码、合并编码、假定分类、慢性疾病急性发作、怀疑诊断、后遗症）如何编码等内容。某一章或某一种情况的特殊编码规则参见本章第三节、第四节。

1. **主要疾病诊断的选择**　ICD-10 沿用了历史上使用的"国际疾病分类"这一名称，其全称为：*International Statistical Classification of Diseases and Related Health Problems 10th Revision*，即《疾病和有关健康问题的国际统计分类第十次修订本》。从名称上看，它是一个统计分类，疾病和死因统计是分类的根本目标。从事疾病分类工作首先要坚持国际的基本准则，在各国都遵循原则的前提下，疾病分类的数据才有国际交流、比较的意义。主要诊断选择规则就是根据国际的统计目标制订的，为反映人群各类疾病发生和流行频度和数量特征的疾病统计提供标准的、统一的数据。从疾病统计中可以认识某类疾病发生、流行的规律性及对居民健康和劳动力的影响程度。它能较全面地反映人群的健康水平，为编制保健计划、评价防治措施效果提供科学依据。主要诊断的选择原则见本章第四节。

2. **星剑号编码**　星剑号分类系统的应用规则如下。

（1）剑号编码是主要编码，是卫生统计报告的统计编码。星号编码是选择性使用的附加编码，表示疾病的临床表现。在我国，双重分类系统是强制性使用的，即不能单独使用剑号编码。以剑号编码进行统计报告也是卫生统计法的要求，是编制我国卫生统计年鉴的基础。卫生统计年鉴是我国卫生规划的主要依据。

（2）WHO 设计星剑号双重分类是因为在一些应用中，特别是在制订"特定专科有关的统计表"时，剑号编码不能满足要求，只有将表示临床表现的星号编码作为主要编码才能反映临床治疗的重点。

（3）当制订和报告"特定专科有关的统计表"时，应当有明确的说明。

3. **合并编码**　将密切相关的临床情况用一个编码表示，称为合并编码。例如：胆结石伴急性胆囊炎编码为 K80.0。

4. **假定分类**　有时候不能明确疾病的分类特性时，按疾病最常见的临床情况给予编码，称为假定分类。例如：脑出血，在分类时按非创伤性脑出血编码为 I61.9。假定分类是分类法的重要特征，使用时要注意如下规则。

（1）假定分类不能随意使用，索引圆括号中内容就是假定分类的方向。圆括号的使用规则包括：无论索引圆括号中的内容是否出现在疾病诊断中，都要采用该术语后的编码，除非病例的情况与索引圆括号中的内容相反或索引中有病例的相关内容。例如：低血糖（自发性）E16.2。也就是说当诊断为"低血糖"时，由于该诊断的分类信息不足，就按自发性分类了。如果医师诊断是"低血糖"，而病案记录中说明是药物引起的，此时就不能按假定分类去做，而要查找索引，低血糖 - 药物性，编码是 E16.0。

（2）ICD-10 中的假定分类有少数不符合我国实际情况，例如：胎盘滞留（分娩后），在 ICD-10 索引中，如果是胎盘滞留，就假定伴有产后出血。我国临床上如果发生胎盘滞留造成产后出血时，医生一定会描述"产后出血"，也就是说在我国胎盘滞留没有假定分类。所以，在应用假定分类时，要特别注意阅读病案或与医生沟通，了解患者的实际情况。

5. **编码级别**　ICD-10 本身有类目、亚目和细目之分。有亚目者，必须编码至亚目一级，例如：甲状腺炎不可以只编码于三位数类目的 E06,而必须编码于第四位数亚目的 E06.9 未特指的甲状腺炎。有细目者,视情况而定,如第十九章要求编码到细目。对于上报 WHO 的统计资料,只要求三位数类目即可。为满足医院的医疗、研究、教学、管理及医疗付款等方面需要,我国医院采用国家标准 GB/T 14396—2016《疾病分类与代码》,在 ICD-10 四位数亚目编码的基础上扩展到六位数编码,增加了编码的特异性,更适用于临床数据管理。但医院住院患者的统计报表不受六位数编码的影响。

6. 慢性疾病急性发作 慢性疾病的急性发作,原则上是按急性编码。例如慢性胆囊炎急性发作,编码为 K81.0。但对于一些在治疗中没有其他特异性治疗的,仍将按慢性疾病编码,例如慢性肾炎急性发作,按慢性肾炎编码。在索引中,少数慢性疾病的急性发作有特别说明,按说明编码,例如:慢性阻塞性肺病急性加重(索引 111 页)中明确指出编码为 J44.1,是一个专为其设定的编码,还是归属于慢性。

7. 怀疑诊断 在患者出院时仍不能作出肯定的疾病诊断时,有以下处理方式。

(1)只有一个怀疑诊断,这时要假定为实际情况编码。例如,可疑肝炎,按肝炎编码。统计时按肝炎统计,也按肝炎报告传染病卡。在可能的情况下,特别是计算机程序中,要做一个怀疑标识,这样在处理资料时,才能准确提取或剔除这些资料。此规则是基于进一步病情检查和最初的治疗都与确定诊断的诊治相似。

(2)当某一个症状或体征后面跟随一个或多个怀疑诊断时,未做任何处理或只是对症处理,只编码症状、体征,怀疑诊断不编码。例如:

厌食

　　肝炎?

　　精神性?

只需编码厌食,怀疑性诊断不编码。

(3)经检查和观察后排除了可疑的情况,且患者无须医学处理,分类于 Z03.- 为可疑疾病和情况接受的医疗观察和评价。如果症状等被诊断,则不能用 Z03,而要编码症状。例如:某患者表现为腹痛、体重减轻和排便习惯改变,由于有结肠癌家族史,患者因疑似恶性肿瘤而入院接受评估。出院时已排除肿瘤的存在。此例主要编码为 Z03.1 可疑恶性肿瘤的观察,附加代码 Z80.0 消化器官恶性肿瘤家族史。

8. 后遗症 后遗症是疾病或损伤急性期终止后的后遗效应。后遗症的发生可能出现的早,也可能在疾病或损伤治愈后很久才出现。例如,无论挛缩和瘢痕什么时间发生,由于创伤导致的挛缩和瘢痕都属于后遗症。

在 ICD-10 中,各个后遗症的类目都有定义的说明,基本上可归纳为两点,即

(1)医生诊断特指为后遗症,晚期效应,陈旧性、静止性或非活动性的疾病,如:非活动性肺结核。

(2)某些疾病情况在发病一年以后的残留表现。如:脑炎后智力低下。

不是所有的疾病都可以带有后遗症。后遗症的类目有:

B90-B94　　传染病和寄生虫病的后遗症

E64.-　　营养不良和其他营养缺乏的后遗症

E68　　营养过度后遗症

G09　　中枢神经系统炎性疾病的后遗症

I69.-　　脑血管病后遗症

O97　　由于直接产科原因后遗症的死亡(死因编码)

T90-T98　　损伤、中毒和外因的其他后果的后遗症

Y85-Y89　　外因的后遗症导致的疾病和死亡(外因编码)

后遗症编码遵循的原则：

1）后遗症的类目是用来指出不复存在的情况，是当前正在治疗或调查的问题的起因，编码就不再强调那个不复存在的情况，而要优先编码后遗症的表现。如：脑梗死后语言困难，要以语言困难为主要编码（R47.0），脑梗死后遗症可以作为附加编码（I69.3）。此例语言困难是脑梗死所致。

2）当后遗症的表现没有指出，又不能获得进一步的说明时，"……后遗症"编码可以作为主要编码。如：脊髓灰质炎后遗症的编码是B91，因为是唯一编码，也就是主要编码。

又如：髋关节骨性关节炎（双髋），十年前的机动车意外事故引起患者髋部骨折：

M16.4 创伤后双侧髋关节病

T93.1 股骨骨折后遗症

Y85.0 机动车事故后遗症

在上面这个例子中，"髋关节骨性关节炎"是后遗症的表现，十年前的机动车事故引起的骨折是产生骨性关节炎的原因，目前需要治疗骨性关节炎。

第三节 国际疾病分类各章的指导内容

一、某些传染病和寄生虫病（A00-B99）

第一章是典型的特殊组合章，它首先强调的不是疾病的发生部位，而是疾病的病因。本章多数"节"分类的是某种特定的病原体，而A00-A09肠道传染病和A50-A64主要为性传播模式的感染两节均涵盖若干种病原体。本章没有星号编码，但伴随着剑号编码列有分类于其他章的星号编码。

（一）概述

1．"某些"的含义　并非所有的传染病和寄生虫病都分类于本章，有下列几种情况不分类于本章。

（1）传染病病原体的携带者或可疑携带者分类于Z22.-，如：伤寒带菌者Z22.0。

（2）某些局部感染被分类于身体的各系统，这些疾病通常不具备传播性。如：胆道感染K83.0。如果指明了感染的病原体，一般优先分类于第一章中。如：梅毒性心肌感染A52.0† I41.0*；仅指明细菌、病毒除外，如：病毒性心肌炎I40.0。

（3）并发于妊娠、分娩和产褥期的传染病和寄生虫病分类于O98.-，但产科的破伤风分类于A34。

（4）发生于围生期的传染病和寄生虫病分类于P35-P39，但新生儿期的破伤风分类于A33。

（5）流感和其他急性呼吸道感染分类于J00-J22。

2．常用主导词　传染和感染在英文中都是"infection"，但是在索引中"传染"不是主导词。"感染"和"侵染"是本章疾病常用的主导词，对于寄生虫的感染要以"侵染"为主导词查找，在"感染"下也可以查找，但不如"侵染"作主导词直接、简便。

（二）编码规则

除另有说明者外，没有指明传染病或寄生虫病是慢性者，将按活动性或急性的情况进行分类。如：肺结核，按活动性肺结核编码。

（三）其他有关分类的说明

1．胃肠炎和结肠炎　A09其他传染性和未特指病因的胃肠炎和结肠炎，包括两种情况：A09.0用于分类感染性胃肠炎和结肠炎，但是具体病原体不明确；A09.9用于分类不明原因的胃肠炎和结肠炎。总结胃肠炎和结肠炎分类规律如下：

（1）感染性病因能够明确病原体时，分类于 A00-A08。

（2）感染性病因未能指出病原体时，分类于 A09.0。

（3）非感染性病因的胃肠炎和结肠炎分类于 K52.9，新生儿非感染性腹泻分类于 P78.3。

（4）病因不明确时，分类于 A09.9。

2.新生儿腹泻　新生儿腹泻根据病因分为感染性腹泻和非感染性腹泻，感染性腹泻多由病毒、细菌等感染引起，而非感染性腹泻包括喂养不当、食物过敏等。临床医师在实际工作中多习惯用"新生儿 +×××"这样的名称诊断，强调患者是新生儿。分类新生儿感染性腹泻时，根据感染的病原体分类于 A00.0-A09.0，不能分类于 P35-P39 特发于围生期的感染；当感染性腹泻的病原体不明确时，编码于 A09.0。新生儿非感染性腹泻有明确的索引条目，腹泻—新生儿（非传染性），应编码于 P78.3。

在分类新生儿腹泻时，应尽可能从病案中找出明确的根据，加强与医生的沟通，按病因分类。如果确实病因不明确，根据新生儿腹泻的临床常见情况，按 ICD-10 索引的假定，分类于 P78.3。

3.结核病（A15-A19）　结核病依据结核病的类型和部位分为 A15-A16 呼吸道结核，A17 神经系统的结核，A18 其他器官的结核，A19 粟粒性结核。

（1）A15-A16 呼吸道结核的分类轴心是实验室对结核分枝杆菌检查的证实情况，其他类目不强调实验室证实情况。

A15 呼吸道结核，经细菌学和组织学证实。

A16 呼吸道结核，未经细菌学和组织学证实。

临床诊断的结核病一般都是经过细菌学或组织学证实，但在诊断中又都不指出来，所以分类时，需要认真阅读病历以及实验室检查结果。如果简单地分类于 A16，这与实际情况不相符。

（2）粟粒性结核的分类轴心是急性和慢性（亚急性）。其索引如下所示。

结核病

—粟粒性 A19.9

——急性 A19.2

———多个部位 A19.1

———特指单一的部位 A19.0

——慢性 A19.8

——特指的 NEC A19.8

如果诊断为粟粒性肺结核，没有急慢性的修饰词就无法编码，利用本章编码规则，没有指出传染病的急慢性情况，要按急性编码，编码于 A19.0。

4.妊娠、分娩和产褥期疾病与围生期疾病　妊娠、分娩和产褥期疾病与围生期疾病在分类中是极为独立的，通常优先分类于其他分类章，但破伤风等例外。

如：A33 新生儿破伤风。

A34 产科破伤风。

5.人类免疫缺陷病毒[HIV]病（B20-B24）　HIV 感染的患者免疫系统受到严重损害，因此并发症常常不是单一的。这一节的编码就是为了分类 HIV 感染的并发症。

编码规则如下所示。

（1）使用 B20-B24 的编码，一般不要将 HIV 感染所引起的并发症与 HIV 感染分别编码。如：HIV 感染伴卡波西肉瘤 B21.0。当 B20-B24 无法反映出具体并发症的情况时，可再编一个说明并发症的编码作为附加编码。

（2）当存在 B20-B22 某一个类目中两个或两个以上亚目的情况时，应编码到该类目的 .7 中。同时，采用 B20-B24 中的编码作为附加编码以详细说明疾病情况。如：HIV 感染伴弓形体病和隐球菌病,编码为 B20.7。需要时,B20.8(HIV 感染造成的其他传染病和寄生虫病)和 B20.5(HIV 感染造成的其他真菌病)可作为附加编码。

（3）当存在 B20-B22 中两个或两个以上类目的情况时,要分类到 B22.7。同时,采用 B20-B24 中的编码作为附加编码以详细说明疾病情况。

（4）当 HIV 感染疾病发生之前已存在某种疾病时,这个疾病不要当作 HIV 感染的并发症来编码,而是按照一般疾病进行编码。

6. **细菌、病毒和其他传染性病原体(B95-B97)** 严格规定 B95-B97 不能作为主要编码,只能作为附加编码,用于标明分类于他处疾病的感染性病原体。例如:急性鼻窦炎,由流感嗜血杆菌引起,此时急性鼻窦炎编码为 J01.9,流感嗜血杆菌编码为 B96.3,要以前者为主要编码,后者作为附加编码,用于说明感染的病原体。

二、肿瘤(C00-D48)

（一）概述

肿瘤是人体组织细胞的一种病理性增生。恶性肿瘤的细胞在不同程度上类似原发组织的不成熟幼稚阶段,不完全或根本不具备细胞在正常时所具有的功能、代谢类型和解剖特点。细胞以浸润性方式生长,并可以通过淋巴、血液、浆膜腔转移。良性肿瘤细胞不以浸润性方式生长且生长缓慢,肿瘤有一个完整的被膜,细胞不转移。

1. **肿瘤的命名** 肿瘤的命名主要根据肿瘤来源。

（1）良性肿瘤的命名:细胞或组织名称＋瘤。

例如:上皮细胞瘤、鳞状细胞瘤,是以细胞名称＋瘤命名的。

　　　平滑肌瘤、血管瘤,是以组织名称＋瘤命名的。

（2）恶性肿瘤的命名

1）癌:恶性肿瘤如果来源于内外胚层的组织,命名就采用细胞名称＋癌。

例如:鳞状细胞癌、腺癌、嫌色细胞癌。

2）肉瘤:来源于间胚层的恶性肿瘤称为肉瘤。间胚层的组织包括:纤维组织、血管组织、淋巴组织、脂肪组织、软骨组织、骨、平滑肌组织、横纹肌组织、淋巴结组织,等等。命名采用组织名称＋肉瘤。

例如:血管肉瘤、淋巴肉瘤、脂肪肉瘤。

上述为一般肿瘤的命名方法,但并不完全如此。有的称之为"瘤"的并不是肿瘤,如:动脉瘤、胆脂瘤等;有的称之为"瘤"的肿瘤也不是良性的,如:淋巴瘤、浆细胞骨髓瘤都是恶性肿瘤;有的没有"瘤""癌""肉瘤"字样的反而是肿瘤,如顽固性贫血就是交界恶性的肿瘤。

2. **有关的名词**

（1）原位癌:局限于起源的表浅部位,细胞没有基底膜的浸润,但有恶性改变。

（2）癌瘤:癌瘤是除淋巴和血液以外的恶性肿瘤的总称,英文可译为"cancer"。它包括上皮细胞癌(carcinoma,通常称之为"癌")和肉瘤(sarcoma)。

（3）性质未特指(性质未肯定):肿物未做病理检查,临床诊断为肿瘤。

（4）动态未定(行为未定或交界恶性):通过病理组织学的检查,肿瘤处于良恶性之间,即瘤细胞的良恶性转化方向不明确。

（5）肿瘤功能活性:是指肿瘤具有影响内分泌功能的能力,需要采用第四章 内分泌、营养和代谢疾病的编码附加说明。例如:

垂体嗜碱性腺瘤伴库欣综合征,肿瘤的部位编码是 D35.2,形态学编码是 M8300/0,功能活性编码是 E24.0。

（二）肿瘤的分类方法

一个肿瘤除了部位编码外，还有形态学编码。肿瘤部位编码的第一个分类轴心是动态（恶性、良性、原位、动态未定或动态未知、继发性），第二个轴心是部位。根据动态肿瘤的分组如下：

C00-C75 特指部位述及或假定为原发性的恶性肿瘤，不包括淋巴、造血和有关组织的恶性肿瘤。

C76-C80 不明确的、继发的和部位未特指的恶性肿瘤。

C81-C96 淋巴、造血和有关组织的述及或假定为原发性的恶性肿瘤。

C97 独立（原发）多个部位的恶性肿瘤。

D00-D09 原位肿瘤。

D10-D36 良性肿瘤。

D37-D48 动态未定或动态未知的肿瘤。

形态学编码是用来表明肿瘤细胞的结构和形态。肿瘤的形态学编码是采用组织学＋动态编码构成的，例如：M8550/3 腺泡细胞癌，M8550 是组织学编码，表示是腺泡组织，而 /3 表示恶性。

肿瘤的动态编码有固定的意义，表示如下：

/0 良性。

/1 是否良性或恶性未肯定。

/2 原位癌。

/3 恶性，原发部位。

/6 恶性，转移部位。

肿瘤的动态未定和性质未特指在 ICD-10 中合二而一，部位编码不再区分，但性质完全不同。前者是做了病理检查，肿瘤已明确是处于交界恶性，而后者没有做病理检查，其肿瘤的形态学类型和动态都不明确。在临床分类中，对于动态未定和性质未特指的肿瘤有区分的必要，可通过肿瘤形态学编码 M8000/1 来控制。

（三）肿瘤的编码方法

一个肿瘤的编码包括部位编码和形态学编码，有时甚至还有功能活性的编码。如果肿瘤有转移，还需要编码转移部位的肿瘤。因此，一个肿瘤患者，至少有两个编码。

肿瘤的编码方法不同于一般疾病，它需要首先确定形态学的主导词，查找形态学的编码，然后再根据指示查找部位编码。查找编码步骤如下所示。

1. 确定肿瘤形态学的主导词。

2. 在卷三的第一部分索引中查找肿瘤形态学编码。

3. 在第一卷中核对肿瘤的形态学编码。

4. 根据形态学编码的指示在索引中（1 364 页）肿瘤表的相应栏内查找肿瘤的部位编码。

5. 在第一卷中核对肿瘤的部位编码。

例如：肺腺癌（部位编码：C34.9，形态学编码：M8140/3）

首先查：腺癌（M8140/3）- 另见 肿瘤，恶性（索引 1 164 页）

然后查：肿瘤，肿瘤性（索引 1 364 页）

　　　 —肺 C34.9（索引 1 370 页，恶性，原发栏）

又如：膀胱移行性乳头状瘤（部位编码：D41.4，形态学编码：M8120/1）

查：乳头状瘤（M8050/0）- 另见 肿瘤，良性（索引 927 页）

　　 —膀胱（泌尿道）（移行细胞）（M8120/1）D41.4

注：此例在形态学编码后列出了所需的部位编码，因此不必到肿瘤表中查部位编码。

　　这种操作步骤不能颠倒，因为有四种情况使肿瘤的部位编码直接在形态学后面给出，如果先行查部位编码，反而不对。例如：胃淋巴肉瘤，要查淋巴肉瘤，得到正确的编码是 C85.0 M9592/3，部位编码已经列出。如果先在肿瘤表中查胃恶性肿瘤的部位编码，得到 C16.9 是一个错误的编码，因为淋巴肉瘤是不分部位的。

　　四种直接在形态学编码之后给出部位编码的情况如下所示。

　　（1）无法区分部位的肿瘤：如血液的肿瘤、淋巴瘤。

　　（2）不区分部位的肿瘤：如血管瘤、淋巴管瘤。

　　（3）特殊组织或部位肿瘤：如肝细胞瘤、脑膜瘤。

　　（4）某些未指出部位的肿瘤：如内胚窦瘤、G 细胞瘤。

　　血液性的肿瘤有自己的独立分类，其部位编码不在肿瘤表中而在每种血液肿瘤的形态学后直接给出。

　　肿瘤的部位编码除了直接在形态学后给出的以外，都要到肿瘤表中查找，所谓肿瘤表，指主导词"肿瘤"项下的部位列表，位于第三卷 1 364 页。在肿瘤表中，要注意特指的组织，有皮肤、骨、结缔组织，等等。如果需要查找特指组织，则在形态学编码之后会给出提示，这时必须按提示查，不能直接查找部位，否则也会出错。特指组织肿瘤部位编码的查找方式：首先按照索引中形态学编码的提示，在"肿瘤"主导词下找到一级修饰词"结缔组织""皮肤"或"骨"等，然后再找具体的部位。如果用以上方法，不能查到所要的部位，则直接在"肿瘤"主导词下查找部位。查找顺序不能颠倒，例如：查找上肢滑膜肉瘤的部位编码时，按照形态学编码后的指示"见肿瘤，结缔组织，恶性"，在主导词肿瘤下先查结缔组织，则可查到上肢 C49.1 的编码。如果在主导词肿瘤下面直接查找上肢，得到 C76.4 的编码，是错误的编码。

　　在"肿瘤"主导词下的一级修饰词"肌"后面，指示"另见肿瘤，结缔组织"。当查找腓肠肌的肿瘤时，遇到这样的提示，则在"肿瘤"主导词下查找一级修饰词"结缔组织"，再找二级修饰词"腓肠"，则可得到相应的部位编码。

（四）编码规则

　　本章的编码规则如下所示。

　　1. 如果诊断没有指明是继发性的肿瘤，索引中也没有其他说明，则肿瘤编码按原发性处理。

　　2. 肿瘤的交搭跨越（overlapping of malignant neoplasm）。一个恶性肿瘤涉及两个或两个以上相邻的部位，称为交搭跨越。当原发部位不明确时，其编码规则如下所示。

　　（1）在索引中有明确归属的交搭跨越，按指示进行编码，如食管和胃癌编码为 C16.0。在肿瘤表中，第一级修饰词"连接处"下面可以查到相应编码。

　　（2）如果交搭跨越累及同一类目下的多个部位，其部位编码应分类在该类目的 .8。

　　（3）如果交搭跨越涉及同一系统内不同类目下的多个部位，则其部位编码应按归属的系统分类，如下所示。

　　1）C02.8　舌交搭跨越的损害（具有两个或两个以上 C01-C02.4 亚目编码者）。

　　2）C08.8　大唾液腺交搭跨越的损害（具有两个或两个以上 C07-C08.1 亚目编码者）。

　　3）C14.8　唇、口腔和咽交搭跨越的损害（具有两个或两个以上 C00-C14.2 亚目编码者）。

　　4）C21.8　直肠、肛门和肛管交搭跨越的损害（具有两个或两个以上 C20-C21.2 亚目编码者）。

　　5）C24.8　胆道交搭跨越的损害（具有两个或两个以上 C22.0-C24.1 亚目编码者）。

　　6）C26.8　消化系统交搭跨越的损害（具有两个或两个以上 C15-C26.1 亚目编码者）。

　　7）C39.8　呼吸和胸腔内器官交搭跨越的损害（具有两个或两个以上 C30-C39.0 亚目编码者）。

　　8）C41.8　骨和关节软骨交搭跨越的损害（具有两个或两个以上 C40-C41.4 亚目编码者）。

9）C49.8　结缔组织和软组织交搭跨越的损害（具有两个或两个以上C47-C49.6亚目编码者）。

10）C57.8　女性生殖器官交搭跨越的损害（具有两个或两个以上C51-C57.7和C58亚目编码者）。

11）C63.8　男性生殖器官交搭跨越的损害（具有两个或两个以上C60-C63.7亚目编码者）。

12）C68.8　泌尿器官交搭跨越的损害（具有两个或两个以上C64-C68.1亚目编码者）。

13）C72.8　中枢神经系统交搭跨越的损害（具有两个或两个以上C70-C72.5亚目编码者）。

（4）跨越系统的交搭跨越分类于C76.8。

例如：胃、十二指肠腺癌，由于恶性肿瘤所涉及的两个相邻部位不是同一类目，故其部位编码应按其归属的消化系统.8分类，即C26.8。

若描述为一个肿瘤的生长是从一个部位侵袭、扩散或侵及相邻的部位时，属于起源明确的肿瘤。例如：当舌尖癌扩展到舌腹面时，应按已知为起源处的舌尖部位编码为C02.1。

3. 异位组织的恶性肿瘤编码于肿瘤被发现的部位，如卵巢的异位胰腺恶性肿瘤应编码于卵巢恶性肿瘤C56。此规则与2008版中文疾病和有关健康问题的国际统计分类的描述有所不同，ICD-10的2016年修订版已调整为上面的规则。

（五）其他有关分类的说明

1. **原位癌**　当子宫颈、会阴和阴道病理检查结果报告为"上皮内肿瘤Ⅲ级或高级别上皮内瘤变"时，按原位癌分类，其形态学主导词为"肿瘤（形成）"。

例如：子宫颈上皮内肿瘤Ⅲ级（CINⅢ）　　D06.9 M8077/2

　　　外阴上皮内肿瘤Ⅲ级（VINⅢ）　　D07.1 M8077/2

　　　阴道上皮内肿瘤Ⅲ级（VAINⅢ）　　D07.2 M8077/2

2. **继发性肿瘤**　继发性肿瘤编码的查找方法与原发性肿瘤一样。由于继发性肿瘤是从某原发部位转移到其他部位，其形态学编码的组织学类型编码不变，但要将动态编码改为/6，其部位编码在肿瘤表中的继发性栏内查找。

例如：肺腺癌术后肝转移　　C78.7 M8140/6（C34.9 M8140/3）

3. **复发癌**　复发癌指经过手术治疗或其他方法治疗后再次发生的肿瘤，在编码时按原发癌处理。

例如：肺腺癌术后复发　　C34.9 M8140/3

4. **多原发恶性肿瘤**　一个患者具有两个或两个以上独立的原发的恶性肿瘤时，称为多原发恶性肿瘤。发生多原发恶性肿瘤时，采用综合编码C97（独立"原发"多个部位的恶性肿瘤）表达。

5. **恶性变**　恶性变也可称癌变，是良性肿瘤、动态未定肿瘤、原位肿瘤以及非肿瘤性疾病在原有的性质上发生了恶性改变。其编码规则如下所示。

（1）恶性变的形态学编码

1）良性肿瘤的恶性变，形态学编码只将动态编码改为/3。例如：

子宫纤维肌瘤　　　　　　D25.9 M8890/0

子宫纤维肌瘤恶性变　　　C55　M8890/3

2）非肿瘤的恶性变直接采用M8000/3。例如：

胃溃疡癌变　　　　　　　C16.9 M8000/3

（2）恶性变的部位编码：良性肿瘤和非肿瘤的恶性变都要到肿瘤表恶性栏中去查找。

6. **诊断术语中具有两个定性形容词的肿瘤**　病理诊断中包含有两个或两个以上形态学成分，被称为混合性肿瘤。如果混合性肿瘤可以直接查到形态学编码，则采用查到的编码，如腺鳞癌编码为M8560/3。若无一个能同时包含两个形态学成分的编码，则采用较大的编码，因为其更具特异性。例

如病理诊断为移行性细胞表皮样癌,索引中查不到这个完整形态学名称的编码,可以分别查到:

移行细胞癌 NOS　　M8120/3

表皮样癌 NOS　　　M8070/3

此时,移行性细胞表皮样癌采用较大的形态学编码,即 M8120/3。

7.母细胞瘤　母细胞瘤的形态学查找有一定的规律性。例如视网膜母细胞瘤,查找时的主导词是"成视网膜细胞瘤";星形母细胞瘤,主导词是"成星形细胞瘤";但肺母细胞瘤,主导词是"肺母细胞瘤"。

8.井号(＃)　只用于第三卷索引的肿瘤表中。它表明当部位标有井号时,如果肿瘤是鳞状细胞癌或上皮细胞癌,就要分类到该部位的皮肤的恶性肿瘤中。如果肿瘤是乳头状瘤,则分类于该部位的皮肤的良性肿瘤。例如:面部鳞状细胞癌的部位编码要查:

肿瘤

一皮肤

――面 C44.3(按原发性肿瘤编码)

不能查:肿瘤

　　　　一面 NEC ＃ C76.0

9.菱形号(◇)　只用于第三卷索引的肿瘤表中,当肿瘤部位旁标有菱形号时,表明除了骨内性和牙源性以外,任何类型的癌和腺癌(或者是肿瘤的形态学编码不是 M918-M934,也不是 M8812/3)均应认为是转移而来,要编码于骨继发性恶性肿瘤 C79.5。

例如:胫骨腺癌部位编码的查找过程:

肿瘤

一骨(骨膜)◇

――胫骨 C79.5 继发恶性栏

这里遇到◇,由于形态学编码是 M8140/3,不是 M918-M934,也不是 M8812/3,因此,不是骨原发恶性肿瘤,部位编码只能编到骨的继发性恶性肿瘤 C79.5,其形态学的动态码应改为/6,即转移性腺癌 M8140/6。

在分类时要注意阅读病理报告和病案的其他相关内容,如果患者已经明确是原发肿瘤或是继发肿瘤,要按照实际情况编码。

10.囊肿　一般来说,囊肿是一种瘤样病变,不是肿瘤,分类时归入特定的解剖部位。但这一概念不是绝对的,具有肿瘤性质的囊肿按肿瘤分类。如:某些部位的皮样囊肿 M9080/0。这一概念也不适用于某种结构的囊肿,如:鳃裂囊肿 Q18.0,它不归类到身体系统中,而是分类到先天性疾病中。第三卷索引中,囊肿主导词下所列的部位是有限的,如果在"囊肿"下不能找到部位,可以"病"做主导词。例如:脊柱关节囊肿 M53.8。

11.息肉　息肉一般不是肿瘤,属瘤样病变。在 ICD 中曾将发生于膀胱、胃、结肠部位的息肉归类于肿瘤,但澳大利亚提出结肠息肉与胃息肉不是肿瘤,应归于消化系统疾病,分别编码为 K63.5、K31.7,已得到世界卫生组织的同意。在中文 ICD-10 第二版中,已修正了编码。如果在"息肉"主导词下找不到部位,可以"病"做主导词。

12.造血与淋巴肿瘤　肿瘤的命名与分类变化很大,世界卫生组织对 ICD 的修订也比较大,下列是 2019 年版的 ICD-10 类目。

C81　霍奇金淋巴瘤

C82　滤泡性淋巴瘤

C83　非滤泡性淋巴瘤

C84　成熟 T/NK 细胞淋巴瘤

C85　其他和未特指型非霍奇金淋巴瘤

C86　其他特指型 T/NK 细胞淋巴瘤

C88　恶性免疫增生性疾病

C90　多发性骨髓瘤和恶性浆细胞肿瘤

C91　淋巴细胞白血病

C92　髓系白血病

C93　单核细胞白血病

C94　其他特指细胞型白血病

C95　非特指细胞型白血病

C96　其他和未特指淋巴、造血和相关组织恶性肿瘤

肿瘤编码查找步骤表

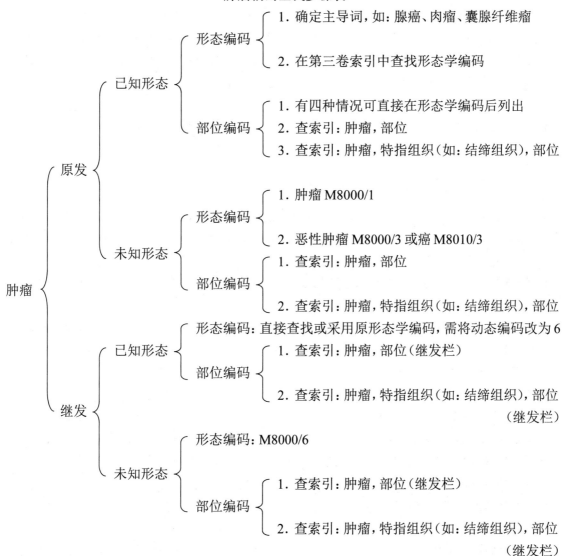

三、血液及造血器官疾病和涉及免疫机制的某些疾患（D50-D89）

本章是对各种贫血、凝血机制和免疫机制障碍性疾病的分类。有关分类的某些说明如下。

贫血　贫血指人体外周血红细胞容量减少至正常值以下。在我国海平面地区，成年男性血红蛋白浓度低于120g/L，成年女性（非妊娠）血红蛋白浓度低于110g/L，孕妇血红蛋白浓度低于100g/L即为贫血。贫血按严重度分为轻度（>90g/L）、中度（60～90g/L）、重度（30～59g/L）和极重度（<30g/L）。贫血分类时强调贫血的病因，其编码规则如下所示。

（1）药物或外因所致的贫血。以贫血编码为主要编码，第二十章的外因编码作为附加编码。例如，患者在疟疾治疗中服用甲氧苄啶诱发的叶酸缺乏性贫血，主要编码为D52.1，附加编码为Y41.2，在治疗中使用抗疟疾和对其他血液原虫有作用的药物。

（2）其他章疾病引起的贫血。如果同时治疗原发疾病，则选择原发疾病为主要编码，贫血为附加编码。当入院目的是治疗贫血时，贫血可以作为主要编码。

（3）失血性贫血。根据出血时间的长短、出血量的多少及患者所处的阶段不同会有不同的编码。急性失血性贫血编码为D62，慢性失血性贫血编码为D50.0。

（4）贫血星剑号编码的应用。在索引中，某些疾病引起的贫血有星剑号编码，例如：疟疾性贫血编码为B54†D63.8*，肿瘤引起的贫血编码是D48.9†D63.0*。肿瘤致贫血，根据具体的医疗情况选择主要诊断。肿瘤性贫血统一采用D48.9†D63.0*的编码。

例如：患者间断头晕1年半，加重2个月，伴有活动后心悸。结合患者子宫肌瘤病史，平素月经量多，血红蛋白浓度为100g/L，口服铁剂后出现恶心、呕吐，考虑患者口服铁剂不耐受。入院予以蔗糖铁静脉滴注，好转后出院。临床诊断为轻度贫血、子宫肌瘤。

疾病分类编码如下：

肿瘤性贫血 D48.9† D63.0*

子宫肌瘤 D25.9 M8890/0

四、内分泌、营养和代谢疾病（E00-E90）

本章首先对内分泌腺的疾病进行分类，内分泌腺包括甲状腺、肾上腺、垂体腺、胸腺、卵巢和睾丸。本章还对各种营养不良、维生素缺乏和代谢性疾患进行分类。

（一）编码规则

1. 分类于本章的疾病有一些是由于药物或外因所致，应以本章的编码为主，第二十章的编码作为附加编码。

2. 当肿瘤具有功能活性或由于异位内分泌组织所致的功能活性，可用本章的适当编码（如E05.8、E07.0、E16-E31、E34.-)作为附加编码。

（二）其他相关分类说明

1. **糖尿病**　是一组慢性代谢性疾病。目前国际上通用1999年WHO糖尿病专家委员会提出的病因学分型标准，将糖尿病共分4大类，包括1型糖尿病、2型糖尿病、特殊类型糖尿病和妊娠糖尿病。这里特殊类型糖尿病包括胰腺外分泌疾病并发糖尿病、内分泌疾病并发糖尿病、药物或化学制剂诱导所致糖尿病，以及其他遗传病伴有的糖尿病等。ICD-10中糖尿病分为五大类，即：

E10 胰岛素依赖型（1型）糖尿病

E11 非胰岛素依赖型（2型）糖尿病

E12 营养不良相关性糖尿病

E13 其他特指的糖尿病

E14 未特指糖尿病

E10-E14类目的分类轴心是糖尿病的类型。E14是指糖尿病的类型不明确，出院诊断中一般情况下极少使用这个编码。医师若不写出糖尿病的类型，会导致分类过粗。E10-E14有共用的十个亚目，用来表示糖尿病的并发症。

药物诱发的糖尿病,需使用附加外因编码标明药物。例如:患者因治疗干燥综合征,服用糖皮质激素后出现血糖升高,医生诊断为类固醇性糖尿病。该患者的疾病分类编码为 M35.0 干燥综合征,E13.2 类固醇性糖尿病,Y42.0 糖皮质激素类及其合成的类似物的有害效应。

妊娠糖尿病,无论是因此向产科求医或到内分泌科调节血糖,均分类于 O24。新生儿糖尿病分类于"起源于围生期的某些情况",编码于 P70.2。

2. 类癌综合征(E34.0) E34.0 是肿瘤功能活性的编码。类癌综合征是伴随有类癌(嗜银细胞瘤)的复合症状,因为肿瘤分泌的 5-羟色胺、前列腺素类及其他生物活性物质所致,其特征为皮肤骤然呈现发绀潮红,持续数分钟至数天,水样腹泻,支气管收缩发作,血压突然降低,水肿及腹水。

3. 局限性淀粉样变性 局限性淀粉样变性的编码为 E85.4,核对编码时可见没有星剑号标记。但当指出是某一器官的淀粉样变性时,索引中一般都附有星剑号编码。例如,肝淀粉样变性 E85.4† K77.8*;心脏淀粉样变性 E85.4† I43.1*。此时,要按索引的编码执行。

4. 营养缺乏与营养过度后遗症 如果指出了营养缺乏与营养过度后遗症的具体表现,则 E64.-及 E68 就不能作为主要编码,他们可以作为选择性附加编码。

五、精神和行为障碍(F00-F99)

精神和行为障碍在许多情况下不能通过实验室的理化检查手段来诊断,因此本章中的类目标题和亚目标题下通常都附有定义,它是供医师作诊断时参考的。编码应在诊断的基础上加以指定,即使在医师的诊断与类目或亚目标题下的定义之间出现冲突,也要以诊断为主。

1. 器质性精神障碍(F00-F09) 器质性精神障碍是一组由脑部疾病或躯体疾病导致的精神障碍。由脑部疾病导致的精神障碍,包括脑变性疾病、脑血管病、颅内感染、脑外伤、脑部肿瘤等所致精神障碍。躯体疾病导致的精神障碍只是原发躯体疾病症状的组成部分,也可与感染、中毒性精神障碍统称为症状性精神障碍,包括甲状腺功能亢进、糖尿病等。

如上所述,本节的精神障碍多数情况下需使用两个编码:其一标明精神病理综合征,其二标明原发疾病。在器质性(包括症状性)精神障碍(F00-F09)下有一注释,提示"需要时,使用附加编码标明根本疾病"。如动脉硬化性痴呆,主要编码是 F01.9,这个编码强调的是精神障碍,如果要说明病因是脑动脉硬化,还需要用 I67.2 来补充说明。本节中有部分类目明确指出是星剑号编码,也就是说已经指明了病因,所以注释不是对这些明确的类目而言,而是对没有给出病因编码的类目的指导。

2. 痴呆 痴呆是一种脑部疾病引起的综合征,通常具有慢性或进行性加重的性质,存在多种高级皮层功能的紊乱,表现为严重的认知功能缺陷或衰退。痴呆的病因很多,包括阿尔茨海默病、脑血管病、脑部肿瘤、脑部感染、维生素 B_{12} 缺乏、酒精中毒等。

痴呆的分类轴心是病因,临床医生常将"痴呆"作为独立诊断,编码员在病历中找到确认的病因时,应按病因分类,不应分类于 F03。例如帕金森病性痴呆编码为 G20† F02.3*。

3. F10-F19 与 F55

(1)精神活性物质引起的精神和行为障碍(F10-F19):F10-F19 是精神活性物质引起的精神和行为障碍,该物质有成瘾性,因此查找相应疾病的编码时,主导词用"依赖";F55 是非依赖性物质滥用,查找编码时主导词用"滥用"。

F10-F19 的共用亚目指明了患者的临床症状,常常需要阅读病历来获取相关信息。其中,有害使用 F1-.1 也隐含于 F1-.2-F1-.9 情况中,因此有更具体的药物或酒精相关的障碍时,不应同时编码 F1-.1。

(2)非依赖性物质滥用(F55):包括种类繁多的药剂、成药和民间验方,不产生依赖的精神药物如抗抑郁药、缓泻剂及镇痛剂比较常见。这些来自体外的物质，虽不产生心理或躯体性成瘾，但可影响个人精神状态，产生摄入过量所致的中毒症状或突然停用所致的停药综合征（如反跳现象），如维生素类、缓泻剂滥用等。

4.心因性疾病 心因性疾病是指患者明显的生活事件或困难，在病因中起重要作用。F45.3-F45.8的心因性疾病都是功能性的，F54中的心因性疾病则产生了器质性的损害。例如心因性呃逆编码是F45.3；心因性哮喘可编码为F54和J45.1，用主导词"心因性"可以查到F54；心源性哮喘则有所不同，是指由于高血压、冠状动脉硬化等引起左心衰竭，继而突然出现呼吸衰竭，该疾病的编码为I50.1。

六、神经系统疾病(G00-G99)

本章的一些情况可能是由于药物或其他外因的效应所致，可以用第二十章的编码作附加编码。有关分类的某些说明如下所示。

1.中枢神经系统炎性疾病的后遗症(G09) G09是对G00-G08疾病后遗症的分类，但其中G01*、G02*、G05*、G07*类目的后遗症不能归类于G09。例如：由于结核性脑膜炎引起耳聋这个后遗症，编码为H91.9 B90.0，结核性脑膜炎后遗症的编码为B90.0，这里作为附加编码。又如：一年前免疫接种后脑炎所致的轻度精神发育迟滞，本次因精神发育迟滞入院，编码为F70.9 G09，免疫接种后脑炎后遗症的编码为G09，作为附加编码。

2.阿尔茨海默病 阿尔茨海默病（AD）是一种起病隐匿的进行性发展的神经系统退行性疾病。这种退化会导致智力变化，从轻微的智力损伤到伴有认知功能丧失和记忆障碍的痴呆。该病的分类轴心是发病年龄。通常65岁以前发病者，称早期发病，编码为G30.0，而65岁以后发病者称晚期发病，编码为G30.1。当阿尔茨海默病同时伴有痴呆时，编码为G30.9† F00.9*。

3.癫痫(G40-G41) 癫痫是大脑神经元突发性异常放电，导致短暂的大脑功能障碍的一种慢性疾病。癫痫发作的分类主要根据发作的临床表现及脑电图改变。

2017年3月，国际抗癫痫联盟（ILAE）发布了最新一版的癫痫发作分类。本次修订的目的是明确一些局灶性或全面性癫痫发作的类型。局灶性发作即发作起始症状及脑电图改变提示"大脑半球某部分神经元首先被激活"。全面性发作则提示"双侧大脑半球同时受累"。

根据2017年癫痫新的临床分类：局灶性起源分类于G40.0-G40.2；全面性起源分类于G40.3-G40.5；起源不明分类于G40.6-G40.8。临床不再用部分性、复杂性，而使用局灶性。局灶性发作分为意识清楚的（分类于G40.1）和伴意识障碍的（分类于G40.2）。癫痫患者会有多种发作形式，须分别进行分类，优先分类癫痫持续状态发作G41。例如：癫痫局灶性发作继发全面强直阵挛性发作编码为G40.1。

4.瘫痪综合征(G81-G83) 这一节编码既可以作为主要编码也可以作为附加编码。编码规则如下所示。

（1）当针对导致瘫痪的原发病进行治疗时，原发病应作为主要编码，瘫痪作为附加编码。

例如：脑出血，偏瘫（脑出血为主要情况，编码为I61.9；偏瘫为次要情况，编码为G81.9）。

（2）当仅仅针对瘫痪进行康复时，瘫痪作为主要编码，原发病或后遗症诊断作为附加编码。

例如：患者1年前脑梗死，现因左侧肢体瘫痪入院行康复治疗。出院诊断为：脑梗死后遗症、偏瘫。

疾病分类编码：偏瘫 G81.9

脑梗死后遗症 I69.3

5.关于神经炎 诊断中的神经炎与神经病常是相通的名称。若诊断为某神经的变性，常是指多神经病，编码时应注意分析诊断。"神经炎""神经病""多神经炎"和"多神经病"都是主导词，查找编码时可以灵活转换。

七、眼和附器疾病（H00-H59）

ICD-10中眼和附器疾病以及耳和乳突疾病共用一个字母H。

（一）编码规则

感觉器官损伤的编码常常可以在索引中直接得到。例如：外伤性白内障编码为H26.1。如果是首次到医院就医的新近损伤，首先要编码损伤的部位，这样才能归入第十九章 损伤、中毒和外因的某些其他后果，归入身体系统章的编码要作为附加编码。

例如：眼球穿通伤，斗殴中（匕首）所致 S05.6 X99.9

外伤性白内障 H26.1

（二）其他有关分类的说明

1. H21.2 我国临床上常见的疾病诊断"虹膜缺损"多为后天性，编码为H21.2，在ICD-10中翻译为"虹膜劈裂症"，以"虹膜劈裂症"作为主导词查找；如果以缺损为主导词查找，缺损-虹膜Q13.0，编码为先天性畸形，查找编码时应注意。

2. 白内障 白内障是指晶状体蛋白质变性而发生混浊。白内障可按病因、发病时间、晶状体混浊形态等不同方法进行分类。其中，按发病时间可分为先天性和后天性，按病因可分为年龄相关性、外伤性、代谢性、中毒性和后发性等。

本章使用类目H25-H26分类后天性白内障。其中，H25详细区分了老年性白内障类型，编码时应结合诊断描述和具体检查情况予以详细编码，H26用于其他病因导致的白内障。需要特别注意的是，若编码代谢性白内障，根据索引：白内障-见于（由于）--代谢性疾病NEC编码为E88.9†H28.1*。

3. H54.- 盲和视力低下 对于因创伤引起的盲和视力低下，应注意区分是近期损伤还是晚期效应。若为近期损伤所造成，其编码在第十九章。如：创伤性盲，近期，编码为S05.9，体现在外伤的情况上。

八、耳和乳突疾病（H60-H95）

有关分类的某些说明如下所示。

1. 慢性化脓性中耳炎的分类 中耳包括鼓室、咽鼓管、鼓窦和乳突腔。鼓室有顶、底、内、外、前、后六个壁，鼓室内容物有听骨、肌肉、韧带、囊袋和神经。

慢性化脓性中耳炎分为三型。

（1）单纯型：按慢性化脓性中耳炎分类，编码为H66.3，主导词为"耳炎"。如果特指鼓窦隐窝则编码为H66.2，咽鼓管的编码是H66.1。

（2）胆脂瘤型：编码为H71，主导词为"胆脂瘤"。在国内2012版《中耳炎临床分类和手术分型指南》中，中耳胆脂瘤已与化脓性中耳炎并列，独立为一类中耳炎性疾病，但目前仍沿用H71编码。

（3）骨疡型（骨疽）：编码区分具体部位，听骨编码为H74.3，乳突为H70.1，笼统的中耳编码为H74.8，主导词为"骨疽"。

慢性化脓性中耳炎分类时，应注意区分中耳炎的类型及病变部位。

未特指的化脓性中耳炎编码为H66.4，其中的"未特指"表示未特指化脓性中耳炎的急性、慢性。未特指的中耳炎编码为H66.9，其"未特指"表示未指出中耳炎的临床表现是化脓性还是非化脓性。

2. 听力损失和耳聋 听力损失又称听力丧失、耳聋，可以分为三种情况：

（1）传导性耳聋（H90.0-H90.2），由于外耳道、中耳的缺陷造成的损失。

（2）感音神经性聋（H90.3-H90.5），由于螺旋器、听神经和听觉中枢的器质性病变，导致对声音的感受与神经冲动的传导发生障碍，引起的听力下降。

（3）混合性传导性和感音神经性听力损失（H90.6-H90.8）。

听力损失的其他分类编码为H91，与潜在原因有关，例如：耳毒性听力损失（H91.0）是由摄入有毒物质引起的。H90包括先天性聋，但不包括噪声性聋（H83.3）。H91不包括心因性聋（F44.6）。

九、循环系统疾病（I00-I99）

本章分类的内容包括心脏、血管、淋巴管和淋巴结疾病，脑血管疾病也分类于此章中。

有关分类的某些说明如下所示。

1. **慢性风湿性心脏病**（I05-I09）　慢性风湿性心脏病是由先前活动性风湿感染引起的心脏病，心脏瓣膜最常受累。表现为二尖瓣、三尖瓣和主动脉瓣中有一个或几个瓣膜狭窄和／或关闭不全。

（1）心脏瓣膜疾病的假定分类：ICD-10将某些病因不明的心脏瓣膜疾病假定为起源于风湿。总体来说，呈现以下规律：

1）凡未提及病因的二尖瓣、主动脉瓣和肺动脉瓣关闭不全假定为非风湿性编码，三尖瓣关闭不全假定为风湿性编码。

2）凡未提及病因的主动脉瓣和肺动脉瓣的狭窄假定为非风湿性编码；二尖瓣和三尖瓣的狭窄假定为风湿性编码。

3）未提及病因的心脏多瓣膜疾病，按假定的风湿性病因处理编码，如多个心脏瓣膜病编码为I08。

风湿性病因的心脏瓣膜病分类于I05-I09，非风湿性病因的心脏瓣膜病分类于I34-I37，先天性心脏瓣膜病分类于Q22-Q23。在临床实际编码中，要注意了解患者心脏瓣膜疾病的真实病因，精确编码，尽量不使用假定分类。

（2）编码规则：若慢性风湿性心脏病有风湿活动的临床表现，住院治疗风湿热，则以风湿热的编码为主、慢性风湿性心脏病的编码为附加编码。例如：风湿性二尖瓣狭窄，活动期编码为I01.1（主）I05.0（附）。

2. **高血压**（I10-I15）

（1）特发性高血压（I10）：这个类目包括了良性和恶性高血压，但没有用亚目加以区分，对于临床检索需要区分良性和恶性。实际工作中，用扩展编码来展现更详细的特征。

良性高血压又称缓进型高血压。病情进展缓慢，早期近半数患者可无症状，当并发有动脉粥样硬化时，收缩压显著升高，在并发心肌梗死后血压可能降至正常或从此不再增高，发生脑出血后血压也可能持久地降低。

恶性高血压又称急进型高血压。临床比较少见，病情亦比较重。本病病情发展迅速，血压显著升高，舒张压多持续在130～140mmHg以上，常于数月到1～2年内出现严重的脑、心、肾损害。

（2）高血压合并心脏疾病、肾脏疾病（I11-I13）：当高血压与心脏疾病、肾脏疾病之间存在因果关系时，分类于I11-I13，同时对心脏疾病（如心力衰竭）和肾脏疾病（如肾功能衰竭）的具体情况进行编码。

（3）继发性高血压（I15）：继发性高血压可由于各种原发疾病，如肾功能紊乱、中枢神经系统紊乱、内分泌疾病和血管疾病所致。需注意本类目不包括脑及眼的血管性高血压。

肾性高血压是一侧或两侧肾脏疾病引起的高血压。引起高血压的肾脏疾病有三类。

1）肾血管高血压

● 肾动脉本身的病变：如动脉粥样硬化、肾动脉外伤后狭窄、肾动脉膜纤维组织增生、肾动脉炎、肾动脉瘤、肾动脉血栓形成、肾动脉栓塞、肾动脉先天性畸形或肾动静脉瘘等。

● 肾动脉被周围病变压迫或扭曲：如肾动脉周围粘连、肾蒂扭曲等。

2）肾实质病变引起的高血压：如急性肾小球肾炎、慢性肾小球肾炎、慢性肾盂肾炎、肾结核、先天性多囊肾、放射性肾炎等。

3）尿路梗阻性疾病：如输尿管狭窄和结石等，此类疾病临床上引起高血压者少见。

3. **心肌梗死的分类** ICD-10中心肌梗死分为四大类。

(1) 急性心肌梗死(AMI)编码于I21.-。急性心肌梗死以4周(28天)为限,超过这一时间为慢性。这个编码的分类轴心是双轴心,I21.0至I21.3以心肌发病的位置为轴心,而整个类目的主要轴心是透壁性和非透壁性。

所谓透壁性和非透壁性急性心肌梗死是临床分型,传统分型在"溶栓治疗时代"之前,临床医生根据急性心肌梗死后数天的心电图检查,通常将其分成Q波AMI和无Q波AMI。Q波AMI通常被认为是透壁性心肌梗死,累及心室肌全层;无Q波AMI是非透壁性心肌梗死,累及心内膜下层和中层心肌。然而,这种分类方法与病理实际情况不符,且患者能否形成Q波是回顾性的,对于心肌梗死的快速诊断和指导再灌注治疗没有实际意义。经及时再灌注治疗,许多ST段抬高AMI可不形成Q波;反之一部分的ST段不抬高AMI也可形成Q波。

急性心肌梗死的临床分型的演变和进展如下所示。

透壁与非透壁(心内膜下)心肌梗死

↓

Q波与非Q波心肌梗死

↓

ST段抬高型和非ST段抬高型心肌梗死

(2) 随后性心肌梗死(又称为复发性心肌梗死)编码于I22.-。该类目用于发生于先前梗死后4周(28天)内的任何心肌部位的梗死。

(3) 慢性心肌梗死编码为I25.8,指心肌梗死自发病起时间超过4周,即大于28天。

(4) 陈旧性心肌梗死编码为I25.2。被描述为陈旧的或已治愈的心肌梗死,当前存在缺血性心脏病时,不应使用I25.2。只有对本次医疗过程有影响时,才将其指定为附加编码。

4. **急性心肌梗死后的某些近期并发症** 急性心肌梗死后的早期并发症编码为I23.-。当因急性心肌梗死入院,随后产生并发症,如心包积血、心壁破裂时,应将I23.-编码作为I21.-或I22.-的附加编码。

例如:患者以急性心肌梗死入院,当晚病情加重,经心肺复苏无效后死亡。诊断为:心脏破裂、急性广泛前壁心肌梗死

疾病分类编码:I21.0 急性前壁透壁性心肌梗死

I23.3 心壁破裂作为心肌梗死后的近期并发症

5. **急性冠脉综合征(ACS)** 是一组由急性心肌缺血引起的临床综合征,包括急性心肌梗死(AMI)及不稳定型心绞痛(UA),其中AMI又分为ST段抬高型心肌梗死(STEMI)及非ST段抬高型心肌梗死(NSTEMI)。当不能判定是急性心肌梗死或不稳定型心绞痛时,才能诊断急性冠脉综合征,编码为I24.9。住院患者出现这种情况很少见。

6. **冠状动脉栓塞,未造成心肌梗死(I24.0)** I24.0明确指出是对冠状动脉血栓形成而未造成心肌梗死的分类,在临床分类中,应注意区别是否造成心肌梗死。

7. **去极化(I49)** 中和极性的过程或作用称为去极化。心肌细胞静息时,膜内外存在电位差,膜外为正,膜内为负,呈极化状态,当膜内电位向负值减小的方向变化称为去极化或除极化。心肌能够在肌膜动作电位的触发下产生收缩反应。过早去极化在临床上表现为早搏或称期前收缩。

8. **复极综合征** 复极综合征又称早复极,是电生理(心电图)检查的表现,其表现为S-T波的不正常,但在临床上可以没有任何表现,分类时按心电图检查异常编码于R94.3,主导词为"异常的"。

9. **脑血管病**

(1) 注意本节的包括和不包括:对由于高血压病引起的脑血管病均分类于本节,需要时,使用附加编码标明脑血管病患者存在的高血压情况。

短暂性大脑缺血性发作和相关的综合征（简称 TIA）分类于神经系统疾病（G45.-），不再分类于循环系统疾病。创伤性颅内出血（S06.-）、血管性痴呆（F01.-）不包括在本章中。

（2）编码规则

1）I60 包括动脉瘤和动静脉畸形破裂引起的蛛网膜下腔出血，动脉瘤和动静脉畸形此时无须再单独编码。

2）医生在诊断脑梗死时，关注的是发生脑梗死的部位，而按照 ICD-10 的分类轴心，编码员需要明确责任血管，确定病因分型。因此，需要阅读病案中定位、定性分析和影像学检查结果确定编码。

3）存在多根脑血管闭塞及狭窄，造成脑梗死的按照责任血管分类于 I63.-，未造成脑梗死的脑血管闭塞及狭窄分类于 I65.- 或 I66.-。

4）当双侧或多支脑动脉发生闭塞或狭窄，但是未造成梗死，应增加 I65.3 或 I66.4，以体现病情的严重性，具体血管的闭塞和狭窄也要分别编码。

例如：患者因脑梗死入院，经 CT 检查显示左侧大脑后动脉闭塞、左侧椎动脉狭窄、基底动脉狭窄。临床分析本次脑梗死定位于左侧大脑后动脉，予以改善脑循环、抗血小板等对症治疗，病情平稳后出院。出院诊断：脑梗死（脑动脉硬化所致）、大脑后动脉闭塞。

疾病分类编码：I63.3 大脑动脉血栓形成引起的脑梗死

     I65.0 椎动脉狭窄

     I65.1 基底动脉狭窄

     I65.3 多个和双侧入脑前动脉的闭塞和狭窄

（3）脑血管病后遗症（I69）：用于分类脑血管病的后遗症，根据具体的临床表现和部位分类。I69 仅在对当前的医疗有重要意义时才分配代码。当患者出现新的脑血管病，而同时存在陈旧性脑血管病时，I60-I67 的编码与 I69 的编码同时使用。

十、呼吸系统疾病（J00-J99）

（一）编码规则

1. 当呼吸系统的疾病发生于一个以上的部位并且没有明确的索引指明其编码时，要按较低的解剖部位分类，如：气管支气管炎按支气管炎编码为 J40。

2. 年龄小于 15 岁的儿童，如果未指明支气管炎的急慢性情况，可假定为急性支气管炎，分类于 J20.-。

3. 某些传染性病原体感染引起的疾病或由外因所致的疾病，需要时可用附加编码说明。例：急性咽炎，腺病毒感染编码为 J02.8 B97.0。又如：急性肺水肿，在工厂吸入四氯乙烯蒸气所致编码为 T53.6 J68.1 X46.6。

（二）其他有关分类的说明

1. 流行性感冒（J09-J11）

（1）J09-J10 都是被标明的病毒引起的流行性感冒，要根据病毒感染的情况分类，例如：H5N1 引起的禽流感，要编码于 J09，不能因为 J10 和 J11 下亚目有并发症的分类就将所有流行性感冒并发症都分类到这些类目下。

（2）如果医生诊断"疑似"或"可疑"禽流感、新型甲型流行性感冒或其他流行性感冒，不假定按明确病毒分类，应分类至流行性感冒，病毒未标明。例如：可疑甲型 H1N1 流行性感冒编码为 J11.1。

（3）除禽流感以外，因流行性感冒引起的并发症或呼吸道、胃肠道等表现被归类于 J10.- 和 J11.-，必要时，应使用附加编码标明肺炎的类型、并发症的具体情况。

例如：甲型 H1N1 型流行性感冒伴心肌炎 J10.8† I41.1*。

2. 肺炎 肺炎的分类主要依据病因，例如：金黄色葡萄球菌性肺炎编码为 J15.2；不明确感染性病因的按部位分类,例如:大叶性肺炎编码为J18.1;病原体和部位等相关特征都不明确的统称肺炎编码为J18.9。近年来,由于管理的需要,出现重症肺炎、社区获得性肺炎等管理性诊断。如果采用这样的诊断进行编码,那么疾病的病原学特征就没有了,因为所有的病原体都可以引起重症肺炎、社区获得性肺炎。实际上,重症肺炎可以通过多编码来获取这些数据,如:呼吸困难、器官衰竭、使用机械性通气疗法,这些都有其编码。同样,社区获得性肺炎也可以通过门诊诊断来判断,如果门诊诊断有肺炎,那么这就是社区获得性肺炎。

编码肺炎时,痰液和血液检验可以提示感染的病原微生物。为了明确肺炎的病原体,编码员应阅读实验室报告中提到的致病微生物,并与医生核实,以确定是否能进一步明确肺炎的病因。

感染引起的肺炎常常采用双重分类表示,有的也没有星剑号编码。例如:血吸虫病引起的肺炎编码为B65.9†J17*。

3. 支气管哮喘与喘息性支气管炎的分类

(1)支气管哮喘(bronchial asthma):简称哮喘,是支气管高压反应状态下,由于变应原或其他因素引起广泛气道狭窄的疾病。其临床特点为发作性胸闷、咳嗽,大多呈带有哮鸣音的呼气性呼吸困难。多有过敏史,且呈季节性。编码为J45.-。

(2)喘息性支气管炎(asthmatic bronchitis)(又称哮喘性支气管炎):有慢性咳嗽、咳痰伴有喘息,并经常或多次出现哮鸣音,可以分为以下两种。

1)慢性喘息性支气管炎:病程长,气急呈进行性加重,有典型的肺气肿体征。而支气管哮喘除并发慢性支气管炎,进而引起阻塞性肺气肿外,一般在哮喘发作后,一切均可恢复。支气管扩张药对支气管哮喘引起的气急效果明显,对喘息性支气管炎效果不明显。编码为J44.8。

2)急性喘息性支气管炎:是一种特殊类型的急性支气管炎,现称为"毛细支气管炎"。过去的名称是因为病变在支气管部位,其临床表现除充血、水肿、分泌物增多等炎症表现外,同时又有支气管痉挛,所以临床表现以严重的哮喘为主。新名称则是为了更确切地表明这种疾病的特征。特点如下:①病因是病毒感染,呼吸道合胞病毒最常见。此外,副流感病毒、腺病毒等均可引起。临床表现为体温不高,病情严重时病变范围较广,易有并发症,病程长,抗菌药物无效。②本病多发于2岁以前的儿童,尤以6个月以内的婴儿为多见。

喘息性支气管炎的诊断必须分出急慢性,慢性的编码为J44.8,按"支气管炎"查找。急性要查"细支气管炎",才能查到J21.- 编码。

4. 胸膜炎的分类 当胸膜炎未指出其疾病的性质时,被分类于第十八章的R09.1中;若指明了胸膜炎的疾病性质则被分类于呼吸系统疾病中,结核性胸膜炎则被分类于第一章。

例如:化脓性胸膜炎 J86.9

结核性胸膜炎 A16.5

十一、消化系统疾病(K00-K93)

与其他章节一样,在本章中需要密切关注合并编码、附加编码的使用,并仔细阅读包括、不包括注释和其他指示性说明。

有关分类的某些说明如下。

1. 口腔黏膜其他和未特指的损害(K13.7) 这个编码实际上所包含的内容远比它标题的内容更多,它包括了所有口腔不能分类于他处的疾病,如腭垂肥大、小口畸形(后天性)等。

2. 贲门疾病的分类 大多数贲门疾病在主导词下并没有列出贲门部位,根据少数在索引中可以直接获得疾病编码的情况,可判断出在ICD-10中通常对于普通疾病,贲门是按食管分类的。但在肿瘤的部位编码中,贲门却是按照胃来分类的。

如：贲门口糜烂 K22.1

　　贲门憩室   K22.5（卷一中未列出）

　　贲门腺癌   C16.0 M8140/3

3. 食管、胃和十二指肠疾病（K20-K31）的分类

（1）不包括：食管裂孔疝，其归入膈疝，编码为 K44.-。

（2）常有"需要时，使用附加外因编码标明原因"的提示。如：K20、K22.1、K25、K26。

（3）消化不良（K30）编码的使用：此处 K30 属于功能性消化不良，应注意病因及临床表现对编码的影响，由于心因性所致的消化不良，分类于第五章，编码为 F45.3。

4. 胃肠道出血

胃肠道疾病引起的出血比较多见，胃肠道出血表现为呕血、血便和便隐血，呕血表示急性上消化道出血，便血表示上消化道或下消化道出血。ICD-10 为胃肠道溃疡、急性胃炎等设定了相应的亚目来标明出血情况。例如：急性十二指肠溃疡伴出血和穿孔，编码为 K26.2。如果没有这样的合并编码来标明出血情况，则使用 K92.2 未特指的胃肠出血附加说明胃肠道疾病伴有的出血。医生在诊断中有时缺乏出血具体部位和原因的描述，要仔细阅读病案中的相关内容。

5. 腹腔疝的分类

（1）股疝、脐疝、腹疝、膈疝是否并发梗阻或坏疽的分类：按其部位详细分类于 K41-K44 中，在每个类目下以亚目区分并发症的情况。

（2）K40-K46 下的"注"指出，疝同时具有梗阻和坏疽时，应分类于疝伴有坏疽，即指明了分类的方法。

（3）箝闭性疝即是嵌顿性疝。

6. 肠血管疾患（K55）

血管的疾病分类于循环系统，肠血管疾患导致的肠疾病分类于消化系统。

7. 巨结肠（K59.3）

巨结肠在 ICD-9 中假定为先天性而分类于先天发育异常，而在 ICD-10 中则假定为后天性，分类于其他功能性肠疾患。此时，阅读病案或由医师指出其性质是至关重要的。

8. 肝疾病（K70-K77）

这一节编码不包括病毒性肝病，我国临床上的诊断"慢性迁延性肝炎"常常是病毒性的，不能分类于此，应将其分类于 B18.9，这里的 .9 在具体病例中视肝炎病毒的分型将有所改变。编码员要注意阅读病案，了解慢性迁延性肝炎的真实病因。

十二、皮肤和皮下组织疾病（L00-L99）

有关分类的某些说明如下。

1. 皮炎的分类

（1）感染性皮炎（L30.3）

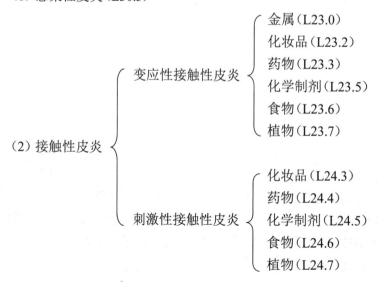

（2）接触性皮炎　变应性接触性皮炎　金属（L23.0）／化妆品（L23.2）／药物（L23.3）／化学制剂（L23.5）／食物（L23.6）／植物（L23.7）

刺激性接触性皮炎　化妆品（L24.3）／药物（L24.4）／化学制剂（L24.5）／食物（L24.6）／植物（L24.7）

（3）内服物质性皮炎 $\left\{\begin{array}{l}\text{药物、药剂（L27.-）}\\ \text{食物（L27.2）}\end{array}\right.$

（4）辐射性皮炎（L56-L59）

2. 关于皮炎的某些说明

（1）变应性接触性皮炎（L23）与刺激性接触性皮炎（L24）

这两个编码的共同特点是接触了某种物质而导致皮炎，其不同点是前者是对某一种物质的抗原过敏，后者通常是某种物质反复刺激导致的反应。编码时应注意审阅病案，确定皮炎的性质。

（2）药疹的分类

● 药物接触性皮炎 $\left\{\begin{array}{l}\text{变应性接触性皮炎（L23.3）}\\ \\ \text{刺激性接触性皮炎（L24.4）}\end{array}\right.$

● 药物内服性皮炎：指口服或注射药物引起的皮炎（L27.-）

药疹又称药物性皮炎，其编码规则如下所示。

1）如果诊断为"药疹"，ICD-10 将其假定分类为内服性药物性皮炎，因此应注意阅读病案，区分皮炎的性质，以保证编码的准确性。

2）使用附加编码标明引起皮炎的药物。

例如：全身性皮炎，由于服用磺胺类药物　L27.0（主）Y41.0（附）。

此种情况属于遵医嘱适量服用药物后的过敏反应，又称为药物的有害效应。

另如：全身性皮炎，由于错服大量磺胺类药物　T37.0（主）L27.0 X44.9（附）。

此种情况是药物的意外中毒，中毒为主要编码，L27.0 作为附加编码说明临床表现。对于意外的、事故性的中毒，伴有临床表现时，应按中毒分类于第十九章，中毒所致的临床表现用附加编码表示。

3. 压疮　L89 以压疮的分期作为分类轴心，表达压疮及其严重程度。压疮分期的确定应以医生对分期的诊断为准，不要仅从临床描述中指定。如果未说明压疮的分期，且无法从临床医生处获得进一步信息，则分类于 L89.9。编码规则如下。

（1）多处压疮采用多个编码，以最高分期作为主要编码，但是不要重复相同部位和分期的代码。

（2）住院期间，压疮可能会改善或恶化。如果记录了同一部位压疮的不同分期，则指定一个反映该部位最高分期的代码。

4. 肉芽肿的分类　本章皮肤和皮下组织肉芽肿性疾患分类于 L92。不同部位的肉芽肿通常按系统分到各个章节中。

例如：结肠肉芽肿　K63.8

　　　脑肉芽肿　　G06.0

　　　心肌肉芽肿　I40.9

十三、肌肉骨骼系统和结缔组织疾病（M00-M99）

（一）本章的共用细目

本章在第 500 页提供了一个共用部位的选择性细目表，除膝内部紊乱（M23）、背部病（M40-M54）、生物力学损害（M99）外，其他类目都可以使用。

例：特发性痛风累及肩、臂、手　M10.00。

（二）其他有关分类的说明

1. 关节病（M15-M19）　本节下的注释提示：本节使用的骨关节炎与关节病、骨关节病是同义词。

骨关节炎是关节的退行性变性，又称退行性关节炎（病），是一种非炎性的关节变性，主要发生于老年人，其特点是骨的边缘肥厚及滑膜的改变，伴有疼痛和关节强硬感。临床也称为骨关节病、骨刺，可发生于不同部位的关节，如膝关节、距跟关节和脊柱关节等。

骨关节炎是关节病、骨关节病最常见的形式。在查找骨关节炎的编码时，可查"关节病（非炎症性）"或"骨关节病"。

M15-M19 还区分出疾病的部位、类型（原发性和继发性）、单侧和双侧。如果未指出骨关节炎的类型，则按照"原发性"处理。

2. **系统性结缔组织疾患（M30-M36）** 本节包括自身免疫疾病。如系统性红斑狼疮（M32.-），其临床表现为面部皮肤蝶形红斑，是一种多系统的结缔组织病，可累及心、肾、脾和肺等多个器官。硬皮病是一种侵犯身体各部位结缔组织的全身性疾病，分类于 M34.-。

3. **其他重叠综合征（M35.1）** 重叠综合征即重叠性结缔组织疾病，分类于 M35.1，是指患者同时或先后患有两种或两种以上结缔组织疾病。分类应以重叠综合征编码为主（M35.1），再对不同疾病分别编码。如患者同时患有干燥综合征及系统性红斑狼疮，其主要编码为 M35.1，附加编码为 M35.0 和 M32.9。

4. **颈椎病** 颈椎病是一个广义的诊断，它包括颈椎任何疾病，有骨性关节炎、椎间盘脱出、椎管狭窄、颈椎裂，等等。在临床上，最常见的是骨关节炎，其可伴有脊髓病或神经根病。

颈椎病的编码规则如下。

（1）假定分类：如果不做具体的描述，此病将按临床最常见的情况进行假定，即按骨关节炎不伴有脊髓病或神经根病分类于 M47.82。

（2）颈椎病分型

1）脊髓型颈椎病，编码为 M47.12† G99.2*。

2）神经根型颈椎病，编码为 M47.22† G55.2*。

3）椎动脉型颈椎病，编码为 M47.02† G99.2*。

4）交感神经型颈椎病，编码为 M47.22† G55.2*。

5）混合型颈椎病，编码为 M47.82。

6）颈型颈椎病，编码为 M47.82。

索引中主导词"脊椎关节强硬"下，可以查到以上的编码。椎动脉型颈椎病的查找路径是"综合征 - 椎 -- 动脉 --- 压迫 M47.0† G99.2*"。具体为病案编码时，遇到"颈椎病"的诊断，需要详细阅读病案记录，如果患者是椎间盘突出、变性等，需要分类于 M50，不能简单归类于颈椎的骨关节炎。

5. **肌萎缩的分类** 如果在索引中查主导词"肌萎缩"，得到编码 G71.8。

但是查：萎缩 - 肌肉 M62.5。

两者的区别是前者为肌的原发性疾病，而后者不是原发性疾病，此处再次提醒编码人员需要养成阅读病案的习惯。

十四、泌尿生殖系统疾病（N00-N99）

当本章的内容合并于产科时，应优先分类于第十五章。乳房疾患（N60-N64）一节也包括男性乳房疾患。

有关分类的某些说明如下。

1. **肾小球疾病（N00-N08）** 本节提供一个共用的亚目，其分类是以病理为轴心。ICD-10 中除了肿瘤需要按照病理特征分类外，这是另一个需要按病理分类的地方。在本节的注释中指出：通常情况下，不应使用 .0-.8 的编码，除非有明确的资料来源，如通过肾的活组织检查或尸检等。

2. 泌尿系统结石 泌尿系统结石可见于肾脏、输尿管、膀胱和尿道的任何部位，以肾和输尿管结石常见。

（1）膀胱结石：分类时应注意膀胱结石不包括鹿角形结石（见N21.0的不包括），这是因为鹿角形结石的形成是在肾脏，它是通过输尿管落到膀胱的，因此根据其产生的部位分类于肾结石中。

（2）肾和输尿管结石

1）肾结石伴有输尿管结石分类于N20.2。

2）肾和输尿管结石伴有肾盂积水的情况分类于N13.2。

3）肾和输尿管结石伴有肾盂积水的同时，也伴有泌尿系统感染分类于N13.6，当明确病原体情况时，使用附加编码（B95-B97）标明传染性病原体。

3. 男性生殖器官疾病（N40-N51） 在中文ICD-10第一版中前列腺的腺瘤、肌瘤、纤维瘤分类于前列腺增生（N40），不按肿瘤处理编码。但在中文ICD-10第二版中前列腺的腺瘤、肌瘤、纤维瘤分类于良性肿瘤，编码于D29.1。

4. 乳腺增生症（N60） 乳腺增生症是因乳腺实质和间质不同程度地增生与复旧不全所致的乳腺正常结构紊乱，又称乳腺结构不良。1829年Astley cooper首次描述该病，1931年Cheafle将该病命名为乳腺增生，1948年Geschickter将其称为乳腺结构不良，但我国临床医生一直沿用乳腺增生这一名称。

该病表现为复杂多样的病理学表现，分为以下2类：①乳腺腺病，包括小叶增生型、纤维腺病型和硬化性腺病型；②乳腺囊性增生病，包括囊肿型、导管上皮增生型、盲管型腺病型和大汗腺样化生型。以上的病理分类与N60的亚目标题有很大的差距。因此，若遇到"乳腺增生症"的诊断，要仔细阅读病理学检查报告单，按照该疾病的病理特征分类，找到对应的编码。如果直接用"增生-乳房"路径去查找，会查到N62，这是乳房肥大症的编码。

乳腺增生症中，囊性增生以乳腺导管扩张和导管上皮增生为主要病理学改变，对应N60.0和N60.1；乳腺腺病以乳腺腺泡和间质纤维化为主要特征，对应N60.2和N60.3。具体各种亚型对应的编码，见表5-2。

表5-2 乳腺增生症不同病理学亚型及其编码

病理类型	亚型	编码
乳腺腺病	小叶增生型	N60.2
	纤维腺病型	N60.2
	硬化性腺病型	N60.3
乳腺囊性增生病	囊肿型	N60.0
	导管上皮增生型	N60.1
	盲管型腺病型	N60.1
	大汗腺样化生型	N60.1

具体到病案中，病理诊断目前也很难统一，因此，编码员要了解上面各种亚型的组织学形态，结合患者病理报告中乳腺小叶、乳腺导管和纤维组织增生的具体特点作出综合判断，确定对应的编码。了解七种亚型的组织学形态建议参考2016年中华预防医学会妇女保健分会乳腺保健与乳腺疾病防治学组制订的《乳腺增生症诊治专家共识》。

5. 女性盆腔器官炎性疾病（N70-N77）

（1）不包括合并有产科情况。例如：妊娠并发宫颈炎O23.5。

（2）男性盆腔炎：男性盆腔炎应分类于盆腔腹膜炎，编码为K65.0，归入消化系统疾病。

6. N81.2与N81.3　通常子宫脱垂在临床诊断中习惯使用Ⅰ度、Ⅱ度、Ⅲ度来表示脱垂的程度，Ⅰ度、Ⅱ度即指子宫不完全性脱垂，Ⅲ度指子宫完全性脱垂。

7. **女性不孕症（N97）**　不孕的原因有详细分类，其病因用亚目编码表示。

8. **卵巢过度刺激（N98.1）**　是一种因诱导排卵所致的综合性临床表现。因而临床常以卵巢过度刺激综合征这样的诊断术语出现，但查找编码时，不能以"综合征"做主导词，而是以"过度刺激"做主导词。

十五、妊娠、分娩和产褥期（O00-O99）

本章主要是对发生于妊娠、分娩和产褥期的并发症和合并症的分类，属于强烈优先分类章。必要时，可以使用其他章的编码作为附加编码说明具体情况。本章没有对孕周、孕次、产次等产妇情况的编码。同时，在一个产科的病案中，不应使用第十六章的编码来说明胎儿的状况。

本章关于妊娠、分娩和产褥期的情况分为以下几个部分。

- O00-O08 流产结局的妊娠
- O10-O48 主要与妊娠有关的情况
- O60-O84 主要发生在分娩过程中的情况
- O85-O92 产褥期的情况

有关分类的某些说明如下。

1. **流产**　O03-O06有共同使用的四位数亚目，表示流产是否完全，以及流产的并发症。

（1）自然流产（O03），包括完全性和不完全性流产。

（2）人工流产根据不同目的详细分类如下所示。

医疗性流产 O04

其他特指原因的流产 O05

未特指原因的人工流产 O06

医疗性流产是指由于意外怀孕、胎儿有严重生理缺陷、孕妇患有妊娠期疾病或异常（如羊水量异常）而采取的终止妊娠的医学方法。ICD-10中的"流产"没有时间限制，不仅局限于妊娠28周之内，也包括整个妊娠过程出现的人工终止妊娠。因此，医院中的人工流产大都属于医疗性流产，分类于O04.-。

O06说明医生对患者做人工流产的目的不明确。医院出现编码O06时，一方面反映了医院管理存在问题，另一方面也反映出编码人员的水平。医师如只写了"人工流产"而未描述人工流产的目的，编码员应阅读病案记录以了解孕妇做人工流产的目的，从而给予正确的编码。O05和O07的编码也很少用到。

（3）流产后并发症的分类

根据并发症的发病时间将其分为即时并发症和过时并发症。

1）即时并发症：是指患者在同一次住院医疗期间内产生的并发症。编码方法如下所示。

- O00-O02编码的并发症，用O08作为附加编码来说明。例如：输卵管妊娠破裂伴大出血编码为O00.1 O08.1（O08作附加编码）。
- O03-O06编码的并发症，则用其共用的亚目编码来说明并发症的情况。例如：自然流产（不完全性）伴大出血编码为O03.1。
- O07编码的并发症，本身有其亚目可以表示并发症的情况。

2）过时并发症：是指患者经治疗出院后又产生的并发症，并因此再住院治疗并发症，O00-O06都采用 O08 的编码说明并发症情况。

流产、异位妊娠和葡萄胎妊娠后的并发症(O08),强调"……后",当本类目所指的原有疾病不是本次住院治疗的情况,并发症是再次住院治疗的目的时,O08 作为主要编码。

例如:输卵管妊娠经治疗出院后,发生延迟性的过度出血,再住院治疗,编码为 O08.1。

2. **妊娠、分娩和产褥期的水肿、蛋白尿和高血压疾患(O10-O16)** 应用本节的类目应注意研究临床资料。临床诊断常常只写作"妊高症",而对诊断缺少进一步的描述。ICD-10 将临床中轻、中、重度的"妊高症"分类于 O10-O16 中,并特别将其区分为两大类:原有高血压者和由妊娠引起者,分类时应注意区分两类不同情况。

3. **主要与妊娠有关的其他孕产妇疾患(O20-O29)** 本节包含了妊娠并发症,有些并发症还发生在妊娠的早期。对于此次住院不存在的并发症,无须给予编码。如先兆流产的编码为 O20.0,但若这是发生在妊娠早期的情况,经保胎成功,本次是来院分娩,则不考虑先兆流产的情况。

4. **O32-O34** 不包括的含义:O32-O34 所列的任何一种情况,如果同时伴有梗阻性分娩,则不能分类于其中,而应分类于 O64-O66。

5. **梗阻性分娩** 梗阻性分娩是指类目 O32、O33、O34 中的情况在临产时所造成的胎儿娩出困难。或者说,当第一产程开始时,还存在有 O32、O33、O34 中的影响分娩的情况,发生了梗阻性分娩,此时应分类于 O64、O65、O66 的适当亚目中。采用手术分娩或其他方式助产不一定是梗阻性分娩,应注意根据具体情况分类。例如:孕 40 周分娩,臀位,剖宫产,若在产程开始前即行剖宫术,编码为 O32.1;若产程开始后仍存在臀位影响分娩而行剖宫产,则按梗阻性分娩处理,编码为 O64.1。

6. **胎盘滞留(O72.0)** 对于没有指明是否伴有出血者,ICD-10 按假定为产后出血给予编码。要注意这种假定与我国的临床情况相反,在我国临床上若没有注明伴有出血,说明没有出血。因此要特别注意胎盘滞留的假定分类,明确是否伴有出血,以避免分类错误。

7. **分娩(O80-O84)**

(1)O80-O84 用来表示包括正常分娩在内的分娩方式。

(2)这一节在有分娩活动发生的情况下,可以作为选择性附加编码。

(3)只有当没有可分类于第十五章其他情况的编码时,这节编码才作为主要编码。

例如:Ⅰ. 孕 40 周,臀位,自然分娩,单胎活产,编码为 O80.1 Z37.0。

Ⅱ. 足月分娩,左枕前,单胎活产,第一产程延长,编码为 O63.0(主要编码)Z37.0(附加编码)。

8. **分娩的结局** 当分娩发生时,应采用 Z37.- 表示娩出胎儿的数量和存活情况。例如:Z37.0,单一活产,索引中对应的主导词是"分娩的结局"。

9. **产科死亡(O95-O97)** 根据注释,使用这些编码要参考第二卷的死亡原因的编码规则,该规则主要是针对死因编码的。在医院的疾病分类中,这节编码只要指明了原因,则要以原因为主要编码,O95-O97 作为选择性附加编码。

O95 是指没有指明原因的妊娠、产间、产后和产褥期的孕产妇死亡。如果是在使用了麻醉剂时引起的死亡,编码按发生的时间阶段有所不同。如产后或产褥期的编码为 O89.8,发生在分娩中的编码为 O74.8,发生在妊娠中的编码为 O29.8。如果要使用 O95 说明死亡是发生在不同时期的,可通过扩展编码来表示。

10. **可归类在他处的孕产妇疾病并发于妊娠、分娩和产褥期(O98-O99)** 本章编码用于与妊娠、分娩和产褥期相关或者因特殊生理阶段而加重的情况。当由于妊娠加重了分类于其他章的疾病,使其成为产科医疗的原因时,或者是所列情况使妊娠状态复杂化,本章要优先编码。其他章的疾病可作为选择性附加编码。例如:孕妇产前检查发现弓形虫病,编码为 O98.6 B58.9。

孕产妇的损伤、中毒要根据住院原因分类,如果住院不是因为妊娠,且不影响、也不处理妊娠情况,不能分类于 O99,而应归类于第十九章。此时,应使用 Z33 附带妊娠状态作为附加编码。

十六、起源于围生期的某些情况(P00-P96)

围生期的定义是指自妊娠第 22 整周开始至出生后第 7 整天结束。本章包括起源于围生期但在以后发病的情况,这里的"以后"并没有时间的限定,本章的编码可以用于婴儿,也可以用于成人。例如:"智力低下,由于产钳分娩所致,现年 15 岁。"由于患者住院治疗智力低下,因而主要编码为F79.9,附加编码为 P03.2,P03.2 用于辅助说明是起源于围生期的情况。索引中的主导词"出生"和"起源于围生期的情况"适用于本章疾病。

本章为强烈优先分类章,即当患者同时存在可以分类到其他章节的疾病时,应优先分类于本章,其他章节的代码可以与本章的代码一起使用,提供更具体的细节。

有关分类的某些说明如下。

1. **P07 和 P08**   P07 是指与孕期短和低出生体重有关的疾患,不可归类在他处者,应根据病案中记录的出生体重和胎龄进行编码。当新生儿的出生体重和胎龄均可获得时,应优先编码出生体重。P07 的编码用于早产儿或是低出生体重的新生儿,并且这些问题正在影响新生儿的健康。P08 的含义和应用与 P07 类同。

2. **新生儿肺炎**   新生儿肺炎有一部分是由产后感染引起的,而在 ICD-10 的索引中,新生儿肺炎明确地分类到 P23.9(先天性肺炎)中,此时是假定为由先天性感染引起的。如果有证据表明新生儿肺炎是出生后感染引起的,则应分类于 J12-J18。

3. **新生儿湿肺**   由出生早期新生儿肺内液体潴留引起,通常在 24~48h 内痊愈。本病又称为新生儿肺透明膜病Ⅱ型,编码于 P22.1 新生儿短暂性呼吸急促,主导词是"呼吸急促"或"起源于围生期的情况"。

4. **胎儿和新生儿颅内非创伤性出血(P52)**   此类目分类很详细,由于病案书写质量可能还不能完全满足 ICD 分类的需要,编码时对出血程度的详细分类会有困难,建议注意与医师沟通,只有在确实不能详细分类时才可编码于 P52.9。

5. **新生儿缺血缺氧性脑病**   这个诊断在中文 ICD-10 第一版书籍中无法直接查找到,由于它的病因是新生儿窒息,所以按新生儿窒息分类于 P21.0(严重的出生窒息)。中文 ICD-10 第二版书籍对此有明确的分类,编码于 P91.6,归类于新生儿的其他大脑障碍。

十七、先天性畸形、变形和染色体异常(Q00-Q99)

先天性异常是指出生时出现的异常情况,尽管可能直到生命后期才被发现。第十七章中的代码可在患者的整个生命周期中使用。如果先天性异常已经纠正,则应使用 Z87.7 表示先天性畸形、变形和染色体异常个人史。Q00-Q99 中,先天性异常首先根据所涉及的身体系统分类。

(一)主导词选择

本章的疾病通常以临床表现做主导词查找编码,也可以使用"畸形"或"异常"作主导词。

(二)有关分类的某些说明

1. **Q51.5 和 Q51.8 的区别**   Q51.5 是子宫颈缺如和不发育,Q51.8 是指子宫颈发育不全。Q51.5中的"agenesis"是指某一器官的缺失,常指胚胎发育时无该器官出现。"aplasia"是指器官或组织,或者是一个器官或组织的细胞产物发育不全,实际上是成形不全,在程度上轻于前者。Q51.8 中的"hypoplasia"是指器官或组织发育不全或再生不良,其程度较之前两个要轻。

例如：先天性子宫颈缺失 Q51.5

双宫颈 Q51.8

2. 手先天性变形（Q68.1） 不包括巨指畸形（Q74.0）、拇指三指节畸形（Q74.0）。

本章疾病在索引中一个主要的主导词是"异常"（anomaly），表示先天发育不正常。索引中还有一个主导词"异常的"（abnormal），它表示不正常，但通常不是先天性的，例如一些实验室或功能性检查结果不正常就要查"异常的"（abnormal）这个主导词，"异常的"主导词下也包括一些器官和组织的后天性不正常。

十八、症状、体征和临床与实验室异常所见，不可归类在他处者（R00-R99）

症状是患者对自己生病的主观感受，体征是医生在给患者检查时发现的客观证据。症状和体征都是疾病的外在表现，通常医生会为患者明确诊断，进行针对性的治疗。但有少数患者由于某些原因无法确诊或尚未确诊，只能明确症状、体征等情况。

由于新的设备仪器越来越多地应用于临床诊断及治疗中，有时医师会选择实验室异常所见作为诊断结果。实际上，还是应当作出临床诊断，只有当确实不能作出临床诊断或者需要强调实验室异常所见时，这种非临床诊断才能替代或作为补充诊断。

（一）编码规则

1. 当症状、体征和实验室异常所见的疾病诊断明确时，以疾病诊断作为主要编码，症状、体征和实验室异常所见的编码可以省略。

2. 只有当疾病诊断不明确时，此章的编码才能作为主要编码。类似情况如下。

（1）当研究了全部资料后仍找不到更明确的诊断时

例如：尿潴留 R33

若能在病案中找到尿潴留的原因，则应对其原因进行编码。如：肾性尿毒症（N19）或前列腺肥大（N40），此时尿潴留（R33）只可作为附加编码。

（2）由于起初的症状和体征很短暂而不能确定病因时

例如：短暂性肢体麻痹 R29.8。

（3）诊断作出之前患者已转院、出院或死亡时

例如：急腹症 R10.0。

（4）当晚期效应的一些临床表现作为入院治疗的理由时

例如：失语，脑损伤一年以后 R47.0。

（5）理化检查结果一般不能作为临床诊断，遇到此种情况应要求医师尽可能改为临床诊断，有困难时可根据具体情况分类。例如：心电图（EKG/ECG）T 波倒置应按心电图异常编码于 R94.3。

3. 当某些症状、体征属于医疗上的重要问题时，除了对疾病诊断编码外，还要对其症状、体征进行编码。

例如：颅内闭合性损伤，失语 S06.90（主要编码）R47.0（附加编码）。

通常，当症状或体征不属于疾病的常规表现，或者当症状或体征的出现对患者的病情和诊疗措施产生影响时，才指定为附加编码。例如，许多肝硬化患者都有腹水，当出现腹水时，会影响患者的诊疗过程，因此第十八章腹水代码（R18）应指定为附加编码。

（二）其他有关分类的说明

1. 心脏搏动异常（R00） 本编码是指无任何病因的心动异常，若有特指的病因应分类于 I47-I49，起源于围生期的异常则分类于 P29.1（注意本类目的不包括）。

2. 皮肤和皮下组织的局部肿胀、肿物和肿块（R22） 应用"肿胀、肿物和肿块"做主导词，当找不

到所需要的编码时,可采用"病"作为主导词查找。

3. 原因不明确和原因不知的死亡(R95-R99) 注意:不包括原因不明的胎儿死亡(P95)、产科死亡(O95)。

十九、损伤、中毒和外因的某些其他后果(S00-T98)

本章的编码涉及两个字母 S、T。S 编码是对单一部位损伤的编码;T 编码一部分用于对多部位损伤和损伤部位未特指的编码,另一部分是对中毒和外因的某些其他后果进行编码。

（一）损伤的类型

1. **浅表损伤**

擦伤

水疱(非热伤性)

挫伤,包括青肿和血肿

浅表异物(裂片)所致的损伤,不伴有大的开放性伤口

昆虫咬伤(无毒的)

2. **开放性伤口**

动物咬伤

切割伤

撕裂伤

穿刺伤 NOS

穿刺伤伴有(贯通性)异物

3. **骨折**

- 闭合性:
    - 粉碎型
    - 压缩型
    - 掀起型
    - 裂缝型
    - 青枝型
    - 嵌入型
    - 线型　　　　　　　　伴有或不伴有延迟愈合
    - 行军型
    - 单纯型
    - 骨骺滑脱型
    - 螺旋型
- 脱位的
- 移位的
- 开放性:
    - 哆开型
    - 感染型
    - 枪弹型　　　　　伴有或不伴有延迟愈合
    - 穿刺型
    - 伴有异物

不包括以下几种。
- 病理性(M84.4)
    - 伴有骨质疏松症(M80.-)
- 压力性(M84.3)
- 骨折连接不正(M84.0)
- 骨折不连接[假关节](M84.1)

4. **脱位、扭伤和劳损**

撕脱
撕裂伤
扭伤
劳损
创伤性： 〉软骨的、关节(囊)的、韧带的
- 关节积血
- 破裂
- 不全脱位
- 撕裂

5. **神经和脊髓损伤**

脊髓完全性或不完全性损害
神经和脊髓连续性(连接)损害
创伤性：
- 神经切断
- 脊髓出血
- 麻痹(短暂性)
- 截瘫
- 四肢瘫

6. **血管损伤**

撕脱
切割伤
撕裂伤
创伤性： 〉血管的
- 动脉瘤或瘘(动静脉的)
- 动脉性血肿
- 破裂

7. **肌肉、筋膜和肌腱损伤**

撕脱
切割伤
撕裂伤
创伤性破裂 〉肌肉、筋膜和肌腱的

8. **挤压伤**

9. **创伤性切断**

10. 内部器官损伤

冲击性损伤
青肿
震荡性损伤
挤压
撕裂伤
创伤性：
- 血肿
- 穿刺
- 破裂
- 撕裂

} 内部器官的

（二）编码规则

1. 多处损伤尽可能采用多数编码的原则逐个编码，以严重者作为主要编码。例如：小腿腘动脉、胫前动脉损伤，编码为 S85.0 和 S85.1。最严重的损伤应依据医生的意见和治疗的重点来确定，如果病案中没有明确这一点，应与医生沟通。

2. 未特指开放性损伤者，按闭合性损伤处理编码。

3. 当多处损伤不能确定哪一处损伤更严重时，以综合编码作为主要编码。

多处损伤的综合编码规则如下：

（1）同一身体区域的同种类型损伤，其综合编码通常为 S00-S99 类目的第四位数 .7。此时，第四位数 .7 的编码更能突出损伤的严重程度。例如：跟骨骨折（S92.00）和骰骨骨折（S92.20），综合编码为 S92.70（同一类目的第四位数的 .7）。

（2）同一身体区域的不同种类型的损伤，其综合编码通常为每一节最后类目的第四位数 .7，即 S09、S19、S29、S39 等共 10 个类目。例如：髌骨骨折（S82.00）和膝挤压伤（S87.0），综合编码为该节的 S89.7。

（3）不同身体区域的同种类型的损伤，综合编码为 T00-T05。例如：左肩和上臂挫伤（S40.0）及腕和手擦伤（S60.8），综合编码为 T00.2。

4. 颅骨和面骨骨折伴有颅内损伤时，要分开书写诊断，并选择颅内损伤作为主要编码。例如：顶骨骨折伴有硬膜外出血，要分别写为：创伤性硬膜外出血，编码为 S06.40；顶骨骨折，编码为 S02.00。

5. 本章中广泛使用的"和"是指"和／或"的意思，例如：T14.3 身体未特指部位的脱位、扭伤和劳损，此亚目标题可以是三种损伤并存，也可以是仅有一种损伤情况。但是，在个别的地方"和"是指"两者"，而没有"或"的含义，例如：S52.6 尺骨和桡骨两者下端均骨折。

6. 本章的部分类目中含有选择性使用的第 5 位数，它是用以表明骨折的闭合性和开放性，以及颅内、胸腔内和腹腔内损伤是否伴有开放性伤口。本章的第五位数在我国要求必须使用，也就是说它不再是选择性细目，而是必须使用的细目，例如：额骨开放性骨折编码为 S02.01，这是必须使用的细目编码。需要编码至细目的类目有：S02、S06、S12、S22、S26-S27、S32、S36-S37、S42、S52、S62、S72、S82、S92、T02、T08、T10、T12、T14.2。

对于 T14 类目，仅有 T14.2（身体未特指部位的骨折）这个亚目可以有 5 位数细目，其他亚目没有细目，因为他们都明确指明损伤的情况是"浅表"或是"开放"或是"脱位"。

（三）其他有关分类的说明

1. 烧伤和腐蚀伤 "烧伤"是指高温作用于身体的局部所引起的损伤，这个词在本章中包括所有热性损伤，如：电流、火焰、摩擦、闪电和非腐蚀性液体及蒸汽。"腐蚀伤"是指由腐蚀性物质引起的化学性烧伤,如酸、碱等物质。

烧伤和腐蚀伤在分类中一般都同等对待,但烧伤(T31)和腐蚀伤(T32)的体表面积是分别编码的。T20-T25 是分类体表的烧伤和腐蚀伤,第四位数表明烧伤的程度;T26-T28 是眼和内部器官的烧伤和腐蚀伤,第四位数表明烧伤的部位;T29-T30 是多部位和未特指部位的烧伤和腐蚀伤。T31 和 T32 两个编码只有当没有指出烧伤或腐蚀伤的部位时才可以做主要编码,否则只能作为附加编码,说明烧伤和腐蚀伤累及的体表面积。

2.中毒和有害效应的分类 在编码之前应分析疾病诊断,确定其是中毒还是有害效应。有害效应是指恰当地使用治疗量或预防剂量的正确药物引起的过敏等不良反应。中毒是指给错物品或用错方法,或过量服用药物对机体引起的有害反应。

(1)有害效应的编码:对于有害效应可用 A00-R99 对其临床表现编码,并用第二十章的 Y 编码说明引起有害效应的物质,例如:变应性荨麻疹,按医嘱使用青霉素,编码为 L50.0,Y40.0。对于药物和药剂未特指其临床表现的有害效应编码于 T88.7。

有害效应的外因编码在第三个索引中查找,它是一个药物和化学制剂表,其最后一栏是药物在治疗中使用的有害效应。有害效应是在合理使用正确药物下产生的"过敏"或"反应"。如果明确"过敏"或"反应"的具体表现,应对其临床表现进行编码,例如:阿司匹林性胃炎编码为 K29.7,外因编码为 Y45.1,它不能采用 T 编码。

(2)中毒的编码:中毒的物质分为两大类:药物、药剂和生物制品的中毒分类于 T36-T50;非药用物质的毒性效应分类于 T51-T65。对于中毒的分类,不但要对中毒的临床表现给予编码,还要对中毒本身这一情况编码,若同时指明了中毒的外部原因,还应采用 X、Y 编码加以说明,首先排列第十九章的中毒编码。

例如:急性呼吸衰竭,由于护士给予了 2 倍药量的吗啡

     T40.2 J96.0 X42.9

中毒本身的编码可在索引的第一部分或第三部分查找,"中毒"和"药物或化学制剂"做主导词。引起中毒的外因是按其性质进行分类的,如意外、自害、意图不确定等,可在索引的第二部分或第三部分查找,编码时需注意以下几点。

1)若病历中未说明引起中毒的性质,则假定为"意外"中毒编码。

2)若病历中未说明是给错药物或服错药物,则假定为正确使用药物的有害效应进行编码。

3)对于非医源性物质引起的毒性效应,按中毒进行编码。

例如:氰化物中毒 T65.0 X49.9

     敌敌畏自杀 T60.0 X68.9

中毒和有害效应的后遗症采用 T96-T97 的编码附加说明后遗症或陈旧性情况。

例如:慢性胃炎,一年前误服农药乐果所致

K29.5 T97(T60.0) Y86

3.手术和医疗并发症的分类 手术和医疗并发症的分类是编码中最具挑战性的内容,与医疗质量和患者安全密切相关。分配并发症代码的前提是:病案中清楚地表明,这种情况是由于手术和其他诊疗引起的并发症,在并发症和所提供的医疗服务之间有明确的因果关系。当没有明确的记录时,应咨询医生进行澄清。本章以手术并发症为例介绍。

(1)手术并发症分类特点

1)一些医疗并发症归类于 T80-T88 手术和医疗的并发症。这一节编码主要是分类一些早期的医疗并发症和不能归类到系统章的并发症,其中许多是属于医疗事故。因此本节的内容也应当是管理中需要加倍重视的内容。

2）一些医疗并发症归入身体系统章中专设的手术操作后类目，这种情况通常是一些手术操作的结果或者是组织器官切除之后的影响。如：手术后甲状腺功能减退编码为 E89.0。ICD-10 全书专设的手术操作后并发症的类目：

E89 操作后内分泌和代谢紊乱，不可归类在他处者

G97 神经系统的操作后疾患，不可归类在他处者

H59 眼和附器的操作后疾患，不可归类在他处者

H95 耳和乳突的操作后疾患，不可归类在他处者

I97 循环系统的操作后疾患，不可归类在他处者

J95 操作后的呼吸性疾患，不可归类在他处者

K91 消化系统的操作后疾患，不可归类在他处者

M96 操作后肌肉骨骼疾患，不可归类在他处者

N99 泌尿生殖系统的操作后疾患，不可归类在他处者

3）一些发生于操作后的情况不被认为是操作的特有情况，如：手术后食管炎编码为 K20。此时要按临床表现归类，归入身体系统章中的某一个疾病编码。为了表示此情况与医疗操作相关，可以用 Y83-Y84 作为附加编码。

（2）手术并发症编码的查找：首先从并发症的临床表现中选择主导词，并查找修饰词“手术后”或“操作后”等术语。例如：梗阻 - 肠 -- 手术后编码为 K91.3。当手术并发症没有适当的临床表现作主导词时，用主导词“并发症”查找。例如：并发症 - 乳突操作后 H95.9；并发症 - 心脏 -- 装置、植入物或移植物 T82.9。

二十、疾病和死亡的外因（V01-Y98）

这些编码不能作为主要编码。在我国，应当对所有 S00-T98 的情况编一个第二十章的附加编码。本章的编码对于第十九章以外的各章，可作为选择性附加编码。本章作为附加编码，用于说明疾病和死亡的外因。

（一）本章的分类轴心

外因分类的第一个轴心是“意图”，也就是意外、故意自害或是加害等意图，第一轴心分类的范围如下所示。

- 意外事故 V01-X59
- 故意自害 X60-X84
- 加害 X85-Y09
- 意图不确定的事件 Y10-Y34
- 依法处置和作战行动 Y35-Y36
- 医疗和手术的并发症 Y40-Y84
- 外因的后遗症导致的疾病和死亡 Y85-Y89

意图不确定的事件编码为 Y10-Y34，仅用于当信息不够时，无法区分是意外、自害和加害的编码，而且也不用于中毒。如果是中毒，当没有指出具体的原因时，被假定为意外中毒。

（二）外因编码的查找方法

外因编码需要在“损伤的外部原因索引”和“药物和化学制剂表索引”中查找。

（三）编码规则

1. 运输事故

（1）如果事件未被特指为交通事故或非交通事故，则：

1）当事件可归类于 V10-V82 或 V87 类目时，它被假定为交通事故。

2）当事件可归类于 V83-V86 类目时，它被假定为非交通事故。在这些类目中，受害者可能是行人，也可能是"越野车辆的乘员"。

（2）当报告的事故涉及一种以上的运输方式时，就按下列优先顺序编码。

飞行器和宇宙飞船（V95-V97）

船舶（V90-V94）

其他运输方式（V01-V89，V98-V99）

（3）对运输事故的描述中，受害者没有被特指为是车辆乘员，且被描述为：被碰撞、被拖拽、被击中、被损伤、被杀死、被撞倒、被压过，此时受害者则被假定为行人，分类于 V01-V09。

（4）当对运输事故的描述中，没有指出受害者的角色，而只指出是事故、碰撞、坠毁、失事等，则受害者被假定为运载工具的人员或乘员。如果运载工具多于一种且不同类型，则不要对受害者乘用的运载工具做假定，而应根据运载工具的优先顺序，编码于适当的类目 V87-V88、V90-V94、V95-V97。

（5）在运输事故中，如果车辆

- 转弯失败
- 失去控制，（由于）
  - 轮胎爆破［漏气］
  - 司机瞌睡
  - 司机漫不经心
  - 超速行驶
  - 机械部件失灵

上述原因所造成的碰撞，要按碰撞事故分类。如果事故并非造成碰撞，那么应根据所涉及的车辆类型分类于非碰撞事故。

（6）在涉及行驶车辆的运输事故中，如果：

- 行驶车辆破损或爆炸，继而排出的气体引起意外中毒。
- 从着火的行驶车辆上跌落、跳下、被意外推下。
- 被掷入或掷上行驶车辆的物体击中。
- 由于被抛向行驶车辆某部分或车内物体而受伤。
- （车辆）运动引起的损伤。
- 落入或落上（车辆）的物体。

上述原因所造成的碰撞，按碰撞事故分类。如果事故并非造成碰撞，那么应根据所涉及的车辆类型分类于非碰撞事故。

（7）陆地运输事故被描述为

- 车辆与墩柱（桥或天桥）、坠落石头、护栏、边界栅栏、树、电线杆、道路隔墙等碰撞（由于失去控制）（在公路上），分类于 V17.-、V27.-、V37.-、V47.-、V57.-、V67.- 和 V77.-。
- 翻车（无碰撞），分类于 V18.-、V28.-、V38.-、V48.-、V58.-、V68.- 和 V78.-。
- 与（放牧）（无人看管的）牲畜碰撞，分类于 V10.-、V20.-、V30.-、V40.-、V50.-、V60.- 和 V70.-。
- 与畜挽车辆或被驱赶的牲畜碰撞，分类于 V16.-、V26.-、V36.-、V46.-、V56.-、V66.- 和 V76.-。

2. 当没有指出中毒的具体原因时，假定为意外中毒分类。

3. **发生场所编码** 发生场所的编码是对损伤、中毒发生场所（地点）进行的编码。除 Y06-Y07 类目以外，发生场所的编码可用作 W00-Y34 的亚目编码。

4. **活动编码**　活动编码用于指出导致损伤的某些活动,例如:参加体育活动时引起的损伤。它是作为选择性使用的细目,用于分类于 V01-Y34 的类目,说明事件发生时,受伤者当时的活动状态。

活动编码表示受伤者当时的状态,发生场所的编码只代表了事件发生的地点,两者编码完全不同,因而不可混淆,更不可替代。例如:在体育场踢球时被球击伤,编码为 W21.30,四位数的 .3 的编码是表明事故的发生场所在体育场,五位数细目 0 的编码是表明损伤是在体育活动时发生的。

（四）其他有关分类的说明

1. **意外事故**　在意外事故(V01-X59)节下,有许多定义性的注释,如与运输事故有关的定义。这些定义是准确分类的基础,在编码时需要逐一阅读。

2. **中草药中毒或有害效应的编码**　应尽量明确其药理作用,按其药理作用分类,若确实不能明确,则中毒编码为 T50.9　X44.9(意外中毒),有害效应编码为 Y57.9。例如:

金银花中毒(清热解毒)- 抗菌作用

　　　T37.9　　　X44.9

3. **医疗和手术的并发症(Y40-Y84)**　此节的编码是对医疗和手术并发症的外因分类,它包括医疗装置引起的并发症、正确用药的不良反应、手术中的意外事故等,但不包括意外过量用药、给错和服错药物的情况。

二十一、影响健康状态和与保健机构接触的因素(Z00-Z99)

医疗保健服务不仅限于疾病、损伤的诊断和治疗,目前没有生病的人也会接受一定的医疗保健服务,例如免疫接种、体格检查或咨询等。本章为疾病和损伤以外的情况提供了代码。在 ICD-10 中,明确说明本章不能作为国际资料的比较。

（一）本章的分类范围

主要有下列情况使用本章的编码。

1. 一个人无论生病与否,当他是为了某些特殊原因而寻求健康服务时使用本章的编码。例如:捐献器官或组织、身体健康检查等。

2. 患者的疾病情况已得到解决,但仍存在影响健康的问题时,使用本章的编码。例如:人工造口的维护、放疗、化疗等。

3. 某些类目并非医院患者的情况,是为人口健康普查设立的,因此这些类目在医院中是使用不到的。例如:Z56 与就业和失业有关的问题。

4. 分娩的结局(Z37)与按照出生地点划分活产婴儿(Z38),医院要使用 Z37 类目而且必须使用,Z38 类目作为选择性使用的类目。

（二）涉及本章编码的查找方法

本章代码(Z00-Z99)的字母索引不是很全面,这是一个非常难索引的章节,因为 Z 代码的内容是描述性词语,而不是医学术语。因此,编码员必须熟悉 Z 代码一章的内容。本章常用的主导词:咨询、检查、观察(对)、供者、管理、状态、接种、个人史等。

（三）其他有关分类的说明

1. **预防性手术(Z40.-)**　患者通常由于有恶性肿瘤家族史、基因突变以及某些疾病的个人病史,入院进行预防性手术。例如:Z40.0 与恶性肿瘤有关的危险因素的预防性手术,包括由于基因突变而预防性切除乳房。此时通常用 Z40.0 作为主要编码,用适当的编码来识别相关的危险因素作为附加编码。

2. **其他矫形外科的随诊医疗(Z47)**　是指主要治疗结束后的一些善后治疗。例如:Z47.0 涉及骨折板和其他内固定装置的随诊医疗,患者若已接受过骨折内固定术,本次入院目的是去除内固定器,在没有任何并发症的情况下，Z47.0 为主要诊断，不需要再给予骨折编码。当内固定装置出现移位、断裂时，需要取出内固定装置后重新安装，则要分类于 T84.-。

3．恢复期（Z54） 手术和操作都可以有恢复期，这是康复过程。但如果恢复期中有治疗，如对造口的维护等，就要强调治疗，恢复期可作为附加编码。

4．其他手术后状态（Z98） 其他手术后状态是指手术后长期处于某种状态，如关节固定术后。此时，状态编码表示患者存在过去疾病或健康情况的残余问题，其中包括假肢和机械装置的存在。在第二十一章中有一些表达"状态"的编码，例如：Z21 无症状的人类免疫缺陷病毒感染状态、Z33 附带妊娠状态等。状态编码是有意义的，因为"状态"可能会影响治疗及其结果。"状态"编码与"个人史"编码不同，个人史编码表明患者已经没有这种情况。Z89-Z90 和 Z93-Z99 也是在表达患者某种"状态"，只有在没有并发症或设备故障的情况下才使用这些编码。

第二十一章旨在集中那些不属于其他章节的医疗保健相关情况。其中一些编码确定了就诊原因，另一些编码则用于附加编码，提供可能影响患者治疗的有用信息。

二十二、用于特殊目的的编码（U00-U99）

按照 WHO 的 2019 年版 ICD-10 修订本，本章编码分为两部分。

U00-U49　作为病因不明的新疾病的临时性编码

U82-U85　耐抗生素和抗肿瘤药编码

（一）U00-U49 目前使用的编码

U04.9　严重急性呼吸综合征［SARS］

U07.0　电子烟相关性疾病

U07.1　COVID-19，病毒已确认

U07.2　COVID-19，病毒未确认

U08.9　COVID-19 个人史，未特指的

U09.9　COVID-19 后情况，未特指的

U10.9　与 COVID-19 相关的多系统炎症综合征，未特指的

U11.9　需要对 COVID-19 进行免疫接种，未特指的

U12.9　COVID-19 疫苗用于治疗造成不良反应，未特指的

（二）U50-U99 目前使用的编码

U82　　对 β- 内酰胺类抗生素耐药

　U82.0　耐青霉素

　U82.1　耐甲氧西林

　U82.2　产超广谱 β- 内酰胺酶（ESBL）耐药

　U82.8　对其他 β- 内酰胺类抗生素耐药

　U82.9　对 β- 内酰胺类抗生素耐药，未特指的

U83 对其他抗生素耐药

　U83.0　耐万古霉素

　U83.1　对其他万古霉素相关抗生素耐药

　U83.2　耐喹诺酮类

　U83.7　对多种抗生素耐药

　U83.8　对其他单一特定抗生素耐药

　U83.9　对未特指抗生素耐药

U84   对其他抗菌药物耐药

U84.0   对抗寄生虫药物耐药

U84.1   对抗真菌药物耐药

U84.2   对抗病毒药物耐药

U84.3   对抗结核药物耐药

U84.7   对多种抗菌药物耐药

U84.8   对其他特指抗菌药物耐药

U84.9   对未特指抗菌药物耐药

U85   抗肿瘤药物耐药

由于医学的发展,WHO 对 U 编码的发展比较快,以上是目前已经使用的 U 编码,其他 U 编码未使用。

第四节   主要诊断选择

世界卫生组织和我国国家卫生健康委员会规定,当患者就医时存在着一种以上的疾病、损伤或其他情况时,需选择其中的一个主要诊断进行分类统计。ICD 从第九次修订版开始制定主要诊断选择规则,用于疾病统计。本节内容也是以此目标为根本,介绍主要诊断选择的规则。当编码员掌握这些规则后,在实际工作中就容易理解绩效评价和医疗保险付费等其他应用对这些规则的修订与变化。

国际疾病分类是疾病分类的国际标准,它有两个层面的实用意义:一个是编码层面,一个是主要诊断选择层面。在编码层面上,一定要坚持疾病分类体系的统一要求,即需要合并编码的疾病必须使用合并规则,明确指明不能作为主要诊断的疾病也需要按编码规则处理,等等。这些规则在 ICD-10 卷一章、节、类目和亚目下的包括注释、不包括注释、指示性说明、索引中都有明确的说明。在编码层面上,所有使用 ICD-10 的人员必须遵守上述所涉及的所有规则,这些规则可以称之为基础规则。而在主要诊断选择层面上,目前世界卫生组织主要的目标在于统计主要疾病。

一、主要诊断的概念及意义

(一)主要诊断的概念

主要诊断是指经医疗机构诊治确定的,导致患者本次住院就医的主要原因(疾病或健康状况)。它与患者的主诉或治疗需要密切相关,是治疗中临床医师关注的主要问题,大量的医疗活动都是围绕主要诊断设计、规划的。

对病例主要诊断的指定,由临床医师负责填写于病案首页主要诊断栏内。由于医师直接负责疾病的诊治,所以一般情况下要尊重医师对主要诊断的指定。若发现医师指定不当,应与临床医师沟通、纠正。编码统计人员的职责是根据主要诊断选择原则,对疾病进行编码、上报。疾病主要诊断是病案首页数据的重中之重,编码员必须阅读整份病历,判定主要诊断。

(二)主要诊断的意义

主要诊断编码数据在医疗卫生工作中发挥着重要的基础性支撑作用。通过主要诊断的编码和统计,可以形成医院住院患者的疾病谱,进而形成地区或国家的住院患者疾病谱,这是了解人口健康水平最重要的渠道。

主要诊断在医院内部主要用于医疗、研究、教学和管理。医师在医疗、研究和教学中,通常需要按主要诊断进行信息的检索。医院的疾病谱是了解医院服务能力的主要信息,它表达出治疗疾病的复杂、困难程度。

从国家卫生健康委员会的角度来讲,主要诊断数据有流行病学的意义,为其宏观管理提供基础数据。《中国卫生健康统计年鉴》中的住院统计数据就是根据病案首页中的主要诊断编制的,通过住院患者疾病谱可以了解疾病对人群的危害程度,找出危害人群健康的首要疾病。在医疗机构考核评价方面,主要诊断填写与病例组合指数(CMI)、入组率、诊断相关组数、总权重、时间/费用消耗指数等重要指标息息相关,从而影响到医疗机构的绩效考核结果。

国家医疗保障局于2020年发布了《医疗保障基金结算清单填写规范(试行)》,其中住院诊疗信息部分57项是根据病案首页内容编制的。无论是疾病诊断相关分组(diagnosis related groups,DRG)或基于大数据的按病种分值付费(big data diagnosis-intervention packet,DIP),主要诊断与主要手术操作的准确性对医疗费用支付至关重要。

二、主要诊断的选择原则

ICD-10作为国际统计分类,完成疾病谱的编制是它的初始动机之一,主要诊断选择规则就是根据这个动机制定的。ICD-10在其他领域中的应用,主要诊断选择有自己的规定。本书遵循的是疾病统计的基本规则,ICD-10中的一些编码规则涉及主要诊断的确定,这里不再重复。

(一)主要诊断选择总则

总则:在本次医疗事件中,选择对健康危害最严重、花费医疗精力最多、住院时间最长的诊断作为患者的主要诊断。

主要诊断并不一定是住院的初始原因。当住院过程中突发其他更为严重疾病或并发症时,若新的疾病或并发症较入院时的疾病更为严重,则选择后者。临床情况复杂多样,在总则的基础上提出以下补充规则。

(二)主要诊断选择补充规则

1. 星剑号分类系统主要诊断选择 WHO以剑号为统计编码的规则没有变,且星号编码绝对不能单独使用。

例如:患者,女性,65岁,2型糖尿病性白内障,血糖控制平稳,因视力差收住眼科,行白内障囊内摘除术。

可编码:2型糖尿病性白内障 E11.3† H28.0*。

在编制科室"特定专科有关的统计表"时,以病因统计的方式不能反映科室的工作数量,因此WHO认可当医疗重点在临床表现而不是病因时,编码顺序可以对换,即星号编码在前,剑号编码在后。判断医疗重点是否在临床表现方面,则要依据医疗科室和手术操作情况。

2. 如果病因诊断能够包括一般的临床表现,则选择病因诊断作为主要诊断。如果出现的临床表现不是病因的常规表现,而是疾病某种严重的后果,是疾病发展的某个阶段,那么要选择这个重要的临床表现为主要诊断,但不选择疾病的终末情况作为主要诊断,如呼吸、循环衰竭。

例如:扩张型心肌病
心力衰竭

选择:扩张型心肌病

分析:患者的心力衰竭是由扩张型心肌病引起的,心力衰竭的病因诊断明确,以扩张型心肌病为主要诊断。

例如:冠状动脉粥样硬化性心脏病
急性膈面正后壁心肌梗死

　　选择：急性膈面正后壁心肌梗死

　　分析：冠心病分为 5 型，隐匿型、心绞痛型、心肌梗死型、心力衰竭型、猝死型。除隐匿型外，其他 4 型都是疾病发展到一个新阶段，应以心绞痛、心肌梗死等作为主要诊断。

　　3. 患者由于某些症状、体征或异常检查结果而住院，治疗结束时仍未能确诊，那么症状、体征或异常发现可作为主要诊断。

　　1）例如：发热

　　　　选择：发热

　　2）例如：血红蛋白尿

　　　　选择：血红蛋白尿

　　3）例如：消瘦

　　　　　　肝炎？

　　　　　　消化道恶性肿瘤？

　　　　选择：消瘦

　　4. 因怀疑诊断住院，在出院时仍没有确诊，怀疑诊断要按肯定诊断编码，而且可作为主要诊断。如果怀疑诊断经检查后排除，分类到 Z03.-（对可疑疾病和情况的医疗观察与评价）。

　　1）例如：急性胆囊炎待除外

　　　　选择：急性胆囊炎

　　　　分析：急性胆囊炎待除外的诊断，虽然在编码时按肯定情况分类，但在软件系统中，必须用某
　　　　　　　种方式标明它不是肯定诊断，这样在检索时才能与其他肯定诊断的病例区别开来。

　　2）例如：可疑肺癌 - 已排除

　　　　选择：可疑恶性肿瘤的观察（Z03.1）

　　5. **急慢性情况**　当慢性疾病急性发作时，如果有合并编码，则选择合并编码为主要诊断。如果没有合并编码，而且索引中分别给出急慢性情况的编码时，一般情况下选择急性编码为主要诊断。

　　1）例如：慢性胆囊炎急性发作

　　　　选择：急性胆囊炎

　　2）例如：慢性阻塞性支气管炎急性加重

　　　　选择：慢性阻塞性肺病伴有急性加重（J44.1）

　　6. 后遗症的类目（B90-B94，E64.-，E68，G09，I69.-，O97，T90-T98，Y85-Y89）是用来指出不复存在的情况，是当前正在治疗疾病的原因。而主要编码要选择这个正在治疗的疾病，后遗症编码可作为附加编码。

　　1）例如：陈旧性脑梗死所致的言语困难

　　　　选择：言语困难

　　2）例如：脑血管病后偏瘫（陈旧性）

　　　　选择：偏瘫

　　7. **损伤主要诊断选择**　损伤的主要诊断选择参照总则执行，由临床医师参考治疗重点确定哪一处损伤最严重。

　　（1）多处损伤如果能够确定哪一个最严重，则以最严重的损伤作为主要诊断。如果无法确定哪一处损伤最严重，采用综合编码作为主要编码。

　　（2）内部损伤伴有浅表性损伤或开放性伤口时，以内部损伤作为主要编码。

　　例如：胸部穿刺伤伴有血气胸

　　　　选择：创伤性血气胸（S27.21）

（3）颅骨和面骨骨折伴随有颅内损伤，以颅内损伤作为主要编码，骨折要另外编码。

例如：颅底骨折伴有大脑挫裂伤

选择：大脑挫裂伤（S06.30）

（4）颅内出血伴随有头部其他损伤，以颅内出血为主要编码。

例如：创伤性硬脑膜下出血伴有头部挤压伤

选择：创伤性硬脑膜下出血（S06.40）

有时患者的严重损伤只能采取保守治疗，转而治疗其他可以处理的损伤。此时，也不能因为治疗而改变主要诊断选择规则。

8. 产科的主要诊断是指产科的主要并发症或合并症。没有任何并发症或合并症的分娩，选择O80-O84 为主要诊断。

例如：孕 37 周，因停经 33 周，发现血压升高 1h 入院。妊娠期出现高血压、蛋白尿、下肢水肿。临床诊断为重度子痫前期、胎儿窘迫、脐带绕颈。入院后行剖宫产分娩。

临床诊断：

      主要诊断：重度子痫前期

      其他诊断：胎儿窘迫

             脐带绕颈

             剖宫产分娩

主要诊断选择：重度子痫前期   O14.1

分析：重度子痫前期是剖宫产指征。

9. 恶性肿瘤主要诊断的选择

（1）为诊治肿瘤而首次住院者，无论用何种手段治疗，均选择肿瘤（原发/继发）为主要诊断。

例如：患者女性，因发现乳腺肿物 3 周入院，住院后经穿刺活检病理诊断为浸润性导管癌，HER2 阳性，给予术前 TPH 方案化疗 1 次，过程顺利，准予出院。

临床诊断：

      主要诊断：乳腺癌

      其他诊断：乳腺癌术前化疗

手术操作：乳房穿刺活检

          静脉注射化疗药物

主要诊断选择：乳腺癌   C50.9

分析：患者本次为首次入院，住院后确诊为乳腺癌，并给予术前 TPH 化疗 1 次，选择乳腺癌作为主要诊断，其他诊断不应填写恶性肿瘤术前化疗，化疗通过操作编码体现。

（2）本次住院针对肿瘤进行手术治疗或确诊的，选择肿瘤为主要诊断。

（3）本次住院针对继发性肿瘤进行手术治疗或确诊的，即使原发肿瘤依然存在，选择继发性肿瘤为主要诊断。

（4）肿瘤患者进入化疗或放疗治疗，首次化疗或放疗选择肿瘤为主要诊断，再次化疗或放疗选择化疗或放疗作为主要诊断；化疗或放疗患者在治疗期间死亡，选择肿瘤为主要诊断。

（5）本次住院针对肿瘤并发症或肿瘤以外的疾病进行治疗的，选择并发症或该疾病为主要诊断。

（6）本次住院针对恶性肿瘤进行中医治疗，选择入院治疗的肿瘤为主要诊断。

（7）肿瘤终末期若采用支持性治疗，选择肿瘤为主要诊断。

以上提出主要诊断选择的一般方法，主要诊断的定义和总则说明了对主要诊断的普遍要求，补充规则结合具体病例的特殊情况提出处理方法，应用补充规则时受总则的制约。

第五节 国内 ICD-10 的应用

国际疾病分类建立的目的是能够使不同国家、地区以及不同时间收集到的死亡和疾病数据进行系统地记录、分析、解释和比较。WHO 在 ICD 的前言中写道:"ICD 既不打算也不适用于为不同的临床工作做索引。ICD 在财务方面的应用,如收费或资源分配,也有某些限制。"ICD 引入中国后,基于中国国情,各个地区陆续开展了本地化的工作,这些本地化工作体现在对编码的扩展。

一、《疾病分类与代码》国标版

ICD 主要为人口健康统计的国际交流比较服务,其他方面的应用虽然有所考虑,但一个分类系统总不能满足所有需要。因此,一些国家在遵循 ICD 架构完整性的基础上,做了一些细化修改。例如美国采用 ICD-10-CM,加拿大采用 ICD-10-CA,澳大利亚采用 ICD-10-AM 等。

在原卫生部统计信息中心的领导下,由北京协和医院世界卫生组织国际分类家族中国合作中心牵头,于 2011 年开始组织专家对 ICD-10 进行扩展修订,由原来的 4 位数编码,扩展到 6 位数编码,共收录 2.3 万多个条目。2016 年 10 月 13 日,国家标准化管理委员会批准这一修订,发布了 GB/T 14396—2016《疾病分类与代码》国家标准。根据《中华人民共和国标准化法》规定,我国标准体系划分为国家标准、行业标准、地方标准、企业标准四个级别。其中,国家标准的要求是,对需要在全国范围内统一的技术要求,应积极遵循和采用这一标准。

《疾病分类与代码》国标版的设计思想是基于疾病统计的基础,考虑医院评审、传染病和职业病报告、医疗支付与临床应用,见图 5-5。但无论如何扩展,它仍然是一个分类统计方案。

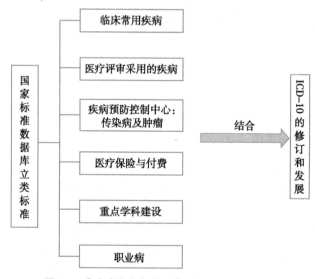

图 5-5 《疾病分类与代码》国标版的立类规则

二、《疾病分类与代码国家临床版》

《疾病分类与代码国家临床版》(简称"国临版")是在 ICD-10 国标版基础上的细化和扩展。2017 年年底,国家卫生和计划生育委员会医政医管局在其发布的《关于加强住院病案首页质控管理工作的函》中,要求全国采用国家临床版开展编码工作,当时发布的版本为《疾病分类与代码国家临床版 1.1》,该版本由国家病案质控中心统一维护,并建立了从国家病案质控中心、省级病案质控组织到医院的动态更新维护机制。2019 年，《疾病分类与代码国家临床版 2.0》对外公布，2.0 版本以国家医疗保障局发布的版本为前身，存在略微差异，但基本相同，整个国临版 2.0 有 3.7 万多个条目。

国家卫生健康委员会在 2019—2020 年启动的三级公立医院和二级公立医院绩效考核工作中明确提出，要求全面启用疾病分类与代码国临版。三级医院评审标准（2020 年版本）中的疾病名称与 ICD-10 编码均引自《疾病分类与代码国家临床版 2.0》。因此，疾病分类与代码国临版在医院中快速推广，为临床和卫生管理工作提供标准化的数据支持。

三、《疾病分类与代码北京临床版》

2004 年，北京大学医学部组建了 DRGs-PPS 课题组，探索医保支付方式改革的新方法。BJ-DRG 的分组基础是 ICD-10、ICD-9-CM-3。2005 年 8 月，以北京大学附属医院和教学医院为主的 12 家医院加入北京市 DRGs 课题组，同时启动了国际疾病分类（ICD-10）北京临床版的研发工作，2006 年年底 ICD-10 北京临床版开发完成。ICD-10 北京临床版的研发，主要为达到以下目的：①规范北京地区医院疾病分类编码工作，提高编码水平，使编码数据质量满足卫生统计要求；②匹配北京市 DRGs 分组模型，确保疾病分类编码数据质量符合北京 DRGs 分组工作要求。2008 年 1 月开始，北京市实现了二级以上医院统一使用《疾病分类与代码北京临床版》。

北京临床版在研发中参考了北京市原卫生局信息中心积累多年的出院患者调查表中的诊断和编码资料，适用于北京市的实际情况。北京市已于 2011 年开始 DRG 试点，ICD-10 北京临床版也在试点过程中不断得到完善。目前，北京市仍在使用 ICD-10 北京临床版。

四、《医疗保障疾病诊断分类与代码》

2018 年国家医疗保障局作为国务院直属机构成立，在医疗保障信息标准化工作总体部署下，2019 年完成了 15 项医保信息业务编码标准的制定。《医疗保障疾病诊断分类与代码》是其中的标准之一，由北京大学医学部的专家牵头组成课题组完成，融合了国内现行主要疾病分类与代码版本的方法与路径，经过组织国内各个版本的开发者和发布者、疾病诊断编码的权威专家、临床专家反复论证后研制成功。

《医疗保障疾病诊断分类与代码》以世界卫生组织 ICD-10 的最近更新版（2016 版）为分类框架，收录条目约 3.3 万条。通过先共识再融合的路径实现各个版本在条目层面的统一，以此得到业内的认同，为实际应用排除障碍。国家医疗保障局同时构建了疾病诊断编码标准的动态维护团队和软件平台：将医保版疾病诊断编码标准转化成为"数据库"，嵌入国家医疗保障局的官网，方便用户查询和检索；制订了医保版疾病诊断编码与现行各个编码版本之间的映射库，不论统筹地区和定点医院以前使用的是哪个版本的编码标准，都能便捷地完成编码标准的对接和转换。《医疗保障疾病诊断分类与代码》主要用于医保结算清单的疾病诊断编码，不用于医院的病案首页。

五、其他地区 ICD-10 地方版

1.《上海市常见疾病分类与代码（ICD-10）》　2006 年 6 月，上海市卫生部门发布了关于上海市医疗机构统一使用新修订的《上海市常见疾病分类与代码（ICD-10）》标准字典库的通知。从 2006 年 8 月 1 日起，上海市各医疗机构正式启用新修订的标准代码字典库。各医疗机构在上报有关个案数据库、统计报表时，需要严格按照标准代码字典库内容填写。

2.《广东省医院国际疾病分类扩展码规范字典库》　《广东省医院国际疾病分类扩展码规范字典库》于 2003 年 1 月开始使用。广东省病案学会在省卫生厅支持下，组织人力利用广东省内医院统一使用病案首页统计管理软件这一便利条件和基础，建立了《广东省医院国际疾病分类扩展码规范字典

库》,统一了广东省医疗单位所使用的疾病名称及其分类代码,解决了各医院自行编码导致扩展码不规范和不准确问题,有利于较大范围的交流和比较。

自 2002 年 ICD-10 在我国推广以来,随着 ICD-10 在疾病统计、临床和卫生管理中作用的进一步深入,一些省份自主研制了地方性疾病分类扩展编码字典库,我国《疾病分类与代码》的国家标准也随之研制成功。《疾病分类与代码国家临床版》和《医疗保障疾病诊断分类与代码》都是在国家标准的基础上进一步扩展而成的,这也是我国的 ICD-10 编码工作日益成熟的必经过程。近年来,各版本在不断维护更新的过程中相互借鉴吸收,出现了明显趋同的走势。这使得在条目层面实现疾病诊断的融合和统一成为可能。全国各地医院逐渐统一使用《疾病分类与代码国家临床版》。

第六节 ICD-11 相关知识

随着 ICD-10 日渐难以满足医疗和医学信息化发展变化的需求,2007 年 WHO 正式启动 ICD-11 修订程序,并于 2018 年发布新版 ICD-11。2019 年 5 月,第 72 届世界卫生大会审议通过了 ICD-11,并于 2022 年 1 月 1 日正式生效。

一、ICD-11 的编制原理

由于医学科学的迅速发展,ICD-10 中部分内容已经过时。受制于它固有的结构,有些新的医学知识不能很好地与 ICD-10 兼容,更新维护已经难以解决 ICD-10 面临的问题。

从编制方式来看,ICD-10 延续了传统的列表式结构,它未对各分类单元给予明确定义,往往通过标注包括、不包括或其他说明性文字对某分类单元的范畴进行描述。每个分类单元的相关属性,如病因、临床表现、部位、分类层级等内容,均隐含于描述性文字中。这种结构虽然能够满足人工编码方式和统计需求,但在健康档案电子化的背景下,ICD-10 计算机处理和信息交换水平有限,语义互通程度较低。为此,WHO 试图通过 ICD-11 对分类单元进行系统性格式化定义,提高其显性表达能力以利于计算机系统的处理。

从 2007 年开始,美国斯坦福大学的生物医学信息化研究中心(Stanford Center for Biomedical Informatics Research,SCBIR)与 WHO 合作,支持 ICD-11 的修订。ICD-11 的主要结构创新是其基础组件,它是一个基础的本体数据库,其中包含所有 ICD 概念、编码和同义词,涵盖范围从非常广泛的临床概念到十分具体的临床细节。ICD-11 是在基础组件的基础之上构建的"死因和疾病统计的线性组合",由于承载了分类信息的功能,所以称为"分类"。

二、ICD-11 的编码

(一)编码结构

ICD-11 的编码范围从 1A00.00 至 ZZ9Z.ZZ。主要章节共二十八章,除最后两章外,其他章节的编码都为主干码,主干码是能够单独表达和描述疾病特征的编码。第二十七章是新设的扩展码章节,扩展码不能单独使用,需与主干码进行搭配使用。每个类目标有附加的简短说明和详细说明。

ICD-11 的编码是字母数字串,范围从 1A00.00 到 ZZ9Z.ZZ。以"X"开头的编码表示扩展码。第三个字符位置设置为数字是避免出现令人误解的单词缩写。剔除字母"O"和"I",以免与数字"0"和"1"混淆。编码结构如下所示。

ED1E.EE
- E 对应"34 个字符"(0～9 和 A～Z;不包括 O,I);

- D 对应"24 个字符"(A~Z; 不包括 O, I);
- 1 对应"10 个整数"(0~9);
- 第一个 E 以"1"开头分配给章节(即 1: 第一章, 2: 第二章, ……, A: 第十章等)。

终端字母 Y 保留给剩余类目"其他指定", 终端字母"Z"保留给剩余类目"其他未指定"。

章节由第一个字符表示。例如, 1A00 是第一章中的编码, BA00 是第十一章中的编码, 节(block)不在这个编码结构中显示。然而, 前 4 位编码显示树状关联。在所有节中都有未使用的编码空间, 以便进行后续更新并保持编码稳定。图 5-6 展示了 ICD-11 中一般类目和细分的部分内容。

BA6Z	未特指的缺血性心脏病
冠状动脉疾病	
BA80	冠状动脉粥样硬化
BA80.1	自体冠状动脉粥样硬化
BA80.2	自体旁路移植术的冠状动脉粥样硬化
BA80.Z	非自体旁路移植术的冠状动脉粥样硬化

图 5-6　ICD-11 类目体系示例

（二）主干码和扩展码

主干码用来指出患者的主要健康状况, 是在特定的线性组合中可单独使用的编码; 扩展码与以往的概念不同, 它不是在主干码的基础上扩展位数, 而是作为独立的编码。ICD-11 为扩展码设置了单独的章节, 要求扩展码不能单独使用, 而是必须与主干码搭配使用, 提供附加信息, 从而更为详实地描述复杂的疾病或健康状况。ICD-11 在疾病信息的精细化表达方面将更具优势。

三、编码方法

ICD-11 首次提出了簇编码的方式, 即以特定的连接符联合使用两个或两个以上编码, 实现对患者临床情况的全面描述。即一个健康状况可以通过应用多个编码来详细说明细节。

- 两个或两个以上的主干码(例: 码 1/ 码 2)。
- 主干码另带有一个或多个扩展码(例: 主干码 & 扩展码 1& 扩展码 2)。

通过这种方式, 分类可以解决有限类别但有大量临床概念的问题。主干码通过预先组合的方式包含所有相关信息, 当疾病的相关信息通过组合多个编码来描述时称为"后组配"。在 ICD-11 中, 后组配编码机制所形成的编码组称为"组合编码"。

例如: 因糖尿病昏迷住院的患者, 患者为 2 型糖尿病患者

　　　　主要情况: 糖尿病性昏迷 5A23　其他情况: 2 型糖尿病 5A11

　　　　组合编码: 5A23/5A11

例如: 急性 ST 段抬高型心肌梗死, 左前降支

　　　　疾病(编码): 急性 ST 段抬高型心肌梗死 BA41.0

　　　　特定解剖部位: 心脏前壁 XA7RE3

　　　　特定解剖部位: 冠脉左前降支 XA7NQ7

　　　　组合编码: BA41.0&XA7RE3&XA7NQ7

以上例子中, 第一个是联合使用两个主干码形成后组配。第二个是主干码与多个扩展码形成后组配。主干码之间用正斜杠(/)进行链接, 而主干码与扩展码之间用和符号(&)链接。

ICD-11 是基于本体思想的架构, 它采用了 SNOMED、ICF 等其他术语, 提高了与其他术语体系的语义互通性, ICD-11 已从主要用于统计的分类过渡到兼备表达能力的临床术语。作为一种数字化

产品,ICD-11 将一些编码规则嵌入信息化系统,开发出编码工具,提高了编码的便捷性和准确性,适应了数字时代对疾病分类的需求。

（刘爱民　李忠民　侯　丽）

思 考 题

1. 什么是合并编码? 试举例说明。
2. 对病案进行疾病分类时,"慢性迁延性肝炎"在编码时应注意哪些问题?
3. 手术和医疗并发症(T80-T88)的分类在医院管理中有什么作用?

第六章

手术操作分类

　　手术操作分类和疾病分类一样，是卫生信息管理工作的一项重要内容，历来都被认为是病案/卫生信息管理人员所需的知识和技能的重要组成部分。目前，国内医疗机构统一采用美国编写的《国际疾病分类第九版临床修订本》第三卷（ICD-9-CM-3）作为标准，通过对手术和操作进行分类编码，以实现医教研检索、医院管理和医疗支付等目的。

第一节　手术操作分类概述

一、手术操作分类的概念、任务和意义

　　手术操作分类是医院病案信息加工、检索、汇总和统计的主要工具之一。无论是在医疗、研究、教学、管理，还是在医疗付款、临床路径、医院评审等方面的应用，手术操作分类同疾病分类一样具有重要的作用。

　　伴随着医学的发展，手术和操作的定义在不断演变，而对手术和操作的分类也随之发生变化。传统意义的手术定义十分局限，只包括在手术室进行的、采用麻醉并且利用手术刀进行的外科手术。现代工业的发展使新的医疗器械层出不穷，医师们可以利用各种器械对疾病进行检查和治疗，从而出现了"医疗操作"这个术语，通常包括诊断性或治疗性操作，如内镜检查或在检查的同时伴有治疗。现在将早期的"手术"和后来的"医疗操作"结合在一起，形成一个综合性的术语——手术操作，既包括传统意义的外科手术，也包括诊断和治疗性操作。手术操作的概念涵盖范围变得越来越广，对手术和操作的分类也随之变得更加丰富。当前，手术操作分类可定义为：对患者直接施行的诊断性及治疗性操作，包括传统意义的外科手术、非手术性诊断和治疗性操作的分类。其中，包含实验室检查及少量对标本诊断性操作的分类。

二、手术操作分类的发展史

　　现代医学的手术分类历史可追溯到1869年，美国医学会当时组织一个委员会制定了一个疾病命名表，它包含了1 282个疾病名称，在这个疾病命名表后，还附有一个手术名称列表。由于没有取得一致的意见，这项工作最终还是中断了。在1874年，一个建立在皇家医师学院制订的疾病命名表基础上的疾病命名表（共1 147个疾病名称）和一个附加的手术名称表才正式编制出版。在手术分类的发展史上，影响比较大而且目前仍在继续使用的有美国的《最新操作术语》（*Current Procedural Terminology*），简称为CPT。其目的是为第三方付款（医疗保险）提供一个标准的术语，一个一致的、可比较的编码方案。

　　我国早期的手术操作分类,见于 1921 年北京协和医院病案科开展的手术操作编目,以解剖部位和手术术式进行分类。1927 年,北京协和医院病案科结合医院临床工作情况编印了《疾病、病理情况和手术操作名称》(*Nomenclature of Diseases, Pathological Conditions and Operative Procedures*),指导医师填写疾病诊断和手术操作名称。1935 年以后参照美国医学会编著的《疾病和手术标准名称》(*Standard Nomenclature of Diseases and Operations*)作为医师书写疾病及手术名称、病案科做编目索引的依据。1950 年,卫生部责成北京协和医院编写手术分类资料,由卫生部印发 SNDO。20 世纪 60 年代,我国很多医院的病案室均采用该书进行疾病和手术分类编目。1980 年北京协和医院编写了《疾病分类和手术分类名称》。由于手术操作更新发展较快,经过分析考察,1989 年卫生部决定采用美国《国际疾病分类第九版临床修订本》第三卷(ICD-9-CM-3)作为我国统一使用的手术操作分类编码。

三、手术操作分类 ICD-9-CM-3

(一)美国《国际疾病分类第九版临床修订本》第三卷(ICD-9-CM-3)

　　《国际疾病分类第九版临床修订本》第三卷(ICD-9-CM-3)是美国为手术和医疗操作设计的分类工具。美国对 ICD 的修订始于 1950 年,当时为了满足医院对诊断数据存储和检索的需要,美国公共卫生服务和退伍军人管理局对国际疾病分类进行测试,编制了医院索引。针对日益增长的、希望使用 ICD 做医院索引的兴趣与需求,在 1956 年由美国医院协会和美国病案学会(现美国卫生信息管理学会)利用 ICD 制定了诊断索引,为病案索引系统提供了一个合适和有效的框架,并于 1959 年 12 月首次发表了 ICD 的修订本。1962 年发布的美国修订版首次包括了"手术和操作的分类"。

　　1966 年,在编写 ICD-8 美国修订本时考虑到了医院索引需求,然而美国专业人员仍然认为分类不够详细。美国医院协会成立了 ICD 改编中心办公室和咨询委员会,最终编写出版了《国际疾病分类美国修订本》(ICDA)。1968 年,美国公共卫生服务局出版了《国际疾病分类第八次修订本》(ICDA-8)。自 1968 年开始,ICDA-8 成为美国官方发病率和死亡率统计数据诊断编码的基础。

　　1978 年,美国国家卫生统计中心根据各方面的需求,组织了许多学术组织修订和出版《国际疾病分类第九版临床修订本》。"临床"两字强调了它修订的内容更适用于疾病数据的报告、报表的编制和资料的比较。它有助于内部或外部对医疗服务的及时性和适当性进行评估。从 1979 年 1 月起,《国际疾病分类第九版临床修订本》(ICD-9-CM)作为独立分类,取代了不同的分类版本。

　　ICD-9-CM 共分为三卷。第一卷、第二卷完全与 ICD-9 兼容,但在第五位数上对 ICD-9 进行了增补;第三卷则是对国际医疗操作分类(ICPM)的改编,ICPM 的第五章主要来源于美国的手术操作分类资料,而 ICD-9-CM-3 又是在 ICPM 第五章的基础上进行细分,并得到了世界卫生组织的承认。ICD-9-CM-3 大量引用 ICPM 的第五章"外科操作"的内容,并且在恰当的情况下附加了 ICPM 其他章一些有选择的细节。ICD-9-CM-3 以自成一卷的方式出版,包括一个类目表和一个索引,主要涉及外科手术、显微镜检查、X 射线 / 超声诊断及其他诊疗操作的分类。

　　北京协和医院 WHO-FIC 合作中心在我国选择推广 ICD-9-CM-3,主要是因为我国医院近 20 年的资料大多是采用它进行分类编码的,而且它更新及时,与现代医学同步。ICD-9-CM-3 的功能基本能够覆盖 ICPM,并克服了 ICPM 的许多不足,更适宜临床应用;由于 ICD-9-CM-3 每年都进行修订,纠正错误分类,增加新的操作条目,所以它的索引所列内容更新更全。鉴于上述原因,北京世界卫生组织国际分类家族合作中心建议使用 ICD-9-CM-3,即手术操作分类卷。1989 年,这一建议得到了卫生部的支持。目前,我国使用的最新版本是 2011 版,这也是 ICD-9-CM-3 的最终版。2017 年 12 月中国卫生信息与健康医疗大数据学会(原中国卫生信息学会)批准发布 T/CHIA 001-2017《手术、操作分类与代码》团体标准,以 2011 版 ICD-9-CM-3 为基础,将原 4 位编码扩展为 6 位编码,细化手术操作分类,该手术操作编码标准于 2018 年 1 月 1 日起正式实施。

（二）其他主要的手术操作分类方案

1.《国际医疗操作分类》（ICPM）　世界卫生组织认识到各国对医疗操作分类的需求，在 1971 年组织了国际工作组，由美国医学会负责召集会议，研究比较各国的手术分类方案，编写了《国际医疗操作分类》（*International Classification of Procedures in Medicine*，ICPM），并在 1978 年首次出版。它是国际疾病分类的一个补充分类，也是国际分类家族的一个重要组成部分。

国际医疗操作分类的使用目的同国际疾病分类一样，主要也用于统计、医院管理、病案资料的存储与检索。

ICPM 两卷书的目录如下：

第一卷

第一章　医疗诊断操作	第五章　手术操作
第二章　实验室操作	第八章　其他治疗性操作
第四章　预防性操作	第九章　辅助操作

第二卷

第三章　医用放射学和某些用于医疗的物理学

第六章、第七章　药物、药剂和生物制品

国际医疗操作分类的第一卷除有一个类目表外，还有一个独立的索引。第二卷也有一个类目表和两个分别独立的索引，他们是第三章和第六章、第七章操作名称的索引。国际医疗操作分类的一个特点是在各章编码前面都加上章号。例如：胆囊切除术，是第五章的内容，因此采用 5-510 进行编码，横线前的 5 表示第五章；淋巴活组织检查编码为 1-426，横线前的 1 表示第一章。

按照 1975 年修订会议的建议和 1976 年世界卫生大会的决议 WHA29.35，世界卫生组织于 1978 年出版了试行的国际医疗操作分类（ICPM）。有少数国家采纳了这一分类，其他许多国家用其作为本国外科手术分类的基础。

各世界卫生组织国际分类家族合作中心的主任们认识到世界卫生组织在最后完成和出版该分类之前有必要经过起草提案、征求意见、再次起草和进一步征求意见的过程，但这对于医学操作这样一个迅速进展的领域是不适当的。因此中心主任们建议 ICPM 不必和 ICD 第十次修订本一起修订。

1987 年的专家委员会要求世界卫生组织考虑在第十次修订时至少对试行的 ICPM 的第五章 手术操作的大纲加以更新。为响应这一要求和许多国家所表示的需要，秘书处作出计划并编制了一个医学操作的类目表。该表在 1989 年的中心主任会议上提交给中心主任并被认为可以作为各国对手术操作的统计出版物或报告书的指导，也有利于各国之间的比较。

2. 国际健康干预分类（ICHI）　国际健康干预分类（International Classification of Health Interventions，ICHI）是一个拟将替代 ICPM 的手术操作分类系统。世界各国根据研究、质量监控、统计和付费的要求，开发各自的手术操作分类系统，如美国的 ICD-9-CM-3，澳大利亚健康干预分类（ACHI）。WHO 于 2001 年决定简化 ACHI，编辑一个称为缩聚版的健康干预分类（Condensed Classification of Health Interventions，CCHI）。这个建议在 2006 年被世界卫生组织相关的成员接纳。由于认为不宜以某个国家的分类为标准，因此要求成员国提供各自的名称表，这样进行匹配，形成一个可比较的国际短表。

（1）ICHI 的目标：ICHI 的使用将实现①在不同国家中作为健康干预分类比较的框架；②可以在地区、国家和国际不同层面、不同人口基数进行全部手术操作的描述与数据的比较；③提供适当范围的分类和详细分类供各国使用，作为国家的分类或者作为他们更为细化的基础，或是特殊的分类；④帮助地区、国家和国际层面，跨越不同人口制定健康政策；⑤对干预及健康系统的效率结果进行评估；⑥避免在国家水平上重复工作。

（2）ICHI 的范畴：健康干预被定义为对某人或某些人群实施的活动，目的是促进、评估、维持或改善健康状况或功能。

由于历史的原因，各国的干预分类一般都集中在诊断和内、外科操作，也有一些涉及更大范围，如辅助健康操作，但公共卫生范畴一般不涉及。在一些成员国中，涉及范围就更大，包括了基层医疗保健国际分类（International Classification for Primary Care，ICPC）和国际护理实践分类（International Classification for Nursing Practice，ICNP）。

ICHI 包括了卫生领域的各个功能，包括急诊医疗、初级医疗、康复医疗、功能辅助、传统医学、预防与辅助服务（如患者转运）。干预涉及各类人员所提供的服务，包括临床医师、口腔医师、护士、辅助及公共卫生工作者和传统医疗提供者。

（3）ICHI 的架构：ICHI 的架构参考了许多国家的干预分类系统，如加拿大健康干预分类（CCI）。干预分类就是要回答"做了什么""对象是谁""怎么做的"这三个问题。要回答这三个问题，有三个轴心的内容要完成。

第一个轴心：目标轴心。

分为：解剖部位、人体功能、活动与参与、环境因素等。

第二个轴心：行动轴心。

目标轴心的活动由行动轴心来体现，分为：诊断、治疗、客户支持、管理和预防。当一个行动作用于一个以上的目标（部位）时，应选择该干预的主要目标作为主干码，其他目标（部位）可以通过扩展码进行补充描述。如：锻炼可能用于预防目标，也可以用于治疗或评估目标，那么锻炼就要分类到治疗目标中。

第三个轴心：措施轴心。

措施轴心是描述过程和方法的，分为以下几组。

1）路径：目标动作的过程是如何进入的，如：开放、内镜的、外部的。

2）技术：作为动作的一部分，如：放射、磁共振。

3）方法：说明动作是如何被执行的，如：依照法律和规定、按税收措施。

4）样本：血、组织。

（4）ICHI 的内容模式

每一个干预名称都包含如下内容：

　　　　—文本定义

　　　　—层次

　　　　—同义词：包括、不包括、索引术语、注释

描述特性

　　　目标：

　　　　　A 身体部位或解剖部位

　　　　　B 身体功能

　　　　　C 活动及参与

　　　　　D 环境

　　　　　E 个人、组别、人口

　　　行动：

　　　　　A 诊断性

　　　　　B 治疗性

　　　　　C 管理性

　　　　D 告知性
　　　　E 预防性
　　措施：
　　　　A 入路
　　　　B 技术
　　　　C 方法
其他相关信息

可以根据需要，使用扩展码添加有关干预的其他信息，包括治疗和辅助装置、药物、常规病理学检查和远程医疗的代码，以及数量、偏侧性和更详细的解剖描述等信息。

（5）编码方案
　　　　目标：3 个字母
　　　　动作：2 个字母
　　　　措施：2 个字母

ICHI 主干码包括 3 个轴心 7 个字母，例如：胆囊切除术编码为 KCF.JK.AA。需要时，可以使用扩展码补充描述，例如：脑室腹腔分流术编码为 AAE.LI.AA&XXKMA。其中主干码为"AAE.LI.AA"，表示脑室分流术；"XXKMA"表示腹腔，为附加部位扩展码。WHO 已于 2012 年完成草案，ICHI 目前仍在建设中。

3.《最新操作术语》(*Current Procedural Terminology*, CPT) 1966 年 CPT 编辑出版，现在美国使用的是第四版。由于每年都对它进行修订，因此这本书中的手术、操作名称得到不断更新。CPT 是一个综合性的医学术语列表，有统一的内、外科诊断和治疗性操作编码。它的目的是为第三方付款（医疗保险）提供一个标准的术语，主要用于诊所、医院门诊和门诊手术中心。

4. 美国国际疾病分类第十版操作编码系统(ICD-10-PCS) 1992 年，医疗保险和医疗补助服务中心(CMS)和某公司共同开发一个新的手术操作编码系统，以取代 ICD-9-CM 第三卷。新的系统命名为 ICD-10-PCS(Procedure Coding System)。ICD-10-PCS 最初于 1998 年发布。2015 年 10 月 1 日作为 ICD-10 的手术操作部分在美国正式使用。CMS 负责 ICD-10-PCS 的维护。

ICD-10-PCS 代码为 7 个字符，不使用小数点，每个字符代表手术操作的特定方面。每个字符由字母或数字表示，称为"值"。每个字符有 34 个可能的值，分别用数字 0~9 和字母 A~H、J~N 和 P~Z 表示。字母 I 和 O 不在 ICD-10-PCS 中使用。

第一个字符为章节(section)，定义了该操作的大致类型。例如：医疗和外科部分的字符值为 0，产科部分字符值为 1 等。ICD-10-PCS 共分出 17 个章节，医疗和外科部分是 PCS 代码手册中占比最大的部分。

第二个字符为身体系统(body system)，明确该操作在人体的哪一个身体系统或解剖区域进行。例如：中枢神经系统字符值为 0，周围神经系统字符值为 1 等。

第三个字符为根手术(root operation)，明确手术操作的主要目的。例如：器官全部切除术字符值为 T，部分切除术字符值为 B。对于每个根手术都有一个特定的定义。虽然这是 ICD-10-PCS 术语标准化的一部分，但可能不是医生使用的术语。编码员有责任阅读病案记录，确定其在 PCS 中对应的术语。

第四个字符为身体部位或区域(body part)，明确执行手术操作的特定身体部分。每个身体系统都将有相应的身体部位。

第五个字符为入路(approach)，明确该操作将使用什么技术到达需要操作的位点。对每种方法都有一个特定的定义。

第六个字符为设备（device），明确在操作结束时，依然留在体内或体表的材料或装置。

第七个字符为限定符，按需为该操作增加一个有意义的编码。

例如：开放性阑尾切除术的编码是 0DTJ0ZZ，每个字符的含义如图 6-1 所示。

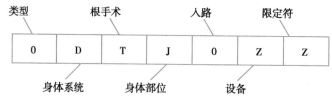

图 6-1　开放性阑尾切除术编码的含义

第一个字符值 0：代表阑尾切除术属于医疗和外科章节的手术操作。

第二个字符值 D：代表消化系统。

第三个字符值 T：代表"根手术"为全部切除。

第四个字符值 J：代表阑尾。

第五个字符值 0：代表开放性。

第六个字符值 Z：代表手术操作完成后，没有留有设备和装置。

第七个字符值 Z：代表没有限定符。

第二节　ICD-9-CM-3 的基础知识

一、ICD-9-CM-3 的结构

ICD-9-CM-3 分为类目表和索引两个部分，索引是对类目表的重要补充，因为有相当一部分具体的手术及操作名称没有被列入类目表，只有通过查找索引才能得到其在类目表中的位置。

（一）类目表的结构与排列

四位数类目表

章	名称	编码范围
第一章	操作和介入，NEC	00
第二章	神经系统手术	01-05
第三章	内分泌系统手术	06-07
第四章	眼部手术	08-16
第五章	其他各类诊断性和治疗性操作	17
第六章	耳部手术	18-20
第七章	鼻、口、咽手术	21-29
第八章	呼吸系统手术	30-34
第九章	心血管系统手术	35-39
第十章	血液和淋巴系统手术	40-41
第十一章	消化系统手术	42-54
第十二章	泌尿系统手术	55-59
第十三章	男性生殖器官手术	60-64

类目表共分为18章,除第一章、第五章和第十八章外,其他各章均按解剖系统分类,按编码的大小顺序排列。

（二）索引的排列

1. 排列方法

（1）在索引中,主导词用黑体字表示。所谓主导词,也就是主题词,它是各类手术操作最重要的表达词语。索引中主导词按汉语拼音顺序排列,如果主导词首字的拼音完全相同,则比较第二个字的拼音,以此类推;如果拼音是同音,则按四声的先后排列;如果同音同调,则按汉字的笔画多少排序,少的在前;如果同音同调,笔画也一样多,则随意选择先后排列。

（2）主导词下列有各级修饰词,按其汉字的拼音顺序排列。所谓一级修饰词,是指主导词下仅有一个"—"的名词术语。

一级修饰词下方,列有下一级或更下一级修饰词,下一级的修饰词只用来修饰与其距离最近的上一级修饰词。

例如：扫描	主导词
—C.A.T（计算机轴向 X 射线断层摄影术）	一级修饰词
——伴计算机辅助手术	二级修饰词
——腹	二级修饰词
——骨	二级修饰词
———矿物质	三级修饰词

二级修饰词"骨"用来修饰其上方的一级修饰词"C.A.T（计算机轴向 X 射线断层摄影术）",而三级修饰词"矿物质"仅用来修饰其上一级修饰词"骨"。

2. 索引编排的其他特点

（1）索引按汉语拼音英文字母顺序排列,每页书眉标有汉语拼音及其包含的汉字,指引读者查找索引。

（2）以英文人名命名的手术名称,如：Abbe 手术、Billroth I 型手术、Whipple 手术均在对应字母顺序索引的最前部分。

（3）以人名命名的手术名称有交叉索引,其编码放在英文条目下,如下所示。

Almoor 手术 20.22

阿尔穆手术 - 见 Almoor 手术

二、ICD-9-CM-3 的术语、符号及缩略语

ICD-9-CM-3 中采用了许多与 ICD-10 一致的符号、术语和缩略语,如 [ ]、( )、{ }、见、另见、NOS 和 NEC,等等,其功能和 ICD-10 保持一致。下面介绍一些特有的术语和缩略语。

1. 类目、亚目和细目 ICD-9-CM-3 也有类目、亚目和细目。但类目是指两位数编码,亚目指三位数编码,细目指四位数编码。

例如：类目 07,其他内分泌腺手术

亚目 07.0,肾上腺区探查术

　　　　细目 07.00,肾上腺区探查术 NOS

　　除少数没有细目的条目可编码至亚目外,其余应尽可能地编码至细目。例如,当肾上腺区探查术没有特指单双侧情况时,要编码到 07.00,不能编码于 07.0。

　　2.**另编**(code also)　在类目表中经常可见到"另编码:任何同时进行的(code also any synchronous)"或"另编……(code also…)"的字样。"另编"是一个重要的指示词,提示除目前查找到的编码外,还应对同时进行的其他手术步骤、特殊附属操作或设备进行编码,从而使编码完整。例如:回肠代膀胱手术,实际上由膀胱再造术(57.87)和回肠切除用于间置术(45.51)这两个手术所构成,在核对类目表时,可以发现"另编码"提示,提示编码员完善编码。有时在索引中也可发现另编码提示。使用这个指示词有两个目的:

　　(1)指示对某个同一时间内完成的操作的其他组成部分也要进行编码。

　　例如:42.6　胸骨前食管吻合术

　　　　　　　　另编码:任何同时进行的

　　　　　　　　　食管切除术(42.40-42.42)

　　　　　　　　　胃造口术(43.1)

　　(2)对使用特殊附属操作或设备也要进行编码。

　　例如:39.21　腔静脉 - 肺动脉吻合术

　　　　　　　　另编码:心肺搭桥(39.61)

　　3.**省略编码**(omit code)　在索引或类目表中会遇到省略编码的指示,提示这一手术步骤只是手术中的一个先行步骤,不必编码。例如:行阑尾切除术时,探查性剖腹手术只是先行步骤,不必编码。

　　4.**NOS 和 NEC**　NOS 和 NEC 在类目表中均有出现。索引中也使用了 NEC,但很少使用 NOS。例如:在类目表中 84.10 下肢截断术后方出现 NOS,提示手术范围(部位)不明确;78.8 骨诊断性操作后方出现 NEC,提示如果骨诊断性操作的具体方法明确,可以归类至其他编码,不应分类于 78.8。

三、编码的查找方法

(一)编码的查找方法

　　手术操作分类编码的查找方法与疾病分类编码的查找方法相同。第一步是确定主导词,第二步是通过索引查找编码,第三步是在类目表中核对编码。

　　1.**确定主导词**　在 ICD-9-CM-3 中,主导词通常指出所进行操作的类型。主导词主要有三种类型:①基本术式,如切除术、修补术、缝合术等;②手术部位 + 基本术式,如阑尾切除术、脑室穿刺术等;③以英文专有名词(人名)或音译名命名的手术,如巴尔(Barr)手术。值得注意的是,在中文译本中列出的英文原名有助于判断译名是否一致,如比罗特(Billroth)Ⅰ型手术编码为 43.6,临床常称为毕氏Ⅰ型手术,通过给出的英文名称可以判断两种译法其实为同一手术。查找编码时,确定主导词的方法如下所示。

　　(1)一般以手术方式或操作方法作主导词,他们通常位于操作术语的尾部。

　　例如:食管胃<u>吻合术</u>　　　　　　胸脓肿<u>抽吸术</u>

　　　　　结肠<u>活组织检查</u>　　　　　动脉<u>结扎术</u>

　　(2)切开术、切除术、造影术、成形术、缝合术……等常常可以按全名称直接查找。

　　例如:<u>胃切除术</u>　　　　　　　<u>胃切开术</u>

　　　　　<u>膀胱镜检查</u>　　　　　　<u>肾成形术</u>

　　(3)以人名命名的手术可以直接查人名,也可用手术方式查找,其中有些还可以直接以手术为主导词查找。

例如：Davis 手术（插管输尿管切开术）56.2

输尿管切开术 56.2

手术 - 戴维斯（插管输尿管切开术）56.2

上述三种方法所查找的结果是相同的，但并不是每个操作都可以这样查找。由于 ICD-9-CM-3 的交叉索引不如 ICD-10 做得广泛，因此当某种方法查不到时，需要试着采用其他方法查找。

选择主导词是手术操作编码的关键，要求编码员要不断积累工作经验，并对手术方式有所了解。如果有可能，掌握一定程度的医学英语对于主导词的选择也会有所帮助。因为我们使用的中文译本完全按英文单词排列主导词，如："胃切除术 Gastrectomy""胃切开术 Gastrotomy""胆囊切除术 Cholecystectomy""胆囊切开术 Cholecystotomy"都是整体词。如果根据中文习惯，这些主导词很可能会被分解。掌握手术操作名词的构成，如：词根"-ectomy"是切除术、"-otomy"是切开术，再结合词干，也就是部位，就可以直接构成手术操作的主导词。

2．通过索引查找编码 索引中查找编码的方法，参见索引的排列。

3．在类目表中核对编码 这一过程要注意类目和亚目中的"另编码"和"包括""不包括"等注释，它有可能提示手术操作编码不完整或需要改变。例如：产科的直肠修补术，查找时用"修补术"作主导词，得到编码 48.79，核对这个编码时可发现"不包括"提示，指出近期产科直肠裂伤的修补术应分类到 75.62。

（二）手术操作名称与编码的关系

手术操作名称的各个组成部分都有可能影响到编码，因此，完整、准确的名称对于编码的准确性起着关键的作用。构成手术名称的主要成分如下所示。

（范围）部位＋术式＋入路＋疾病性质

例如：阑尾切除术　　　　　　部位＋术式

肺部分切除术　　　　　　部位（范围）＋术式

肛门瘘关闭术　　　　　　部位＋术式＋疾病性质

垂体腺瘤切除术，经额　　部位＋术式＋入路＋疾病性质

针刺　　　　　　　　　　术式

另外，手术操作使用的特殊器械和方法、手术目的等也会对编码产生影响。从上述例子可见，部位和术式是手术操作名称的基本成分，也称为核心。手术名称构成公式并非要求每一个手术名称都必须包括所有成分，针刺疗法、灸都是一种操作方式，可以独立存在。这两个手术操作名称实际上连操作部位都没有，仍可以编码。

1．解剖部位对编码的影响 作为手术操作术语的核心成分，它是必须指出的，否则就难以分类或会被笼统地分类。例如：

（1）穿刺术，如果不指出部位就不能编码。

（2）骨切断术（77.30），不同部位的骨切断术有不同的细目编码，但不明确部位的骨切断术也可以笼统给予编码。

（3）肺癌切除术，这是一个典型的不恰当的手术名称，因为它没有指出切除的范围。在手术分类中，如果未指出手术范围，而且也无法假定其切除的情况，就按病损切除术处理。这种情况多数是不符合实际操作的，但也不能假定为全肺的切除术。因此，必须详细指出实际的切除范围，否则只能遵守编码规则。

在手术分类中，相同器官左右部位的编码相同。另外，当指出的部位过于详细，索引中没有列出这个具体部位时，可采用类似疾病分类的放大法进行处理。

2．手术术式对编码的影响 手术术式也是手术名称的核心成分，它比部位更加重要，没有术式就根本无法分类。

例如：牙齿矫正术。牙齿矫正实际上有不同的方式，一种是通过钢丝固定，另一种则需要通过切开颌骨、重新摆正牙齿以调整牙齿的咬合，后者属于矫形手术，两种手术差别较大。而通过本例手术名称不能明确手术术式，索引中也没有假定分类，必须查看手术记录才能正确编码。

3．手术入路对编码的影响 通常手术的入路并不需要指出，少数情况下需要给予说明，如垂体的相关手术就需要明确入路才能准确编码。

4．疾病性质对编码的影响 疾病性质通常对手术编码没有影响，大多数情况没有必要指出疾病的性质。例如：对胃进行大部切除，不必列出具体疾病是溃疡还是肿瘤。但有些情况又必须指出疾病的性质，例如：视网膜冷凝术必须指出疾病的性质，才能准确编码。

5．手术伴随的其他情况对编码的影响 单独性和复合性的手术对编码影响较大，往往可以改变类目，不仅仅是亚目和细目的变动。

例如：虹膜切除术　　12.14

　　　　—伴

　　　　——过滤手术（用于青光眼）NEC 12.65

　　　　——囊切除术 13.65

6．手术目的对编码的影响 手术目的一般情况下不必说明，但有时候也会影响编码，此时就需要指出。严格按照索引查找就可以明确哪些手术需要指出手术目的。例如：视网膜冷凝术本身没有编码，只有说明视网膜冷凝术的目的，才能编码如下：

目的：为了破坏病损　　　　14.22

　　　为了视网膜再附着　　14.52

　　　为了修补视网膜撕裂　14.32

总之，如果在一个术语中出现有上述 6 个方面的描述时，不应轻易忽略，要在索引中查找，直至证实所有成分对编码都不再影响。另外，在查找编码之前，要认真阅读病案，审核手术名称的完整性。如果发现手术名称有不完全或遗漏之处，务必请医师及时修正后再进行编码。

（三）常见的主导词转换

主导词选择是查找手术操作编码的关键，在手术操作分类中，主导词选择有时比较困难，建议掌握以下主导词转换的规律。

1．切开术。可以用"切开"作主导词的手术包括：引流术、异物取出术、探查术、减压术、穿刺术、切断术、取出术、清除术、脓肿去除术、血肿去除术等。

2．修补术、建造术、成形术、再造术、整形术、重建术、矫正术、扩张术、裂伤缝合术、闭合术、造瘘术、松解术、移植术等术式是相互关联的，当用其中某个术式作为主导词查不到编码时，可以按照对手术方法的了解转换成其他术式作为主导词查找。例如：眼睑内翻矫正术（08.49），用"矫正术"作主导词查找不到编码，则转换为主导词"修补术"。

3．分流术、旁路术和吻合术等可以互为交叉索引。

（四）与编码有关的其他问题

1．**索引中的指示词"见"和"另见"** 索引中无论是主导词还是修饰词后，如果遇到"见"，表示需要按提供的主导词重新查找编码。例如：瓦达实验 - 见 Wada 测验。

在索引中遇到"另见"的指示词，该条目一定提供了相关的编码，如果这个编码不符合要求，此时需要按提供的主导词重新查找。例如：外生骨疣切除术（另见切除术，骨）77.60。如果是下颌骨外生骨疣切除术，77.60 这个编码就不正确，需要按"切除术，骨"这个路径重新查找具体的编码。

2．**内镜检查与治疗** 早期内镜仅用于检查，随着医学的发展，现在也用于治疗。内镜相关操作有三种不同的处理方式。

（1）单纯的内镜检查：以"内镜检查"为主导词进行查找，按内镜检查分类。

（2）内镜检查伴有活组织检查：要以活组织检查为主进行分类。

（3）内镜检查伴有治疗：按切除术或破坏术查找。

例如：胃镜下胃息肉切除术 43.41。

3. 病损切除术（excision of local lesion）　病损一词包括各种疾病，而病损切除术一般是对各种疾病局部病变部位的切除，例如：胃溃疡切除术、胃肿瘤切除术编码都是 43.42，均是按病损切除处理。

手术分类中，通常不必指出疾病的性质，其理由有两个：第一是疾病的性质在疾病分类中已给予编码；第二是手术主要强调手术的部位范围和术式，因此有时没有必要指出疾病的性质，这样可以减少索引条目。例如：胃部分切除术，它可以对多种疾病进行治疗。如果一一指出疾病性质，则手术名称的条目将呈几何性增长。

病损是各种疾病的代名词，如果只是对疾病发生的局部进行手术，手术范围是很小的，不累及正常组织，所以在索引中常常用修饰词"病损"来代替。例如：胃溃疡切除术，查找时以"切除术"作主导词，然后再查"病损"，最后查修饰词"胃"就可以得到编码。但是，对于恶性肿瘤的切除术，要在明确手术切除的范围后，再进行编码。肿瘤的切除术往往不仅仅是单纯的病损切除，而且可能是器官部分或全部的切除，有些恶性肿瘤的切除术还包括对周围组织的切除。

4. 关于肿瘤切除术的分类

（1）假定分类：如果肿瘤切除的方式有多种，而且医师没有指出具体是哪一种时，按"病损切除术"进行编码。对于某些恶性肿瘤，在手术时至少要做该器官的全部切除，则分类到该器官的切除术中，如：阑尾黏液癌切除术，应按阑尾切除术分类。

假定分类是分类学中的重要方法，它一般是根据临床上发生的多数情况进行假定。但在可能的情况下，应仔细阅读病案，找出明确的切除部位和范围，不要使用假定分类规则。

（2）肿瘤根治术：以根治术命名的类目在 ICD-9-CM-3 中很少，但在临床工作中却比较常见，如卵巢癌根治术。原因是有一些根治性手术的切除方式并不完全一致，没有得到 ICD-9-CM-3 的承认。根治术编码的方法如下所示。

1）查阅病案后，明确具体的手术部位和范围、手术方式等。

2）根治术一般以"切除术""部位＋切除术"或"清扫术"作为主导词查找，少量根治术可以直接查到编码。一些已经定型的术式会直接以根治术命名，可以在索引中查到根治术，如前列腺根治性切除术、乳腺改良根治术等。

3）根治术在具体手术中还会伴随器官周围淋巴结清扫、其他器官的附带切除、切除器官的功能重建和成形等其他情况。应结合具体手术方式，参考索引及类目表中的注释编码。例如：单侧乳房根治性切除术（85.45），没有必要再编码淋巴结清扫术，这个术式包括乳房、胸大肌和区域性淋巴结切除，而膀胱根治性切除术（57.71）则要求编码 40.3 或 40.5 的淋巴结切除术。

根治术常常需要做器官的全部切除术，如果不允许行器官全部切除，则通常做该器官的大部分或次全切除术。如肝癌根治术，如果患者未做器官移植，一般按肝部分切除处理。

第三节　ICD-9-CM-3 各章的指导内容

一、操作和介入，NEC（00）

包括：00.0　治疗性超声

00.1　药物制剂

00.2　血管的血管内显像

00.3　计算机辅助外科[CAS]

00.4　附属血管系统操作

00.5　其他心血管操作

00.6　血管操作

00.7　髋关节的其他操作

00.8　膝关节和髋关节的其他操作

00.9　其他操作和介入

（一）概述

1991 年北京协和医院 WHO-FIC 合作中心翻译出版了 ICD-9-CM-3 的 1984 年版本，并随着医学发展不断修订，于 2008 版新增本章内容。

由标题中"NEC"可见本章为残余章，它指并非所有的操作和介入都分类到本章，有些具体的操作和介入被分类于相应身体系统章。例如：冠状动脉支架植入术、经皮室壁瘤封堵术等介入治疗均被分类到第九章　心血管系统手术中。

（二）有关手术操作及其分类的说明

1. 介入治疗　　介入治疗是利用现代高科技手段进行的一种微创治疗，是在医学影像设备的引导下和监视下，将特制的导管、导丝等精密器械引入人体，对体内疾病进行诊断和局部治疗。如冠状动脉支架植入术、动脉瘤栓塞术等。

2. 超声　　超声按照操作技术不同，主要分为超声显像和介入性超声。

超声显像为无创操作，是利用超声波的物理特性，通过对反射信号的接收、处理和显像，对人体脏器的物理特性、形态结构与功能状态等作出判断。介入性超声为有创操作，是在超声监视或引导下，通过穿刺或置管技术，针对体内的病变或组织实现进一步诊断或治疗的技术。

介入性超声根据其目的又分为诊断性和治疗性两类。分类：

介入性超声

　　诊断性超声

　　　　血管内超声显像（IVUS）00.2

　　　　心腔内超声心动图（ICE）37.28

　　　　超声引导下前列腺穿刺活检 60.11

　　治疗性超声

　　　　治疗性超声 00.0

超声显像

　　诊断性超声 88.7

　　眼超声检查 95.13

3. 药物制剂　　涉及药物制剂注射或输注的编码有两处。一处是 00.1，包括一些新的肿瘤用药的注射或输注，例如白细胞介素 -2（IL-2）等；另一处是 99.1 和 99.2，包括治疗性和预防性药物的注射或输注，例如肿瘤化疗药物的注射或输注（99.25）。

4. 计算机辅助外科　　计算机辅助外科（computer aided surgery，CAS）是利用计算机技术对 CT、MRI 等图像信息进行三维图像重建，通过虚拟手术环境为外科医生提供支持，包括手术模拟、手术导航、手术定位和制订手术方案等。

计算机辅助外科为主要手术的辅助手段，其编码 00.3 只能作为主要手术的附加编码。例如：计算机导航副肺内镜下切除术,主要编码为32.28,附加编码为00.39。同时应注意00.3不包括机器人辅助操作(17.41-17.49)。

5.**心脏再同步治疗(CRT)**　心脏再同步治疗又称双心室起搏,是通过双心室起搏恢复心室同步收缩,从而改善心脏功能,治疗心力衰竭。

心脏再同步治疗有两种设备,一种是起搏器CRT-P,临床上也称三腔心脏起搏器或双心室起搏器,分类在00.50;另一种是除颤器,也称为除颤器CRT-D,分类在00.51。心脏再同步治疗除颤器(CRT-D)兼具除颤和起搏的双重功能。

6.**支架**　支架疗法主要是对血管和食管等管腔狭窄处、病灶处起扩张和支撑作用,以达到改善流通的目的。血管支架的常见类型有裸支架、药物涂层支架、药物洗脱支架和生物可吸收支架等,其中裸支架临床已很少应用。

(1)血管支架编码的特点

1)按照置入血管:在手术操作分类中,主要分为冠状动脉和周围血管。其中,周围血管除颈动脉、颅外动脉、颅内动脉等几个重要血管单独列出,其他均归类于周围血管。冠状动脉分类于36.06、36.07。周围血管非药物洗脱支架分类于39.90,而药物洗脱支架分类于00.55、00.60。椎动脉、基底动脉、颈动脉以及其他脑血管非药物洗脱支架则分类于00.6-。

2)按照支架类型:一些文章对药物涂层支架与药物洗脱支架不做区分,但在手术操作分类中是有区别的,其中裸支架和药物涂层支架被分类在一起,药物洗脱支架单独分类。

从索引中可见:

插入

—支架

——动脉(裸)(结合的)(药物涂层)(非药物洗脱)

———非冠状血管

————周围的

—————裸,药物涂层 39.90

—————药物洗脱 00.55

3)主导词:虽然手术名称为置入术或植入术,但查找编码时应查主导词"插入"。例如:药物涂层支架置入术,查找编码时主导词用"插入"。

血管支架植入的分类涉及两个章节,除冠状动脉支架植入和周围血管非药物洗脱支架分类于第九章,其他均分类于本章。

(2)血管支架置入术的编码规则:分类时应首先确定置入支架的部位,如冠状动脉、椎动脉等;其次确定支架类型,如药物洗脱支架、药物涂层支架等;再次确定同时进行的操作,如血管成形术、动脉粥样硬化切除等,需给予附加编码;同时确定操作血管的数量(00.40-00.43)及置入支架的数量(00.45-00.48);最后确定是否有分叉血管的操作(00.44),以体现临床医师的技术难度。

7.**关节置换修复术**　又称关节置换翻修术,临床上常见的两种情况为髋关节置换修复术和膝关节置换修复术。

髋关节置换修复术的分类,根据其修复成分的不同,如全髋、髋臼、股骨、仅髋臼衬垫和/或股骨头,编码为00.70-00.73。髋关节置换术则编码为81.51-81.52。关节假体有不同的材质,其承重面的材料主要包括金属与聚乙烯、金属与金属、陶瓷与陶瓷、陶瓷与聚乙烯等,在分类时需要编码为00.74-00.78附加说明。

膝关节置换修复术的分类,同样根据其修复成分的不同,如全膝、胫骨、股骨、髌骨、胫骨衬垫,编码为00.80-00.84。

二、神经系统手术（01-05）

包括：01　颅、脑和脑膜的切开术和切除术
　　　02　颅、脑和脑膜其他手术
　　　03　脊髓和椎管结构的手术
　　　04　颅和周围神经的手术
　　　05　交感神经或神经节的手术

（一）概述

本章包括中枢神经系统和周围神经系统相关手术和操作，是在不同部位下（图 6-2）按照具体术式进行的分类。神经系统手术的分类比较笼统，若具体手术部位在本章中未列出，可在归属的部位下采用扩展编码表达。

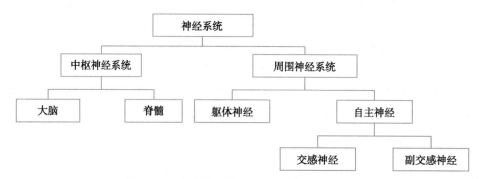

图 6-2　中枢神经系统和周围神经系统的组成

（二）有关手术操作及其分类的说明

1. **切开术、引流术、探查术**　在手术操作中，切开往往是某些手术的先行步骤，切开后通常会伴随有其他手术操作，在切开作为常规手术入路时，不需要编码。切开有时是手术操作的方式，当切开是治疗的方式时，切开就需要编码。切开、引流和探查三个主导词可以互相参见，在"切开"主导词下面列出的修饰词部位更全，查找更方便。例如：颞窝引流术，主导词可以用"引流"，也可以用"切开"，不同路径均可查到相应编码。

2. **插入、置入术、植入术**　在某些治疗过程中，需要将假体或人工装置放置于体内，称为插入术或植入术（置入术）。以主导词"插入"或"植入"均可以找到相应编码。在"植入"主导词下也有少量活组织植入的情况。

3. **修补术（repair）**　修补术是通过切除、缝合、自体组织或人工组织的使用等一系列（不一定包括所有）动作，达到器官或组织的外形和功能的修复。修补术不是一个明确的手术名称，需要根据具体的手术术式进行分类编码。例如：临床医师写颅骨修补术，通过通读病历发现实际为颅骨自体骨移植术，因此应编码为 02.04。

4. **分流术、吻合术、旁路术**　分流术需要吻合，旁路术也需要吻合，可以看出这三个术式中有相同之处，所以这三个主导词可以互相参见。主导词"分流术"有另见"吻合术"和"旁路"的指示词。

5. **注射、输注**　注射包括皮下、肌内和静脉注射。而输注主要是指动、静脉操作，也有对管腔内的操作。

6. **脑内出血、脑血肿手术**　是指通过开放式或者微创式颅脑手术清除或引流脑内血肿。该类手术根据出血部位和手术术式分类。例如：经穿刺抽吸编码于 01.09；硬膜外切开、钻孔编码于 01.24；硬膜下及蛛网膜下切开、钻孔编码于 01.31；脑内出血、脑内血肿清除术编码于 01.39。

7. 颅骨成形术　颅骨成形术又称颅骨修补术,根据其使用的材料分类于 02.03-02.05。例如,用骨瓣的颅骨修补术,编码为 02.03;颅骨骨(膜)移植术(自体的 / 异体的),编码为 02.04;颅骨(金属)板置入术,编码为 02.05;颅骨移植的修复术,编码为 02.06。

三、内分泌系统手术(06-07)

包括:06　甲状腺和甲状旁腺的手术

　　　07　其他内分泌腺手术

1. 在切开术中,甲状腺与甲状腺区同等编码。

2. 两个主导词"切除术"的区别

切除术 excision:其含义是器官或结构的全部切除,如果是部分切除,在其索引中应有特别的修饰词加以说明。

切除术(部分)resection:其含义是器官或结构的部分切除术,如果是全部切除术,在索引中也会有特别说明。

在实际操作中,通常采用第一个主导词,因为其修饰词更多、更完整。当然,分别用"切除术"和"切除术(部分)"做主导词,相同的手术操作查出的编码是相同的。

3. 其他内分泌腺手术(07)　包括了肾上腺、松果体、垂体和胸腺,不包括具有内分泌功能的胰腺以及性腺(卵巢和睾丸)。

4. 垂体手术　垂体腺切除术首先要确定部分或是全部,其次还要区分手术入路。

5. 甲状腺切除术　甲状腺切除术是对病灶与甲状腺组织的切除手术。根据其手术入路、切除范围分为三类。

(1)胸骨上甲状腺切除术

06.2　单侧甲状腺叶切除术,包括同时切除对侧甲状腺部分及峡部切除术

06.3　其他部分甲状腺切除术(甲状腺部分切除术编码不分单双侧)

06.4　双侧甲状腺全部切除术

(2)胸骨下甲状腺切除术

06.51　甲状腺部分切除术

06.52　甲状腺全部切除术

(3)舌部甲状腺切除术

分类于亚目 06.6,包括颏下入路和口腔入路两种方式。

同时还需注意,甲状腺癌根治术因没有固定术式,因此不能仅仅根据手术名称编码,需要明确手术过程中的具体切除范围。若同时行颈淋巴结清扫术,需另编码表达,例如:单侧编码于 40.41,双侧编码于 40.42,区域性颈淋巴结清扫编码于 40.3。

四、眼部手术(08-16)

包括:08　眼睑手术

　　　09　泪器系统手术

　　　10　结膜手术

　　　11　角膜手术

　　　12　虹膜、睫状体、巩膜和前房的手术

　　　13　晶状体手术

　　　14　视网膜、脉络膜、玻璃体和后房手术

　　15   眼外肌手术

　　16   眼眶和眼球手术

　　1. **白内障手术**   白内障的主要症状是视力障碍,它与晶状体浑浊程度和部位有关。严重的白内障可致盲。白内障按病因分为年龄相关性(老年性)、外伤性、并发性、代谢性、中毒性、辐射性、发育性和后发性白内障等。白内障的手术主要有以下几种。

　　(1)白内障囊内摘除术:最早期的一种白内障手术方式,是指切开角巩膜缘,用冷冻头插入切口冻住晶状体,再向外牵拉直至拉断悬韧带,从而娩出晶状体,目前已基本不再应用。

　　(2)白内障囊外摘除术:严格来说,白内障囊外摘除术包括传统白内障囊外摘除术、改良白内障囊外摘除术(也叫小切口白内障手术)和超声乳化白内障摘除术等。

　　传统白内障囊外摘除术:沿角巩膜缘做大约 10mm 的切口,利用截囊术打开前囊膜,将混浊的晶状体核沿切口完整娩出的一种手术方式,目前应用较少。改良白内障囊外摘除术的手术切口介于传统白内障囊外摘除术和超声乳化白内障摘除术之间。

　　超声乳化白内障摘除术:是目前主流的手术方式,指通过 2~3mm 左右的透明角膜切口,手动连续环形撕囊,打开晶状体前囊膜,使用超声乳化头将混浊晶状体核和皮质乳化吸出,摘除混浊晶状体的手术方式。

　　白内障手术编码时主导词要选择"抽出(摘出术)",要特别注意人工晶状体的植入术是一期还是二期。如果是一期手术,即同时伴有人工晶状体植入,则主要手术应当为白内障摘除,人工晶状体植入只能作为附加编码。例如:白内障超声乳化抽吸术伴人工晶状体植入术,编码为13.41 13.71。如果是二期手术,即再次手术行人工晶状体植入,则只编码人工晶状体二期植入,编码为13.72。

　　2. **视网膜脱离手术**   视网膜的结构分为10层,内侧的9层可以合称为神经上皮层,最外面一层是色素上皮层,它们之间有潜在的腔隙。在某些因素作用下,神经上皮层和色素上皮层之间发生剥离,称为视网膜脱离。两层之间的潜在腔隙出现液体潴留,称为视网膜下液。

　　按照病因分类,视网膜脱离可分为孔源性、牵拉性和渗出性,其中孔源性和牵拉性视网膜脱离以手术治疗为主。视网膜脱离手术的目的是封闭裂孔,消除或减轻玻璃体对视网膜的牵引,去除增殖膜使视网膜游离。手术治疗分为两类:外眼手术和内眼手术。

　　(1)外眼手术:包括巩膜外垫压术和环扎术。

　　巩膜外垫压术:在视网膜变性和裂孔区域的巩膜外壁上,缝扎硅胶海绵条带,使该区域球壁内陷,与变性或裂孔的视网膜相贴,冷冻该区域的巩膜壁,使球壁组织发生慢性无菌性炎症反应而产生瘢痕,从而使视网膜与脉络膜紧密粘连,视网膜得以复位。

　　巩膜外环扎术:是指在局部垫压的基础上,缝合一条环扎带,将变性区和裂孔环扎一周,并结合巩膜外冷冻,使视网膜脱离复位。

　　无论是单纯巩膜外垫压术还是环扎术,若视网膜下液较多时需放液。

　　(2)内眼手术:指玻璃体切割术。自眼球壁上做三通道切口,应用玻璃体切割设备切割玻璃体,解除牵拉因素。并且,通过气液交换吸出视网膜下液,使视网膜复位后,在裂孔及变性区周围行激光光凝、玻璃体腔内注入硅油或者气体,发挥支撑作用,使视网膜与脉络膜良好贴附。

　　一般注入气体(包括惰性气体或空气)的患眼,气体可自行吸收;而注入硅油者,需等待 3 个月左右,视网膜恢复后,再行手术进行取出。

　　若视网膜裂孔不伴有视网膜脱离,行视网膜缺损修补术,应编码于14.3;视网膜脱离的修补术编码于14.4、14.5和14.7。

　　3. **热灼术、烧灼术和透热疗法**   热灼术、烧灼术在临床上意义相同,主要用于破坏,主导词只能用"烧灼术"。透热疗法则既可用于破坏,也可用于视网膜的附着。

4．眼内异物去除　分为切开和磁铁吸出两种手术方式。临床医生经常只是笼统写为"眼内异物取出术"。应当仔细阅读病案，根据具体部位和手术方式进行分类。

例如：去除

　　—异物

　　——结膜（通过磁铁）98.22

　　———通过切开 10.0

磁铁吸出眼内异物的主导词可查"磁吸术"。

5．眼肌手术　眼外肌手术是对眼外肌的位置或长度做相应的调整，是治疗眼斜视的主要手术方式。临床上一般笼统地称斜视矫正术，这是一个不规范的手术名称。分类时应根据手术记录明确治疗眼肌的数量和具体手术方式。眼肌手术首先要区分一条、两条或多条眼肌，还要区分徙前术、后徙术、延长术或是缩短术等手术方式。

若同一患者的眼肌手术涉及多条眼肌，而具体术式又不同，应分别编码。如斜视矫正术（一条眼外肌后徙术，一条眼外肌缩短术），应分别编码为 15.11 和 15.22。

6．翼状胬肉切除术　近年来，随着临床细胞移植技术创新和发展，自体角膜缘干细胞移植术在翼状胬肉切除手术中逐步应用开来，在胬肉组织剥离干净后，在角膜缘处取包含角膜缘干细胞的移植片，并移植至胬肉切除部位。因此，遇到翼状胬肉切除术需要仔细阅读手术记录，单纯的翼状胬肉切除术编码于 11.39，若同时伴有自体干细胞移植则编码于 11.32。

7．青光眼手术　青光眼手术治疗的目的是降低眼压，主要通过促进房水向外排出或者减少房水向眼内进入治疗。

（1）青光眼手术同时伴有白内障手术：若是青光眼伴有白内障并同时进行联合手术，以青光眼手术为主要编码；如果青光眼由白内障引起，通过对白内障的手术就可以改善青光眼，以白内障手术为主要编码。

（2）巩膜造口术：分类于 12.61-12.69，同时伴有其他手术时，如虹膜切除术等，均不需要另外编码。

五、其他各类诊断性和治疗性操作（17）

这一章是 2011 版新增内容，从章的名称上可见也是一个残余章。本章是根据近年来手术发展情况，对原有设计的补充，仅包含一个类目。

包括如下亚目。

17.1　腹腔镜单侧腹股沟疝修补术

17.2　腹腔镜双侧腹股沟疝修补术

17.3　腹腔镜大肠部分切除术

17.4　机器人援助操作

17.5　附加的心血管操作

17.6　诱导下激光间质热疗法

17.7　其他诊断性和治疗性操作

17.8　其他附属性操作

1．腹腔镜腹股沟疝修补术　不同类型的腹股沟疝选择不同的手术治疗方式，其编码均不相同。在手术分类中，腹股沟疝修补术涉及两处 4 个亚目，他们分别是 17.1、17.2 和 53.0、53.1。本章涉及的腹腔镜腹股沟疝修补术（17.-），为消化系统（53.-）的补充。

在编码时，首先应正确分组，同时满足腹腔镜手术且伴有移植物或假体分类至本章 17.-，除此之外均分类至消化系统（53.-）；其次需要注意区分手术的单、双侧；还要区分疝的类型，包括直疝、斜疝等。

2. 腹腔镜大肠部分切除术 涉及一个亚目17.3，是对消化系统开放性和其他大肠部分切除术（45.71-45.79）的补充。

3. 机器人援助操作 机器人援助操作主要由医生在控制台（一个装有交互手臂的床旁机械塔臂和一个高精度的3DHD视觉系统构成）双手控制操作杆，手部动作传达到机械臂尖端完成手术操作。机器人援助操作（17.4）只能作为附加编码，同时进行的具体手术操作为主要编码。例如，达芬奇机器人胸腔镜左肺上叶切除术，主要编码为胸腔镜下肺叶切除术（32.41），附加编码为胸腔镜机器人援助操作（17.45）。

4. 附加的心血管操作 在第九章心血管系统手术之外，补充心血管操作分类共有两处，一处在本章，为亚目17.5附加的心血管操作；另一处在第一章，包括00.5其他心血管操作和00.6血管操作。

本章中涉及的心血管操作主要有以下几种。

（1）心脏收缩调节装置（CCM）：是一种治疗心力衰竭的新方法，对心室施加一种非兴奋性的电信号，能够使心肌细胞收缩加强，达到治疗心衰的目的。涉及CCM置入的编码有两个细目，分别为17.51和17.52，若全系统置入编码为17.51，仅脉冲发生器置入编码为17.52。

（2）血管粥样硬化切除术：血管粥样硬化的手术治疗包括对狭窄或闭塞的血管施行再通或旁路移植等外科手术，也包括经导管进行的经腔血管成形术、经腔激光再通、经腔粥样硬化斑块旋切或旋磨、经血管放置支架等介入性治疗。涉及血管粥样硬化切除术的编码为17.53-17.56，分类轴心为病变部位，部位不同编码不同，同时在编码时还需注意另编码的情况。

5. 诱导下激光间质热疗法 又称激光导热疗法（LITT），对局部组织创伤小，是一种通过MRI、CT、超声等诱导治疗局灶性肿瘤的微创性消融手术。

六、耳部手术（18-20）

包括：18 外耳手术
19 中耳重建术
20 中耳和内耳其他手术

1. 建造术（construction）和重建术（reconstruction） 建造术是从无到有，如耳缺如的建造术。重建术是器官或组织存在，但功能或形态不完善，如外耳道闭锁的重建术。两个主导词有时可以相通、互用。

2. 矫正术（correction） 矫正术是一个不规范的手术名称，不同部位的矫正其意义均不相同，分类时需根据具体部位、术式进行编码。例如前突耳矫正术，主要是对位置的调整，编码为18.5；斜视矫正术，主要是对眼部肌肉进行调整，根据手术方式不同编码为15.1-15.4。

3. 鼓室成形术 根据《中耳炎临床分类和手术分型指南（2012）》，鼓室成形术仅限于鼓室、鼓窦及乳突正常患者，手术不开放乳突，在清理鼓室病变的基础上行听功能重建。指南将鼓室成形术分为三型。

Ⅰ型：单纯性鼓膜成形术，手术修补鼓膜缺损，不涉及听骨链重建。

Ⅱ型：镫骨底板活动，镫骨上结构存在或部分存在，鼓膜紧张部穿孔或完整。在鼓膜、鼓膜移植物或残存锤骨和砧骨与镫骨头之间行放置传声媒介，即部分听骨链重建，如PORP（钛合金、高分子塑料等）。

Ⅲ型：镫骨底板活动，镫骨上结构完全缺如，鼓膜紧张部穿孔或完整。在鼓膜、鼓膜移植物或残存锤骨和砧骨与活动的镫骨底板之间放置传声媒介，即全听骨链重建，如TORP（钛合金、高分子塑料等）。

ICD-9-CM-3中将鼓室成形术分为五型,编码范围为19.4-19.5,采用Wullstein分型法进行分型。

Ⅰ型:鼓室成形术即鼓膜成形术或鼓膜修补术19.4

Ⅱ型:除了修补鼓膜还将移植物贴附于砧骨或锤骨头上19.52

Ⅲ型:除了修补鼓膜还将移植物贴附于镫骨头上19.53

Ⅳ型:将鼓膜移植物上方贴于鼓岬上部19.54

Ⅴ型:半规管开窗术19.55

目前,临床上普遍依据《中耳炎临床分类和手术分型指南(2012)》确定鼓室成形术的分型,与Wullstein分型法有一定差距,编码员需要结合指南中的分型标准,并对应ICD-9-CM-3中的编码。

4. 化学性迷路切除术　主要用于治疗梅尼埃病,是利用氨基糖苷类抗生素的耳毒性,破坏内耳前庭功能,达到治疗眩晕的目的。所用药物主要为链霉素及庆大霉素,可全身及鼓室内用药。手术分类时需要注意注射部位不同时,编码不同,如内耳注射编码为20.72,鼓室注射编码为20.94。

5. 人工耳蜗植入　人工耳蜗是一种电极刺激器,将声音信号转化为编码的电信号,直接刺激听神经,由听神经将声音信号传入大脑,产生听觉行使功能。

电极刺激器可分为单通道和多通道。目前我国开展的耳蜗置入手术均采用多通道(20.98),对极重度耳聋和全聋者听觉语言的恢复极为有效。电极刺激器适用于年龄较小的先天性听障儿童和各种后天性听障患者。

七、鼻、口、咽手术(21-29)

包括:21　鼻手术

22　鼻窦手术

23　牙的拔除与修复

24　其他牙、牙龈和牙槽的手术

25　舌手术

26　唾液腺和管的手术

27　口和面的其他手术

28　扁桃腺和腺样增殖体的手术

29　咽部手术

1. 成形术、整形术和修补术　整形术和成形术在临床上意义相近,是不同类型的修补术。以"整形术"或"成形术"为主导词查找编码时,索引均指示见或另见"修补术"。成形术通常以"部位+成形术"作主导词查找,查不到编码时,可以改用"修补术"作主导词查找。

2. 鼻腔内镜手术　鼻腔内镜手术为微创手术,在精确、彻底清除病变的前提下,最大限度地保留了器官的结构和功能。鼻腔内镜技术已不只限于诊断和治疗鼻腔疾病,适应证已扩展到眼科的眶尖、眶内和神经外科交界的颅底区域。如眼眶和视神经减压术、经筛窦纸样板眶内异物取出术、脑脊液鼻漏修补术、垂体瘤切除术、鼻咽部肿瘤切除术等。

3. 鼻中隔偏曲矫正术　是治疗鼻中隔偏曲的主要手术方式,临床上见于以下情况。

(1)耳鼻咽喉专业:为了改善通气功能而进行的矫正。手术通常在鼻内镜下操作,切开黏膜分离出偏曲的鼻中隔,通过切除部分偏曲软骨和骨质达到矫形的目的,手术往往会同时伴有复位、减张、调整等鼻中隔的成形术。

(2)整形外科专业:为了改善外观而进行的矫正,即矫正因鼻中隔偏曲所致的鼻外形异常。手术通常采用开放性切口,切开黏膜分离出偏曲的鼻中隔,同样通过截去部分骨或软骨达到矫形的目的。

因此,虽手术名称相同,但在不同的临床专科,关注点不同,其手术目的、手术方式均不相同。无论用哪种术式,分类的关键点在于是否采用鼻中隔黏膜下切除部分鼻骨的方式进行矫正,应注意阅读手术记录。若有切除,主导词为"切除术(部分)",编码为21.5。若仅有成形术,无鼻中隔黏膜下切除,主导词为"鼻中隔偏曲成形术",分类至21.84,此种情况在临床上很少见。

4. 鼻内上颌窦切开术   又称"下鼻道开窗术"或"鼻内上颌窦开窗术",手术是在下鼻道外侧壁凿一窗口通入上颌窦,使窦内脓液流出,是一种治疗慢性上颌窦炎的手术。该手术编码于22.2,主导词为"窦切开术(鼻的)"或"窦切开术(鼻窦)"。

5. 腭裂修补术   腭裂修补术是指利用外科手术技术修补先天性的腭部裂开,以达到恢复患者的面容美观以及吞咽、进食、发音等口腔功能。编码时应注意与外伤导致的腭裂伤缝合术的鉴别;同时也需注意,腭裂修补往往需要多次手术,一期腭裂矫正术与二期术后修复编码均不相同,因此在编码时应仔细阅读手术记录进行区分。

八、呼吸系统手术(30-34)

包括:30   喉切除术

31   喉和气管的其他手术

32   肺和支气管切除术

33   肺和支气管的其他手术

34   胸壁、胸膜、纵隔和横膈手术

1. 肺切除术   肺切除术是指根据肺部病变的性质、部位和累及肺组织的范围,对肺组织进行全肺切除、肺叶切除、肺段切除、楔形或局部切除的手术。

在手术分类中,包括以下亚目。

32.2   肺病损或组织的局部切除术或破坏术

32.3   肺节段切除术

32.4   肺叶切除术

32.5   肺切除术

32.6   胸腔结构的根治性清扫术(包括支气管、肺叶、臂丛、肋间结构、肋骨(横突)和交感神经的大块[整块]清扫术)

由此可见,肺切除术是根据手术切除的范围进行分类的,因此在编码时不能笼统地根据手术名称对应编码,如肺癌根治术,应根据手术实际切除的范围进行分类。同时还需注意是否同时伴有淋巴结清扫的情况,若有则需要另外编码。

胸腔结构的根治性清扫术创伤较大,目前临床不再应用,故32.6这个编码一般不使用。

2. 胸膜划痕术   主要用于治疗自发性气胸。在34.6编码下,包括了胸膜硬化术,若采用注射硬化剂的方法,则应编码于34.92。

3. 肺大疱结扎术   主导词为"折叠术",查找路径为:折叠术-肺大疱(气肿性的),肺32.21。

肺大疱是一种后天性肺囊肿,一般发生在肺的炎性病变之后,因肺组织破坏,小的支气管黏膜水肿,造成管腔不完全梗阻,产生活瓣作用,空气易进入已损伤的肺泡而不易排出,在这种高压下,肺泡间隔逐渐破裂,成为肺大疱。折叠术是以外科方法将任何组织打褶使其变短,或在中空脏器上打褶使其缩小的手术方法。

4. 支气管镜灌洗和刷检   支气管镜检查包括支气管镜病灶活检、经支气管镜防污染保护毛刷技术(PSB)、支气管肺泡灌洗术(BAL)等。

支气管肺泡灌洗是通过支气管镜向肺泡内注入足量的灌洗液并充分吸引,得到支气管肺泡灌洗液,开展免疫细胞、炎症细胞、细胞学和感染微生物病原学分析,辅助进行呼吸道疾病诊断的方法。

BAL 是一项无创操作技术，分类于 33.24，主导词选择"冲洗，灌洗"。

经支气管镜防污染保护毛刷技术是目前公认的防污染取样方法，通过支气管镜至直视有分泌物或至 X 射线结果显示有病变的肺段支气管开口后，经支气管镜活检孔插入保护性毛刷取得标本。例如："气管刷洗活组织检查""支气管刷洗活组织检查""肺刷洗活组织检查"分别编码为 31.44、33.24、33.24。

5．纵隔手术　纵隔是左右纵隔胸膜之间的器官、结构和结缔组织的总称。纵隔手术是指对纵隔内病灶进行的手术。在分类时，应根据病变发生的具体解剖部位进行编码。例如：纵隔囊肿切除术，若通过病程记录、手术记录等发现囊肿发生的具体部位为支气管，应分类于支气管病损切除术中。

九、心血管系统手术（35-39）

包括：35　心脏瓣膜和间隔手术

　　　36　心脏血管手术

　　　37　心脏和心包的其他手术

　　　38　血管的切开、切除和闭合术

　　　39　血管其他手术

1．心脏瓣膜手术　心脏瓣膜手术包括瓣膜成形术和瓣膜置换术。瓣膜成形术常用于治疗病变轻微的二尖瓣或三尖瓣；而对于严重的心脏瓣膜病变，多选择心脏瓣膜置换术，手术采用由合成材料制成的人工机械瓣膜或用生物组织制成的人工生物瓣膜替换病变瓣膜。

瓣膜成形术对应的主导词为"瓣膜成形术"。分类时，首先应区分手术入路，其次需要区分具体瓣膜。如经皮球囊瓣膜成形术编码于 35.96；开放性心脏瓣膜成形术编码于 35.1；开放性瓣环成形术编码于 35.33。

瓣膜置换术对应的主导词为"置换"。分类时同样首先应区分手术入路，其次需要区分具体的瓣膜和置换瓣膜的材料。如开放性瓣膜置换术编码于 35.2，再根据置换瓣膜的材料和具体的瓣膜，编码于不同细目；血管内主动脉瓣膜置换术编码于 35.05。

2．冠状动脉搭桥术　即冠状动脉旁路移植术（coronary artery bypass grafting，CABG），是冠心病的主要手术治疗方法。冠状动脉搭桥术手术过程：取一段自身的正常血管，吻合在升主动脉和冠状动脉狭窄病变远端之间，使主动脉的血液通过移植血管（桥血管）顺利到达冠状动脉狭窄病变远端，恢复缺血心肌的正常供血。手术可在体外循环或非体外循环下进行。

冠状动脉搭桥术在分类时，需首先确定血管重建方式，即冠状动脉与哪根血管进行了搭桥，如主动脉 - 冠状动脉搭桥（36.10-36.14）、乳内动脉 - 冠状动脉搭桥（36.15-36.16）等，重建方式不同则编码不同；其次需要区分搭桥血管数量，即解决了几根狭窄闭塞的冠状动脉。

"搭桥术"本身不能作为主导词，查找冠状动脉搭桥术时，应采用主导词"旁路"或"吻合术"。若查找的部位在索引中未提及，可采用放大法进行归类。如腋动脉是锁骨下动脉的延续，当修饰词中找不到腋动脉时，可放大归类，归类至锁骨下动脉。

3．心房、心室间隔手术　房间隔缺损（ASD）和室间隔缺损（VSD）为临床上常见的先天性心脏畸形。目前临床上常见的治疗方法有开胸手术（开放性手术）和介入封堵术两种治疗方式。

开放性手术中，直接缝合术已比较少见，经胸骨正中或经右腋下入路补片修补术是临床上常用的两种术式，常用的补片材料包括假体（如涤纶补片）和组织补片（如牛心包补片），根据补片材料的不同分别编码于 35.5 和 35.6 细目中。

根据其病变部位的大小不同，采用的介入封堵术的术式也不相同，缺损小的病变采用经皮封堵，缺损大的病变采用经胸微创小切口封堵，均分类于 35.5，如房间隔缺损介入封堵术编码为 35.52，室间隔缺损介入封堵术编码为35.55。

4. 心脏起搏器置入   心脏起搏器置入是指用特定频率的脉冲电流,经过导线和电极刺激心脏,代替心脏的起搏点带动心脏搏动的治疗方法,特别适用于治疗重症慢性心律失常。人工心脏起搏系统主要包括脉冲发生器和电极导线两部分。

（1）根据起搏器置入目的分为:永久性起搏器、临时性起搏器、术中心脏起搏器等。

（2）根据起搏器功能类型分为:单腔起搏器、双腔起搏器和三腔起搏器。其中三腔起搏器即双心室起搏,又称心脏再同步化治疗（CRT）。目前,临床上还有双心房单心室起搏器和四腔起搏器的概念,但临床实际应用极少。

（3）心脏起搏器置入的分类:首先需区分起搏器置入目的（永久性编码为37.8,临时性编码为37.78,术中心脏起搏编码为39.64）;其次区分起搏器类型,若为单腔起搏器需根据是否有频率应答功能分类至37.81-37.82,双腔起搏器无论是否带有频率应答功能均分类至37.83;三腔起搏器,即心脏再同步化治疗（CRT）分类至00.50-00.54,同时,还需注意另编码指示。

5. 辅助心血管手术的体外循环   开放性心血管系统大手术通常需要体外循环,这时需另编码体外循环（39.61）。主导词为"体外"。

6. 经导管动脉化疗栓塞和灌注化疗   经导管动脉化疗栓塞和灌注化疗是临床治疗实体肿瘤的介入治疗方法,以治疗肝癌最为常见。根据动脉插管化疗、栓塞操作的不同,通常分为经导管动脉化疗栓塞术（TACE）、经导管动脉栓塞术（TAE）、经导管动脉灌注化疗（TAI）。

（1）经导管动脉化疗栓塞术（TACE）:是带有化疗药物的栓塞剂（如碘化油、明胶海绵、聚乙烯醇等）经肿瘤供血动脉分支进行的栓塞治疗。例如:经导管肝动脉化疗栓塞术,在99.2亚目下的注释中指出如果在肝内注射治疗或预防性物质,要用50.94另编码说明。因此,TACE的正确编码是:39.79,50.94和99.25。主要手术编码是39.79。

（2）经导管动脉栓塞术（TAE）:是指单纯用栓塞剂（颗粒型）对肿瘤供血动脉分支进行栓塞。例如:经导管肝动脉栓塞术,编码为39.79。

（3）经导管动脉灌注化疗（TAI）:是指经皮穿刺动脉选择性插管至肿瘤供血靶血管内注射化疗药物。TAI可在短时间内注射较高剂量化疗药物,也可通过留置在动脉内导管持续泵入一定剂量药物。例如:经导管肝动脉灌注术编码为50.93和99.25。

十、血液和淋巴系统手术（40-41）

包括:40   淋巴系统手术

　　　41   骨髓和脾手术

1. 淋巴结构手术   淋巴结构指全身的淋巴结和淋巴管,是人体重要的免疫组织。淋巴结切除术根据其切除范围不同,编码也不相同。其中,单纯性淋巴结切除术编码至40.2,区域性淋巴结切除术编码至40.3,根治性淋巴结切除术编码至40.4（颈部）和40.5（其他部位）。

一般情况下,区域性或根治性淋巴结清扫都会同时伴有病变组织不同范围的切除,以病变组织切除术为主要手术。如舌癌根治术同时行双侧颈淋巴结联合清扫术,编码为25.4（舌根治性切除）;40.42（双侧颈淋巴结清扫）。

在手术操作分类中,有三种情况不需要另编码淋巴结清扫,分别为根治性喉切除术（30.4）、根治性乳房切除术（85.43-85.48）、肺切除术（伴纵隔清扫术）（32.5）。

2. 造血干细胞移植   造血干细胞移植（HSCT）是指通过大剂量放化疗预处理,清除受者体内的肿瘤或异常细胞,再将自体或异体造血干细胞移植给受者,使受者重建正常造血及免疫系统的手术。

造血干细胞移植在分类时,需要阅读病历以明确以下内容:①移植的类型,骨髓、外周血造血干细胞或脐血造血干细胞移植；②供体的类型，自体或异体移植；③明确有无移植物的净化过程，目前临床上多数伴有净化。根据以上三个因素的具体情况，分类于41.0的不同细目中。如异体造血干细胞移植（不伴净化）编码于41.05，同时应附加编码造血干细胞来源的编码信息：00.91（有血缘关系）或00.92（无血缘关系）。

十一、消化系统手术（42-54）

包括：42　食管手术

43　胃切开术和切除术

44　胃的其他手术

45　肠切开术、切除术和吻合术

46　肠的其他手术

47　阑尾手术

48　直肠、直肠乙状结肠和直肠周围组织的手术

49　肛门手术

50　肝脏手术

51　胆囊和胆管手术

52　胰腺手术

53　疝修补术

54　腹部其他手术

消化系统手术的分类是在解剖部位下按照手术术式进行的，即每一个消化器官的手术基本按照切开、诊断性操作、病损切除、部分切除、全部切除术的顺序，由小到大进行排列。

1. **肿瘤根治术**　肿瘤根治术是一大类以治愈肿瘤为目的的手术方式，对原发灶及可能受累的周围组织做尽可能的彻底切除，以期达到根除肿瘤的目的。不同的部位、不同的病理诊断、不同的患者情况，其肿瘤根治术的意义均不相同，即手术切除的范围及术式不同。

对于任何部位的肿瘤根治术，在分类时，均需要仔细阅读手术记录，明确手术切除的范围（病损切除、部分切除或全部切除）、具体术式、有无其他器官的附带切除、有无器官周围淋巴结的清扫、有无器官的重建和成形。及时与临床医生沟通，确定切除范围及手术方式，以确保编码完整与准确。

消化系统常见的肿瘤根治术有以下几种。

（1）食管癌根治术：可能涉及的手术包括食管部分或全部切除，受累器官切除，胸内食管吻合术，小肠食管间置，空肠或结肠切除为了间置、淋巴结清扫、食管或胃造口术等，在分类时需根据手术实际情况逐一进行编码，其中食管部分或全部切除为主要编码。

（2）胃癌根治术：在分类时需要明确胃切除的范围（部分或全部）、重建方式及淋巴结清扫情况。

根据不同的适应证，临床上常见的手术方式有：近端胃切除同时行胃食管吻合（43.5）；毕Ⅰ式胃大部切除术，即远端胃切除同时行胃十二指肠吻合（43.6）；毕Ⅱ式胃大部切除术，即远端胃切除同时行胃与空肠吻合（43.7）；全胃切除术（43.9），同时行食管十二指肠吻合术或食管空肠吻合术（不用另编码）。编码查找的主导词均为"胃切除术"。

（3）结肠癌根治术：结肠癌根治术在分类时首先需要区分切除范围，其编码根据手术入路的不同在ICD-9-CM-3中分为两处：一处在第五章，为腹腔镜入路的切除，编码为17.3-；另一处在本章，为开放性或其他入路，编码为45.7-。同时非端对端吻合术及肠造口术需另编码。

（4）直肠癌根治术：临床上常见的手术术式有经腹直肠癌根治术（Dixon手术）、腹会阴联合直肠癌根治术（Miles手术）、经腹直肠前切除伴结肠造口术（Hartmann手术）。

经腹直肠癌根治术（Dixon 手术）：又称为直肠低位前切除术，适用于中高位直肠癌。切除范围包括乙状结肠和直肠部分切除、直肠系膜全切、周围淋巴结清扫，保留肛门，重建方式为乙状结肠和直肠吻合，编码为 48.63。淋巴结清扫术不需要另编码，如行预防性回肠造口（临时）则需另编码。

腹会阴联合直肠癌根治术（Miles 手术）：适用于低位、腹膜折返以下的直肠癌。切除范围包括乙状结肠远端、全部直肠、肠系膜下动脉及其区域淋巴结、肛提肌、坐骨直肠窝内脂肪、肛管及肛门周围直径约 5cm 的皮肤及全部肛门括约肌，重建方式为乙状结肠近端造口术，编码为 48.5-。淋巴结清扫术不须另编码。

经腹直肠前切除伴结肠造口术（Hartmann 手术）：适用于全身一般情况差，不能耐受 Miles 手术或急性肠梗阻不宜进行 Dixon 手术的直肠癌。手术方式为经腹直肠癌切除、近端造口、远端封闭，编码为 48.62（肠造口术无须另编码）。

2. **间置术** 间置术是指将病变管腔切除，在管腔的切除部位放置另一段管腔。间置术的手术编码涉及 4 个：①病灶管腔切除术；②病灶管腔切除部分的间置术；③间置物的切除术；④间置物切除段的吻合术，但端对端的吻合术可以省略编码。其中病灶管腔切除术为主要手术。

例如：食管部分切除术伴胸内结肠间置术

编码：（1）42.41 食管部分切除术

（2）42.55 胸内食管吻合术伴结肠间置术

（3）45.52 大肠段部分分离术

3. **腹股沟疝修补术** 腹股沟疝修补术的分类在"其他各类诊断性和治疗性操作"章节已做详细介绍，此处略。

4. **胆管结石手术** 胆管结石是指肝内外胆管内有结石形成，是常见的胆管系统疾病，临床上有多种手术和非手术治疗方法。胆管结石手术治疗的原则是清除病灶、取尽结石、通畅引流、防止复发。具体手术方法需根据结石数量及分布范围、患者自身状况等因素确定，如胆管取石术、肝部分切除术、肝门部胆管狭窄修复重建术等。其中，胆管取石术是胆管结石手术的基本手段。

根据手术入路不同，胆管取石术分为 3 种情况：

（1）切开入路：胆管切开取石术为传统的外科手术，其编码根据切开部位不同分类在 51.4 的不同细目中，如胆总管切开取石（51.41），胆管切开取石（51.49）。

（2）经内镜入路：包括腹腔镜、内镜逆行胰胆管造影（ERCP）等经内镜入路取石，无论是胆管、胆总管均编码于 51.88。必要时另编码 ERCP 及同时进行的十二指肠乳头括约肌切开和扩张等。

（3）经皮入路：即经皮经肝胆管镜取石术（PTCS），是指在超声引导或 C 臂造影透视下穿刺肝内胆管，经过扩张通道进行胆管镜取石，是肝胆结石治疗领域一项微创新技术。该手术编码根据部位不同分类在 51.9 的不同细目中，如经皮胆管取石编码为 51.98，经皮胆总管取石编码为 51.96。

5. **其他常见手术术式**

（1）闲置术：也称旷置术，即通过手术使该组织不再有任何功能和作用。主导词用"旷置术"。

（2）吻合术：肠吻合术包括端端吻合、侧侧吻合、端侧吻合、侧端吻合等，其中肠的端端吻合术为省略编码。

（3）外置术：手术使器官置于体外，如食管袋的外置、肠外置。

（4）包埋术：又称袋型缝合术，指囊肿手术的袋型缝合术。

（5）还纳术：疝气的还纳术，主导词用"修补术"；造口的还纳术，主导词用"闭合"。

（6）肠段分离术：是对正常肠段的切除，目的是用于代替其他空腔器官。

十二、泌尿系统手术（55-59）

包括：55 肾手术
56 输尿管手术
57 膀胱手术
58 尿道手术
59 泌尿道其他手术

1.泌尿系统结石手术 泌尿系统结石又称尿石症，包括肾结石、输尿管结石、膀胱结石和尿道结石，是泌尿外科常见病。泌尿系统结石的治疗包括手术治疗和非手术治疗两类。其中，常见的治疗方式有体外冲击波碎石术（ESWL）、输尿管镜取石术（URL）、经皮肾镜取石术（PCNL）、腹腔镜取石术及开放手术，其手术操作的分类主要是在不同部位下，按照不同式式进行的，主导词均为"去除"。

（1）体外冲击波碎石术（ESWL）：是利用体外冲击波聚焦后击碎体内的结石，使之裂解成砂状颗粒，再随尿液自然排出体外。体外冲击波碎石术编码为98.51。

（2）输尿管镜碎石术（URL）：利用一条直径3mm左右的细镜，经过尿道、膀胱插入输尿管，将输尿管结石或肾脏结石击碎取出。目前临床应用的输尿管镜有半硬镜和纤维软镜两种，碎石工具以钬激光为最佳。输尿管镜碎石术编码为56.0。

（3）经皮肾镜取石术（PCNL）：在腰部建立一条从皮肤到肾脏的通道，通过通道把肾镜插入肾脏，利用激光、超声等碎石工具，把肾结石击碎取出，即"打孔取石"，是一项治疗肾结石的现代微创技术。经皮肾镜取石术编码为55.03-55.04。

（4）腹腔镜取石术：应用腹腔镜技术，经腹腔或后腹膜腔，用腹腔镜器械游离并切开肾盂或输尿管等，以完整地取出结石，常用来治疗输尿管结石、肾盂结石。该类手术应分类至具体部位的切开取石，如腹腔镜下输尿管切开取石术编码为56.2，腹腔镜下肾盂切开取石术编码为55.11。

（5）开放手术：随着外科技术的发展，传统的开放手术已逐步被现代微创手术取代。但存在非手术治疗无效、不具备微创手术条件或其他某些复杂情况等因素时，仍需选择开放手术治疗。

泌尿系统结石开放手术，根据结石所在部位不同编码不同。如肾盂切开取石术编码为55.11，肾实质切开取石术编码为55.01，输尿管切开取石术编码为56.2，膀胱切开取石术编码为57.19，尿道切开取石术编码为58.0等。

2.机械肾 机械肾是指可置入人体的肾透析装置，是一种治疗肾衰竭的典型方法。机械肾的手术包括植入、置换和去除，均被分类于肾的其他手术（55.9）中。

3.脐尿管切除术 脐尿管切除术是指通过切开或腹腔镜技术等将脐尿管自脐至膀胱顶进行完整切除，用于治疗脐尿管窦、脐尿管瘘等疾病。脐尿管切除术属于膀胱手术，被分类至57.51。

4.膀胱癌手术 根据膀胱癌2009TNM分期系统（UICC），膀胱癌可分为非肌层浸润性膀胱癌（Tis/T$_a$/T$_1$）和肌层浸润性膀胱癌（T$_2$以上）。肿瘤浸润深度及转移情况不同，手术治疗方案也不相同。

（1）非肌层浸润性膀胱癌的手术治疗

1）经尿道膀胱肿瘤切除术（TUR-BT）：经尿道膀胱肿瘤切除术既是非肌层浸润性膀胱癌的重要诊断方法，同时也是主要的治疗手段。经尿道膀胱肿瘤电切术属于经尿道膀胱病损或组织切除术，编码为57.49。

2）经尿道膀胱肿瘤激光手术：激光可以凝固或气化肿瘤组织，其效果与经尿道膀胱肿瘤切除术相近。经尿道膀胱肿瘤激光手术属于经尿道膀胱病损或组织破坏术，编码为57.49。

（2）肌层浸润性膀胱癌的手术治疗

1）根治性膀胱切除术：根治性膀胱切除术同时行盆腔淋巴结清扫术，是肌层浸润性膀胱癌的标准治疗。根治性膀胱切除术分类于 57.71，这个编码对于男性而言，是盆腔内容物剜出术，包括膀胱、前列腺、精囊和脂肪的去除。对于女性而言，是膀胱、尿道和脂肪的去除。如果为盆腔廓清术则分类于 68.8。

膀胱切除术后正常尿路中断，必须重建尿道。因此根治性膀胱切除术在编码时需根据手术实际情况，另编码同时进行的尿道重建术和淋巴结清扫术（40.3 或 40.5）。

2）保留膀胱手术：浸润性膀胱癌原则上要进行根治性膀胱切除术，但如果肿瘤体积不大，且远离膀胱的三角区等重要位置，可通过膀胱部分切除术，同时进行辅助的放疗、化疗，也可以达到较好的治疗效果。保留膀胱手术有两种方式：一种是经尿道膀胱肿瘤切除术（TUR-BT），编码为 57.49；另一种是膀胱部分切除术，编码为 57.6。

5．尿道重建术　尿道重建术又称尿路转流术，是膀胱切除术后必须同时进行的手术，可分外转流和内转流两种术式。外转流包括输尿管回肠皮肤造口术（56.51）、输尿管造口术（56.61）；内转流包括输尿管肠吻合术（56.71）、膀胱重建（57.87）。

其中，膀胱重建术又称原位膀胱术，它是指取一段回肠或结肠代替切除的膀胱，上与输尿管、下与尿道吻合，以重建尿路。因此需另编码肠段分离术（45.51-45.52）（45.50 肠段分离术 NOS 因未体现具体部位，应避免使用）。

十三、男性生殖器官手术（60-64）

包括：60　前列腺和精囊手术
　　　61　阴囊和睾丸鞘膜手术
　　　62　睾丸手术
　　　63　精索、附睾和输精管的手术
　　　64　阴茎手术

1．男性绝育术　男性绝育术是一种长期性避孕措施。通过采用结扎、切断、堵塞等方法阻断阴囊段输精管，阻止精子排出，从而达到永不生育的目的。常用的男性绝育手术有输精管结扎、输精管粘堵、输精管栓堵等。

男性绝育术分类的轴心为手术术式。根据具体术式编码为 63.7 的不同细目，如输精管结扎术编码为 63.71，精索结扎术编码为 63.72，输精管切除术编码为 63.73。

同时注意，本处精索结扎术（63.72）需与精索静脉曲张高位结扎术（63.1）进行鉴别，前者以绝育为目的，后者以治疗不育为目的，两者目的不同。

2．射频消融术　指利用射频电流进行的手术。当射频电流的频率达到一定高值时产生热效应，致使细胞蛋白变性、凝固、脱落和坏死，从而达到治疗的目的。射频消融术被广泛应用于实体瘤、妇科疾病、心血管疾病、医学美容等领域的临床治疗。

射频消融术实质是一种破坏术，分类于不同部位的破坏术中，若该部位无破坏术则按切除术分类。

3．男性去势术　男性去势术是双侧睾丸切除术，主要用于肿瘤的根治性切除。查找编码时，主导词为"睾丸切除术"。

4．前列腺切除术　根据患者病变性质、大小、年龄等因素，前列腺切除术可采取不同的手术方式。在编码时，需要区分切除范围为病损切除、部分切除、全部切除还是根治性切除；若为部分和全部切除，还需明确手术入路，如经尿道、耻骨上、耻骨后等。

十四、女性生殖器官手术（65-71）

包括：65　卵巢手术

　66　输卵管手术

　67　子宫颈手术

　68　子宫的其他切开术和切除术

　69　子宫和支持结构的其他手术

　70　阴道和直肠子宫陷凹手术

　71　外阴和会阴的手术

1. 卵巢癌根治术　卵巢癌在妇科恶性肿瘤中的病死率位居首位,是严重威胁妇女健康的恶性肿瘤。《卵巢恶性肿瘤诊断与治疗指南(2021年版)》根据不同的病理分期、患者年龄、是否保留生育功能等因素将卵巢癌手术治疗分为全面分期手术、再次全面分期手术、保留生育能力的全面分期手术和肿瘤细胞减灭术四大类型,其手术指征、手术原则及切除范围均不相同。

卵巢癌根治术是卵巢癌手术治疗的统称,是一个不规范的手术名称。在编码时,应仔细阅读手术记录,确定手术切除的范围、入路,逐一进行编码。同时要注意另编码,如盆腔淋巴结清扫术编码为40.59、大网膜切除术编码为54.4、附带阑尾切除术编码为47.19等。

2. 女性去势术　女性去势术是女性双侧卵巢切除术,常用于乳腺癌术后预防性治疗。查找编码时,主导词为"卵巢切除术"。

3. 子宫切除术　子宫切除术是妇科最常实施的手术操作,手术方式有部分切除、次全切除、全部切除和根治性切除等,手术入路有开腹、经阴道等。

进行子宫切除术的编码,首先应明确切除范围,其次明确手术入路。如子宫全部切除术,经腹部入路编码为68.4,经阴道入路编码为68.5。

子宫根治性切除术以开腹手术为标准方法,包括根治性子宫切除术(也称子宫广泛性切除术)和改良根治性子宫切除术(也称子宫次广泛性切除术)。两种术式切除范围不同。两种术式均同时伴有盆腔淋巴结清扫术;有无附件切除术,需另编码。

4. 治疗性刮宫　治疗性刮宫有吸刮和钳刮两种。吸刮是用负压吸管吸出宫腔内容物,钳刮是用卵圆钳钳取宫腔内容物,而后再行刮宫。其手术方式不同,编码也不相同,吸刮编码为69.5,钳刮编码为69.0。

5. 输卵管异位妊娠手术　主要包括输卵管切开取胚术和输卵管切除术等手术方式。其中,切开取胚术编码为66.01,输卵管切除术伴去除输卵管妊娠编码为66.62。

十五、产科操作(72-75)

包括:72　产钳、真空吸引和臀位分娩

　　　73　其他引产或助产操作

　　　74　剖宫产术和胎儿取出

　　　75　其他产科手术

1. 产钳助产　产钳助产是利用产钳牵引胎头,协助胎儿娩出的手术。临床上根据头先露的高低分为高位产钳、中位产钳和低位产钳。

产钳助产在编码时需仔细阅读病历,若低位产钳助产同时伴有会阴侧切,应合并编码为72.1;若产钳助产失败,转为剖宫产手术,主要手术编码为剖宫产(74),附加编码产钳失败(73.3)。

2. 剖宫产　剖宫产是指经腹切开子宫取出胎儿的手术,分为子宫下段剖宫产、子宫体部剖宫产、腹膜外剖宫产。目前临床最常用的术式是子宫下段剖宫产。

剖宫产根据其手术目的不同,分类在类目74的不同亚目。获取活产婴儿分类于74.0-74.2,去除输卵管外异位妊娠分类于74.3,流产目的的"剖宫取胎"分类于74.91。

3. 引产　涉及引产的编码有两处：一处为73.4，以分娩为目的的引产；一处为75.0，以流产为目的的引产。编码查找主导词为"诱发"。

4. 产科裂伤修补术　产科裂伤是指因分娩所致的软产道（子宫下段、子宫颈、阴道、会阴）发生的裂伤，是产后出血的重要原因之一。根据损伤部位分为子宫破裂、宫颈裂伤和会阴阴道裂伤，其中以会阴阴道裂伤最常见。

分类产科裂伤修补术时，应鉴别造成裂伤的时间。若为近期产科裂伤修补术，编码为75.5-75.6；若是对以往产伤进行修补，则编码于第十四章相应部位的陈旧性裂伤修补术。

十六、肌肉骨骼系统手术(76-84)

包括：76　面骨和关节手术
　　　77　其他骨的切开术、切除术和切断术
　　　78　骨的其他手术，除外面骨
　　　79　骨折和脱位复位术
　　　80　关节结构的切开术和切除术
　　　81　关节结构的修补术和整形手术
　　　82　手部肌、腱和筋膜手术
　　　83　肌、腱、筋膜和黏液囊手术，除外手
　　　84　肌肉骨骼系统的其他操作

1. 肌肉骨骼系统手术　分类骨骼系统的手术时，应当注意本章类目下的"不包括"。如颅骨(01.01-02.99)、鼻骨(21.00-21.99)等按其归属的身体系统章进行分类。

本章编码有许多共用细目，这些细目列出了骨或关节的具体部位。如类目77-80，每一个类目下均有共用细目表。

2. 脊柱融合术(spinal fusion)　脊柱融合术也称脊柱关节固定，是通过外科手术，将两个或多个椎体节段进行骨性连接，以防止由于节段性不稳造成的两个椎骨之间的异常移动，最大限度地改善或恢复脊柱功能。

脊柱融合术按解剖部位和入路进行分类，包括骨移植术和骨固定术。分类时需注意以下几点：

（1）融合部位：不同椎体的融合有不同的编码。

（2）手术入路：相同椎体不同入路编码也不同。

（3）融合装置置入：确定是否有椎体融合装置的置入（如Cage、钛网），若有，另编码为84.51。

（4）融合椎骨的数量：编码81.62-81.64说明椎骨的融合数量。

（5）骨切除用于移植：采集他处的骨（如髂骨）用于移植，需另编码为77.70-77.79；术中咬除的骨质植入椎间隙可省略编码。

脊柱融合术在编码时，应仔细阅读病历，通过手术记录、耗材应用等了解关键因素，以明确脊柱融合术编码(81.01-81.08)及另编码的内容。

3. 人工关节置换术　是指将人工假体（金属、高分子聚乙烯、陶瓷等不同材料类型）通过外科技术植入人体，以取代病变的关节，达到恢复关节功能的目的。临床上最常见的两类手术为髋关节置换和膝关节置换。

髋关节置换根据不同手术适应证分为髋关节置换术（全部置换编码为81.51，部分置换编码为81.52）、髋关节表面置换术（全部置换编码为00.85，部分置换编码为00.86-00.87；临床已基本不用）和髋关节置换修复术（第一章已做详细介绍）。在编码时，首先需要区分置换的类型，其次区分置换的解剖部位。同时需依据植入关节假体的具体轴面类型给予另编码(00.74-00.78)。

膝关节置换根据不同手术适应证分为膝关节置换术和膝关节置换修复术。其中膝关节置换术编码为81.54，包括全部置换和部分置换；膝关节置换修复术根据修复的不同成分，分类在00.80-00.84（第一章已做详细介绍）。

4. **膝关节修补术**　膝关节修补术根据术式、部位分类在81.4的不同细目。其中，复合性修补术分类于81.42-81.44，单一修补术分类于81.45-81.47。

在手术操作分类中，膝关节复合性修补术（包括膝五合一修补术、膝关节三联修补术、髌骨固定术）被单独分类。复合性修补是一组手术，常常融合多个步骤，不能分开进行编码。如膝五合一修补术编码为81.42，它包括了内侧半月板切除术、内侧副韧带修补术、股内侧肌徙前术、半腱肌徙前术和鹅足转移术。

5. **骨折和脱位复位术**　骨折和脱位复位术分类于类目79。编码查找主导词为"复位术"，一级修饰词要使用"骨折"或"脱位"继续查找，应明确该复位是闭合性的，还是开放性的。同时，还需注意类目下包括、不包括与另编码的指示。

骨折复位术的第一个分类轴心为骨折的闭合性复位和开放性复位；第二个分类轴心为复位时是否伴有内固定；第三个分类轴心为骨折复位的解剖部位。

十七、体被系统手术（85-86）

包括：85　乳房手术

　　　86　皮肤和皮下组织手术

此部分是在解剖部位下按照手术术式进行的分类，包括皮肤和皮下组织手术、乳房手术（包括女性和男性）。

1. **皮肤化学外科疗法**　皮肤化学外科疗法通常是一种美容法，又称化学剥脱术，是利用强酸对皮肤表层的腐蚀性治疗。该方法可治疗由外伤和多种皮肤疾患所致的软组织缺损及萎缩性瘢痕，是目前用于临床的一种安全、有效的非外科疗法，编码为86.24。

2. **手术单双侧的分类**　在疾病分类中，单侧或双侧对疾病编码没有影响。但在手术操作分类中，有些部位单侧或双侧编码不同。例如：单侧乳房缩小术编码为85.31，双侧乳房缩小术编码为85.32。

3. **组织或器官切除手术的分类**　在手术操作分类中，组织或器官的切除手术按照切除范围由小到大进行排序，排序的基本规律为病损切除、部分切除、全部切除、根治性切除、扩大根治术。有时全部切除与根治性切除编码相同。

乳房切除术也是按照这个规律分类于85.2-85.4的不同亚目。

4. **皮肤和皮下组织手术**　皮肤和皮下组织手术分类于类目86。分类时要特别注意不包括指示，如肛门（49.01-49.99）、乳房（85.0-85.99）、耳（18.01-18.9）等部位的皮肤。

5. **脂肪瘤、血管瘤的切除术（或破坏术）**　脂肪瘤、血管瘤的切除术（或破坏术）根据脂肪瘤、血管瘤生长部位不同，编码不同。发生于体表的脂肪瘤、血管瘤的切除（或破坏）分类于86.3，但不包括一些特殊部位，如：耳、眉、眼睑、唇，等等，详见类目86下的"不包括"注释；而发生于内脏器官的脂肪瘤切除则分类于各器官的病损切除术（或破坏术）。

6. **清创术**　清创术是指通过外科手术，清除开放性伤口内的异物，切除坏死、失活或严重污染的组织，缝合伤口，使之尽量减少污染，甚至变成清洁伤口的处理方法。

清创术根据其是否存在切除，分类于86.2的不同细目中。切除性清创编码为86.22，非切除性清创编码为86.28。

7. **皮肤移植术**　主要包括皮片移植术（86.6）和皮瓣移植术（86.7）。

（1）皮片移植术：皮片移植术又称游离皮肤移植术，它是指切取皮肤的部分厚度或全层厚度，完全与供皮区分离，以皮片的形式移植到受皮区，重新建立血液循环，以达到整形修复的目的。

皮片移植术分类于86.6，这个亚目具有两个分类轴心，即部位和移植物类型，见图6-3。

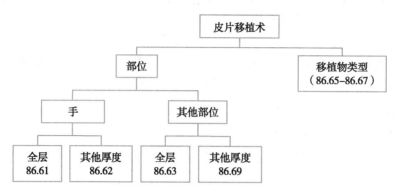

图6-3   皮片移植术的分类

移植物类型的编码（86.65-86.67）通常作为附加编码。如手的人造皮肤移植，编码为86.62、86.67，其中86.62为主要编码。

（2）皮瓣移植术：又称带蒂皮瓣移植术，它是指将带蒂皮瓣（即具有血液供应的皮肤及其附着的皮下脂肪）从供区向受区转移。

皮瓣移植术分类于亚目86.7，在编码时，首先要确定是移植术还是修复术，移植术编码为86.71-86.74，修复术编码为86.75。若为移植术，需要区分供区（取皮瓣）与受区（接受皮瓣），供区编码为86.71-86.72；受区根据移植物附着部位不同，编码为86.73-86.74。

十八、各种诊断性和治疗性操作（87-99）

包括：87　诊断性放射学

88　其他诊断性放射学和相关技术

89　会谈、评估、会诊和检查

90　显微镜检查-Ⅰ

91　显微镜检查-Ⅱ

92　核医学

93　物理治疗、呼吸治疗、康复和相关操作

94　与精神有关的操作

95　眼科和耳科诊断和治疗

96　非手术性插管术和冲洗术

97　治疗性装置的置换和去除

98　异物或结石的非手术性去除

99　其他非手术性操作

1.**本章的内容**   在手术与操作分类中，诊断性操作与治疗性操作在所有章节中均有所涉及。其中，一部分被分类至各系统章节，如开放性或闭合性活组织检查、单纯内镜检查、冠状动脉支架植入等；还有一部分被分类于本章，如X射线检查、超声检查、非手术性冲洗等。

本章题目"各种诊断性和治疗性操作"，表示本章是诊断性和治疗性操作集中的一章。

2.**本章的编码**   本章的多数编码在实际编码工作中很少应用。有些内容很难列入病案首页，如

会诊、评估等；还有些属于门诊操作，如安装义齿、推拿等。

3．**冠状动脉造影** 冠状动脉造影是指利用血管造影机，通过特制定型的导管经皮穿刺入股动脉，沿降主动脉逆行至升主动脉根部，然后探寻左或右冠状动脉口插入，注入造影剂，使冠状动脉显影，从而对病变部位、范围、严重程度等作出明确诊断。

单纯进行冠状动脉造影术分类于 88.55-88.57；若同时伴有经心脏导管下心脏结构的操作，如冠状动脉支架植入，冠状动脉造影术可省略编码或作为附加编码。

4．**注射和输注** 注射和输注治疗性和预防性物质分类于 99.1 和 99.2，以药物为分类轴心，包括皮下、肌内和静脉内的注射与输注。查找主导词为"注射"或"输注"。

5．**呼吸机治疗** 呼吸机包括无创呼吸机和有创呼吸机。呼吸机一般用于治疗呼吸衰竭，包括支气管哮喘、慢性阻塞性肺疾病、支气管扩张、肺纤维化等引起的严重并发症。

（1）无创呼吸机：是指经鼻罩、口罩、面罩等无创性接入，进行辅助通气。根据通气方式不同，编码为 93.90-93.91。

（2）有创呼吸机：是指经气管内插管、气管造口等有创性操作建立人工气道进行辅助通气。有创呼吸机根据入院后持续通气的总时间（96h 为界）编码于 96.7 的不同细目。如使用少于 96h 的有创呼吸机，编码为 96.71；使用等于或大于 96h 的有创呼吸机，编码为 96.72。

同时另编码，任何相关的气管内导管置入编码为 96.04，气管造口术编码为 31.1-31.2。

（3）体外膜氧合（extracorporeal membrane oxygenation，ECMO）：主要用于对重症心肺功能衰竭患者提供持续的体外呼吸与循环，以维持患者生命。查找主导词为"ECMO（体外膜氧合）"，编码为 39.65。

十九、主要手术操作的选择

手术操作包括主要手术操作和其他手术操作。主要手术操作指患者本次住院期间最主要的手术操作。主要手术操作的选择参考以下规则进行。

1．**总则** 依据临床实际，选择本次住院过程中技术难度最大、过程最复杂的手术操作，与住院科别和费用无关。

2．**细则**

（1）一般情况下，主要疾病诊断与主要手术操作是对应的。但也有少数的例外情况，如果主要手术操作与主要疾病诊断不能对应，严格按照总则处理。

（2）有手术和治疗性操作时，选择技术难度最大、过程最复杂的手术或治疗性操作作为主要手术操作。

例如：冠状动脉药物涂层支架置入术 36.06（治疗性操作）

　　　脂肪瘤切除术 86.3（手术）

虽然脂肪瘤切除术属于手术，冠状动脉药物涂层支架置入术属于治疗性操作，但仍应选择技术难度更大、过程更复杂的"冠状动脉药物涂层支架置入术"为主要手术操作。

（3）有治疗性操作和诊断性操作时，选择治疗性操作作为主要手术操作。

（4）若只有诊断性操作时，选择有创性诊断性操作作为主要手术操作。

（5）其他手术操作按实施的日期顺序进行填写。

细则为总则的补充，主要手术操作的选择应遵循"总则优先、细则次之"的原则，根据临床实际情况进行选择。

（鲁 杨 边 鹏 侯 丽）

思 考 题

1. "肺癌切除术"这一手术名称是否恰当？为什么？
2. 试总结心脏瓣膜手术的分类方法。
3. 举例说明"另编"这一指示词在类目表中使用的目的。

第七章

病案质量管理

病案作为医疗记录的载体,反映了医疗质量和医院管理质量,病案质量管理是医疗质量管理的基础。建立病案质量管理体系需要以追求社会效益和维护群众利益、构建和谐医患关系为目标;以医疗安全、医疗效率、为患者提供便捷和高价值的医疗服务为监管核心;以先进的管理理念和管理方法为手段,不断提高医疗质量、服务质量和管理水平。

第一节　病案质量管理的含义

病案质量管理工作是医院质量管理的重要内容,病案质量管理的实施对于促进医院的医疗和服务水平有着重要意义,做好病案质量管理工作也需要借助专业的管理理念和管理方法。

一、与质量管理有关的概念

国际标准化组织(International Standards Organization,ISO)发布的 ISO 9000 系列标准是各国组织实施和有效运行质量管理体系的指南,得到各组织团体和经济部门的广泛使用。随着世界质量管理理论和实践的发展,ISO 9000 系列标准不断推陈出新,包括 ISO 9000 2015《质量管理体系　基础和术语》、ISO 9001 2015《质量管理体系　要求》和 ISO 9004 2015《质量管理体系　业绩改进指南》。ISO 9000 系列标准的 2000 版、2008 版和 2015 版相继问世,可以运用其中的概念、理论和方法加强病案质量管理。

（一）质量

质量指若干固有特性满足要求的程度(ISO 9000 2015)。

现代广义质量观不同于单纯复合性质量观,其满足的要求扩大为"明示的、通常隐含的或必须履行的需求和期望",包括顾客明确提出的以及组织在文件(如各种规范)中阐明的要求,组织、顾客和其他相关方的惯例或一般做法,法律、法规要求和强制性标准的要求。好的质量应该符合预先规定的要求和标准,满足顾客和其他相关方合理的期望。从这个角度,好的病案质量不仅应该符合有关病案的法律、法规、规范和制度等,同时也应满足患者和其他相关方的合理期望。

（二）质量管理

质量管理是指关于质量的管理(ISO 9000 2015)。质量管理只是管理的一部分,它涉及各类管理中与产品质量有关的部分。质量管理通常包括:制订质量方针和质量目标,通过质量策划、质量保证、质量控制和质量改进实现这些质量目标的过程。病案质量管理也可以从上述几个方面开展工作。

（三）质量方针

质量方针是指由组织最高管理者正式发布的关于质量的宗旨和方向(ISO 9000 2015)。质量方针应体现组织较长时期的质量战略。质量方针是管理者对质量的指导思想和承诺,是组织质量行为的准则,是组织总方针的组成部分,是组织的质量政策,反映了组织领导的质量意识和质量决策。病案质量方针由病案委员会等提出并经医院领导认可。反映医院在较长一段时间内的指导思想以及对质量的态度和努力方向。

(四)质量目标

质量目标是指有关质量的目标(ISO 9000 2015)。质量目标通常依据质量方针制订,质量目标是一个时期实施质量方针的具体体现,是将质量方针具体化的奋斗目标。应将组织的质量目标展开、分解为相关职能和层次的目标和措施。为便于评价,质量目标应是可测量的。

病案质量目标是有关病案质量的目标,应将病案质量目标和病案质量方针分解为相关部门及人员的目标和职责,相关部门包括医务处(科)、病案科(室)等,相关人员包括医师、护士、医技人员和病案质控人员等。

(五)质量策划

质量策划是质量管理的一部分,致力于制订质量目标并规定必要的运行过程和相关资源以实现质量目标(ISO 9000 2015)。

质量策划的目的在于制订质量目标并规定实现目标的条件和措施。在确定质量目标的基础上,应先识别与其直接相关的直接过程和支持辅助过程,并规定这些过程的顺序、相互作用、过程所需资源以及过程控制的其他措施。病案质量策划就是为了实现病案质量目标,规定必要的运行过程和相关资源以及过程控制的其他措施。

(六)质量控制

质量控制是质量管理的一部分,它致力于满足质量要求(ISO 9000 2015)。质量控制是为了达到质量要求,在质量形成的全过程对每一个环节所进行的一系列专业技术作业过程和质量管理过程的控制。质量控制的关键是使所有质量过程和活动始终处于完全受控状态,所以质量控制的基础是过程控制。病案质量控制则是为了达到病案质量要求,对病案建立、形成、收集、整理、装订、编目、统计、归档、服务等过程以及上述过程所涉及的资源和相关岗位职责等进行控制。

(七)质量保证

质量保证是质量管理的一部分,致力于使用户确信质量要求能够得到满足(ISO 9000 2015)。质量保证是企业对用户在产品质量方面提供的担保,保证所提供的产品质量或服务质量可靠。由于目的不同,质量保证分为内部质量保证和外部质量保证。内部质量保证是组织质量管理职能活动的重要内容,外部质量保证是使顾客确信组织提供的产品或服务能够达到预定的质量要求而进行的质量活动。病案质量保证可以是病案质量评审、病案质量手册等。

(八)质量改进

质量改进是质量管理的一部分,致力于增强满足质量要求的能力(要求可以是多方面的,如有效性、效率或可追溯性)(ISO 9000 2015)。质量改进是通过改进产品或服务的形成过程来实现的。它是一个动态过程,首先应为其设定目标,然后寻求改进方案措施,以实现质量改进的目标。实施质量改进的措施后,应评价其结果,以确保目标的实现。在实现了质量改进目标后,应再寻求新的改进机会并制订新的目标。如此周而复始,就能持续增强满足要求的能力,为组织提供更多的效益。病案质量改进也应根据环境需要,设定改进目标,实施改进方案措施,评价改进结果,以确保目标实现。

(九)病案质量

病案质量包括两个方面,分别是病案管理质量和病案书写质量。

病案管理质量是指从病案建立、形成、归档到利用等一系列环节符合各项工作标准和满足患者、医生等的合理期望,反映医院病案信息管理水平。

病案书写质量是指医师、护士、医技人员等所写的病案应符合客观、真实、准确、及时、完整、规范等要求,反映医院医疗水平和管理水平。

（十）病案质量管理

病案质量管理是指导和控制与病案质量有关的活动。根据质量管理理论,病案质量管理通常包括:制订病案质量方针和质量目标,通过质量策划、质量保证、质量控制和质量改进实现病案质量目标的过程。病案质量方针与病案质量目标应由病案委员会等部门提出并经医院领导认可;应将病案质量目标和病案质量方针分解为相关部门及人员的目标和职责,相关部门包括医务处(科)、病案科(室)等,相关人员包括医师、护士、医技人员和病案质控人员等;对病案建立、形成、收集、整理、装订、编目、统计、归档、服务等过程,以及上述过程涉及的资源和相关岗位职责等都预先制订有效的控制措施;制订内外部病案质量保证和持续病案质量改进方案。

二、病案质量管理有关的规范标准

随着医疗卫生体制改革的深入,医疗质量管理工作的科学化、精细化和信息化程度不断提升,对病案质量的要求越来越高。目前病案质量管理主要遵循的规范标准为《病历书写基本规范》《住院病案首页数据填写质量规范(暂行)》和《病案管理质量控制指标(2021版)》等,同时也必须遵守《中华人民共和国民法典》《中华人民共和国电子签名法》和《医疗质量安全核心制度要点》等法律法规和规范性文件的要求。

（一）《病历书写基本规范》对病案质量的要求

2010年卫生部颁布了《病历书写基本规范》,其对医疗机构的病历书写行为制订了基本标准,规范医疗机构病历书写行为,提高病历质量,保障医疗质量和医疗安全。其中,对医患双方易发生误解、争执的环节提出了明确要求。《病历书写基本规范》共由五章构成,主要涉及病历书写基本要求、门(急)诊和住院病历书写内容及要求和打印病历等内容。

《病历书写基本规范》是医师书写病历的主要依据,病案质量管理也主要以此为管理基础。对病案质量的管理应主要考虑如下4个方面:①如何获得客观、真实、准确、及时、完整、规范的病历资料;②如何保证医师在限定的时间内完成相关的病历记录;③如何保证病历记录的合法性;④如何保证病历内涵质量。《病历书写基本规范》对上述问题都有明确的答案,在实际工作中需要有严格的管理,以保证病案质量。

（二）《住院病案首页数据填写质量规范(暂行)》对病案质量的要求

住院病案首页位于一册病案之首,是整册病案中最重要内容的浓缩,住院病案首页应当为医院、专科评价和付费方式改革等提供客观、准确、高质量数据。2016年,国家卫生和计划生育委员会颁布了《住院病案首页数据填写质量规范(暂行)》和《住院病案首页数据质量管理与控制指标(2016版)》。

《住院病案首页数据填写质量规范(暂行)》从填写基本要求、主要诊断选择、其他诊断和手术及操作的填写,以及填报人员要求等方面规范住院病案首页数据填写。《住院病案首页数据质量管理与控制指标(2016版)》采用考核指标的形式对住院病案首页数据填写质量进行控制,主要涉及填报的完整率和正确率,包含10个指标,分别是住院病案首页填报完整率、主要诊断选择正确率、主要手术及操作选择正确率、其他诊断填写完整正确率、主要诊断编码正确率、其他诊断编码正确率、手术及操作编码正确率、病案首页数据质量优秀率、医疗费用信息准确率和病案首页数据上传率。

（三）《病案管理质量控制指标(2021版)》对病案质量管理的要求

为进一步提高病案质量,满足医疗管理工作的需要,促进医院通过提升病案内涵质量全面加强管理,不断提升医疗技术能力和医疗质量水平,国家卫生健康委员会办公厅于2021年印发了《病案管理质量控制指标(2021版)》。

该指标体系遴选主要体现以下 3 个方面特点：一是科学性，在涵盖门诊、住院病案的同时，覆盖病案首页、病案内容、病案归档等病案管理的各个环节，围绕重大诊疗行为（特别是有创操作）、重要检查检验、重要异常结果、重要病情变化和医疗质量安全核心制度的落实情况设定指标，保障医疗行为的可追溯性，为加强医疗管理和质控工作奠定基础；二是规范性，参照国际通行做法，对指标的定义、计算公式、意义进行了明确界定，对部分指标进行了补充说明，防止出现误解误读；三是可操作性，充分考虑指标相关信息的可获得性，并对指标进行了统一编码，便于行业交流和信息统计，便于各级卫生健康行政部门、质控组织和各级各类医疗机构在管理工作中应用。

（四）《医疗质量安全核心制度要点》对病案质量管理的要求

国家卫生健康委员会 2018 年出台了《医疗质量安全核心制度要点》（以下简称《要点》），目的是进一步贯彻落实《医疗质量管理办法》（国家卫生和计划生育委员会令第 10 号），指导医疗机构加强医疗质量安全核心制度建设，保障医疗质量与医疗安全。《要点》共包括了 18 项医疗质量安全核心制度，其中包含病历管理制度。病历管理制度指为准确反映医疗活动全过程，实现医疗服务行为可追溯，维护医患双方合法权益，保障医疗质量和医疗安全，对医疗文书的书写、质控、保存、使用等环节进行管理的制度。

除了病历管理制度，《要点》中涉及的制度还有首诊负责制度、三级查房制度和会诊制度等。《要点》对每项核心制度实施的基本原则和关键环节提出了要求，其中也涉及病案书写质量和病案管理质量的内容，如时限要求和人员资质要求等。例如急危重患者抢救制度要求：临床科室急危重患者的抢救，由现场级别和年资最高的医师主持。紧急情况下，医务人员参与或主持急危重患者的抢救，不受其执业范围限制。抢救完成后 6h 内应当将抢救记录记入病历，记录时间应具体到分钟，主持抢救的人员应当审核并签字。

第二节   病案质量管理的意义

病案作为医疗工作的重要组成部分，是医院医、教、研的参考数据，也是评价医院医疗质量、学术水平和管理水平的重要依据；同时也是医疗纠纷、保险理赔的凭证，做好病案质量管理既可以提升医疗质量和安全，也可以有效控制医疗成本和费用。

一、保证医疗质量和安全

病案是医务人员诊疗行为和诊疗过程的记录，以病案质量管理为抓手，可以有效地对医务人员的医疗活动进行重点监控，对规范诊疗过程和诊疗行为、保证医疗质量和医疗安全有重要意义。

医院病案质量管理流程主要包括环节质量监控、终末质量监控和专项质量监控等。病案的环节质量监控是指控制病案的形成过程，可以及时了解临床和医技科室的质量情况，发现各个医疗环节存在的问题，是保证病案质量和医疗质量的预先控制举措。否则在终末质量监控时才发现问题，往往很难补救。特别是存在医疗事故争议时，病历可能随时被封存或复印。做好病案的环节质量监控是提高病案质量和医疗质量的有效方法。病案的终末质控是指对出院归档病案的质量进行检查和考核，发现问题时，需将问题反馈给临床医务人员并督促其改进。做好病案终末质量监控就是把好病案质量管理的最后一道防线。病案的专项质量监控是指通过按科室 / 病种抽样检查、针对病案的某一部分抽样检查、重点病案抽样检查等方式，对病案质量进行专项检查。

医院评审和医院绩效考核是政府实施行业监管、推动医院不断加强内涵建设、完善和促进医院高质量发展的重要抓手，做好这项工作必须以提高病案质量管理为重要基础。《三级医院评审标准（2020 年版）》的第二部分"医疗服务能力与质量安全监测数据"，共设立了 74 节 240 条监测指标，要求这 240 条监测指标在评审综合得分中权重不低于 60%,而其中绝大部分指标需要以 ICD 编码为基础采集数据,数据来自医院上报给国家相关平台的数据,主要从住院病案首页等提取。《国务院办公厅关于加强三级公立医院绩效考核工作的意见》中的 26 个国家监测指标中有 7 个指标也来源于病案首页。因此,必须做好病案质量管理工作,使病案首页数据能反映真实的医疗情况,满足医院评审和公立医院绩效考核工作的要求。

二、控制医疗成本和费用

政府部门不断推进医疗保险付费方式改革,既是为了保障参保人员权益,规范医疗服务行为,也是为了有效控制医疗费用增长,提高医疗保险基金使用效率。为了保证患者、医院、社保机构三方的利益,社保机构制定了详细的医疗保险实施细则,定期或不定期对医疗机构医疗保险患者的病案进行检查,检查结果与社保机构支付给医院的医疗保险费用直接挂钩。通过加强对医疗保险患者的病案质量监控可以有效减少医疗保险违规行为,合理控制医疗成本和费用。

临床路径是一种在确保医护工作质量的基础上,节约医疗成本、提高经济效益的医护工作模式。作为规范医疗行为的指南,临床路径规范了医生的诊疗行为,约束其不会因自身利益等开具不符合患者病情的药物或不必要的检查,能保证患者诊疗项目的规范性,减少诊疗过程的随意性。通过病历记录可以监控临床路径的执行内容和流程,有效论证临床路径实施方案的科学性、规范性和可操作性,并进而改进和完善临床路径实施方案。完善的病案质量管理为临床路径实施提供了辅助性支持,可有效确保医生的诊疗行为严格按照临床路径进行,从而协助临床路径实现其控制医疗成本的目的。

2017 年,国家卫生和计划生育委员会启动 DRG 付费改革试点;2019 年,国家医疗保障局、财政部、国家卫生健康委员会和国家中医药管理局联合发布《关于印发按疾病诊断相关分组付费国家试点城市名单的通知》(医保发〔2019〕34 号),加快了 DRG 付费国家试点工作,至 2021 年已有百余个城市启动了实际付费。DRG 作为一种医院精细化管理工具,广泛应用于医保支付、预算管理、绩效考核、资源配置等多个领域。DRG 的实施要求各级各类医疗机构提供客观、准确、完整和规范的医疗数据,对病案首页填报工作提出了更高的要求,加强病案质量管理是 DRG 实施的基础。

第三节　病案质量管理的内容

病案是记录医疗行为的载体,是医疗质量管理数据信息的主要来源。病案质量是医疗机构医疗质量安全管理水平、技术能力、规章制度落实情况的具体体现。病案质量管理涉及流程质量管理和书写质量管理,以确保病案质量能够满足医疗、教学、科研等需求。

一、病案流程质量管理

病案科(室)工作流程的各个环节,均对病案质量产生影响,需对其进行严格把关。所涉及的主要流程质控要求及质控指标如下。

(一)入院登记质量管理要求

1. 认真准确做好入院登记工作,坚持核对制度,准确输入患者姓名和病案号。

2. 为同一患者建立唯一的标识号码,具备电子病历条件时,应当将病案标识号码与患者身份证明编号相关联,以保证使用标识号码或身份证明编号均能对病案进行检索。

3. 保证各项数据填写真实、可靠、完整、规范。

4. 面向患者和临床科室提供精准的病案号查询服务。

5. 录入计算机的数据应保证其安全性和长期可读性。

（二）出院病案整理工作质量管理要求

1. 保证各项病案资料的完整及连续。做到序号准确、码放整齐。无多页、无缺页、无颠倒、无混装、无漏号、无重号。

2. 病案应当按照规定顺序整理以备装订保存。

3. 纸质病案装订时，应左侧装订，钉距适当，无坏钉、漏钉、重钉，钉角平伏。裁切的纸张规格应符合标准，误差不超过 ±1mm，四周呈直角；裁切切口光洁、无刀花、无毛茬、无缺损。整本病案装订后应整齐牢固、装本平整、清洁、无折角。

4. 在使用电子病历归档系统进行病案管理时，参照纸质病案归档内容及整理顺序执行。

（三）编目工作质量管理要求

1. 熟练掌握国际疾病分类和手术操作分类方法，按相关要求，采用适宜的 ICD 版本对住院病案首页中的各项诊断、手术/操作逐一编码。

2. 对于特殊诊断、手术/操作需及时与临床医生沟通，以确保编目数据的准确性和完整性。

3. 熟练掌握主要诊断选择原则。

4. 负责基于疾病编码和手术操作编码的病案检索工作，做到及时、准确，并注意保护患者隐私。

（四）归档工作质量管理要求

1. 归档时采用双人核对制度，防止出现归档错误。必要时可采用病案号色标编码归档等方法，降低错误发生风险。

2. 保持病案排放整齐，保持适宜的松紧度，防止病案袋或病案纸张破损、折皱和散落。

（五）病历质控工作质量管理要求

1. 熟练掌握病历完整性、书写规范性等质量要求。

2. 按照各类质控工作要求认真、细致完成质控工作。

3. 病历有问题及时向临床医生反馈，定期汇总质控统计报表，向临床科室、上级部门反馈病案质控情况，以促进持续改进。

（六）供应工作质量管理要求

1. 严格遵守病案借阅制度，除为患者提供诊疗服务的医务人员以及经行政审批授权的相关人员外，不擅自向任何机构和个人提供患者病案查询服务。

2. 及时、准确地提供病案，满足医疗、教学、科研和管理需求。

3. 建立示踪系统，全程监测并记录病案走向，保证病案供应的及时性。

4. 借出病案科（室）的病案应按时限收回。

（七）病案示踪系统质量管理要求

1. 准确、及时、完整地进行病案的出入库登记。

2. 准确显示每份病案的动态位置。

3. 记录使用病案者的姓名、单位和联系电话及用途。

（八）病案扫描（翻拍）工作质量管理要求

1. 扫描（翻拍）病案唯一信息条码应与患者住院首页信息正确关联，关联时需仔细核对病案号和姓名，保证后续病案检索无误。

2. 扫描（翻拍）内容应与原始病案一致，无漏页、缺页，确保病案图像的完整性。

3. 扫描（翻拍）后呈现的图像画质应清晰、规整，无模糊、过暗、曝光过度、歪斜现象，最大程度还原病案原貌。

4. 扫描(翻拍)顺序应与原始病历一致,无错排现象。

5. 涉及对翻拍病历内容进行分类时,需保证分类项准确、无误。

6. 扫描(翻拍)前后交接环节应准确无误,确保无整册漏扫、漏拍现象,病案入库装箱后,应能准确定点、定位。

(九)病案复印工作质量管理要求

1. 复印手续及复印制度符合《医疗纠纷预防和处理条例》《医疗机构病历管理规定(2013 年版)》的要求。

2. 复印内容完整、清晰、无差错。

3. 复印登记记录有备案。

(十)医疗统计工作质量管理要求

1. 及时、准确完成医疗行政部门要求的数据统计上报工作。

2. 按时完成主要医疗指标报表,满足医院管理需求。

为提升病案质量管理的科学化、精细化水平,国家卫生健康委员会于 2021 年 1 月印发了《病案管理质量控制指标(2021 年版)》,其中与病案管理流程相关的指标包括:

(1)出院患者病历 2 日归档率。

(2)出院患者病历归档完整率。

(3)主要诊断编码正确率。

(4)主要手术编码正确率。

二、病案书写质量管理

病案书写质量是医院医疗质量和管理水平的客观体现。医务人员在从事医疗活动的过程中,应按照客观、真实、准确、及时、完整、规范的原则书写病历。

(一)门诊病案质量评估要点

1. 门诊病案记录一般项目应填写完整,包括患者姓名、性别、年龄、联系方式、病案号(ID 号)。

2. 门诊病案记录书写内容应齐全,初诊病历书写内容应包括就诊时间、就诊科室、主诉、现病史、既往史、查体(阳性体征及必要的阴性体征)、辅助检查结果、诊断、治疗意见和医师签名。复诊病历书写内容应包括就诊时间、就诊科室、主诉、病史、必要的体格检查和辅助检查结果、诊断、治疗处理意见和医师签名。

3. 主诉书写应重点突出、简明扼要。

4. 病史采集准确、完整,现病史应与主诉相符,能反映本次疾病起始、演变、诊疗过程,有必要的鉴别诊断资料。既往史中需记录重要的或与本病诊断密切相关的既往病史、过敏史、个人史、家族史、生育史。

5. 查体结果中记录与主诉有关的常规查体或专科查体结果。

6. 处理措施合理,符合诊疗原则。

7. 规范写出诊断名称,未明确诊断的应写待查,并写出可能性大的诊断。

8. 门诊病历记录必须有接诊医师签字。

9. 接诊医师在患者就诊时,及时完成病历书写。

(二)急诊留院观察病案质量评估要点

1. 留院观察病历必须有初诊病历记录(门诊或急诊就诊记录)。

2. 急诊留院观察必须有病程记录。

3. 普通患者急诊留院观察时,留院观察病历的病程记录每 24h 原则上不应少于 2 次,危、重症患者或患者病情发生变化时则应随时记录。

　　4. 留院观察病历24h内应有上级医师查房意见。

　　5. 须记录患者就诊时间和离开观察室时间,并记录去向。

　　6. 被邀请参加急会诊的科室医师,须有详细的会诊记录,急诊留院观察医师应有执行记录。

（三）住院病案首页质量评估要点

　　住院病案首页是医院、专科评价和付费方式改革的数据依据,其质量的重要性日益凸显。住院病案首页填写应当客观、真实、及时、规范,项目填写完整,准确反映住院期间诊疗信息。

（四）住院病案质量评估要点

　　住院病案的质量评估要点包括入院记录、病程记录、各项特殊检查及特殊诊疗的知情同意书、医嘱单、各种检查报告单和出院/死亡记录等内容。

　　住院病案首页和住院病案质量评价工作可围绕表7-1进行,医疗机构可根据现阶段质控工作侧重点、质控目标等灵活掌握具体分值。

表7-1　住院病案质量评价用表

医院:_____　　科别:_____　　病案号:_____

住院医师:_____　　主治医师:_____　　主任/副主任医师:_____

项目及检查要求		质控要点	扣除分值	扣分理由
病案首页	各项目填写完整、正确、规范	主要诊断选择错误		
		主要诊断书写不规范		
		其他诊断漏填、错填、多填或书写不规范		
		主要手术(操作)选择错误		
		手术(操作)名称漏填、错填或书写不规范		
		手术切口等级漏填、错填		
		与出院诊断对应的入院病情漏填、错填		
		主要诊断为恶性肿瘤或恶性肿瘤相关治疗,漏填已明确的实体肿瘤分期		
		病理号、病理诊断漏填、错填或书写不规范		
		无主任(副主任)医师、主治医师、住院医师、责任护士等签字		
		过敏药物漏填、错填		
		血型漏填、错填		
		离院方式漏填、错填		
		呼吸机使用情况漏填、错填		
一般项目	一般项目填写齐全、准确	缺项、写错或不规范		
主诉	1. 简明扼要,一般不超过20个字,能导出第一诊断	主诉重点不突出,不能导出第一诊断		
	2. 主要症状(体征)及持续时间书写完整,原则上不用诊断名称代替	主诉不规范,用体征或用诊断代替,而在现病史中发现有症状表述		

续表

项目及检查要求		质控要点	扣除分值	扣分理由
现病史	1. 起病时间与诱因书写齐全、准确	起病时间描述不准确或未写有"无诱因"		
	2. 主要症状、体征的部位,时间、性质、程度描述;伴随病情,症状与体征描述书写齐全、准确	部位、时间、性质、程度及伴随病情描述不清楚		
	3. 有鉴别诊断意义的阴性症状与体征书写齐全、准确	缺少有鉴别诊断意义的重要阴性症状与体征		
	4. 疾病发展情况,入院前诊治经过及效果书写齐全、准确	疾病发展情况或入院前诊治经过未描述		
	5. 一般情况(饮食、睡眠、大小便等)书写齐全、准确	一般情况未描述或描述不全		
	6. 经本院"急诊"入住,有急诊诊疗重要内容简述	缺少或描述不准确		
既往史	1. 既往一般健康状况、心脑血管、肺、肾、内分泌系统等重要的疾病史书写齐全、准确	缺少重要脏器疾病史,尤其与鉴别诊断相关的病史		
	2. 手术、外伤史,重要传染病病史,输血史书写齐全、准确	缺少手术史、传染病病史、输血史		
	3. 过敏史书写齐全、准确	缺食物、药物过敏史或与首页不一致		
个人史	1. 记录与个人有关的生活习惯、嗜好和职业、地方病接触史及冶游史	个人史描述有遗漏		
	2. 婚育史,包括婚姻、月经、生育史,书写齐全、准确	婚姻、月经、生育史缺项或不规范		
家族史	1. 记录与疾病有关的遗传或具有遗传倾向的病史及类似本病的病史	如系遗传疾病,病史询问少于三代家庭成员		
	2. 直系家族成员的健康、疾病及死亡情况	家族中有死亡者,死因未描述;或未记录父母情况		
体格检查	1. 项目齐全,填写完整、正确	头颈五官、胸、腹、四肢及神经系统检查缺少任何一项,或与专科检查、患者病史存在矛盾		
	2. 与主诉、现病史相关查体项目有重点描述,且与鉴别诊断有关的体检项目充分	与本次住院疾病相关查体项目不充分;遗漏标志性的阳性体征及有鉴别意义的阴性体征		
	3. 专科检查情况全面、正确	专科检查不全面;应有的鉴别诊断体征未记录或记录不全		
辅助检查	记录与本次疾病相关的主要检查及结果,写明检查日期,外院检查注明医院名称	有辅助检查结果未记录或记录有缺陷		
诊断	1. 初步诊断疾病名称规范、主次排列有序	无初步诊断或初步诊断书写不规范		
	2. 有医师签名	缺少医师签名		
	3. 入院记录(或再次入院记录)由经治医师在患者入院后24h内完成	无入院记录或入院记录未在患者入院后24h内完成		

续表

项目及检查要求		质控要点	扣除分值	扣分理由
首次病程记录	1. 首次病程记录由经治或值班医师在患者入院后 8h 内完成	首次病程记录未在患者入院后 8h 内完成		
	2. 将入院病史、体检及辅助检查归纳提炼，写出病例特点，重点突出，逻辑性强	照搬入院病史、体检及辅助检查，未归纳提炼		
	3. 拟诊讨论应紧扣病例特点，写出对诊断的分析思考过程，阐述诊断依据及鉴别诊断；必要时对治疗中的难点进行分析讨论	无分析讨论、无鉴别诊断或分析讨论不够		
	4. 针对病情制订具体明确的诊疗计划，体现出对患者诊治的整体思路	诊疗计划用套话、无针对性、不具体		
上级医师首次查房记录	1. 上级医师首次查房记录在患者入院后 48h 内完成	上级医师首次查房记录未在患者入院后 48h 内完成		
	2. 记录上级医师查房对病史有无补充、查体有无新发现	未记录上级医师查房，对病史有无补充、查体有无新发现		
	3. 记录上级医师对疾病的拟诊讨论（诊断依据与鉴别诊断的分析）及诊疗计划和具体医嘱	无分析讨论、无鉴别诊断、分析讨论不够或与首次病程记录中的内容相似		
日常上级医师查房记录	1. 按规定书写主治医师查房记录，主治医师每周至少查房 3 次	未按规定时间书写主治医师查房记录		
	2. 主治医师日常查房记录内容应包括对病情演变的分析、明确诊疗措施、评价诊疗效果	主治医师日常查房无内容、无分析及处理意见		
	3. 按规定书写主任或副主任医师查房记录。主任或副主任医师每周至少查房 2 次；副主任以上医师查房记录应有对病情的进一步分析以及对诊疗的意见	未按规定时间书写主任或副主任医师查房记录		
		副主任以上医师查房无分析及指导诊疗的意见		
日常病程记录	1. 记录患者自觉症状、体征等病情变化情况，分析其原因，并记录所采取的处理措施及效果	未及时记录患者病情变化，对新的阳性发现无分析及处理措施等		
	2. 按规定书写病程记录（病危随时记录，至少每天一次；病重至少每两天一次；病情稳定至少每三天一次）	未按规定时间记录病程记录		
		对危重患者未按规定时间记录病程记录		
	3. 记录异常的辅助检查结果及临床意义，有分析、处理意见及效果	未记录异常的检查结果或无分析、判断、处理的记录		
	4. 记录所采取的重要诊疗措施与重要医嘱更改的理由及效果	未记录所采取的重要诊疗措施；未对更改的药物、治疗方式进行说明		
	5. 记录住院期间向患者或患者授权委托人 / 法定监护人告知的重要事项及他们的意愿，特别是危重患者，必要时请患方签名	对病情危重患者，病程中未记录向患者或患者授权委托人 / 法定监护人告知的相关情况		
	6. 普通会诊意见应在申请发出后 24h 内完成	无会诊意见或未在发出申请后 24h 内完成		
	7. 会诊记录单填写应完整并记录会诊申请理由及目的	会诊记录单未陈述会诊申请理由及目的		
	8. 病程中应记录会诊意见及执行情况	未在病程中记录会诊意见及执行情况		

项目及检查要求	质控要点	扣除分值	扣分理由
日常病程记录 9. 有创检查（治疗）操作记录应由操作者在操作结束后 24h 内完成	无有创检查（治疗）操作记录或未在操作结束后 24h 内完成		
10. 有创诊疗操作（介入、胸穿、骨穿等）记录应记录操作过程，有无不良反应、注意事项及操作者姓名	有创诊疗操作（介入、胸穿、骨穿等）记录未记录操作过程，有无不良反应、注意事项及操作者姓名		
11. 输血或使用血液制品当天病程中应有记录，内容包括输血指征、输血种类及量、有无输血反应	输血或使用血液制品当天病程无记录或记录有缺陷		
12. 抢救记录、抢救医嘱应在抢救结束后 6h 内完成	抢救记录、抢救医嘱未在抢救结束后 6h 内完成		
13. 抢救记录应记录时间、病情变化情况、抢救时间及措施，参加抢救医务人员姓名及职称。开具的抢救医嘱与抢救记录内容相一致	无死亡抢救记录（放弃抢救除外）		
	抢救记录有缺陷		
	开具的抢救医嘱与抢救记录内容不一致		
14. 交班记录、接班记录、转科记录、阶段小结应在规定时间内完成	无交班记录、接班记录、转科记录、阶段小结或未在规定时间内完成		
	交班与接班记录，转出与转入记录雷同		
15. 出院前一天应有上级医师同意出院的病程记录	缺少上级医师同意出院的记录		
16. 其他	病程书写有其他欠缺、缺项、漏项		
围手术期记录 1. 术前小结是手术前对患者病情所作的总结，包括简要病情、术前诊断、手术指征、拟施手术名称和方式、拟施麻醉方式、注意事项等，应书写齐全、准确	无术前小结或有缺项、漏项等		
2. 非急诊手术应有手术者参加的术前讨论记录	非急诊手术无术前讨论记录		
3. 应有手术者术前查看患者的记录	无手术者术前查看患者的记录		
4. 有手术前一天病程记录	无手术前一天病程记录		
5. 有麻醉医师术前查看、术后访视患者的记录	无手术前、后麻醉医师查看患者的病程记录		
6. 应有手术医师、麻醉医师和巡回护士的手术安全核查记录	无手术安全核查记录、填写不完整或无三方签字		
7. 手术记录在术后 24h 内由手术者完成，内容包括一般项目、手术日期、术前诊断、术中诊断、手术名称、手术者及助手姓名、麻醉方法、手术经过、术中出现的情况及处理、术中出血及输血、标本等情况	无手术记录或未在患者术后 24h 内完成		
	缺项或写错或不规范		
	无手术医师签字		
8. 麻醉记录由麻醉医师于术后即刻完成	无麻醉记录		
9. 术后病程记录由参加手术者在术后即刻书写完成，内容包括手术时间、术中诊断、麻醉方式、手术方式、手术简要经过、术后处理措施、术后应当特别注意观察的事项等	缺少术后病程记录或记录不规范		
	缺项、写错或不规范		

续表

项目及检查要求		质控要点	扣除分值	扣分理由
围手术期记录	10. 应有术后连续 3 天，每天至少一次的病程记录；术后 3 天内应有手术者查看患者的记录	缺少术后每天一次、连续 3 天的病程记录		
		术后 3 天内无手术者或上级医师查看患者的记录		
出院（死亡）记录	1. 于患者出院（死亡）24h 内完成出院（死亡）记录，出院记录包括：主诉、入院情况、入院诊断、诊疗经过、出院情况、出院诊断、出院医嘱。死亡记录内容除上述要求，应记录病情演变、抢救经过、死亡原因、死亡时间（具体到分钟）	缺少出院（死亡）记录或未在患者出院（死亡）后 24h 内完成		
		缺某一部分内容或记录有缺陷，或死亡记录无死亡原因和时间		
		出院记录缺医师签名		
	2. 死亡病例讨论记录内容符合规范，在患者死亡一周内完成	缺死亡病例讨论记录		
		死亡病例讨论记录不规范		
知情同意书	1. 手术、麻醉、输血及有创操作病例应有患者或患者授权委托人 / 法定监护人签署意见并签名的知情同意书	手术、麻醉、输血及有创操作病例无患者或患者授权委托人 / 法定监护人签名的知情同意书		
	2. 手术、麻醉、输血及有创操作知情同意记录规范，内容包括项目名称、目的、可能出现的并发症、风险、替代方案、患方签名、医师签名等	缺项、写错或不规范		
	3. 使用自费项目应有患者或患者授权委托人 / 法定监护人签署意见并签名的知情同意书	使用自费项目无患者签名的知情同意书		
	4. 患者病危，应将病情告知患者家属并发"病危（重）通知书"	"病危（重）通知书"应发未发		
	5. 选择或放弃抢救措施应有患者授权委托人 / 法定监护人签署意见并签名的医疗文书	放弃抢救无患者授权委托人 / 法定监护人签署意见并签名的医疗文书		
	6. 非患者签名的应签署授权委托书	非患者签名无授权委托书		
		非授权委托人签署知情同意书		
医嘱单及辅助检查	1. 每项医嘱应有明确的开具或停止时间	医嘱开具或停止时间不明确		
	2. 医嘱内容应当清楚、完整、规范，禁止有非医嘱内容	医嘱内容不规范或有非医嘱内容		
	3. 每项医嘱开具或停止均应有医师的亲笔签名	医嘱无医师签名		
	4. 住院 48h 以上要有血、尿常规化验结果	住院 48h 以上无血、尿常规化验结果，也未转抄门诊化验结果		
	5. 已输血病例应有输血前 9 项检查报告单或化验结果记录	已输血病例无输血前 9 项检查报告单或化验结果记录		
	6. 手术病例术前完成常规检查（肝功、肾功、出凝血时间、HBsAG、血常规、尿常规、血型、心电图、胸片等）	未完成术前常规检查		
	7. 所开具的辅助检查医嘱应与检查报告单回报相一致	检查医嘱与报告单不一致		
	8. 辅助检查报告单粘贴整齐规范，异常结果有标记	检查报告单粘贴不规范，异常结果无标记		

续表

项目及检查要求		质控要点	扣除分值	扣分理由
医嘱单及辅助检查	9. 化验单张贴准确无误	化验报告单张贴错误		
	10. 住院期间检查报告单完整无遗漏	缺少对诊断、治疗有重要价值的辅助检查报告单		
书写基本原则	1. 严禁涂改、伪造病历记录	有涂改或伪造行为	单项否决	
	2. 修改时，纸质病历应在错处用双画线标识，修改处注明修改日期，修改人签名；电子病历修改应在系统中保留修改痕迹	修改不规范		
	3. 各种记录应当有书写医生的亲笔签名并字迹清楚（或 CA 认证的电子签名），不得模仿或代替他人签名	记录缺少医生的亲笔签名或非本人签名		
	4. 病历中各种记录单眉栏填写齐全（姓名、病案号等），患者一般信息记录准确无误	记录单一般项目（如姓名、病案号等）填写不完整或信息记录有误		
	5. 医疗记录与护理记录内容相一致	医疗记录与护理记录内容不一致		
	6. 医嘱所开具的诊疗措施应与病程记录内容相一致	诊疗医嘱与病程记录不一致		
	7. 病历中转抄的辅助检查结果应与原报告单内容相一致	病程中转抄的辅助检查结果与原报告单内容不一致		
	8. 病历内容应客观准确，不得互相矛盾	病历中记录内容互相矛盾，或存在男女性别、左右侧别等严重错误		

评价结果说明

签名与日期

国家卫生健康委员会于 2021 年 1 月印发了《病案管理质量控制指标（2021 年版）》，其中与病案书写质量相关的指标包括：

1. 入院记录 24 小时内完成率。

2. 手术记录 24 小时内完成率。

3. 出院记录 24 小时内完成率。

4. 病案首页 24 小时内完成率。

5. CT/MRI 检查记录符合率。

6. 病理检查记录符合率。

7. 细菌培养检查记录符合率。

8. 抗菌药物使用记录符合率。

9. 恶性肿瘤化学治疗记录符合率。

10. 恶性肿瘤放射治疗记录符合率。

11. 手术相关记录完整率。

12. 植入物相关记录符合率。

13. 临床用血相关记录符合率。

14. 医师查房记录完整率。

15. 患者抢救记录及时完成率。

16. 主要诊断填写正确率。

17. 主要手术填写正确率。

18. 不合理复制病历发生率。

19. 知情同意书规范签署率。

20. 甲级病历率。

第四节　病案质量管理的实施

一、病案质量管理的组织架构

病案质量实行医院、科室、医师三级管理,各司其职、各负其责,医院各类人员均对病案的质量负有责任。

（一）院级管理

1. 医院领导　应根据当地政府对医院的区域规划、性质、任务、门诊患者流量、开放床位数等要求规划医院病案科（室）的设置,包括任务范围、功能定位、人员配备、设备配备、场地要求等。定期召开医院病案委员会会议,协商、决定促进医院病案信息管理、持续改进病案质量等内容。

2. 病案委员会　是病案质量与管理相关重大事项的审议、咨询机构,为医院领导提供决策支持。

3. 医务处（科）　根据医疗管理、信息管理要求,对病案科（室）工作进行协调、监督、推动,并按照《病历书写基本规范》的要求,组织全院医师进行病历书写的规范化培训,组织对环节病历、终末病历、病案首页进行监督检查以提高病历质量,协助推动病案科（室）信息管理工作。

4. 病案科（室）　做好病案的回收、整理、编目、归档、供应、复印工作,满足医院医疗、教学、科研、管理需求,满足患者的病案使用需求。在医务处（科）的领导下,协助做好病历书写培训、病历质量监管等工作。总结病案管理中的重大事项,报病案委员会审议。

5. 信息中心　根据医务处（科）、病案科（室）病案管理要求和临床科室的需求,完成相关软件的开发、数据接口等工作。

（二）业务科室管理

临床业务科室应落实属地管理职责,结合医院要求和科室个性特点,做好医师培训、病历质量检查及改进。

（三）医护人员管理

严格按照《病历书写基本规范》和医院的相关要求书写病历,认真填写病案首页,做好主要诊断的选择,确保病历内容的客观、真实、准确、及时、完整、规范。

二、病案质量管理的手段

病案质量管理是医疗质量管理的核心内容之一,应涵盖从运行病历到出院病历的各个环节,及时发现问题并予以改进。

（一）环节质量监控

病案质量控制人员对从入院到出院前的病案质量进行检查、考核以发现存在的问题,及时反馈给临床医务人员,并督促其改进。环节病历的实时监控是医院医疗质量管理的重要组成部分,也是最重要的病历质量控制环节。环节病历的实时监控,可以及时了解临床、医技科室的质量情况,发现各个病历书写环节存在的问题,及时进行梳理、反馈、改进。应将危重患者、输血患者、重大手术患者、首次实施新技术的患者、术后患者、新入院患者、单病种患者、临床路径内的患者以及可能存在纠纷隐患的患者病历,作为重点对象实施监控,尽量把问题解决在终末质控之前。环节质量监控的覆盖率应不低于35%。

（二）终末质量监控

病案质量控制人员对出院归档病案的质量进行检查、考核，以发现存在的问题，并反馈给临床医务人员督促改进，是病案质量控制的另一个重要环节，是一份病案是否合格的最后一个质量管理节点。终末质量监控的覆盖率应不低于70%。

（三）专项质量监控

1. 按科室／病种抽样检查 在各科室环节病历、终末病案中进行某一病种的专项检查，如急性心肌梗死、脑梗死、细菌性肺炎、心力衰竭、髋关节置换术、膝关节置换术、冠状动脉旁路移植术等单病种的专项检查。

2. 针对病案的某一部分抽样检查 根据某一管理目标，针对病案的某一部分进行抽样检查，如输血专项检查、手术安全检查、出院记录专项检查等。

3. 重点病案抽样检查 抽取重点病案（如死亡病案、危重患者病案、纠纷病案、非计划再次手术病案、住院超30天或花费多的病案等）进行重点质量监控。

（四）电子病历智能质量监控

随着电子病历的普及，电子病历智能质量监控在环节质控和终末质控中的作用日渐重要。病历质量控制人员以《病历书写基本规范》等规范性文件为基础，提出病案质量管理的相关要求，内嵌至电子病历系统中，借助系统将临床医生的病历完成情况与标准进行自动比对，实现及时、完整、一致的质量监控。在病历内涵质量的监管方面，仍需要病历质量控制人员进行人工监管，不可以用系统替代。由于智能质量监控作为电子病历质量管理的工具，因此医院医务管理人员、病案管理人员应在系统开发和优化中深度参与，提出质控考核要点、规定好质控功能要求，设计好系统实现路径，最大限度发挥电子病历智能质量监控的作用。

三、病案质量管理的方法

为了不断提升病案质量管理的科学化、精细化水平，推进医疗机构病案管理的高质量发展，加强病案流程管理、病案书写内容的质量监控，医疗机构应当积极采用国际先进质量管理标准，将全面质量管理（TQM）、品管七大手法、六西格玛（Six Sigma）、精益管理（Lean Mgmt）、失效模式（HFMA）等国际先进质量管理方法结合医疗机构实际情况加以改造提升，打造病案质量管理"工具箱"。

（一）品管七大手法

品管七大手法又称新旧QC七大工具（手法）。有关组织在推行旧七种工具并获得成功之后，1979年又提出新七种工具。旧QC七大手法偏重于统计分析，针对问题发生后的改善，新QC七大手法偏重于思考分析过程，主要是强调在问题发生前进行预防。

1. 旧QC七大手法 指的是检查表、层别法、柏拉图、因果图、散布图、直方图、控制图。

（1）检查表：以简单的数据，用容易理解的方式，制成图形或表格，必要时标记检查记号，并加以统计整理，作为进一步分析或核对检查之用，见表7-2。

表7-2 某医院某月内科系统住院病案质量检查甲级病案情况

科室	出院病案／份	甲级病历／份	甲级率／%
呼吸内科	360	270	75.00
消化内科	325	215	66.15
血液内科	262	220	83.97
肾内科	232	215	92.67

续表

科室	出院病案/份	甲级病历/份	甲级率/%
心内科	266	226	84.96
神经内科	186	160	86.02
内分泌科	163	149	91.41
合计	1 794	1 455	81.10

检查表就是将需要检查的内容或项目一一列出,然后定期或不定期逐项检查,并将问题点记录下来的方法,有时称为查检表或点检表。目的是记录某种事件发生的频率,包括点检表、诊断表、工作改善检查表、满意度调查表、考核表、审核表、5S 活动检查表、质量异常分析表等。

(2)层别法:又称为分层。为区分所收集数据中各种不同的特性特征对结果产生的影响,以个别特征加以分类统计,就是将性质相同的、在同一条件下收集的数据归纳在一起,以便进行比较分析。因为在实际工作中,影响质量变动的因素很多,如果不把这些因素区别开来,则难以得出变化的规律。数据分层可根据实际情况按多种方式进行。例如,按不同时间进行分层、按检查手段进行分层、按使用条件进行分层、按不同缺陷项目进行分层,等等。数据分层法经常与上述的统计分析表结合使用,见表 7-3。

表 7-3　某年某医院病案质量检查缺陷统计表　　　　　　　　　　　　　　　(单位:份)

科别项目	内科	外科	妇科	儿科	耳鼻咽喉科	口腔科	中医科	全院总计
缺陷总数	29	34	37	29	37	28	34	228
病案首页	10	12	12	10	11	8	9	72
入院记录	6	6	7	6	9	4	6	44
首次病程记录	2	3	6	4	3	3	3	22
上级医师查房	4	5	6	3	4	3	4	29
日常病程记录	5	6	5	4	7	7	6	42
出院记录	2	2	1	2	3	3	6	19

层别法的应用强调系统性思维,即在于要想把相当复杂的资料进行处理,就得懂得如何把这些资料有系统、有目的地加以分门别类地归纳及统计。

(3)柏拉图:又称主次因素分析图,也称帕累托曲线图。柏拉图是为寻找影响产品质量的主要问题,用从高到低的顺序排列成矩形,表示各原因出现频率高低的一种图表。柏拉图是意大利经济学家 Vilfredo Pareto(柏拉图)在分析社会财富分配时设计出的一种统计图,美国 Joseph Juran 将其应用到质量管理中。柏拉图能够充分反映出"少数关键、多数次要"的规律,也就是说柏拉图是一种寻找主要因素、抓住主要矛盾的手法。

例如:利用柏拉图分析医疗机构医疗安全(不良)事件,将事件按管理类别分类,分为药品管理类、护理管理类、职业防护管理类、器械管理类、输血管理类及其他,从图 7-1 中可以看出前 2 种类型合计占比 78.95%,为该医疗机构医疗安全(不良)事件主要问题类别。

柏拉图是质量活动中查清影响工作质量的关键因素的一种常用统计方法。该排列图的构成为两个纵坐标:左边一个纵轴表示频数,如时间、金额等;右边一个纵轴表示累计频率;一个横坐标表示影响质量的各项因素,并按其影响大小从左到右依次排列;多个直方柱,其高度表示影响因素的大小;一条曲(折)线表示各项累计频率的连线。在设计排列图时需注意:主要因素不宜过多,一般不要超过 3 个,横轴不要过长,小于 5% 的影响因素可以同归为其他类,放在横轴的最后。每图显示的同比因素应为同期调查的结果。

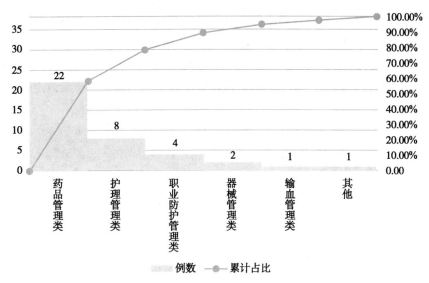

图 7-1　医疗安全(不良)事件分类示例

（4）因果图：因果图最先由日本石川馨提出来，故又叫石川图，同时因其形状，又叫鱼刺图、鱼骨图、树枝图，还有一个名称叫特性要因图。通常用因果图评估问题及原因，是从结果中找出影响质量的主要问题，分析其中原因的一种方法。因果分析图的特点是能够反映出一般问题的基本规律；形象、直观、简单、实用，任何质量问题都可以用因果图表示，从而很容易找出关键问题，以利于解决问题；可以做分层分析，每层又可以绘成因果图。通过此图的绘制来寻找影响结果的各种原因，因果图模式见图 7-2。

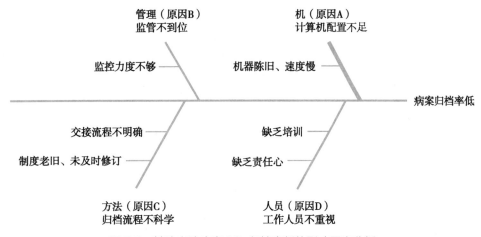

图 7-2　某院出院病案 24h 归档率低的影响因素分析

（5）散布图：是用来表示一组成对的数据之间是否有相关性的一种图表。这种成对的数据或许是"特性 - 要因""特性 - 特性""要因 - 要因"的关系。在散布图中，成对的数据形成点子云，研究点子云的分布状态，便可推断成对数据之间的相关性程度。当 X 值增加，Y 值也相应增加，称 X 与 Y 之间是正相关，见图 7-3。当 X 值增加，Y 值相应减少，称 X 与 Y 之间是负相关，见图 7-4。

（6）直方图：又称柱状图、质量分布图。直方图是一种条形图，表示时间和数据，依据的理论基础是正态分布的原理。用矩形面积表示某个连续变量的频数(频率)分布，一般根据频数分布绘制。直方图纵轴为频数或频率，横轴为连续变量的组段，纵轴的刻度必须从"0"开始，各矩形的高度为频数，宽度为组距。

直方图是将所收集的测定值或数据的全距分为几个相等的区间作为横轴,并将各区间内的测定值所出现次数累积而成的面积用柱状图形排列,故我们亦称之为柱状图,见图7-5。

直方图的作用:①显示质量波动的状态;②较直观地传递有关过程质量状况的信息;③通过研究质量波动状况,就能掌握过程的状况,从而确定在什么地方集中力量进行质量改进工作。

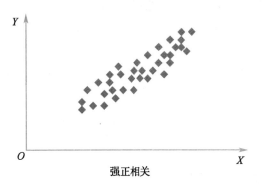

图7-3　某群儿童的年龄(X)与体重(Y)之间的散布图

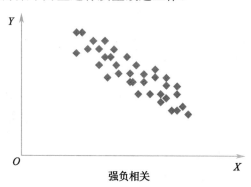

图7-4　温度(X)和湿度(Y)之间的散布图

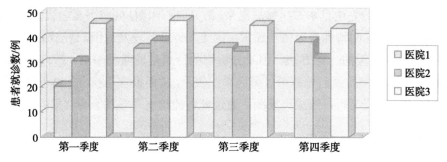

图7-5　某市三家医院2020年第一至四季度门诊患者就诊数量对比图

(7)控制图:又称为管制图。美国W.A.Shewhart博士在1924年首先提出管制图后,管制图就一直成为科学管理的一个重要工具,特别在质量管理方面成了一个不可或缺的管理工具。它是一种有控制界限的图,用来区分引起质量波动的原因是偶然的还是系统的,可以提供系统原因存在的信息,从而判断生产过程是否处于受控状态。控制图按其用途可分为两类,一类是供分析用的控制图,用控制图分析生产过程中有关质量特性值的变化情况,了解工作环节是否处于稳定受控状态;另一类是供管理用的控制图,主要用于发现生产过程是否出现了异常情况,以预防产生不合格品。

在质量管理的常用统计工具中,控制图是核心,见图7-6。其中纵坐标为质量特性值,横坐标是时间顺序或采样号,坐标中的三条横线是控制界线。中线是实线,表示样本数据的平均值(X);控制上限是虚线,表示平均值加上2或3个样本数据的标准差(X+2S或3S);控制下限也是虚线,表示平均值减去2或3个样本数据的标准差(X-2S或3S)。图中的曲线是实际质量特性值以一定时间顺序按坐标打点的连线。

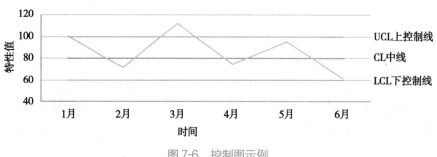

图7-6　控制图示例

控制图的使用包括①收集：收集数据并画在图上；②控制：根据过程数据计算试验控制线，识别变差特殊原因并采取措施；③分析与改进：确定普通变差的大小，并采取减少它的措施。

控制图是运用统计学原理，反映医疗工作过程中质量的趋势与变量的变化，以便及时发现超异常状态，从而起到质量控制的作用。

2. 新 QC 七大手法　指关系图法、系统图法、亲和图法、矩阵图法、PDPC 法、矩阵数据分析法、箭线图法。

（1）关系图法：又称关联图，20 世纪 60 年代由日本应庆大学千住镇雄教授提出，是用来分析事物之间"原因与结果""目的与手段"等复杂关系的一种图表，它能够帮助人们从事物之间的逻辑关系中，寻找出解决问题的办法。它是解决关系复杂、因素之间又相互关联的原因与结果，或目的与手段的单一或多个问题的图，是根据逻辑关系厘清复杂问题、整理语言文字资料的一种方法。

它的应用范围主要有：①推行全面质量控制（TQC）工作、分析事物间的关系以及寻找解决问题的方法；②制订和实施质量保证的方针、目标；③研究解决如何提高产品质量和减少不良品的措施；④促进质量管理小组活动的深入开展；⑤从大量的质量问题中，找出主要问题和重点项目；⑥研究满足用户的质量要求、完成时间、价格接受能力及减少索赔的要求和措施；⑦研究解决如何用工作质量来保证产品质量问题。

（2）系统图法：是把要实现的目的、需要采取的措施或手段，系统地展开分析，并绘制成图，以明确问题的重点，并寻找最佳手段或措施的一种方法。因系统图由方块和箭头组成，形状似树枝，所以又称树型图、树枝系统图、家谱图、组织图等。

系统图一般在以下情况使用：①开发新产品过程中，将满足用户要求的设计质量进行系统地展开；②在质量目标管理中，将目标层层分解和系统地展开，使之落实到各个单位；③在建立质量保证体系中，可将各部门的质量职能展开，进一步开展质量保证活动；④在处理量、本、利之间的关系及制订相应措施时，可用系统图法分析并找出重点措施；⑤在减少不良品方面，有利于找出主要原因，采取有效措施。

（3）亲和图法：为日本川喜田二朗所创，又称 KJ 分析法，是针对某一问题，充分收集经验、事实、想法和意见等语言、文字资料，通过 A 型图解进行汇总，并按其相互亲和性归纳整理这些资料，以便从复杂现象中整理思路、抓住实质、找出解决问题途径的一种方法。其工具是 A 型图解（A 型图解只适用于需要时间研究解决的问题，不适用于要立即解决的简单问题）。亲和图法的核心是"头脑风暴"，是根据结果去找原因，是一种创造性思考问题的方法。人类的思维行为受大脑左半球支配，是理性的，缺乏创造性。如果抑制左脑的功能，有意识地使右脑活跃起来，就可以进行创造性的思考，亲和图法正是基于以上原理来分析解决问题的。

在全面质量管理活动中，亲和图法是寻找质量问题的重要工具，具体来讲，亲和图法可以用在以下几个方面：①制订推行全面质量管理的方针和目标；②用于产品市场和用户的质量调查；③促进质量管理小组活动的开展；④协调各部门的意见，共同推进全面质量管理。

（4）矩阵图法：矩阵图法是利用数学上矩阵的形式表示因素间的相互关系，从中探索问题所在并得出解决问题的设想。矩阵图法就是从多维问题的事件中，找出成对的因素，排列成矩阵图，然后根据矩阵图来分析问题，确定关键点的方法。它是一种通过多因素综合思考，探索问题的方法。在复杂的质量问题中，往往存在许多成对的质量因素，将这些成对因素找出来，分别排列成行和列，其交点就是其相互关联的程度，在此基础上，再找出存在的问题及问题的形态，从而找到解决问题的思路。

矩阵图法的用途十分广泛，在质量管理中，常用矩阵图法解决以下问题：①明确应保证的产品质量特性及其与管理机构或保证部门的关系，使质量保证体制更可靠；②当工作中存在多种不良现象，且它们具有若干个共同的原因时，需要了解不良现象及其产生原因的相互关系，进而把这些不良现象消除；③在进行多变量分析、研究时，要清楚从何处入手以及用什么方式收集数据。

（5）PDPC 法：PDPC 即过程决策程序图（process decision program chart），是在制订计划阶段或进行系统设计时，事先预测可能发生的障碍（不理想事态或结果），从而设计出一系列对策、措施，以最大的可能引向最终目标（达到理想结果）。该法可用于防止重大事故的发生，因此也称为重大事故预测图法。

PDPC 法有 5 方面用处：①制订目标管理中间的实施计划，在实施过程中解决各种困难和问题；②制订科研项目的实施计划；③对整个系统的重大事故进行预测；④制订工序控制的一些措施；⑤义务选择处理纠纷的各种方案。

（6）矩阵数据分析法：是将矩阵图中各因素之间的关系用一定量表示，即在其交点上标出数值资料，把多种质量因素或多个变量之间的关系定量地加以表示，从而对大量数据进行预测、计算、整理分析的方法。利用此法可从原始数据获得许多有益的情报。由于这种方法需要借助电子计算机求解，且计算复杂，虽然是新 QC 七大手法之一，但在品质管理活动中应用较少。

矩阵数据分析法与矩阵图法类似，但它区别于矩阵图法，它不是在矩阵图上填符号，而是填数据，形成一个分析数据的矩阵，这是一种定量分析问题的方法。

（7）箭线图法：又称矢线图法。箭线图法是将项目推行时所需的各步骤、作业按从属关系用网络图表示出来的一种方法。利用所形成的网络对整个工作或项目进行统筹规划和控制，以便用最短的时间和最少的人力、物力、财力完成既定的目标或任务。它有利于从全局出发、统筹安排、抓住关键线路、集中力量、按时和提前完成计划。箭线图法是 20 世纪 50 年代以来出现的一类计划控制方法，适用于安排和编制最佳日程计划。

（二）5M1E 法

5M1E 指的是人、机器、材料、方法、环境、测量。这是做好现场质量管理的关键因素，由于这 6 个因素的英文名称的第一个字母是 M 和 E，所以常简称为 5M1E。

无论何种性质的工作，其工作质量均受 5M1E 6 个方面因素的影响，工作程序标准化就是要寻求 5M1E 的标准化，这 6 个关键因素只要有一个发生改变就必须重新测算。5M1E 是质量管理基本要素，同时也是系统分析问题产生根源的思路和方向。

1. 人（man）　人是 5M1E 的中心。由于人的因素造成操作误差的主要原因有：①质量意识差；②操作时粗心大意；③不遵守操作规程；④操作技能低、技术不熟练，以及由于工作简单重复而产生的厌烦情绪等。

持续改进方法：①加强"质量第一、患者安全第一、行政为临床服务"的质量意识教育，建立健全质量责任制；②编制明确的、详细的病案操作流程，加强专业培训，凭证上岗；③加强查核工作，适当增加查核的频次；④通过不同岗位的人员调整、工作经验丰富化等方法，消除部门工作人员的厌烦情绪；⑤广泛开展全面质量管理（TQM）活动，促进自我提高和自我改进能力的加强。

2. 机器（machine）　设备是否正常运作、软硬件配置的好坏都是影响工作进度和质量的又一要素。由于机器的因素造成病案管理流程中出现操作误差的主要原因有：未定期及时检查、保养和维护，造成设备故障。持续改进方法包括：加强设备维护和保养，定期检测机器设备的关键精度和性能项目，并建立设备定期检查制度，对病案工作程序质量控制点的设备进行重点控制；提高设备的最大利用率，执行设备"日保月保"制度。实行设备动态管理，积极开展全员参与活动（TPM），即全员、全过程参加，以提高设备的综合效率。

3. 材料（material）　"料"指物料，包括半成品、配件、原料等。由于料的因素造成病案管理流程中出现操作误差的主要原因有：①原材料的来料不良。②供应商供应的货物质量不稳定；③原材料进场前缺乏必要的检验和判定。控制措施：①采购合同中明确规定质量要求。②加强原材料的检验，制订检查流程。③合理选择供应商。做到最合理的投入产出，实行成本管理，制订可行的降耗、增效目标，控制物资材料的浪费，减少损耗。

4. **方法(method)**　指工作过程中所需遵循的规章制度。由于方法的因素造成病案管理流程中出现操作误差的主要原因有：①工作方法、操作步骤、管理流程、规章制度等制订缺乏正确性和合理性；②贯彻、执行的规章制度不严格。控制措施：①根据国家/行业的相关管理规定，制订合理的、正确的、可实施的规章制度、工作方法、操作步骤；②加强培训，使病案工作人员熟悉标准化操作程序、工作规章制度；③认真执行操作规程，经常开展规范化作业检查，班组长对每班情况进行评价和考核。

5. **环境(environment)**　指工作现场的温度、湿度、噪声、振动、照明、室内净化和现场污染程度等。在确保工作对环境条件的特殊要求外，还要做好现场的整理、整顿和清扫工作，为病案工作人员持久、安心工作创造条件。

6. **测量(measure)**　"测"是指过程质量控制中为监控和保证产品质量而采用的检测/查核的方式方法。应该规定病案管理过程中必要的校准规程、检测/查核的方式方法。

(三)PDCA循环

PDCA循环最早由美国戴明博士倡导，故又称"戴明环"。PDCA循环是全面质量工作的基本程序。共分为4个阶段，8个步骤。

1. **计划阶段(plan)**　在制订计划前应认真分析现状，找出存在的质量问题并分析产生质量问题的各种原因或影响因素，从中找出影响质量的主要因素，制订有针对性的计划。此阶段分为4个步骤：第一步，分析现状找出问题；第二步，找出造成问题的原因；第三步，找出其中的主要原因；第四步，针对主要原因，制订措施计划。

2. **执行阶段(do)**　按预定计划和措施具体实施，此阶段为第五步。

3. **检查阶段(check)**　把实际工作结果与预期目标对比，检查在执行过程中的落实情况，此阶段为第六步。

4. **总结处理阶段(action)**　将执行的效果进行标准化处理，完善制度条例，以便巩固。在此循环中出现的特殊情况或问题，将在下一个管理计划中完善。此阶段分为两个步骤：即第七步，巩固措施，对检查结果按标准处理，制订制度条例，以便巩固；第八步，对不能做标准化处理的遗留问题，转入下一轮循环或做标准化动态更新处理。

这4个阶段循环不停地进行下去，称为PDCA循环。质量计划工作运用PDCA循环法(计划—执行—检查—总结)，即计划工作要经过4个阶段为一次循环，然后再向高一步循环，使质量步步提高。

第五节　临床路径病案质量管理

临床路径是医疗机构加强医院管理的重要管理工具，具有规范医疗行为、保证医疗质量安全、提高医疗服务效率、控制医疗费用等多方面作用。

一、临床路径相关知识

(一)临床路径概述

1. **临床路径的概念**　临床路径(clinical pathway，CP)是由医生、护士及其他专业人员针对某些病种或手术，以循证医学依据为基础，作出最适当的、有顺序性和时间性的医疗、护理计划，使患者从入院到出院的诊疗过程均按计划进行，从而避免康复的延迟和减少资源的浪费。临床路径是一种以循证医学依据为基础和临床诊疗指南为指导，促进规范诊疗和疾病管理的方法，也是一种医疗质量管理工具。

2. **临床路径在我国的应用**　1996年，美国乔治梅森大学护理学院袁剑云博士首次将临床路径介绍到中国内地，但当时只有北京协和医院和华西医科大学附属第一医院(现四川大学华西医院)等少数几家医院开展了临床路径探索。从 2003 年起，全国范围内开展临床路径实践的医院开始逐渐增多。2009 年 12 月卫生部印发了《临床路径管理试点工作方案》，在 23 个省市 110 家医院开展临床路径管理试点工作。

2020 年 12 月国家八部委联合印发的《关于进一步规范医疗行为促进合理医疗检查的指导意见》（国卫医发〔2020〕29 号）中明确提出到 2022 年年底，三级医院 50% 出院患者、二级医院 70% 出院患者要按照临床路径管理。随着我国医疗付费方式改革的不断深入和扩大，DRG/DIP 支付的稳步试点与实施、政策间的联动效应开始显现，基于 DRG/DIP 的临床路径管理体系逐渐应用于临床管理实践，目前二、三级医疗机构已全面开展临床路径管理工作。

3. 临床路径的意义 临床路径管理工作是公立医院改革的重要内容，对于规范医疗行为、提高医疗质量、控制不合理医疗费用具有十分重要的意义。临床路径的本质主要是针对某种疾病，或者某种手术制订具有科学性、时间顺序性的患者医疗照顾计划。临床路径的核心是将某种疾病或者手术所涉及的关键检查、治疗、用药、护理等活动进行标准化，然后确保患者在正确的时间、正确的地点获得正确的诊疗服务。

临床路径的实施，可以有效地规范诊疗行为，降低医疗差错发生率，从而提高诊疗效率。它能有效地增加医患沟通，提升医患和谐度；保证医疗资源合理及有效使用；提升医疗质量安全。

（二）临床路径的文本制订

我国从 2009 年开始，将临床路径作为深化医改和推进公立医院改革的重要任务，当时选择了 22 个专业 112 个病种，在 110 家医院开展试点。国家卫生行政部门根据临床实践情况并结合医学发展，从 2009 年至今共印发 1 212 个临床路径，对推进临床路径管理工作、规范临床诊疗行为和保障医疗质量起到重要作用。截至目前，最新的一次修订包括 19 个学科 224 个病种（2019 年版）。

临床路径的关键词是规范化、标准化，所以临床路径文本的制订是临床路径管理的重要环节，应根据各个临床专业的特点和管理目标制订诊断标准、手术适应证标准、标准的住院日区间、路径准入标准、术前准备标准、预防性使用抗菌药物标准、手术操作标准、术后诊疗标准、出院标准、变异及原因分析等。下面以 2019 年国家卫生健康委员会印发的最新版的"主动脉瓣病变人工机械瓣置换术"的临床路径表单为例说明临床路径的制订，见表 7-4。

表 7-4 主动脉瓣病变人工机械瓣置换术临床路径表单

适用对象：第一诊断为心脏主动脉瓣病变（ICD-10：I06.0-I06.2/I35.0-I35.2/Q23.0-Q23.1）
行主动脉瓣位人工机械瓣置换术（ICD-9-CM-3：35.22）
患者姓名：_____ 性别：_____ 年龄：_____ 门诊号：_____ 住院号：_____
住院日期：_____年___月___日 出院日期：_____年___月___日 标准住院日：≤18 天
术前危险因素：□ 糖尿病 □ 既往心肌梗死 □ 既往脑卒中 □ 急迫或急诊手术
NYHA：□Ⅰ级 □Ⅱ级 □Ⅲ级 □Ⅳ级 LVEF：_____ 血脂：_____ 肌酐：_____

时间	住院第 1 天	住院第 1~6 天 （完成术前准备日）	住院第 1~7 天 （术前日）
主要诊疗工作	□ 询问病史及体格检查 □ 上级医师查房 □ 初步的诊断和治疗方案 □ 住院医师完成住院志、首次病程、上级医师查房等病历书写 □ 开检查单	□ 上级医师查房 □ 继续完成术前检查 □ 完成必要的相关科室会诊 □ 调整心脏及重要脏器功能	□ 上级医师查房，术前评估和讨论，确定手术方案 □ 住院医师完成上级医师查房记录等 □ 向患者和 / 或家属交代围手术期注意事项并签署手术知情同意书、自费用品协议书、输血同意书、委托书（患者本人不能签字时） □ 麻醉医师查房并与患者和 / 或家属交代麻醉注意事项并签署麻醉知情同意书 □ 完成各项术前准备

续表

时间	住院第1天	住院第1~6天 （完成术前准备日）	住院第1~7天 （术前日）
重点医嘱	**长期医嘱** □ 心外科二级护理常规 □ 饮食 □ 患者既往基础用药 **临时医嘱** □ 血常规、尿常规、大便常规、凝血功能、术前感染疾病筛查、肝肾功能、电解质、血气分析、风湿活动指标筛查 □ X线胸片、心电图、超声心动图 □ 根据患者心功能情况及年龄选择肺功能检查、脑血管检查、冠状动脉造影	**长期医嘱** □ 患者基础用药 □ 既往用药 □ 强心、利尿、补钾治疗 **临时医嘱** □ 根据会诊科室要求开检查单 □ 对症处理	**长期医嘱** □ 同前 **临时医嘱** □ 术前医嘱 □ 拟于明日在全身麻醉体外循环下，行主动脉瓣人工机械瓣置换术 □ 术前禁食、禁水 □ 术前用抗菌药物皮试 □ 术区备皮 □ 术前灌肠 □ 配血 □ 术前镇静药（酌情） □ 其他特殊医嘱
主要护理工作	□ 入院宣教（环境、设施、人员等） □ 入院护理评估（营养状况、性格变化等） □ 病史询问，相应查体 □ 防止皮肤压疮护理 □ 联系相关检查	□ 观察患者病情变化 □ 防止皮肤压疮护理 □ 心理和生活护理 □ 继续完成术前检查	□ 汇总检查结果 □ 完成术前评估 □ 术前宣教（提醒患者术前禁食、禁水） □ 术前心理护理 □ 完成术前准备（备皮等）
病情变异记录	□无 □ 有，原因： 1. 2.	□无 □ 有，原因： 1. 2.	□无 □ 有，原因： 1. 2.
护士签名			
医师签名			

时间	住院第2~8天 （手术日）	住院第3~9天 （术后第1天）	住院第4~10天 （术后第2天）
主要诊疗工作	□ 手术 □ 经测量选择合适大小瓣膜 □ 缝合后评价瓣膜启闭功能 □ 使用术中经食管超声 □ 向家属交代病情、手术过程及术后注意事项 □ 术者完成手术记录 □ 完成术后病程 □ 上级医师查房 □ 麻醉医师查房 □ 观察生命体征及有无术后并发症并做相应处理	□ 上级医师查房 □ 住院医师完成常规病程记录 □ 根据病情变化及时完成病程记录 □ 观察伤口、引流量、体温、生命体征情况、有无并发症等并作出相应处理	□ 上级医师查房 □ 住院医师完成病程记录 □ 根据引流量拔除引流管，伤口换药 □ 观察生命体征情况、有无并发症等并作出相应处理

续表

时间	住院第2~8天 （手术日）	住院第3~9天 （术后第1天）	住院第4~10天 （术后第2天）
重点 医嘱	**长期医嘱** □ 特级护理常规 □ 禁食、禁水 □ 氧气吸入 □ 留置引流管并计引流量 □ 心电、血压及经皮血氧饱和度监测 □ 预防用抗菌药物 □ 呼吸机辅助呼吸 □ 保留尿管并记录尿量 □ 胃黏膜保护剂 □ 其他特殊医嘱 **临时医嘱** □ 主动脉瓣人工机械瓣置换术 □ 血管活性药 □ 血常规、生化全套、心电图、X线床旁摄影、血气分析、凝血功能检查 □ 输血和/或补晶体、胶体液（必要时） □ 其他特殊医嘱	**长期医嘱** □ 特级或一级护理,余同前 **临时医嘱** □ 复查血常规 □ 输血和/或补晶体、胶体液（必要时） □ 换药 □ 镇痛等对症处理 □ 补液 □ 血管活性药 □ 强心利尿药 □ 拔除气管插管后开始常规抗凝治疗、抗凝监测	**长期医嘱** □ 同前 **临时医嘱** □ 复查血常规、生化全套（必要时） □ 输血和/或补晶体、胶体液（必要时） □ 换药,拔引流管 □ 镇痛等对症处理 □ 常规抗凝治疗,根据情况进行抗凝监测
主要 护理 工作	□ 协助手术 □ 监测生命体征情况及有无电解质紊乱 □ 做好引流量、24小时出入量等相关记录 □ 观察患者病情变化并及时报告医师 □ 术后心理与生活护理 □ 防止皮肤压疮处理	□ 监测生命体征情况,观察有无并发症等 □ 定时记录重要监测指标 □ 术后心理与生活护理 □ 术后康复指导 □ 防止皮肤压疮处理	□ 观察生命体征情况、有无并发症等 □ 观察患者切口情况 □ 鼓励患者下床活动,利于恢复 □ 联系相关复查 □ 术后心理与生活护理 □ 术后康复指导 □ 防止皮肤压疮处理
病情 变异 记录	□无 □有,原因: 1. 2.	□无 □有,原因: 1. 2.	□无 □有,原因: 1. 2.
护士 签名			
医师 签名			

时间	住院第5~11天 （术后第3天）	住院第6~12天至出院 （术后第4天至出院前）	住院第7~18天 （出院日）
主要 诊疗 工作	□ 上级医师查房 □ 住院医师完成病程记录 □ 伤口换药（必要时） □ 常规抗凝治疗	□ 上级医师查房 □ 住院医师完成病程记录 □ 伤口换药或拆线（必要时） □ 调整各重要脏器功能 □ 指导抗凝治疗 □ 预防感染	□ 上级医师查房,评估患者是否达到出院标准,明确是否出院 □ 完成出院志、病案首页、出院诊断证明书等所有病历 □ 向患者交代出院后的后续治疗及相关注意事项,如抗凝治疗、心功能调整等,特别要对患者是否掌握抗凝治疗及监测进行评估检查及再次指导

续表

时间	住院第5~11天 （术后第3天）	住院第6~12天至出院 （术后第4天至出院前）	住院第7~18天 （出院日）
重点医嘱	**长期医嘱** □ 同前 **临时医嘱** □ 复查血尿常规、生化（必要时） □ 输血和/或补晶体、胶体液（必要时） □ 换药（必要时） □ 镇痛等对症处理 □ 常规抗凝治疗，根据情况进行抗凝监测	**长期医嘱** □ 根据病情变化调整抗菌药物等 **临时医嘱** □ 复查血尿常规、生化（必要时） □ 输血和/或补晶体、胶体液（必要时） □ 换药（必要时） □ 对症处理 □ 抗凝治疗	**出院医嘱** □ 出院带药 □ 终身抗凝 □ 定期复查 □ 如有不适，随诊
主要护理工作	□ 观察患者一般状况及切口情况 □ 鼓励患者下床活动，利于恢复 □ 联系相关复查 □ 术后心理与生活护理 □ 术后康复指导	□ 观察患者病情变化 □ 联系相关复查 □ 指导患者功能锻炼 □ 心理和生活护理 □ 术后康复指导	□ 出院宣教 □ 向患者强调终身抗凝治疗及监测的重要性 □ 向患者交代出院注意事项及复查日期 □ 帮助患者办理出院手续 □ 通知出院处
病情变异记录	□无 □有，原因： 1. 2.	□无 □有，原因： 1. 2.	□无 □有，原因： 1. 2.
护士签名			
医师签名			

　　医疗机构可以以国家卫生健康委员会、国家中医药管理局印发的临床路径文本为基本框架，遵循循证医学原则，根据国家卫生健康委员会、国家中医药管理局发布，或相关专业学会和其他相关组织制订的最新诊疗指南、临床技术操作规范及基本药物目录等对临床路径文本进行细化完善，形成符合地方实际、具有可操作性的本地化临床路径。

　　临床路径文本应当包括医师版（表7-5）、护理版（表7-6）和患者版（表7-7），各版本应当相互关联，形成统一整体。患者版临床路径文本应具备诊疗流程告知和健康教育功能。

表7-5　××临床路径表（医师版）

适用对象：第一诊断为上消化道出血的患者（ICD-10：K92.204）

患者姓名：_____ 性别：_____ 年龄：_____ 门诊号：_____ 住院号：_____

住院日期：_____ 年____月____日　出院日期：_____ 年____月____日

标准住院天数：××~××日　　　　　　　实际住院天数：_____ 天

住院天数	住院第1天	住院第2天	住院第3天
主要 诊疗 工作			
重点 医嘱	长期医嘱 临时医嘱	长期医嘱 临时医嘱	长期医嘱 临时医嘱
护理与 健康教育			

续表

住院天数	住院第1天	住院第2天	住院第3天
病情变异	有( ) 无( ) 原因:	有( ) 无( ) 原因:	有( ) 无( ) 原因:
特殊医嘱			
护士签名			
医师签名			

表 7-6   ××临床路径(护理版)

患者姓名:_____性别:_____年龄:_____病案号:_____

住院第____天   ____年__月__日

护理记录

护理处置		执行情况	执行护士签名
接收入院病历			
戴腕带,更换衣服,熟悉病房环境			
测 T、P、R: BP、身高、体重			
通知化验检查项目,指导留取标本注意事项			
患者问题	预期目标		
护理指导	预期目标		
病情变异 有( ) 无( )	原因: 护士签名:		
其他护理记录			

护士签名:

表 7-7   ××临床路径患者告知单(患者版)

患者姓名:_____性别:_____年龄:_____病案号:_____

	住院第1天	住院第2天	住院第3天 (手术日)
医生的工作			
护士的工作			
患者或家属的工作			
	住院第4天 (术后第1天)	住院第5天 (术后第2天)	住院第6天 (出院日)
医生的工作			
护士的工作			
患者或家属的工作			

患者或代理人签名:

_____年____月____日

医疗机构应当根据本单位实际情况选择临床路径病种、术种,制订临床路径表单文本,明确临床路径标准诊疗流程需要的时间(包括总时间和主要诊疗阶段的时间范围)。

（三）临床路径相关术语

1. **临床路径变异**　是指患者在接受诊疗服务的过程中，出现偏离临床路径程序或在根据临床路径接受诊疗过程中出现偏差的现象。

临床路径变异通常分为三种情况：患方原因导致变异、医护原因导致变异、系统原因导致变异。在临床路径的实施过程中，发生变异是正常的且被允许的。及时、有效的变异分析和处理，无论对纳入临床路径管理模式的患者还是对实施临床路径的科室都至关重要。

2. **临床路径退出**　由于患者病情变化或诊断的改变，需要对原来的诊断或诊疗计划进行大的调整时，退出原来既定的临床路径。

进入临床路径的患者出现以下情况之一时，应当退出临床路径。

（1）患者出现严重并发症，需改变原治疗方案。

（2）患者个人原因无法继续实施。

（3）对入院第一诊断进行修正。

（4）因合并症或检查发现其他疾病，需转科治疗。

（5）因其他严重影响临床路径实施的原因。

二、临床路径病案的质量管理

在临床路径具体执行中，病案质量监控是不可忽视的，通过病历记录可以监控临床路径的执行内容和流程，分析变异因素，有效论证临床路径实施方案的科学性、规范性和可操作性，使临床路径的方案不断完善。根据临床路径方案（医师版告知单）所设立的内容，遵循疾病诊疗指南对住院病案质量进行重点监控。

（一）临床路径病案质量控制的目的

对临床路径病案的质量控制是通过病案检验临床路径诊疗过程的实施及效果，核查患者安全措施的落实，通过对变异因素的分析以及运用循证医学的方法提出临床路径改进的依据，有利于临床路径工作的持续改进。

（二）临床路径病案质量控制的依据

以原卫生部《病历书写基本规范》、2009 年至今公布的《×× 个专业 ××× 个病种临床路径》《医疗机构临床路径管理指导原则》（2017 年版）以及《三级医院评审标准（2020 年版）》作为临床路径病案质量控制的依据，从内容上，强调了诊疗操作的规范性、实施诊疗的时限性及病历书写内容的完整性。

（三）临床路径质量控制的重要节点

加强对临床路径关键节点的有效监管，通过病案对临床路径病历的"疾病诊断、诊疗方案、执行时间、治疗效果和出院时情况"进行检查，并结合相应临床路径告知单（医师版、护理版），审核病案记录是否与告知单所列项目相符。

1. **进入路径标准**　临床路径病种的选择是以疾病的诊断、分型和治疗方案为依据进入相对应的路径。医生可以通过入院记录中现病史对主要症状、体征的描述，体格检查中所记录的体征、辅助检查的结果是否支持该病种的诊断，上级医师查房对病情的评估等几个方面进行评价，以此判断该病例是否符合进入路径。拟进入临床路径的患者应当先进行入径评估，满足以下条件方可进入临床路径。

（1）诊断明确。

（2）没有严重的合并症。

（3）预期能够按临床路径设计的流程和时间完成诊疗项目。

2. **治疗方案及治疗时间**　根据病程记录，以日为单位的各种医疗活动的多学科记录，观察治疗方法、手术术式、疾病的治疗进度、完成各项检查及治疗项目的时间、流程。监控治疗措施的及时性、抗菌药物的使用是否规范。

3. 出院标准及治疗效果　检查患者出院前的病程记录和出院记录，根据患者出院前症状、体征及各项检查、化验结果对照诊疗指南制订的评价指标和疗效及临床路径告知单（医师版、护理版）制订的出院标准。

4. 变异因素　医疗机构应当做好临床路径变异的记录、分析、报告和讨论工作。应确定什么情况属于变异、引起变异的原因、不同病例同类变异的发生率等。对反复发生的同一变异，可能影响此病种临床路径实施的，应及时、仔细查找原因，必要时通过修改临床路径等措施进行整改。对于出现严重变异而退出路径的病历，应进行重点分析与持续改进。

5. 患者安全　在执行临床路径过程中，保障患者安全也是病历质量监控的主要目的之一。需要思考：诊疗过程中其治疗方式对患者的安全是否造成危害；路径的建立与选择对患者是否为最优化的。避免为了盲目追求入径病例数量、完成相关指标而损害了患者利益与患者安全。

6. 临床路径实施效果评价指标　在质量管理过程中，可以通过对相应指标的监控与评价，从满意度、医疗工作质量、医疗工作效率、经济效果 4 个维度对临床路径管理模式的应用效果进行全面评价。能体现临床路径实施效能的重要质量指标包括：平均住院日、次均费用、次均药费、药耗占比、满意度，等等。

（四）临床路径病案的质量监控要点

1. 临床路径病案质量监控标准的设计　包括 6 项内容：监控项目、监控重点（监控内容）、分数、减分理由、住院时间和备注。表的横栏是标准化，对每一个病种的监控项目都是按时间顺序排列的，对每一个监控的要点都列出了应当评估的要点，监控病历记录的某一部分内容，得分的结果，同时给出扣分的理由。表的纵栏是按时间顺序排列的，为应完成病历的各个部分。如第一天完成入院记录、首次病程记录；手术前应完成术前准备，包括术前小结、术前讨论、手术知情同意书、麻醉知情同意书、麻醉术前访视记录、输血知情同意书、麻醉记录单等；手术后 24h 内应完成手术记录、手术安全核查记录、手术清点记录、术后首次病程记录、麻醉术后访视记录；出院前应完成出院记录等。以"子宫平滑肌瘤"临床路径病案质量监控举例说明质量监控标准的设计，见表 7-8。

表 7-8　子宫平滑肌瘤临床路径病案质量监控表

1. 进入临床路径标准
疾病诊断：子宫平滑肌瘤（ICD-10：D25）
手术操作：经腹子宫全 / 次全切除术（ICD-9-CM-3：68.39/68.49）
2. 病案质量监控表

监控重点、监控项目、住院时间	评估要点	监控内容	分数 /分	减分理由	备注
首页	主要诊断名称及编码	子宫平滑肌瘤（ICD10：D25）	5 □ 4 □ 3 □ 1 □ 0 □		
	主要手术名称及编码	经腹子宫全 / 次全切除术（ICD-9-CM-3：68.39/68.49）			
	其他诊断名称及编码	无遗漏，编码准确			
	其他项目	内容完整、准确、无遗漏	5 □ 4 □ 3 □ 1 □ 0 □		

续表

监控重点、监控项目、住院时间		评估要点		监控内容	分数/分	减分理由	备注
住院第1~3天	入院记录	现病史	主要症状	是否记录主要症状,并重点描述: 1. 阴道流血:多为月经量增多、经期延长或周期缩短,少数为不规则出血,取决于肌瘤生长的部位 2. 腹部包块:下腹扪及实性包块,不规则,膀胱充盈时明显 3. 白带增多:合并黏膜下更为明显 4. 压迫症状:尿频、尿急、尿潴留,排便困难 5. 可有盆腔压迫感、充血感、膨胀感、下腹沉重感或腰背疼痛 6. 其他:经血过多可引起贫血、虚弱,甚至充血性心力衰竭;通常不伴疼痛,但子宫肌瘤红色变性(急性梗死)可引起剧烈疼痛;可能与不孕概率增加有关 7. 对体力、饮食、睡眠、活动的影响	5□ 4□ 3□ 1□ 0□		
			病情演变过程	是否描述主要症状的演变过程,如: 1. 月经周期、持续时间、月经量的变化 2. 肌瘤增长的速度变化 3. 是否做过妇科检查,是否治疗过,效果如何 4. 是否定期妇科检查	5□ 4□ 3□ 1□ 0□		
			其他伴随症状	是否记录伴随症状,如: 1. 由于月经血量过多造成的贫血,引发各重要脏器的功能变化 2. 肌瘤过大引发的盆腔压迫症状	5□ 4□ 3□ 1□ 0□		
			院外诊疗过程	是否记录诊断、治疗情况,如: 1. 做过何种检查,结果是否正常(超声、诊刮、宫腔镜) 2. 诊断过何种疾病 3. 用过何种药物,用药时间、剂量、总量及效果如何(GnRH-a、米非司酮、孕激素等)	5□ 4□ 3□ 1□ 0□		
		个人史:月经、婚育史 既往史 家族史		是否按照病历书写规范记录,并重点记录与疾病相关内容: 1. 个人史 2. 月经、婚育史。月经周期,量;孕产次 3. 既往史:有无肌瘤剔除史,有无内科合并症 4. 家族史	5□ 4□ 3□ 1□ 0□		
		体格检查		是否按照病历书写规范记录,并记录重要体征,无遗漏,如: 1. 体格检查:是否贫血貌 2. 妇科检查 (1)外阴:是否有溃疡、赘生物 (2)阴道:是否通畅 (3)宫颈:大小、质地、有无接触性出血、有无触痛 (4)子宫:位置、大小、质地、活动度;位于子宫一侧的肿块可随子宫移动。双合诊时可扪及质硬的、不规则增大的子宫,伴有光滑的圆形或球形突起 (5)附件:是否有包块、压痛	5□ 4□ 3□ 1□ 0□		

续表

监控重点、监控项目、住院时间		评估要点	监控内容	分数/分	减分理由	备注
住院第1~3天	体格检查	辅助检查	是否记录辅助检查结果，如：血常规、盆腔超声	5 □ 4 □ 3 □ 1 □ 0 □		
	首次病程记录	病例特点	是否简明扼要，重点突出，无遗漏： 1. 主要症状 2. 主要检查治疗过程 3. 突出体征，如妇科检查结果 4. 辅助检查结果、妇科检查结果、影像学检查结果 5. 其他疾病史	5 □ 4 □ 3 □ 1 □ 0 □		
		初步诊断	第一诊断为：子宫平滑肌瘤（ICD10：D25）	5 □ 4 □ 3 □ 1 □ 0 □		
		诊断依据	是否充分、分析合理，如： 育龄期女性 1. 病史：下腹包块，月经变化 2. 症状：月经改变是本病的主要症状，注意描述周期、经期、经量 3. 体征：腹部查体描述与疾病诊断及鉴别诊断有关的阳性、阴性体征 4. 辅助检查：超声检查、分段诊刮、宫腔镜检查（必要时）	5 □ 4 □ 3 □ 1 □ 0 □		
		鉴别诊断	是否根据病例特点与下列疾病鉴别： 1. 子宫腺肌病 2. 子宫肉瘤 3. 卵巢肿瘤 4. 输卵管、卵巢的炎性包块 5. 肠道炎性肿块或结肠癌	5 □ 4 □ 3 □ 1 □ 0 □		
		诊疗计划	是否全面并具有个性化 1. 完成必需的检查项目 （1）血常规、尿常规、大便常规 （2）肝肾功能、电解质、血糖、血型、凝血功能、感染性疾病筛查 （3）盆、腹腔超声，胸片，心电图 2. 评估是否可以手术 3. 术前准备 4. 手术方案：经腹子宫全/次全切除术 5. 对症治疗	5 □ 4 □ 3 □ 1 □ 0 □		
	病程记录	上级医师查房记录	是否有重点内容并结合本病例： 1. 补充病史和查体 2. 诊断、鉴别诊断及分期分析 3. 完善术前检查 4. 提示需要观察和注意的内容	5 □ 4 □ 3 □ 1 □ 0 □		

续表

监控重点、监控项目、住院时间	评估要点		监控内容	分数/分	减分理由	备注
住院第1~3天	病程记录	住院医师查房记录	是否记录、分析全面： 1. 主要症状、体征 2. 具体治疗措施和术前准备 3. 记录上级医师查房意见的执行情况 4. 知情告知情况，患者及家属意见	5□ 4□ 3□ 1□ 0□		
住院第2~4天（手术日）	病程记录	住院医师查房记录	是否记录： 1. 目前症状及体征变化 2. 术前准备工作完成情况，包括检查、药物、配血、备皮、麻醉科会诊意见以及检查结果等对手术的影响分析 3. 请相应科室会诊情况 4. 向患者或家属交代术前、术中和术后注意事项，签署手术知情同意书情况 5. 记录手术者在术前查看了患者的情况	5□ 4□ 3□ 1□ 0□		
		上级医师查房记录	是否记录： 1. 综合分析术前检查结果 2. 手术前评估及手术指征，无手术禁忌证 3. 确定手术方案 4. 结合本病例提出手术风险及预防措施	5□ 4□ 3□ 1□ 0□		
	麻醉知情同意书		是否记录： 1. 一般项目 2. 术前诊断 3. 拟行手术方式 4. 拟行麻醉方式 5. 患者基础疾病及可能对麻醉产生影响的特殊情况 6. 麻醉中拟行的有创操作和监测 7. 麻醉风险、麻醉中及麻醉后可能发生的并发症及应对措施 8. 患者签署意见并签名，如为家属或代理人，需有授权委托书 9. 麻醉医师签字，并记录日期和时间	5□ 4□ 3□ 1□ 0□		
	麻醉术前访视记录		是否记录： 1. 患者自然信息 2. 患者一般情况 3. 简要病史 4. 与麻醉相关的辅助检查结果 5. 拟行手术方式 6. 拟行麻醉方式 7. 麻醉适应证 8. 麻醉风险及预防措施和麻醉中需注意的问题 9. 术前麻醉医嘱 10. 麻醉医师签字，并记录日期和时间	5□ 4□ 3□ 1□ 0□		

续表

监控重点、监控项目、住院时间	评估要点	监控内容	分数/分	减分理由	备注
住院第2~4天（手术日）	输血知情同意书	是否记录： 1. 一般项目 2. 输血指征 3. 拟输血成分 4. 输血前有关检查结果 5. 输血风险及可能产生的不良后果及应对措施 6. 患者签署意见并签名，如为家属或代理人需有授权委托书 7. 医师签名并填写日期	5 □ 4 □ 3 □ 1 □ 0 □		
	手术知情同意书	是否记录： 1. 术前诊断 2. 手术名称 3. 术式选择及有可能改变的术式 4. 术中、术后可能出现的并发症及应对措施 5. 手术风险 6. 患者签署意见并签名，如为家属或代理人需有授权委托书 7. 经治医师和术者签名	5 □ 4 □ 3 □ 1 □ 0 □		
	术前小结	是否记录： 1. 简要病情 2. 术前诊断及诊断依据 3. 手术指征 4. 拟行手术名称和方式 5. 行麻醉方式 6. 术前准备 7. 术中注意事项 8. 术后处置意见 9. 术者术前查看患者的情况	5 □ 4 □ 3 □ 1 □ 0 □		
	术前讨论	是否记录： 1. 讨论地点、时间 2. 参加者及主持者的姓名、职称 3. 简要病情 4. 术前诊断及术前准备情况 5. 手术指征及手术方案 6. 可能出现的意外和防范措施 7. 具体讨论意见和主持人小结 8. 记录者签名	5 □ 4 □ 3 □ 1 □ 0 □		
住院第3~5天（术后第1日）	麻醉记录单	是否记录： 1. 一般项目 2. 患者一般情况和术前特殊情况 3. 麻醉前用药及效果 4. 术前及术中疾病诊断 5. 手术方式及日期 6. 麻醉方式 7. 麻醉诱导及各项操作开始、结束时间 8. 麻醉期间用药名称、方式及剂量 9. 麻醉期间特殊或突发情况及处理 10. 术中出血量、输血量、输液量等 11. 手术起止时间 12. 麻醉医师签名	5 □ 4 □ 3 □ 1 □ 0 □		

续表

监控重点、监控项目、住院时间	评估要点	监控内容	分数/分	减分理由	备注
住院第3~5天（术后第1日）	麻醉术后访视记录	是否记录： 1. 一般项目 2. 患者一般情况 3. 目前麻醉恢复情况，清醒时间 4. 术后医嘱，是否拔除气管插管等 5. 如有特殊情况应详细记录 6. 麻醉医师签字并填写日期	5□ 4□ 3□ 1□ 0□		
	手术记录	是否记录： 1. 一般项目 2. 手术日期 3. 术前及术中诊断 4. 手术名称 5. 术者及助手姓名 6. 护士姓名（分别记录刷手及巡回护士） 7. 输血量、特殊成分输血、输液量 8. 麻醉方法 9. 手术经过：麻醉是否成功；患者体位；手术切口位置；手术中探查脏器顺序；术中所见子宫的外观、大小及与周围组织的关系；切除组织的范围，切除标本的去向；术中对输尿管的保护措施，是否有损伤；术中出血量；手术结束前器械、纱布清点情况 10. 术后患者去向：回病房、监护室或麻醉恢复室 11. 术者签字	5□ 4□ 3□ 1□ 0□		
	手术安全核查记录	1. 手术安全核查记录单填写完整 2. 手术医师、麻醉医师和手术护士三方核对，并签字齐全	5□ 4□ 3□ 1□ 0□		
	术后首次病程记录	是否记录： 1. 手术时间 2. 术中诊断 3. 麻醉方式 4. 手术简要经过 5. 术后处理措施 6. 术后患者一般情况 7. 术后医嘱及应当特别注意观察的事项	5□ 4□ 3□ 1□ 0□		
住院第4~6天（术后第2日）	病程记录	住院医师查房记录	是否记录、分析如下内容： 1. 生命体征，病情变化，肠功能恢复情况及饮食恢复情况 2. 腹部引流液的量、颜色、性状 3. 切口情况、换药情况 4. 核查辅助检查结果是否有异常 5. 术后病情评估 6. 调整治疗分析 7. 上级医师意见执行情况 8. 术后注意事项宣教	5□ 4□ 3□ 1□ 0□		

续表

监控重点、监控项目、住院时间		评估要点	监控内容	分数/分	减分理由	备注
住院第 4～6 天（术后第 2 日）	病程记录	上级医师查房记录	是否记录： 1. 术后病情评估 2. 确定是否有术后并发症和手术切口感染 3. 术后需要注意的事项 4. 术后治疗方案 5. 补充、更改诊断分析和确定诊断分析	5 □ 4 □ 3 □ 1 □ 0 □		
住院第 5～7 天（术后第 3 日）	病程记录	住院医师查房记录	是否记录、分析： 1. 目前的症状、体征，切口换药及引流情况 2. 病情评估及疗效评估 3. 目前的治疗情况 4. 分析是否符合出院标准 5. 出院后的治疗方案 6. 出院后注意事项	5 □ 4 □ 3 □ 1 □ 0 □		
		上级医师查房记录	是否记录、分析： 1. 手术疗效评估，预期目标完成情况 2. 确定符合出院标准 3. 出院后治疗方案	5 □ 4 □ 3 □ 1 □ 0 □		
住院第 9～11 天（术后第 7 日）	病程记录	住院医师查房记录	是否记录： 1. 目前症状及体征 2. 目前治疗情况，下一步治疗方案 3. 切口拆线及愈合情况 4. 化验检查指标是否正常 5. 向患者交代出院后治疗方案及注意事项	5 □ 4 □ 3 □ 1 □ 0 □		
	出院记录		是否记录齐全，重要内容无遗漏，如： 1. 入院情况 2. 诊疗经过：麻醉、手术方式；术中特殊情况及处理；术后并发症等 3. 出院情况：症状体征、功能恢复、切口愈合情况及病理结果等 4. 出院医嘱：出院带药需写明药物名称、用量、服用方法，需要调整的药物要注明调整方法；出院后患者需要注意的事项；门诊复查时间及项目等	5 □ 4 □ 3 □ 1 □ 0 □		

2. **评分规则**　《病历书写基本规范》规定了病历的书写内容，如果缺少内容，为单项否决，不进入本标准的评估。根据每个病种的不同书写内容，病案质量控制分为不同部分，每一部分分为 5 个分级，即 5 分、4 分、3 分、1 分、0 分。

（1）5 分：①内容完整、全面、规范；②记录准确、及时；③符合《×× 个专业 ×× 个临床路径病种》的时限要求。

（2）4 分：①重点内容完整、全面，记录不规范，有缺陷；②记录准确、及时；③符合《×× 个专业 ×× 个临床路径病种》的时限要求。

（3）3 分：①重点内容记录有缺陷、不规范；②记录及时；③符合《×× 个专业 ×× 个临床路径病种》的时限要求。

（4）1 分：①重点内容记录简单，不全面；②记录不准确、不具体；③超出《×× 个专业 ×× 个临床路径病种》的时限要求。

（5）0分：①缺少重点内容；②记录时间不准确或延时记录；③超出《×× 个专业 ×× 个临床路径病种》的时限要求。

3．评分方法　将各检查项目所得分数相加为总分数，用总分数乘以权重分数。假定检查项目有32 个评分点，则为评出的实际分计算公式为：分值 =100÷（32×5）=0.63（权重分数，保留两位小数）。即某部分评估得分为 5 分，实际分值是：5×0.63。如果评估得分为 132 分，则实际得分的计算方法为：132×0.63=83（不保留小数），即实际得分是 83 分。

4．评价流程

（1）审核是否符合进入路径标准，对照疾病分类编码，检查入院诊断是否符合。

（2）依据《×× 个专业 ×× 个临床路径病种》，审核患者住院天数与该病种临床路径所要求的住院天数是否一致。

（3）对照临床路径质控表，检查各住院时间段内计划项目的实施情况，有无遗漏，病历记录是否准确和完善。

（4）检查医嘱执行情况，医嘱执行的内容是否符合相关要求，并在病程记录中体现。

（5）根据《病历书写基本规范》的要求检查病历记录的完整性、及时性和客观性。

（五）临床路径管理的质控指标

应当将医疗机构临床路径管理情况纳入医疗机构考核指标体系，并作为医疗机构评审、评价的重要指标，在质量管理过程中，可以通过相应指标进行监控与评价，指标包括临床路径管理指标和实施效能评价指标两类。与临床路径病案质量相关的指标包括：①入组率；②完成率；③变异率；④出径率；⑤平均住院日；⑥次均费用；⑦次均药费；⑧药耗占比；⑨满意度。

（周　炯　徐　芬　吴韫宏）

思 考 题

1. 试描述病案质量的定义。

2.《中华人民共和国民法典》对病案质量管理有哪些要求？

3. 病历书写的基本原则是什么？

4. 简要描述质量管理工具 PDPC 和 PDCA 的区别。

5. 简要介绍医疗机构实施临床路径的意义。

第八章

病案信息统计

病案信息统计（medical record statistics）是医院统计的重要组成部分，病案信息统计工作的目的是及时、准确、全面地从病案中提取反映医疗质量和工作效率的信息，病案信息统计分析的结论是评价医疗质量和工作效率的重要依据，可以为医院管理者的决策提供信息支持。

第一节　概　　述

一、病案信息统计的概念和基本内容

病案信息是医院管理的重要信息来源，随着信息技术和现代管理学科的发展，病案信息统计管理模式已经从手工运作管理模式向计算机网络化管理模式转化，统计信息来源也逐步由病案首页信息延伸至全病案信息。因技术上的客观需要，国内绝大多数医院病案与统计在管理体制上，属于同一个科室，并形成了一套相对固定合理的业务流程。

（一）病案信息统计的概念

病案信息统计是医院统计的重要组成部分，是指运用统计学的原理和方法，对来源于住院病案首页及病案中反映医疗活动的数据进行收集、整理、加工和分析的统计活动。医院统计工作是指对反映医院各方面工作数量和质量的原始资料或信息进行收集、整理、分析和反馈等一系列工作的全过程，包括医院运营、人员、后勤、财务、设备等反映医院工作情况的数据统计。医院统计包括医院管理统计和医疗业务统计两部分，病案信息统计属于医疗业务统计范畴，也是医院综合统计工作的重要内容。

（二）病案信息统计的基本内容

1. 医院管理统计　包括人员统计、设备统计、能源统计、经济管理统计以及医疗教学和科研统计，等等。

2. 医疗业务统计　包括门诊统计、观察室统计、住院统计、急救医疗统计、医技统计、疾病分类和手术分类统计、医疗质量统计，等等。由于医疗业务统计指标（statistical indicator）主要来源于住院病案首页的内容，一般与患者疾病的诊断和治疗过程相关，包括患者所有的医疗信息，习惯上将这些来源于医疗活动的系列数据称为病案信息统计指标。通过病案信息统计指标反映医院收治患者的诊断、治疗和医疗费用等信息，可以为医院的科学管理和决策服务，为医院管理者掌握业务工作情况、加强管理、指导工作、制订和检查计划执行情况提供统计依据。

二、病案信息统计的任务和特点

（一）病案信息统计的任务

病案信息是医院整体信息的重要组成部分，病案信息统计在医院管理工作中起着重要的作用，

其具体任务包括：

1. **为上级卫生健康行政部门服务** 为上级卫生健康行政部门掌握医疗服务和卫生资源利用情况，制定卫生服务政策，提供科学的统计数据和统计分析资料。

2. **严格执行卫生统计工作制度和卫生统计报表制度** 按照国家法定报表的要求和统计口径，及时完成法定报表。

3. **为科学编制医院工作计划服务** ①为科学编制医院工作计划、检查监督计划执行情况提供依据；②为医院管理者及时总结和检查工作进展情况提供依据。

4. **为医院科学管理服务** 运用各种统计指标反映医院管理工作现状，反映医疗质量和工作效率，找出影响医疗、护理质量和医疗制度执行情况的因素，从而改进工作，提高医院管理水平。

5. **为临床科室提供统计信息** 定期将临床科室的工作数量和质量等医疗工作指标加以整理和分析，系统地反馈到临床科室，使其既能了解自己工作完成情况，又可进行横向对比。

6. **为医疗、教学、科研、疾病预防等提供服务** 运用统计理论和方法，观察和研究人群中各类疾病的发生、发展、变化及分布规律，为医疗、教学、科研、预防保健等工作提供统计信息。

7. **预测分析** 对医院各方面发展进行统计预测分析。

（二）病案信息统计的特点

医院主要是应用高科技为患者提供医疗服务，且医疗技术在不断更新和发展，所以病案信息统计具有以下特点。

1. **综合性** 病案信息统计以医疗卫生服务活动为中心，通过统计指标体系全面、系统地描述和评价医院活动的全过程。

2. **多维性** 由于医院科室多、专业多、疾病种类多，而这些都处于动态变化之中，且具有社会、心理特征，因而使病案信息统计数据的处理呈现较为复杂的特点。

3. **专业性** 医疗服务的特点为高科技服务，关系到就诊者的健康和生命。因而，必须有科学的病案信息统计处理方法和技术，才能使医疗卫生服务活动得以科学地描述、分析和评价。

三、病案信息统计的基本要求

近年来国家加强了对统计工作的检查力度，对各单位的统计数据和卫生统计资料的公布和报送加大了管理力度，并定期对医院执行统计法规的情况和上报统计数字的准确性进行执法检查。病案信息统计必须做到真实、及时、完整、准确、系统、统一和连续。

1. **真实性** 病案信息统计必须通过原始记录，收集符合客观事实的统计数据。

2. **及时性** 病案信息统计必须按照卫生统计的规定，及时提供统计报表和统计数据，不得迟报。

3. **完整性** 病案信息统计所有原始记录、登记簿册、表格、台账等必须完整无缺，不得遗漏。

4. **准确性** 病案信息统计必须确保原始数据和统计指标的准确性。

5. **系统性** 病案信息统计必须按照病案信息统计指标体系全面地收集、整理、分析，并要注意有关项目间的关联性。

6. **统一性** 病案信息统计必须按照卫生统计调查制度统一规定的统计口径、统计范围、统计单位、分类方法、表式、统计标准执行，避免重复或互相矛盾。

7. **连续性** 病案信息统计的统计数据必须日积月累，不可中断、突击或追补。

四、病案信息统计机构和人员

（一）病案信息统计机构设置

1982年卫生部颁发的《全国医院工作条例》规定："医院必须建立病案室，负责全院病案（门诊、住院)的收集、整理和保管工作。"1999 年卫生部颁发的《全国卫生统计工作管理办法》第二章第十二条规定:"县及县以上医院设立统计机构,充实专职统计人员。乡(镇)卫生院配备与本单位统计工作任务相适应的统计人员。"2013 年 11 月国家卫生和计划生育委员会和国家中医药管理局颁发的《医疗机构病历管理规定(2013 年版)》第五条规定:"医疗机构应当建立健全病历管理制度,设置病案管理部门或者配备专(兼)职人员,负责病历和病案管理工作。"

（二）病案信息统计科（室）职责

医院病案信息统计科(室)执行本单位综合统计职能,其主要职责如下所示。

1. 认真执行《中华人民共和国统计法》《中华人民共和国统计法实施条例》《全国卫生统计工作管理办法》《国家卫生健康委关于加强卫生健康统计工作的指导意见》《关于深化统计管理体制改革提高统计数据真实性的意见》《统计违纪违法责任人处分处理建议办法》《防范和惩治统计造假、弄虚作假督察工作规定》《统计执法检查规定》《统计违法违纪行为处分规定》以及其他各级政府有关统计工作的文件。

2. 执行上级卫生健康行政部门制定的卫生统计报表制度,收集、整理、提供统计资料,及时、准确地填报国家和上级卫生健康行政部门颁发的统计调查表。

3. 按照上级卫生健康行政部门的有关规定,建立健全本单位统计工作制度。管理和协调本单位其他科(室)的统计工作。

4. 管理医院的统计调查表、各项基本统计资料和数据库;对医院的计划执行、业务开展和管理工作等情况进行统计分析,开展统计服务、统计咨询和统计监督;检查、督促医院各科室做好各项原始记录登记和统计报告。

5. 定期做好历史资料和年度资料的整理、积累和汇编工作,建立统计资料档案制度。

6. 积极应用信息技术,加强本单位的统计信息化建设。

7. 积极参加和协助当地统计学会开展各项统计业务活动。

（三）病案信息统计人员职责

1. 遵守《中华人民共和国统计法》及其实施细则,执行上级卫生健康行政部门制定的卫生统计工作制度和卫生统计报表制度。

2. 自觉遵守统计职业道德,深入调查研究,坚持实事求是,严禁统计造假和弄虚作假等一切违法行为。严格遵守统计保密制度。

3. 履行统计工作责任制,按规定时间上报国家法定的卫生统计报表。积极开展统计分析和预测,准确及时地完成病案信息统计工作任务,充分发挥统计的服务和监督作用。定期向医院领导及各职能部门、临床科室提供有关的医疗统计信息,资源共享,充分发挥统计监督职能。

4. 配合临床医疗、教学、科研的需求,进行有针对性的专题统计调查。

5. 负责病案信息统计资料的收集、整理、汇总及保管工作,对各科室业务报表进行质量监督及规范化指导。

6. 积极、主动地为科学管理提供高质量的统计信息服务。

7. 虚心听取群众和有关方面的意见和建议,不断改进工作,讲究效益,提高工作效率。

8. 钻研统计业务,不断提高专业知识水平和业务技能。

（四）病案信息统计工作流程

病案信息统计工作涉及的内容广泛,指标繁多,时效性要求强,需制定合理的病案信息统计工作流程,见图 8-1。

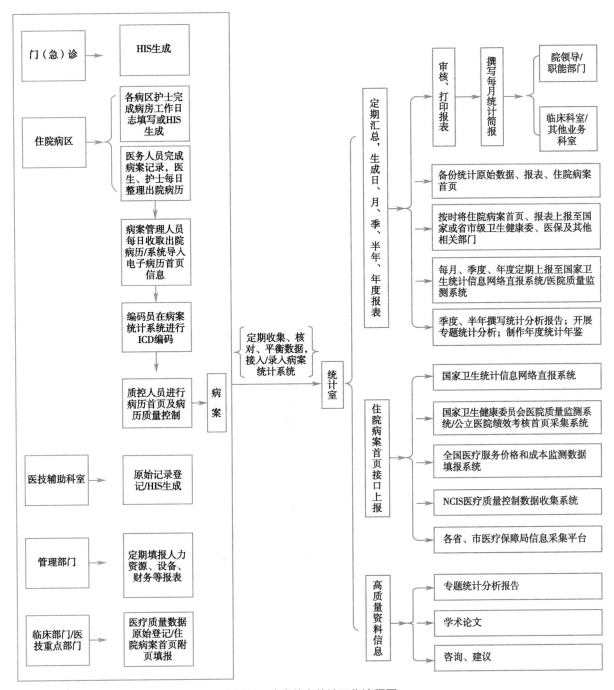

图 8-1 病案信息统计工作流程图

五、病案信息统计制度

为了保证完成各项统计工作任务,医院必须建立必要的统计工作制度。统计工作制度包括:原始记录制度、法定报表制度、统计数据保密制度等。

（一）原始记录制度

1. **原始记录** 是指通过一定的表格形式对医疗业务活动的数量表现所做的最初记录,它是明确责任的书面证明。1954 年卫生部规定医院统计的三大基本原始记录为:门诊工作日志、病室工作日志和出院卡片。原始记录是统计工作的基础和起点,是收集统计资料最基本的形式,是法定报表质量的依据。原始记录具有内容广泛、时间连续、项目具体的特点。病案是医院统计资料的主要来源,也是医院统计最重要的原始记录。

2. 原始登记制度　包括门诊统计登记制度、住院统计登记制度、医技科室统计登记制度、医疗差错与事故登记和报告制度,等等。

（二）法定报表制度

1. 法定报表　是具有固定格式和内容、统计指标解释和计算公式的表格。法定报表是国家定期取得统计资料的一种重要的调查方式,由行政主管部门制定、政府统计机关批准,其报表的右上角标明法定标识:表号、制表机关、批准（备案）机关、批准（备案）文号、有效期限等。

2. 法定报表种类　包括定期报表和不定期报表。定期报表按时间分为:日、旬、月、季度、半年、年报表;按内容分为:医院基本情况报表（机构、人员、床位数）、医院业务工作质量报表、住院病案首页信息等。不定期报表包括:抽样调查表、临时性报表等,例如:经济普查报表、临时住院病案首页信息上报表等。

3. 法定报表报送程序　应由填表人核对签章、统计负责人审核签章、报医院主管部门复审,然后加盖医院法人印章和单位公章后报出。对于没有法定标识或者超过有效期限的统计调查表,病案统计人员有权拒绝填表。

（三）统计数据保密制度

1. 任何单位和个人不得通过计算机拷贝或刻录病案信息统计数据,特殊情况需经院级主管部门批准。

2. 病案信息统计人员不得泄露患者病案中记载的个人隐私。

3. 任何人不得私自查找住院患者的住址、电话等资料。

4. 医院各科室和个人不得索取与其业务无关的统计资料。

5. 接待社会团体、新闻单位的统计调查时,需经医院主管部门批准,并严格执行国家卫生健康委员会关于卫生统计数据对外提供范围的规定。

6. 一般情况下,不允许电话报数,特殊情况需经有关领导批准。

7. 统计人员依法独立行使医院统计调查、统计报告和统计监督的职权不受侵犯。

（四）其他相关制度

1. 病案信息统计资料汇编制度。

2. 统计资料管理制度。

3. 病案信息统计计算机管理制度。

4. 建立统计网点制度（分院、医疗点、门诊分部的统计数据制度）。

第二节　病案信息统计工作步骤

"统计"一词包括:统计工作、统计资料和统计学 3 层含义。统计工作是指采用科学的方法,进行统计设计、统计调查、统计整理和统计分析等一系列工作过程的总称。统计资料是指在统计过程中所取得的各种数字资料以及与之相关的其他资料的总称。统计学是一门认识社会现象和自然现象数量特征的方法论学科。统计学在其发展历史中,已经形成一门多分支的方法论学科,渗入到社会经济的各个领域,具体分为理论统计学和应用统计学。理论统计学包括统计学原理、数理统计学等;应用统计学包括国民经济统计学、部门统计学等。部门统计学又具体划分为人口统计学、农业统计学、工业统计学、基本建设统计学、商业统计学、物资供应统计学以及卫生统计学等。

随着我国经济的快速发展,越来越多的统计数字频繁地出现在新闻媒体和人们的日常生活中,国家统计局定期发布经济统计数字,如国内生产总值(gross domestic product,GDP)、人口数、居民消费价格总水平、消费者价格指数(consumer price index,CPI)、恩格尔系数、基尼系数、居民两周就诊率,等等。这些数据反映出一定时期国家发展水平和发展变化规律,老百姓从中也可以了解国家的政治、经济、文化及社会各个部门的发展动态。广义上讲,它关系到国家对内对外经济政策的制定。狭义上讲,它关系到各行各业和各单位的内部管理等问题。

统计工作是一个由感性认识到理性认识的辩证过程,一个完整的统计过程一般分为统计设计、统计调查(收集资料)、统计整理和统计分析 4 个阶段,它们之间紧密联系,其中某一阶段发生错误必然影响到下一阶段,最终影响到统计结果的准确性。

一、统计设计

统计设计是指根据病案信息统计研究对象的性质和研究目的,对病案信息统计的各方面和各个环节进行总体考虑和安排。统计设计的结果表现为各种标准、规定、制度、方案和办法,如统计分类标准、统计目录、统计指标体系、统计报表制度、统计调查方案、统计整理和汇总方案,等等。统计设计是做好统计工作的前提,特别是在目前统计工作逐步实现计算机化的条件下,统计设计的作用显得尤其重要。

(一)统计设计的内容

统计设计的主要内容包括统计指标和统计指标体系设计,统计分类和分组设计,统计表格设计,原始资料收集方法设计,统计工作各部门和各阶段的协调和联系,统计力量组织、培训和任务安排,等等。其中统计指标及统计指标体系设计是统计设计工作的关键环节。

(二)统计指标和统计指标体系

1. 统计指标 是表明社会经济现象总体特征的数量名称和具体数值。统计指标一般由指标名称、计算方法、计量单位、时间限制、空间限制和指标数值 6 个要素构成,例如:2020 年年底某市医院实有病床数达 10.05 万张。统计指标的 6 个构成要素缺一不可,因为指标名称总是要通过数值来说明,而数值离开指标名称就毫无意义,有数值就必须有计量单位,否则就无法计量,如果统计指标没有时间和空间限制,则该统计指标就没有任何意义。统计指标是制定政策,监督、检查工作,进行科学研究的依据,也是医院信息系统、电子病历和病案管理系统设计的基本依据。

统计指标按其性质可分为数量指标和质量指标,如门诊人次数和出院患者治疗有效率,等等。按其表现形式可分为绝对指标(absolute indicator)、平均指标(average indicator)和相对指标(relative indicator),如出院人数、出院者平均住院日和病床使用率,等等。

2. 统计指标体系 是指由若干个相互联系的统计指标组成的一个有机整体。例如:反映病床工作效率的指标体系,由病床使用率、平均病床周转次数和出院者平均住院日等指标构成。单一的统计指标只反映社会经济总体及其运行的某个侧面,统计指标体系则从各个方面相互联系地反映整个总体的状况。因此,对社会经济进行了解、研究、评价和判断时,如果仅使用单个指标,得到的结果往往是片面的,应使用配套的、范围和口径一致的、互相衔接的统计指标体系。医院统计指标体系具体分为人员管理、设备物资管理、医疗业务管理、教学科研管理、财务管理、信息管理指标体系等方面。

3. 统计指标体系制订的原则 医院统计指标体系是以系统论的观点,结合医院管理的需要制订,是以总量指标为主,辅以意义简明、易于计算、确定性较强的相对指标和平均指标。统计指标体系制订必须按照一定的原则,这样设计出来的指标和指标体系才能符合统计要求:①以反映医疗数量和质量的指标为主,兼顾其他方面的指标;②统计指标的含义和计算公式明确、统计口径一致,保证统计信息的系统性和可比性;③统计指标体系必须与医院管理紧密结合,适应医院现代化、科学化管理的需要,全面、准确、及时地反映医院的医疗、教学、科研、保健、人才信息、设备经费、后勤保障等方面的情况。

二、统计调查

统计调查是指统计资料的收集,它是根据统计的任务和目的,运用科学的调查方法,有组织地收集资料的全过程。统计调查是整个统计工作的基础,通过统计资料的收集可以获得丰富的而不是零碎的、准确的而不是错误的原始资料。

(一)统计资料来源

病案信息统计的原始资料主要包括病案、各种统计报表和专题调查资料,等等。

1. 病案 包括门诊病案和住院病案,是病案信息最重要的原始资料。在住院病案首页的基础上,应根据三级综合医院评审、公立医院绩效考核以及其他行政部门的要求增加附页,满足病案统计信息上报的要求,还可以根据医院管理的要求增加相关项目,如传染病疫情、新发肿瘤、根本死亡原因等项目。

2. 统计报表 是指在医院各临床科室和医技科室建立的日报表和月报表。在月报表中,应有"文字简析"项目,其中包括工作中的成绩、存在的问题、患者反映的意见和建议等。

3. 专题调查 医院管理人员为了解医院管理中的某些问题,还需要经常做专题调查。专题调查可以采取定期或不定期的方式进行,调查方法包括全面调查、抽样调查、重点调查、典型调查等。例如:出院病人的主要诊断是病种统计和 DRG 分组的重要数据,为了解主要诊断选择正确情况,一般会进行抽样调查。如根据随机抽样法抽取 2020 年 11 月 1 日的全部出院病历,计算主要诊断选择正确率,为下一步如何提高其正确率提供重要的数据依据。

(二)原始资料的质量要求

1. 准确性 原始资料要严格按照规定格式和标准做好登记或录入医院信息系统(HIS),不能各行其是,更不能弄虚作假。

2. 完整性 凡是统计设计方案中要求收集的资料,必须完整无缺地进行收集,不遗漏、不重复或缺项。

3. 及时性 原始资料的登记和报告要及时,不得延误,这样才能反映在特定时间、地点和条件下的实际情况。

三、统计整理

统计整理是根据研究目的,对统计调查阶段收集的原始资料按照一定标准进行科学的分组和汇总,使之条理化、系统化,将反映各单位个别特征的资料转化为反映总体及各组数量特征的综合资料的工作过程。原始资料只是表明各调查对象的具体情况,零星分散、不系统,它是事物错综纷乱的表面现象,事物的某个侧面,甚至存在与事物的主流或本质完全相悖的假象。只有经过科学地统计整理,才能得出正确的分析结论。统计资料整理的内容主要包括:原始资料审核、统计分组和统计汇总。

(一)原始资料审核

统计资料整理,必须有严密的审核程序和严格的检查制度。对原始资料的审核主要包括资料的准确性、完整性和及时性等。

1. 准确性审核 是通过逻辑检查和计算检查两方面进行的。逻辑检查主要是审核原始资料是否合理,有无相互矛盾或不符合客观实际的地方,如疾病诊断与患者的年龄、性别有无矛盾;诊断与疗效是否合理等。计算检查是复核统计表中的各项数字有无错误,有无不合理现象,各项指标的统计口径、计算方法和计量单位是否正确,各种报表的平衡关系是否正确等,发现错误应立即纠正。如住院病案首页费用信息的各小项合计是否等于费用总合计等。

2. 完整性审查　资料的完整性审查要求总体中每个被调查单位的资料必须齐全,不得重复和遗漏。

3. 及时性审查　资料的及时性审查是检查原始资料是否符合调查的规定时间、统计报表的报送是否及时等。统计报表填报时间的要求一般为:日报次日 10 时前报出,月报次月 5 日前报出,季报(半年报)次月 8 日前报出,年报次年元月 10 日前报出。

（二）统计分组

统计分组(statistical grouping)是根据统计研究的目的及原始资料的特征,按照事物的某一标志,将统计总体划分为若干个组成部分的一种统计方法。

1. 按资料类型分组　包括计数资料、等级资料和计量资料。①计数资料(分类变量)是将观察对象按不同标志分组后,清点各组例数所得到的定性资料,其特点是对每组观察单位只研究其数量的多少,而不具体考虑某指标的质量特征。在比较时,一般要计算相对数,如出院患者的治愈率、好转率、某项检查的阳性率等。②等级资料(有序分类变量)又称半计量资料,是将观察对象按某种属性进行分组所得到的各组观察例数,如对出院患者按治疗效果或病情严重程度进行分组。③计量资料(数值变量)是指用度量衡或仪器测量所得到的有计量单位的资料,如身高、体重、血压、出院患者住院天数和住院费用等,在比较时一般应计算平均数,如出院者平均住院日、每门诊人次平均费用等。

2. 按分组标志的多少分组　包括简单分组和复合分组。简单分组是将研究对象按一个标志进行分组,如将出院患者按性别分组或按科别分组等。复合分组是将研究对象按 2 个或 2 个以上标志进行分组,如将出院患者按病种和年龄 2 个标志进行分组。

统计工作从始至终都离不开统计分组的应用:①在统计调查方案中必须对统计分组作出具体规定,才能搜集到能够满足分组需要的资料;②在取得完整、正确的统计资料前提下,统计分组的优劣是决定整个统计研究成败的关键,它直接关系到统计分析的质量。

（三）统计汇总

统计汇总是按预先设计好的汇总方案,对分组资料进行综合、叠加,得出各调查单位的分组数据和总体数据的过程。统计汇总的方法主要有手工汇总和计算机汇总两大类。①手工汇总:常用的方法有划记法、分卡法和过录表法等。根据原始资料的记录形式和数量,可分别采用适当的手工汇总方法,其中过录表是手工汇总最基本的形式。②计算机汇总:分组后的统计资料即可分别输入事先在电脑中设计好的整理表中,以便汇总计算各项统计指标,对统计资料进行计算机处理包括:原始数据的收集、审核、录入、修改、分类、排序、检索、存储、计算、传输、制表和输出等工作。目前县及县以上医院在医院信息系统的支撑下,已基本实现由计算机来完成统计汇总工作。当资料较少时,可以采用手工汇总方法。

统计汇总按组织形式分为逐级汇总和集中汇总。

（1）逐级汇总:是指按照一定的统计管理机制,将统计调查资料自下而上逐级汇总并逐级上报,直至最高机构。我国现行的统计报表制度主要采用这种汇总形式,一些专门调查也常采用这种形式。

（2）集中汇总:是指将统计调查资料越过一定中间层次,直接集中到组织统计调查的最高机构或某一级的统计机构,统一进行汇总。

统计整理是很重要的步骤,任何一种原始资料不进行科学的整理,就不可能进行科学的分析。同时,原始资料和整理资料都应妥善保管,以便随时进行检查和核对。

四、统计分析

统计分析是指对经过整理的统计资料,应用各种统计分析方法,从静态和动态两方面进行的数量分析,为认识和揭示所研究对象的本质和规律性,作出科学的结论,提出建议以及进行统计预测活动的全过程。统计分析是统计工作的最后阶段,也是统计发挥服务、咨询和监督三大职能的关键阶段。统计分析的任务是应用唯物辩证的观点和方法,结合专业知识,对经整理得到的资料加以研究,作出合乎客观事实的分析,揭露事物的矛盾,发现问题,找出规律,提出符合实际情况的建议和意见。由于统计分析涉及面较广,内容较多,将在本章第五节中专门介绍。

第三节　病案信息统计指标

病案信息统计指标和统计指标体系经历了相当长的发展阶段,从具体的单项指标、复合指标发展形成了指标体系,至今仍在不断丰富和完善中。病案中蕴藏着丰富的信息,运用现代信息技术可以从病案中提取大量的统计信息,建立更完善的统计指标体系,用以反映医疗质量和工作效率。病案信息统计指标很多,理论上讲数以万计,这里仅对门诊业务统计、住院业务统计、急救医疗统计、疾病统计、手术统计、医技科室业务统计等方面的重要指标加以叙述。

一、门诊业务统计

门诊有广义和狭义之分,广义包括门诊(非急症)和急诊(急症)患者,又称门(急)诊;狭义仅指非急症来院就诊的平诊患者。本节使用广义的概念,特别说明的除外。

（一）定义及基本任务

1. 门诊统计　是指收集与门诊医疗服务有关的数据资料,并进行整理和分析,反映门诊医疗服务的数量和质量,为加强门诊科学管理提供依据的活动。门诊是医院工作的第一线,所有来医院就诊的患者无论是否需要住院,都要经过门诊就医,所以做好门诊统计对于加强医院管理有重要的意义。

2. 门诊统计的任务　①为门诊管理服务,反映和分析门诊工作的现状,例如:具体地反映每一名门诊医生、每一个诊疗科室在一定时期内的工作情况;②为评价门诊医疗质量以及工作效率提供依据;③为门诊工作的前景进行预测分析,研究门诊工作的发展规律。

（二）基本内容及资料来源

进行门诊统计工作首先应掌握门诊科室的设置、各科室的人员及设备状况、服务对象的基本情况等数据,并明确其基本内容及资料来源。

1. 门诊统计的基本内容　包括登记门诊各科的医生出诊数、实际工作小时数、门诊人次数、体格检查数,门诊疾病构成以及初诊人次、复诊人次,门诊各手术人次、治疗人次等数据并加以整理和积累。

2. 门诊统计的资料来源　包括门诊挂号日报表、门诊医生诊疗工作日志、急诊患者登记簿、观察室收容患者登记簿、全身健康检查登记簿、门(急)诊转诊患者登记簿、门诊病历等。目前全国绝大多数县及县以上医院的门诊挂号已实现计算机管理,各种门诊统计数据可以通过HIS直接提取。

（三）门诊统计指标

1. 门诊总诊疗人次数　是指统计期内,门(急)诊所有诊疗工作的总人次数。门诊总诊疗人次数是反映医疗机构门(急)诊工作量的重要指标,其统计范围界定原则为:①按挂号数统计,包括门诊(含互联网诊疗)、急诊、出诊、单项健康检查、健康咨询指导(不含健康讲座)人次数。患者1次就诊多次挂号,按实际诊疗次数统计。不包括根据医嘱进行的各项检验、检查、治疗、处置工作(如皮下注射、清创、缝合等)以及免疫接种、健康管理服务人次数。②未挂号就诊、本单位职工就诊及外出诊疗不收取挂号费的,按实际诊疗人次数统计;院外会诊,按实际诊疗人次数统计。③未注册的分支机构诊疗人次数计入上一级医疗机构中。

2.**门诊人次数**　是指统计期内,在门诊实际就诊的患者人次数,以每日现场挂号、预约挂号和互联网诊疗作为统计依据,不含急诊人次。门诊人次数按挂号类别可分为专家门诊人次数和普通门诊人次数。退号和已挂号但未就诊的患者,不计入门诊人次数。

3.**预约诊疗人次数**　又称预约挂号人次数,是指统计期内,患者通过网络、电话、院内登记、自助服务机、双向转诊、家庭医生等途径,完成就诊预约,获取预约挂号的门诊人次数,不包括爽约和取消预约的人次数。

4.**互联网诊疗人次数**　是指统计期内,通过互联网等信息技术开展的涉及诊断、治疗的医疗服务人次数。主要包括实体医疗机构通过互联网医院、互联网诊疗及远程医疗服务开展的部分常见病、慢性病的复诊服务,家庭医生通过互联网为签约患者提供的诊疗服务。互联网医院包括作为实体医疗机构第二名称的互联网医院、依托实体医疗机构独立设置的互联网医院。互联网医院带有咨询、随访、慢性病管理等功能,它有实体医院作强有力的支撑,线上就诊方便患者,简单的问题不需要到医院,在网上就可以处理、咨询。互联网医院不能接待首诊患者,一般接待慢性病、常见病的复诊患者,例如糖尿病、高血压等。

5.**急诊人次数**　是指统计期内,在医疗机构急诊室诊疗的急症患者人次数,以急诊挂号人次数为依据。

急诊范围:体温在39℃以上、严重喘息、呼吸困难、急性出血、急性炎症、高血压、脑血管意外、急性心力衰竭、心肌梗死、心律失常、急性泌尿系统疾病(尿闭、血尿、急性肾衰竭)、急腹症、昏迷、各种原因所致休克、癫痫发作、急性外伤和烧伤、急性中毒、意外(电击伤、溺水、自缢、异物等)、急性呕吐、腹泻、严重脱水、急产、难产、难免流产、产前及产后大出血、急性皮炎等。

6.**健康检查人次数**　是指统计期内,在医疗卫生机构进行体检的人次数及体检中心单项健康检查人次数。

7.**其他诊疗人次数**　是指统计期内,医生赴患者家庭或工作地点出诊的诊疗人次数,医生定期或临时安排到所属社区进行巡回医疗的诊疗人次数、健康检查人次数以及除上述情况的其他类别的诊疗人次数。

8.**门(急)诊下转患者人次数**　是指统计期内,医院向下级医疗机构下转患者的人次数,可以在HIS内增加患者去向作为统计依据。

9.**平均每日门(急)诊人次数**　又称平均每日诊疗人次数,是指统计期内,每天门诊人次数和急诊人次数的平均数之和。计算公式为:

$$平均每日门(急)诊人次数 = \frac{门诊人次数}{同期工作日数} + \frac{急诊人次数}{同期日历日数} \qquad (式8-1)$$

公式中的工作日数、日历日数均为国家法定标准,每年的工作日数为250天(或251天)、日历日数为365天(或366天),各单位不得以自行规定的工作日数计算,其目的是统一计算口径,便于横向对比。例如:某医院2021年3月门诊量为35 000人次,急诊量为2 400人次,3月份共31天,工作日数为23天。所以该医院2021年3月的平均每日门(急)诊人次数为:35 000÷23+2 400÷31=1599(人次)。

平均每日门(急)诊人次数反映门诊工作量的平均水平,反映了医院门诊工作量的负荷水平,在表述医院门诊量或进行医院之间门诊量的比较时往往使用这一指标。

10.**平均每医师负担的诊疗人次数**　是指统计期内,平均每位执业医师或助理医师承担的门(急)诊人次数。计算公式为:

$$平均每医师负担的诊疗人次数 = \frac{门诊总诊疗人次数}{同期执业医师和执业助理医师人数} \qquad (式8-2)$$

11.平均每医师日均诊疗人次数　指统计期内,平均每名医师每日担负的门(急)诊人次数。同平均每医师负担的诊疗人次数类似,均反映医师的工作量负荷情况。计算公式为:

$$平均每医师日均诊疗人次数 = \frac{门诊总诊疗人次数}{同期执业医师和执业助理医师人数} \div 同期工作日数 \qquad (式8-3)$$

12.门诊患者预约挂号率　指统计期内,门诊患者预约挂号人次数占同期门诊人次数的比例,不包括急诊。为缓解医院排队现象,国家卫生行政主管部门鼓励医院实行分时段诊疗预约,患者预约的就诊时间可以精确到某时某分,随着预约挂号率的提高,患者在医院排长队等候的现象将逐渐减少。计算公式为:

$$门诊患者预约挂号率 = \frac{门诊患者预约挂号人次数}{同期门诊人次数} \times 100\% \qquad (式8-4)$$

13.门诊患者预约后平均等待时间　是指统计期内,门诊患者按预约时间到达医院至进入诊室前的平均等待时间。具体是指医生点击叫诊系统的时钟时间减去患者到分诊台或通过信息系统(自助机、移动终端等)报到时的时钟时间。计算公式为:

$$门诊患者预约后平均等待时间 = \frac{门诊患者(进入诊室诊疗的时间 - 到达分诊台或通过信息系统报到的时间)之和}{同期门诊患者预约挂号人次数} \qquad (式8-5)$$

14.急诊率　指统计期内,急诊人次数占同期门诊和急诊人次数的比率。计算公式为:

$$急诊率 = \frac{急诊人次数}{同期门诊人次数 + 同期急诊人次数} \times 100\% \qquad (式8-6)$$

15.门诊人次分科构成比　是指统计期内,某门诊科室的门诊人次数占同期全院门诊人次数的比例,该指标可以按月、季度和年度计算,用以了解各科门诊人次的季节变化特点。计算公式为:

$$门诊人次分科构成比 = \frac{某门诊科室的门诊人次数}{同期全院门诊人次数} \times 100\% \qquad (式8-7)$$

16.门诊诊疗人次计划完成百分率　是指统计期内,实际门诊人次数占同期计划门诊人次数的百分比。主要用于检查、监督计划执行情况,可按月、季度、年度考核门诊人次的计划完成情况,该指标可分科计算。计算公式为:

$$门诊诊疗人次计划完成百分率 = \frac{实际门诊人次数}{同期计划门诊人次数} \times 100\% \qquad (式8-8)$$

17.门(急)诊住院率　又称每百名门(急)诊入院人数,是指统计期内,收治的入院人次数占同期门诊和急诊人次数的比例。计算公式为:

$$门(急)诊住院率 = \frac{入院人次数}{同期门诊人次数 + 同期急诊人次数} \times 100\% \qquad (式8-9)$$

18.门(急)诊转诊率　是指统计期内,转往其他医院治疗的门诊、急诊人次数占同期门诊和急诊人次数和比例。计算公式为:

$$门(急)诊转诊率 = \frac{门诊转诊人次数 + 急诊转诊人次数}{同期门诊人次数 + 同期急诊人次数} \times 100\% \qquad (式8-10)$$

（四）观察室统计

观察室的工作流程与住院病房非常近似，入室患者也有观察病历，只是患者的病情严重程度不足以住院，留院观察即可，观察室日报表见表8-1。

表8-1 观察室日报表

观察室床位数	期初原有人数	入室人数	出室人数		期末现有人数
			小计	其中：死亡	

1. **观察室床位数** 是指医院为留观患者设置的固定床位，不包括抢救床及为急诊患者临时增设的简易观察床及补液床。

2. **入室人数** 又称入观人数，是指由急诊科（室）医师签准收入观察室治疗并收取留观费的患者，包括收入留观而观察时间不足24h的患者，不包括虽收取留观费但属单纯补液的患者。

3. **出室人数** 又称出观人数，是指进入观察室治疗，病情好转出观察室回家，或病情不稳定收住院继续治疗，或转院治疗及观察室死亡的人数。

4. **观察室死亡人数** 是指收入观察室后，因医治无效而死亡的人数，包括收入观察室不足24h即死亡的人数。

5. **期初原有人数** 又称期初留观人数，是指统计期初0时实有的留观患者人数。

6. **期末现有人数** 又称期末留观人数，是指统计期末24时实有的留观患者人数。本期初和上期末的留观人数是在同一个时间点统计，因此，本期的期初原有人数应与上期（日、月、季或年度）的期末现有人数相一致。

7. **观察室人数动态统计指标之间的关系**

期初原有人数 + 入室人数 − 出室人数 = 期末现有人数

本期初原有人数 = 上期末现有人数

二、住院业务统计

（一）住院统计的意义和任务

1. **住院统计** 是指收集、整理和分析与住院医疗服务活动有关的数据，反映住院医疗服务的数量和质量，提高住院工作质量和工作效率的活动。住院病房是医院最重要的组成部分，是对各种疑难重症患者进行全面的诊断、治疗和护理的中心。因此，住院统计是病案信息统计的核心部分。

2. **住院统计的任务** ①为加强住院病房管理、编制住院工作计划、检查监督计划执行情况提供依据；②为临床、教学和科研提供资料；③为研究住院工作变化规律并进行预测分析提供信息。

（二）住院统计原始资料的收集和整理

1. **住院统计原始资料的收集** 是指根据我国卫生统计工作制度的要求，对住院病房各项业务活动的原始资料进行收集。住院统计原始资料收集主要包括：病房工作日志、住院登记簿、住院患者交班簿和住院病案等。根据卫生健康委员会有关规定，目前绝大多数县及县以上医院已对住院病案首页数据采取计算机录入。

2. **住院统计原始资料整理的内容** ①为编制医院工作报表所做的资料整理；②对病案信息统计资料做专题性整理；③为进行统计分析所做的资料整理；④为保存和积累各种住院统计资料所做的资料整理。

（三）住院患者动态统计

住院患者动态统计是指通过一系列动态指标反映医院及各住院病房每日运行的情况，又称病房工作动态日志，见表 8-2。每天由护士工作站护理人员手工填报或通过 HIS 自动生成，是医院医疗统计日报表及相关指标计算的重要数据来源。

表 8-2　病房工作动态日志

实际开放床位数	期初原有人数	入院人数	他科转入人数	出院人数		转往他科人数	期末实有人数
				合计	其中：死亡		

1. **实际开放床位数**　参见"（四）床位资源统计"实际开放床位数相关介绍。

2. **期初原有人数**　又称期初留院人数，是指统计期初实有在院住院人数。统计时间点为：日、月、季或年报开始之日的 0 时，例如：日报为每日 0 时、月报为每月 1 日 0 时、年报为 1 月 1 日 0 时的在院实有住院人数。期初原有人数是时点指标，它与上一个报告期的"期末实有人数"完全一致。

3. **期末实有人数**　又称期末留院人数，是指统计期末（日、月、季、年）24 时的实有在院住院人数。期末实有人数应与下一个统计期的"期初原有人数"完全一致。

4. **期内入院人数**　是指统计期内，经门诊或急诊医生签发住院证，并办理入院手续的住院人数。经门诊或急诊医生签发住院证，因病情危急，尚未办理入院手续但实际已进入病房或手术室抢救的患者，应按入院人数统计。按收治入院的途径分为门诊、急诊、其他医疗机构转入和其他，入院人数与入院途径各分项人数之和应一致。

5. **期内出院人数**　是指统计期内，所有住院患者结束住院诊疗后出院的总人数，包括正常分娩、未产出院者（产科）、住院经检查无病出院、移植器官提供者出院、未治出院及健康人进行人工流产或绝育手术后正常出院的人数，但不含家庭床位撤床人数。出院时的离院方式包括：医嘱离院、医嘱转院、医嘱转社区卫生服务机构 / 乡镇卫生院、非医嘱离院、死亡及其他。出院人数与各项离院方式人数之和应一致。

医院工作中，最客观的统计指标就是出院人数。特别是在住院病案管理步入规范化以后，出院人数就成为了最可靠、最常用的业务统计指标。因为每一个出院患者必定对应一份出院病案，也有相应的病房工作日志记录，经过了多个环节的反复核对，出错的概率非常低。

6. **院内转科人数**　是指统计期内，院内科室之间或病区之间的转入、转出人数，反映住院者在科室之间或病区之间的变动情况。该指标分为他科转入人数和转往他科人数。一定时期内对某一科室而言，转入人数和转出人数不一定相等，但就全院来说这两个指标应该是相等的。

7. **住院人数动态统计指标之间的关系**

全院：期初原有人数 + 期内入院人数 − 期内出院人数 = 期末实有人数

分科：期初原有人数 + 期内入院人数 + 他科转入人数 − 期内出院人数 − 转往他科人数 = 期末实有人数

本期初原有人数 = 上期末实有人数

这种平衡关系的核对和校验非常重要，不论是手工管理还是系统管理都应进行审核。病房工作动态日志是非常重要的原始数据，必须确保每天的数据都是准确的，才能保证后续报表和一些重要指标的准确性。比如有些患者办理入院后，又取消了入院，出入院都应分别减掉一个。

（四）床位资源统计

医院床位数是体现医院规模的重要指标，医院的人员、设备和房屋均需以床位数为依据进行配置。

1. 编制床位数　又称核定床位数,是指由卫生行政主管部门批复给医疗机构的编制床位数。医院应该按照编制床位数开设床位。

2. 标准床位数　是指统计期内,平均每床建设用地面积达到《综合医院建设标准》规定面积的病床数。例如:按2021年4月发布的《综合医院建设标准》,综合医院建设的床均用地指标见表8-3。

表8-3　综合医院建设的床均用地指标　　　　　　　　　　　　　　　　(单位:m²/床)

建设规模	200张床以下	200～499张床	500～799张床	800～1 199张床	1 200～1 500张床
用地指标	117	115	113	111	109

3. 实有床位数　分为期初实有床位数和期末实有床位数,是指统计期初0时或期末24时,医疗机构内固定的实有床位数,包括正规床、简易床、监护床、超过半年的加床、正在消毒和修理的床位、因扩建或大修而停用的床位。不包括抢救床、检查床、治疗床、产科新生儿床、待产床、库存床、观察床、未满6个月的临时加床和患者家属陪侍床。期初实有床位数与上期期末实有床位数一致,表达床位规模时,一般采用期末实有床位数。

4. 实际开放床位数　是指统计期内,可以收治患者的固定床位数,不论该床是否被患者占用,都应计算在内。与实有床位数不同之处在于,实际开放床位数不包括因病房扩建或大修而停用的床位。实有床位数是时点数据,体现的是医院的规模和实力,实际开放床位数一般指每日实际开放的床位数,表现当日医院容纳患者的能力,一般在"病房工作动态日志"中使用。

5. 实际开放总床日数　是指统计期内,医院各科每日24时实际开放床位数的总和,不论该床是否被患者占用,都应计算在内。该指标结合了实际开放床位和时间两个因素。对具体某一天来讲,实际开放总床日数就是当天的实际开放床位数;对一段时间来讲,实际开放总床日数就是"病房工作动态日志"中期内每天实际开放的总床位数。

6. 实际占用总床日数　是指统计期内,医院各科每日24时实际占用床位数的总和,即统计期内各科每日24时的住院人数之和。包括实际占用的临时加床,不包括家庭病床占用床日数。患者入院后于当日24时以前死亡或因故出院的,应以实际占用床日1天进行统计,同时亦应统计出院患者占用总床日数1天、入院及出院人数各1人。例如,某医院胸外科患者2021年5月11日上午9:00时入院,当日下午16:00时完成日间手术后出院,则该科室应统计入院和出院各1人,并对当日24时计算的实际占用总床日数加1天。对于具体某一天来讲,实际占用总床日数就是该日24时的在院人数加上当天入院且当天出院或死亡的人数。

7. 出院者占用总床日数　是指统计期内,所有出院患者住院天数的总和。出院者占用总床日数可用于计算出院者平均住院日,从患者的角度反映医院工作效率;实际占用总床日数可用于计算病床使用率,从床位的角度反映医院工作负荷。

8. 全年开设家庭病床总数　是指年内撤销的家庭病床总数(即撤床患者总数)。

9. 床位效率指标

(1)平均开放床位数:是指统计期内,实际开放总床日数与同期日历日数之比,反映医院实有床位数在一定期间内的开放程度。计算公式为:

$$平均开放床位数 = \frac{实际开放总床日数}{同期日历日数}$$　　　　　　(式8-11)

对于新建医院,不论何时开始工作,为了便于与其他医院进行综合比较,平均开放床位数应用同期日历日数做除数。例如:某医院从2020年1月18日开张,开放床位100张,则1月份的平均开放床位数=(14×100)÷31=45.16(张),而全年的平均开放床位数=(349×100)÷366=95.36(张)。

（2）平均病床工作日：是指统计期内，实际占用总床日数与同期平均开放床位数的比值，表明平均每张床位在统计期内工作的天数。计算公式为：

$$平均病床工作日 = \frac{实际占用总床日数}{同期平均开放床位数} \qquad （式8-12）$$

（3）病床使用率：是指统计期内，实际占用总床日数与同期实际开放总床日数的比值，该指标是反映床位利用情况最常用的指标。计算公式为：

$$病床使用率 = \frac{实际占用总床日数}{同期实际开放总床日数} \times 100\% \qquad （式8-13）$$

病床使用率低表明床位有空闲，利用程度差；反之则表明床位利用程度高，但同时也说明病床负担过重，没有足够的时间对病床进行消毒处理等，容易增加医院内交叉感染的概率，所以病床使用率太低不好，但也不宜过高。《三级综合医院医疗服务能力指南（2016年版）》中病床使用率标准值为93%～97%。

病床使用率是用相对数的形式直接反映床位的负荷情况，而平均每日留院人数和平均病床工作日都是以平均数的形式表示床位的负荷情况。这3个指标具有相同的性质，都可以反映床位的利用情况，只是表现形式不同。因此，它们之间可以相互换算：①病床使用率＝平均病床工作日÷同期日历天数；②病床使用率＝平均每日留院人数÷平均开放床位数。值得关注的是，从公式①可以看出，当病床使用率＞100%时，平均病床工作日＞同期日历天数，但是，固定床位的平均工作日不可能超过日历天数，因此，如果病床使用率6个月均超过100%，必定有数据不正常，需进行核查。

病床使用率和平均病床工作日只能说明病床的工作负荷情况，不能说明病床的工作效率。因为患者有可能是因为没有及时出院而占用了床位，俗称"压床"，这样反而降低了床位的周转。所以考核床位利用情况，应该要结合病床使用率、平均病床工作日、平均病床周转次数以及出院患者平均住院日等一系列指标，而不能单看病床使用率一项。

（4）平均病床周转次数：又称病床周转率，是指统计期内，出院人数与同期平均开放床位数之比。计算公式为：

$$平均病床周转次数 = \frac{出院人数}{同期平均开放床位数} \qquad （式8-14）$$

就医院的某科室而言，转出人数相当于该科的出院人数，所以该指标分科计算公式为：

$$某科病床周转次数 = \frac{某科（出院人数＋转往他科人数）}{同期该科平均开放床位数} \qquad （式8-15）$$

病床周转次数具体说明一张病床在一定时期内收治了多少患者，是评价医院病床工作效率的一个重要指标。病床周转次数不仅受出院患者数影响，也受患者住院时间长短影响，住院时间越长，床位周转越慢，反之，床位周转越快。

（5）出院患者平均住院日：又称平均住院日，是指统计期内，全部出院患者的平均住院天数，是反映医院综合管理水平的重要指标。计算公式为：

$$出院患者平均住院日 = \frac{出院患者占用总床日数}{同期出院人数} \qquad （式8-16）$$

患者住院时间的长短受很多因素的影响，通常情况下，病情越重、病种越复杂、治疗难度越大，住院的时间会越长，反之，则越短。在相同病种、病情的条件下，加强管理、积极安排检查治疗以及通过科室之间良好的协调，可以缩短住院时间。这不但减轻了患者负担，也可以加快床位周转，节省医疗资源，对提高经济效益和社会效益都有明显的益处。因此，出院患者平均住院日是一个非常重要的指标,它综合反映诊断、治疗是否及时,明确,有效,可以从宏观上反映医疗机构的诊疗技术水平和管理水平。

对于医院来讲,缩短出院患者平均住院日是开发床位资源的重要手段。通过深入分析,查找影响缩短出院患者平均住院日各环节的因素,在保证医疗质量的前提下,有效缩短住院天数,能使现有的卫生资源得到充分有效的利用,使医院的技术优势得到充分发挥。

需要注意的是,出院患者平均住院日也不是越低越好。因为出院患者平均住院日的长短与收治患者的病种、病情有关。对于大型综合医院,收容危重、疑难患者较多,出院患者平均住院日相对较长。过低的出院患者平均住院日有可能是牺牲了患者的必要治疗和护理,造成治愈率下降、非计划再入院率升高,还可能造成病情重、病程长的患者治疗效果不佳。在保障医疗质量、医疗安全和医疗技术的基础上,降低出院患者平均住院日才有意义。因此,不同级别医院、不同专业科室之间,直接进行出院患者平均住院日的比较并不科学,单纯以出院患者平均住院日的降低来考核医院管理、医疗质量还可能产生不良诱导。医院或科室间采用 DRG 的时间消耗指数进行横向对比;医院或科室采用病例组合指数(case mix index,CMI)值对出院患者平均住院日进行风险调整,消除病种结构带来的影响后,再进行纵向对比,是有效利用出院患者平均住院日指标,改善医院效率和质量管理比较科学的做法。

(6)择期手术患者术前平均住院日:又称术前平均住院日,是指统计期内,择期手术患者术前住院天数的平均数,是反映手术住院过程中病房床位工作效率的重要指标。择期手术的相关定义说明详见本节"五、手术统计"。计算公式为:

$$择期手术患者术前平均住院日 = \frac{择期手术患者术前住院总天数}{同期择期手术人数} \qquad (式8\text{-}17)$$

择期手术患者术前平均住院日也是反映医院工作效率的重要指标,对这一指标进行管理的目的是减少术前无效的住院日,确保床位资源得到充分的利用。

(7)平均每医师负担的住院床日数:是指统计期内,平均每位执业医师或执业助理医师承担的住院患者的总住院床日数,反映医师的工作负荷情况。计算公式为:

$$平均每医师负担的住院床日数 = \frac{实际占用总床日数}{同期执业医师和执业助理医师人数} \qquad (式8\text{-}18)$$

(8)每医师日均管理住院床日数:是指统计期内,平均每名医师每天担负的住院床日数。计算公式为:

$$每医师日均管理住院床日数 = \frac{实际占用总床日数}{同期执业医师和执业助理医师人数} \div 同期日历日数 \qquad (式8\text{-}19)$$

10.**床位与人员比**　床位与医务人员的比值,是反映医院人力资源配置合理性的重要指标。

(1)卫生技术人员床位比:是指单位时间内,医疗机构内卫生技术人员数与同期末医疗机构实际开放床位数之比。计算公式为:

$$卫生技术人员床位比 = \frac{医疗机构内卫生技术人员数}{同期末医疗机构实际开放床位数} \qquad (式8\text{-}20)$$

(2)护士床位比:又称医疗机构床护比,是指单位时间内,医疗机构内有执业资格的护士人数与同期末医疗机构实际开放床位数之比。计算公式为:

$$护士床位比 = \frac{医疗机构内有执业资格的护士人数}{同期末医疗机构实际开放床位数} \qquad (式8\text{-}21)$$

(3)医师床位比:是指单位时间内,医疗机构内有执业资格的医师人数与同期末医疗机构实际开

放床位数之比,反映平均每张床位所配备的医师数量。计算公式为:

$$医师床位比 = \frac{医疗机构内有执业资格的医师人数}{同期末医疗机构实际开放床位数}$$ (式 8-22)

除此,还有重症医学科医师与重症医学科床位比、重症医学科护士与重症医学科床位比、中医科中医类别医师与中医科床位比,等等。

(五)住院患者统计

1. **入院人数**　同"期内入院人数"。

2. **平均每日入院人数**　是指统计期内,住院病房每天收治入院患者数的平均数,计算公式为:

$$平均每日入院人数 = \frac{入院人数}{同期日历日数}$$ (式 8-23)

3. **平均每日留院人数**　是指统计期内,每天 24 时住院人数的平均数,该指标可以补充说明病床使用率。计算公式为:

$$平均每日留院人数 = \frac{实际占用总床日数}{同期日历日数}$$ (式 8-24)

4. **住院患者转院率**　是指统计期内,转往其他医疗机构的人数占同期出院人数的比值。计算公式为:

$$住院患者转院率 = \frac{转往其他医疗机构的人数}{同期出院人数} \times 100\%$$ (式 8-25)

5. **出院人数**　同"期内出院人数"。

6. **门诊人次数与出院人数比**　是指统计期内,门诊人次数与同期出院人数的比值,门诊人次数不包括急诊和健康检查人次数。计算公式为:

$$门诊人次数与出院人数比 = \frac{门诊人次数}{同期出院人数}$$ (式 8-26)

这一指标是体现落实分级诊疗效果的指标。三级综合医院应多收治疑难复杂和危急重症患者,减少常见病、多发病和疾病稳定期、恢复期患者的诊治。目前我国分级诊疗还未得到有效落实,对于三级综合医院而言,门诊人次数与出院人数比应逐步降低。

7. **出院患者中外地患者人数**　又称外埠患者数,是指统计期内,出院患者中常住地址不在就诊医疗机构所属省或地(市)辖区范围内的人数。不论患者的社会保障基金在何地缴纳,依据其现住址划分患者所属地区。

8. **出院患者中外地患者比率**　又称外埠患者比率,是指统计期内,出院患者中常住地址不在就诊医疗机构所属省或地(市)辖区范围内的人数占同期出院人数的比例。计算公式为:

$$出院患者中外地患者比率 = \frac{常住地址不在医院所属辖区的人数}{同期出院人数} \times 100\%$$ (式 8-27)

外埠患者比率是反映医院专业技术影响力的重要指标,在实际工作中需要按省或按市进行详细的统计和界定。使用该指标可以进行:①不同医院间的比较,反映各医院的技术影响力;②医院或科室进行纵向对比,反映医院或科室专业影响力的动态变化趋势;③深入分析具体患者的来源地区构成比,有针对性地开展帮扶、讲座等,扩大医院的影响力。

9. **危重急症人数**　是指统计期内,出院患者中,入院时病情为"危"和"急"的人数。"危"是指患者生命指征不平稳,直接威胁患者的生命,需立即抢救;"急"是指急性病、慢性病急性发作、急性中毒和意外损伤等,需立即明确诊断和治疗。

10. 危重急症患者收治率 是指统计期内,入院时危重急症患者人数占同期出院人数的比率。计算公式为:

$$危重急症患者收治率 = \frac{入院时危重急症患者人数}{同期出院人数} \times 100\%$$ （式 8-28）

11. 危重患者抢救人次数 是指统计期内,对具有生命危险或生命体征不平稳的患者进行抢救的人次数。每一次抢救都应有抢救记录,无抢救记录和慢性消耗性患者临终前抢救不计入抢救人次数。实际工作中,可按不同专业、不同患者分别统计抢救人次数,如住院抢救人次数、急诊抢救人次数、产妇抢救人次数、婴儿抢救人次数等。

12. 疑难危重患者比率 又称 CD 型率,是指统计期内,在出院患者病例分型中划分为 C 型(疑难病例)或 D 型(危重病例)的人数占所有出院人数的比率,反映医院收治疑难危重患者的情况。计算公式为:

$$疑难危重患者比率 = \frac{疑难危重患者人数}{同期出院人数} \times 100\%$$ （式 8-29）

13. ICU 患者收治床日率 是指统计期内,重症监护病房(ICU)收治患者总床日数占同期医院收治患者总床日数的比例,反映医院收治危重患者的情况。计算公式为:

$$ICU 患者收治床日率 = \frac{ICU 收治患者总床日数}{同期医院收治患者总床日数} \times 100\%$$ （式 8-30）

14. 出院 31 天内计划再入院人数 是指统计期内,患者本次出院后 31 天内,因诊疗计划安排再次住院的人数,根据住院病案首页记录统计。

15. 出院 31 天内计划再入院率 是指统计期内,出院 31 天内计划再入院人数占同期出院人数的比率。计算公式为:

$$出院 31 天内计划再入院率 = \frac{出院 31 天内计划再入院人数}{同期出院人数} \times 100\%$$ （式 8-31）

16. 住院患者下转人数 包括在病案首页"离院方式"选项中,填写"医嘱转社区卫生服务机构/乡镇卫生院"的出院患者。对三级医院而言,还应包括在住院信息系统中查阅到的下转至二级医院的出院患者人数。

（六）治疗结局统计

1. 出院者转归统计 出院者转归是指统计期内,住院患者经治疗后,在出院时的疗效评估结果,包括治愈、好转、未愈、死亡和其他。

（1）治愈人数:指患者经治疗后,疾病症状消失,功能完全恢复的人数。

（2）好转人数:指患者经治疗后,疾病症状缓解或得到控制,功能有所恢复,但尚未达到临床治愈标准的人数。

（3）未愈人数:指患者经治疗后,疾病症状未见好转、无变化或恶化的人数。

（4）死亡人数:指患者在住院过程中死亡的人数。凡已办理住院手续并收容入院后死亡的,以及虽未办理完毕住院手续,但实际已收容入院后死亡的,均应计算在内。

（5）其他人数:指除上述 4 种结果以外的情况。主要包括入院后未进行治疗而自动出院以及因其他原因而离院的人数。

（6）以上 5 项指标合计应与同期出院人数相等。

（7）出院转归相对指标:出院人数中各转归的构成比是反映医疗质量的重要指标,计算标准为:

某转归率＝某转归人数／同期出院人数×100%。

2. 离院方式统计　离院方式是指患者本次出院的方式,包括医嘱离院、医嘱转院、医嘱转社区卫生服务机构/乡镇卫生院、非医嘱离院、死亡和其他。

（1）医嘱离院人数:是指统计期内,患者本次治疗结束后,按照医嘱要求出院,回到住地进一步康复的出院人数。

（2）医嘱转院人数:是指统计期内,医疗机构根据患者疾病和诊疗进程,将患者转往其他医疗机构进一步诊治的出院人数。

（3）医嘱转社区卫生服务机构/乡镇卫生院人数:是指统计期内,医疗机构根据患者疾病和诊疗进程,将患者转往相应社区卫生服务机构进一步诊疗、康复的出院人数。

（4）非医嘱离院人数:是指统计期内,未按照医嘱要求而自行离院的出院人数。例如:根据患者疾病情况仍需要住院治疗,但患者出于个人原因要求出院,此种出院并非由医务人员根据患者病情决定的,属于非医嘱离院。

（5）死亡人数:同"出院者转归统计"。

（6）其他人数:指除上述 5 种出院去向的其他情况。

（7）以上 6 项指标合计应与同期出院人数相等。

（8）离院方式相对指标:出院人数中的各离院方式从另一重要侧面反映治疗结局情况,各离院方式构成比计算标准为:某离院方式率＝某离院方式人数÷同期出院人数×100%。

（七）临床路径统计

临床路径(clinical pathway)是规范临床诊疗行为、提高医疗质量、保障医疗安全的重要手段,也是降低平均住院日和医疗费用的有效措施。临床路径的相关统计可以为医疗机构开展临床路径管理以及评价管理效果提供数据支持。

1. 按临床路径管理的出院人数　又称临床路径病例数,是指统计期内,出院患者中按照临床路径管理规范完成诊治的人数。

2. 临床路径管理患者占出院患者的比率　是指统计期内,出院患者中按临床路径管理的出院人数占同期出院人数的比率。计算公式为:

$$临床路径管理患者占出院患者的比率 = \frac{按临床路径管理的出院人数}{同期出院人数} \times 100\% \qquad （式 8-32）$$

3. 临床路径入径病例数　是指统计期内,按照临床路径确定的诊疗流程,实施诊疗的病例数,包括入径后发生变异中途退出路径的病例数。

4. 临床路径入径率　又称临床路径入组率,是指统计期内,按照临床路径确定的诊疗流程开始实施诊疗的病例数占需要诊疗的全部相同疾病病例数的比率。计算公式为:

$$临床路径入径率 = \frac{临床路径入径病例数}{同期需要诊疗的相同疾病病例数} \times 100\% \qquad （式 8-33）$$

5. 入径病例占出院病例的比率　是指统计期内,出院患者中临床路径入径例数占同期出院人数的比率。计算公式为:

$$入径病例占出院病例的比率 = \frac{临床路径入径病例数}{同期出院人数} \times 100\% \qquad （式 8-34）$$

入径病例占出院病例的比率与临床路径管理患者占出院患者的比率均反映临床路径的实施情况,区别在于,前者包含中途变异退出路径的患者,后者仅含实际完成全路径管理的患者。

6. 临床路径患者平均费用　是指完成临床路径全流程的出院患者的平均费用。该指标是反映临床路径实施效果的重要指标。计算公式为：

$$临床路径患者平均费用 = \frac{按临床路径管理的出院患者总费用}{同期按临床路径管理的出院人数} \qquad (式8-35)$$

7. 临床路径患者平均住院天数　是指完成临床路径全流程的出院患者的平均住院天数。该指标是反映临床路径实施效果的重要指标。计算公式为：

$$临床路径患者平均住院天数 = \frac{按临床路径管理的出院患者总住院天数}{同期按临床路径管理的出院人数} \qquad (式8-36)$$

（八）住院统计分析

运用病案信息统计指标来分析医院工作效率，可以了解医院人员、设备、技术、物资的利用及潜力等情况，反映医院管理的成效和存在的问题，对加强医院管理具有重要意义。

1. 统计分析的基本内容

（1）分析事物的内部构成：是认识事物的内在联系、掌握事物构成因素和特点、分析事物的规律性及其变化原因的有效方法。例如从各科收治疾病的构成情况，可以看出各专科发展态势。

（2）分析事物之间的相互联系：客观事物都有相互联系、相互依存、相互制约的关系，只有了解各事物之间的相互关系，才能掌握好各项工作的主动权。例如提高病床工作效率，降低平均住院日，需要了解床位的使用情况、患者术前等待时间、麻醉科的手术间情况、检查等待时间、医技辅助科室的配合情况、关键设备的数量等问题。只有通过对上述诸因素的综合分析，才能从中发现问题，最终解决问题。

（3）分析计划指标完成情况：医院的任何一项工作都应事先制订计划和要求，每年年初依据医院整体发展规划、资源配置状况、往年的指标完成情况和本年度的设想，制订合理的年度计划指标，作为新一年的奋斗目标，并逐月进行监督和分析计划完成、进度情况，确保计划如期完成，充分体现统计监督的作用。

（4）综合对比分析：这是分析一个时期总体情况的一种方法，可以使用全部的医疗指标或重点选用某些指标来说明这一时期的总成绩和总问题，是统计分析中常用的方法，具体可分为横向对比、纵向对比和与标准对比。综合对比分析时应注意可比性。例如：在分析2021年医院业务量变化趋势时，若仅与2020年对比，会存在一定的缺陷，因2020年各大医院或多或少均受到新型冠状病毒感染疫情的影响。因此，应同时考虑2019年的数据，综合对比分析2年的情况来说明2021年医院的运营情况，更能说明医院发展态势。

2. 住院统计分析举例　住院统计指标之间既有区别，又有联系，特别是反映病床工作效率的病床使用率、平均病床周转次数和出院患者平均住院日之间存在着相互依存、相互制约的关系。病床使用率受平均病床周转次数的制约，在正常情况下，床位每周转一次，就会出现一定的周转间隔，病床周转次数快，出现空床的机会就多，平均病床工作日就相对减少，病床使用率亦会相对降低。一般来说，出院患者平均住院日长，病床使用率相对较高，平均病床周转次数相对较低；反之，出院患者平均住院日短，病床使用率相对较低，平均病床周转次数相对较高。

（1）出院人数增减变动因素分析：根据某医院2018—2019年出院人数，运用总量指标指数体系分析原理对出院人数的影响因素进行分析，见表8-4。

表8-4　某医院2018—2019年出院人数

	平均开放病床数（q）	平均病床周转次数（p）	出院人数（pq）
2018年	600张	22.00次	13 200人
2019年	700张	24.12次	16 884人
增减数	100张	2.12次	3 684人

根据平均病床周转次数的公式可知：出院人数(pq）＝平均病床周转次数(p)× 平均开放病床数（q），根据两因素指数体系公式具体分析：

出院人数实际增减数＝平均开放病床数变动影响＋平均病床周转次数变动影响

$$\sum p_1q_1-\sum p_0q_0=(\sum q_1p_0-\sum q_0p_0)+(\sum q_1p_1-\sum q_1p_0)$$

16 884-13 200=(700×22.00-600×22.00)+(700×24.12-700×22.00)

即：3 684=22×(700-600)+700×(24.12-22.00)

3 684=2 200+1 484

计算结果表明：该院 2019 年比 2018 年出院人数增加 3 684 人，其中由于平均开放病床数的变动影响使其增加 2 200 人，由于病床周转次数变动影响使其增加 1 484 人。由此看出：平均开放病床数的变动是引起出院人数增加的主要因素。

（2）计划出院人数的确定：出院人数可以从工作总量上反映医院的病床工作效率，在病床使用率和平均病床周转次数的计划数已经确定的条件下，用下列公式可以计算出计划出院人数，用于检查各临床科室的计划完成情况。

计划出院人数＝平均开放病床数×计划病床使用率×计划平均病床周转次数

例如：某医院 2019 年 5 月平均开放病床 800 张，计划病床使用率 93%～97%，计划平均病床周转次数 2.0 次/月，试计算月计划出院人数。

月计划出院人数下限为：800×93%×2.0=1 488，月计划出院人数上限为：800×97%×2.0=1 552，即该医院每月计划出院人数应该在 1 488～1 552 人之间。如果实际出院人数在计划出院人数的范围之内，表明住院医疗工作处于正常范围；如果实际出院人数高于计划出院人数的上限，说明超额完成收治患者的任务，但住院工作负荷较大；如果实际出院人数低于计划出院人数的下限，表示工作不饱和，应具体分析未完成计划的原因。

三、急救医疗统计

（一）急救医疗统计的任务和作用

急救医学是医学科学的一门专门学科，急救医疗统计包括急诊统计和住院危重患者抢救统计。

1. 急救医疗统计的任务 ①分析急救医疗与抢救工作的数量、质量和效率；②反映急救医疗与抢救工作任务的完成情况；③为高效率、高质量地抢救各种危重患者提供分析数据；④为评价医院急救医疗技术水平和抢救工作管理水平提供依据。

2. 急救医疗统计的作用 ①反映医院急救医疗与抢救工作的运行情况；②反映医院急救医疗与抢救工作中成功和失败的情况，便于医务人员总结急救医疗与抢救工作的经验教训，吸收先进技术；③加强急救医学的科学研究，不断提高急救医疗水平和抢救成功率；④为医务人员研究急救的诊治方法和预防措施提供统计信息。

（二）急救医疗统计的对象和范围

急救医疗统计包括急诊统计和抢救统计。急诊统计的对象是指不影响生命而病情紧急，应给予及时诊治、处置的急诊患者。抢救统计的对象是指危及生命，应立即组织人力、物力按照抢救技术常规进行抢救的危重患者。危重患者抢救统计的疾病范围包括：休克、心脏停搏、严重心律失常、急性心衰、肺水肿、急性肾衰竭、急性呼吸衰竭、高热、超高热危象、重度上消化道出血、大咯血、急性中毒、高血压危象、甲状腺危象、肾上腺皮质危象、哮喘危象、昏迷、意外损伤及大面积烧伤。

（三）急救医疗统计指标

1. 急诊统计指标 急诊患者资料的来源包括急诊患者就诊登记、急诊观察室工作交班记录、抢救登记、留观记录和急诊病历等。急诊统计主要指标包括：

（1）日平均急诊人次数：是指统计期内，平均每天急诊人次数的平均数，反映医院急诊工作的负荷水平。计算公式为：

$$日平均急诊人次数 = \frac{急诊人次数}{同期日历日数}$$ （式8-37）

（2）急诊率：是指统计期内，急诊人次数占门诊和急诊人次总数的比例。计算公式为：

$$急诊率 = \frac{急诊人次数}{同期（门诊人次 + 急诊人次）} \times 100\%$$ （式8-38）

（3）急诊住院率：是指统计期内，通过急诊入院的患者数占同期急诊人次数比例。计算公式为：

$$急诊住院率 = \frac{通过急诊入院的患者数}{同期急诊人次数} \times 100\%$$ （式8-39）

（4）观察患者住院率：是指统计期内，观察患者中收入住院的人数占同期观察室出室人数的比率。计算公式为：

$$观察患者住院率 = \frac{观察室中收入住院的患者数}{同期观察室出室人数} \times 100\%$$ （式8-40）

2. 危重患者抢救统计指标　危重患者抢救统计是为了解医护人员抢救是否及时，诊断、抢救技术是否正确；同时了解危重患者的疾病构成情况。危重患者抢救统计包括急诊危重患者和住院危重患者的抢救统计两方面。危重患者抢救统计主要指标包括：

（1）危重患者抢救次数：又称抢救次数，指对具有生命危险（生命体征不平稳）患者救治的次数。危重患者在医院期间进行多次抢救的，按实际次数统计。即经过抢救的患者，如果病情平稳24h以上，再次出现危急情况需要抢救，则按第2次抢救计算。每一次抢救都要有抢救记录，包括抢救起始时间、抢救经过、参加抢救人员等，否则不计算为抢救。

（2）危重患者抢救成功人次数：又称抢救成功次数，是指统计期内，具有生命危险或生命体征不稳定的患者，经过抢救后，病情好转或稳定的人次数。如果患者有数次抢救，因最后一次抢救失败而死亡，则前几次抢救计为抢救成功次数，最后一次计为抢救失败次数。实际工作中可按不同专业、不同类别患者，分别统计抢救成功人次数，如住院抢救成功人次数、急诊抢救成功人次数、产妇抢救成功人次数、婴儿抢救成功人次数。

（3）危重患者抢救成功率：又称抢救成功率，是指统计期内，在危重患者抢救中，抢救成功人次数占危重患者抢救人次数的比率。若抢救次数<30时，一般不宜计算危重患者抢救成功率，可直接用绝对数表示。可分别按急诊和住院患者统计。计算公式为：

$$急诊危重患者抢救成功率 = \frac{急诊危重患者抢救成功次数}{同期急诊危重患者抢救次数} \times 100\%$$ （式8-41）

$$住院危重患者抢救成功率 = \frac{住院危重患者抢救成功次数}{同期住院危重患者抢救次数} \times 100\%$$ （式8-42）

（4）急诊死亡率：是指统计期内，急诊死亡人数占同期急诊人次数的比率。计算公式为：

$$急诊死亡率 = \frac{急诊死亡人数}{同期急诊人次数} \times 100\%$$ （式8-43）

（5）观察室死亡率：是指统计期内，在观察室死亡人数占同期观察室出室人数的比率。计算公式为：

$$观察室死亡率 = \frac{观察室死亡人数}{同期观察室出室人数} \times 100\%$$ （式8-44）

(6) 病死率：是指统计期内，住院死亡人数占同期出院人数的比率。计算公式为：

$$病死率 = \frac{住院死亡人数}{同期出院人数} \times 100\%$$

(式 8-45)

病死率和死亡率是两个不同的指标，病死率是指出院人数中死亡人数的构成百分比，而死亡率则是当地按人口基数计算出来的死亡频率，两者应加以区别。病死率是反映医疗质量的负向指标，由于病死率受到收治对象病种和病情的影响，如收治的危重患者多，医院的病死率就高，反之则低。因此，不能单纯用病死率评价医院的医疗质量，更不能直接用于医院之间的比较，不同医院或不同专业科室之间纵向、横向比较均需考虑收治危重疑难患者的构成情况。

(7) 低风险组病例死亡率：是指统计期内，DRG 分组中低风险组中的死亡例数占同期全部低风险组总例数的比率。计算公式为：

$$低风险组病例死亡率 = \frac{低风险组中的死亡例数}{同期全部低风险组总例数} \times 100\%$$

(式 8-46)

导致住院患者死亡的原因大致分为两类：一类是疾病本身很严重，难以救治；另一类是临床过程发生了失误和偏差。"低风险组"是指死亡率在标准差为 −1 以外的 DRG 组，是指由疾病本身导致死亡的可能性极低的病例类型。如果"低风险组"的病例发生了死亡，表示临床过程有差错的可能性很大，需要引起医院高度重视。

四、疾病统计

（一）疾病统计的意义

疾病统计是医院统计重要的内容之一。了解疾病的数量、构成、疗效、费用等，能为卫生资源的配置、医院管理、防病治病、医学科研等方面提供重要依据。疾病统计分为住院疾病统计和门诊疾病统计。

（二）疾病统计数据源

1. 门诊疾病统计   门诊患者分为初诊患者和复诊患者，初诊又分为院初诊和病初诊。院初诊是指患者首次来院就诊，以后再来院就诊则为复诊。病初诊又称新病例，是指患者患某种疾病后首次来院就诊，以后再因相同疾病来本院就诊则为旧病例。实际工作中，初诊一般指病初诊。

病例是疾病的统计单位，包括新病例（初诊）和旧病例（复诊），新病例和旧病例的划分标准：①新病例一般指急性病，如上呼吸道感染、损伤、急性胃肠炎等，患者第一次来门诊就诊应计为一个新病例；急性病治愈后再患同一种疾病来院就诊者应重新计一次新病例。②慢性病是以年度划分的，凡慢性病每年第一次来院就诊时，计一次新病例，以后在同一年内，以相同疾病无论就诊多少次，均不再作为新病例统计。慢性病是指某些不易确定发病日期、不易治疗且病程较长的疾病，如高血压、心脏病、溃疡、结核等。疾病统计按目的不同，一般分为两种，一种用于流行病学管理，一种用于医院管理。前者按新病例进行统计；后者不区别新旧病历，全部纳入统计。

2. 住院疾病统计   来源于住院病案首页，按"单一原因"的统计原则，选择患者主要疾病的 ICD-10 编码进行统计。

（三）疾病统计范围

疾病统计之前，应准确界定统计范围：①上级行政部门要求上报的疾病统计应按上级部门指定的 ICD 编码范围进行统计，例如：国家卫生健康委员会下发的《三级医院评审标准（2022 年版）》中，为体现医疗服务能力的收治病种数量，要求统计 ICD-10 四位数亚目数量；各类并发症等的统计详细明确了 ICD 编码范围；明确了 115 个低风险病种的 ICD 编码。②医院内部使用的疾病统计，根据统计目的不同,可以按 ICD-10 21 个大类统计,也可以按小节、编码段、类目、亚目统计。例如:按 K35-K37 统计阑尾炎、J45-J46 统计哮喘等。可以人工统计,也可在统计系统事先进行病种 ICD 编码配置。病种统计范围确定以后,尽量在一定时期内保持稳定,便于纵向对比,若统计范围有调整,对比的同期也应重新统计,以确保统计口径的一致性。③临床科研病种的筛选根据不同科研目的灵活设置统计范围。

（四）疾病统计内容

1. 出院患者疾病构成　是指统计期内,某病种(按 ICD-10 分类)出院人数占同期出院人数的比例。计算公式为:

$$出院患者疾病构成 = \frac{某病种出院人数}{同期出院人数} \times 100\% \qquad (式8-47)$$

2. 住院患者疾病大类构成分布统计　是指按照 ICD-10 编码进行统计,可以反映医院在一定时期内收治疾病大类情况,见表 8-5。

表 8-5　住院患者疾病大类构成分布统计

主要疾病大类名称	例数	构成比/%
传染病与寄生虫病(A00-B99)		
肿瘤(C00-D48)		
……		
合计		

3. 住院患者疾病顺位构成统计　是指按照事先界定的病种统计范围,进行病种统计,并排列出医院或各专业排名前 10 位或 20 位的病种,计算构成比,了解医院和各专业在一定时期收治的主要病种情况,为专业发展、病种结构调整等提供数据依据,见表 8-6。

表 8-6　某院(科)住院患者疾病顺位统计

排序	疾病名称	统计编码范围	例数	构成比/%
1				
2				
……				

4. 疾病其他统计

(1)各疾病年龄统计:了解收治患者年龄的疾病分布状况以及各疾病的年龄分布情况等。

(2)各疾病费用统计:了解各疾病的费用情况,进行单病种费用结构分析。单病种费用结构分析将是 DRG 付费模式下医院关注的重要节点。

(3)罕见病统计:国家卫生健康委员会 2018 年公布了《第一批罕见病目录》,共 121 个疾病,定期进行罕见病统计,可以为加强我国罕见病管理,提高罕见病治疗水平提供数据支持。

疾病统计对 ICD 编码的准确性要求很高,需要编码人员在编码过程中仔细阅读病案,按编码规则给予准确编码。

五、手术统计

（一）手术统计的任务

1. 定义　手术是指利用器械或手法,在无菌技术操作下,对人体组织和器官通过切开、止血、切除、刮除、缝合等方法进行处置,达到诊断和治疗疾病目的的一种医疗操作方法,包含介入手术。

2. 手术统计的任务   ①反映医院门诊和住院手术诊疗工作量;②根据手术分类、手术切口愈合、麻醉、手术并发症、手术术种等统计,反映手术工作的质量和效率。

(二)手术统计绝对指标

1. 手术工作量统计   分为门诊手术工作量统计和住院手术工作量统计。主要统计指标包括:

(1)手术人数:是指统计期内,接受手术治疗的患者数。其中,住院手术人数是指有正规手术通知单和麻醉单施行手术的人数,包括产科手术患者数。

(2)手术次数:是指统计期内,接受手术治疗的人次数,同一患者1次住院期间施行多次手术的,按实际施行的手术次数统计。1次实施多个部位手术的按1次统计;在1次手术中同时实施两种手术的,只计算其中一种主要手术,例如在进行胃肠吻合术的同时附带做了阑尾切除术,只计胃肠吻合术1次。

(3)手术死亡人数:是指统计期内,在手术中和手术后10日内死亡的人数。

2. 手术分类统计

(1)根据手术的风险性和难易程度将手术分为4个等级:①一级手术,指风险较低、过程简单、技术难度低的手术;②二级手术,指有一定风险、过程复杂程度一般、有一定技术难度的手术;③三级手术,指风险较高、过程较复杂、技术难度较大的手术;④四级手术,指风险高、过程复杂、技术难度大的手术。

2012年8月卫生部颁发《医疗机构手术分级管理办法(试行)》规定:三级医院重点开展三、四级手术;二级医院重点开展二、三级手术;一级医院重点开展一级手术。

医疗机构应根据卫生健康行政部门的相关规定,制订各级医师的手术权限。一般情况下,住院医师可主持一级手术,从事住院医师工作3年后,在熟练掌握一级手术的情况下,可在上级医师临场指导下,逐步开展二级手术。低年资主治医师一般只能主持二级手术,在上级医师临场指导下,逐步开展三级手术。高年资主治医师可主持三级手术。低年资副主任医师可主持三级手术,在上级医师临场指导下,逐步开展四级手术。高年资副主任医师可主持四级手术,在上级医师指导下,可根据实际情况主持新技术、新项目手术及科研项目手术。主任医师可主持四级手术,以及新技术、新项目或经卫生健康行政部门批准的高风险科研项目手术。

(2)根据病情的危急程度,将手术分为急诊手术和择期手术。急诊手术指病情危急,需要紧急施行的手术,例如急性化脓性阑尾炎行阑尾切除术。择期手术指病情稳定,可以作充分准备后,进行的手术,例如室间隔缺损修补术。

(3)根据手术治疗效果分为根治性手术和姑息性手术。根治性手术指用手术方法清除所有病变组织使疾病得到根治的手术,例如胃恶性肿瘤行胃大部分切除术。姑息性手术指用手术方法减轻患者痛苦和症状的手术,例如结肠恶性肿瘤行肠梗阻松解术。

3. 手术切口愈合统计   手术切口愈合统计是根据手术可能污染的程度,对所施行手术的切口愈合情况进行数量和质量方面的统计,用以计算无菌切口感染率等重要的医疗质量指标,反映医院无菌操作流程的执行情况和手术管理水平。

(1)手术切口分类

1)0类切口:指经人体自然腔道进行的手术或经皮介入手术,例如经胃镜下胃息肉切除术。

2)Ⅰ类切口:无菌切口,又叫清洁手术切口,指在充分准备的条件下,可以做到临床无菌的切口。常见的有颅脑、四肢、躯干不进入胸、腹腔脏器等手术,如甲状腺切除术、乳腺切除术、单纯骨折切开复位术、单纯疝修补术等。

3)Ⅱ类切口:可能污染的切口,指按手术性质有可能污染的手术切口,如阑尾切除术、胆囊切除术、肺叶切除术等。某些部位(如阴囊及会阴部)皮肤不易彻底消毒,其切口也属于此类。重新切口、新近愈合的切口（如二期胸廓成形术的切口），以及 6h 以内的创伤面，经过初期外科处理而缝合的切口均属于此类切口。

4）Ⅲ类切口：沾染切口，指在邻近感染区，直接暴露于感染物的切口，例如十二指肠溃疡穿孔缝合术、阑尾穿孔的手术、脓肿切开引流术、感染切口引流术、脓胸引流术、化脓性腹膜炎腹腔探查术、结核性脓肿切除缝合术以及与口腔通连的切口（如腭裂修补手术）属于此类切口。

（2）切口愈合等级

1）甲级愈合：表示切口愈合优良，没有不良反应的初期愈合。

2）乙级愈合：表示切口愈合欠佳，有血肿、积液、皮肤坏死、切口破裂等，但切口未化脓。

3）丙级愈合：表示切口感染，即切口化脓，需要将缝合的切口分开进行引流。

4）其他：指出院时切口未达到拆线时间、切口未拆线或无须拆线，愈合情况尚未明确的状态。

根据以上手术切口分类和切口愈合等级相结合，产生以下切口愈合等级，见表 8-7。

表 8-7 切口分类及愈合等级

切口分组	切口分类/愈合等级	内涵
0 类切口	—	有手术，但体表无切口
Ⅰ类切口	Ⅰ/甲	无菌切口/切口愈合良好
	Ⅰ/乙	无菌切口/切口愈合欠佳
	Ⅰ/丙	无菌切口/切口化脓
	Ⅰ/其他	无菌切口/出院时切口愈合情况不确定
Ⅱ类切口	Ⅱ/甲	沾染切口/切口愈合良好
	Ⅱ/乙	沾染切口/切口愈合欠佳
	Ⅱ/丙	沾染切口/切口化脓
	Ⅱ/其他	沾染切口/出院时切口愈合情况不确定
Ⅲ类切口	Ⅲ/甲	感染切口/切口愈合良好
	Ⅲ/乙	感染切口/切口欠佳
	Ⅲ/丙	感染切口/切口化脓
	Ⅲ/其他	感染切口/出院时切口愈合情况不确定

例如：①经皮桡动脉药物洗脱支架置入术，记为 0；②单纯疝修补术切口愈合良好，记为Ⅰ/甲；③胆囊切除术切口愈合良好，记为Ⅱ/甲；④肝部分切除术，患者术后 2 天死亡，记为Ⅱ/其他；⑤肛周脓肿切开引流术，切口化脓，记为Ⅲ/丙，以此类推。

4. 麻醉工作统计

（1）麻醉人数：是指统计期内，接受麻醉的人数。

（2）麻醉分级管理例数（ASA 病情分级例数）：是指统计期内，纳入手术前麻醉评估管理人次数，即 P1 至 P6 级的总人次数。麻醉分级又称 ASA 分级，是用于麻醉管理监测的指标。在国际医疗质量指标体系中，按照美国麻醉医师协会（ASA）身体状况分级标准，根据患者的临床症状将麻醉分为 6 级，对患者进行手术前评估：

P1：正常的患者，除局部病变外，无系统性疾病。

P2：患者有轻微的临床症状。

P3：患者有明显的系统性临床症状。

P4：患者有明显的系统性临床症状，且危及生命。

P5：如果不手术，患者将不能存活。

P6：脑死亡的患者。

（三）手术统计相对指标

1. 外科手术率 是指统计期内，住院手术人数占同期住院手术科室出院人数的比例。《三级综合医院医疗服务能力指南（2016年版）》外科年手术率标准为≥65%。计算公式为：

$$外科手术率 = \frac{手术人数}{同期手术科室出院人数} \times 100\% \tag{式 8-48}$$

2. 出院患者手术比率 又称出院患者手术占比，是指统计期内，出院患者中施行手术治疗人数所占的比率。计算公式为：

$$出院患者手术比率 = \frac{手术人数}{同期出院人数} \times 100\% \tag{式 8-49}$$

3. 出院患者微创手术比率 又称出院患者微创手术占比，是指统计期内，出院患者中微创手术人数占同期出院患者手术人数的比率，是体现医院医疗技术的重要指标。计算公式为：

$$出院患者微创手术比率 = \frac{微创手术人数}{同期出院患者手术人数} \times 100\% \tag{式 8-50}$$

微创手术包括：①腔镜手术，是指通过腹腔镜、胸腔镜等内镜在人体内施行手术的一种新技术；②介入手术，是在数字减影血管造影机、CT、超声和磁共振等影像设备的引导和监视下，利用穿刺针、导管及其他介入器材，通过人体自然孔道或微小的创口将特定的器械导入人体病变部位进行微创治疗的一系列技术的总称。介入治疗现已成为一些疾病的首选治疗方法。国家卫生健康委员会发布了《三级公立医院绩效考核微创手术目录（2019版）》，在全国统一了微创手术标准，2022年发布了第2版。因此，该指标可以在全国同级同类医院间进行比较。

4. 出院患者四级手术比率 又称出院患者四级手术占比，是指统计期内，出院患者中四级手术人数占同期手术人数的比率，是体现医院医疗技术的另一重要指标。计算公式为：

$$出院患者四级手术比率 = \frac{四级手术人数}{同期出院患者手术人数} \times 100\% \tag{式 8-51}$$

国家卫生健康委员会发布的《三级公立医院绩效考核四级手术目录（2019版）》，在全国统一了四级手术标准，2022年发布了第2版。因此，该指标可以在全国同级同类医院间进行比较。

5. 日间手术占择期手术比率 又称日间手术占比，是指统计期内，施行日间手术人数占同期出院患者择期手术人数的比率。计算公式为：

$$日间手术占择期手术比率 = \frac{日间手术人数}{同期出院患者择期手术人数} \times 100\% \tag{式 8-52}$$

日间手术是在日间手术室或住院部手术室内、麻醉状态下完成的手术（含介入治疗），按照诊疗计划患者在1日（24小时）内入、出院完成手术或介入治疗（不包括门诊手术或门诊介入治疗），如因病情需要延期住院的特殊病例，住院时间不超过48小时。日间手术是一种安全可靠的手术模式，在我国起步较晚，其管理模式现仍处于探索阶段。大力开展日间手术是缩短患者住院日、降低患者住院费用、充分利用床位资源的有效途径，日间手术占比在欧美某些发达国家已经超过70%。2022年2月28日，国家卫生健康委员会发布了《日间手术推荐目录（2022年版）》，包含了708个术种。

6. 急诊手术比率 是指在统计期内，出院患者中进行急诊手术患者人数占同期手术人数的比率。计算公式为：

$$急诊手术比率 = \frac{急诊手术患者人数}{同期手术人数} \times 100\% \tag{式 8-53}$$

7. 择期手术比率 是指在统计期内，出院患者中进行择期手术患者人数占同期手术人数的比率。计算公式为：

$$择期手术比率 = \frac{择期手术患者人数}{同期手术人数} \times 100\%$$ （式8-54）

（四）手术术种统计

1. 资料来源 按《国际疾病分类第九版临床修订本》第三卷（ICD-9-CM-3）2011修订版进行手术术种统计，数据来源于住院病案首页。

2. 术种范围界定 ①上级行政部门要求的手术统计，应严格按上级部门指定的ICD-9-CM-3编码范围进行统计。例如：国家卫生健康委员会下发的《三级医院评审标准（2022年版）》中，单病种（术种）质量控制指标"室间隔缺损"手术统计范围：35.53、35.55、35.62、35.72。②医院内部统计，术种统计粗细程度根据统计目的而定，可以按手术大类、编码段、类目、亚目等统计。术种范围在统计前应做好界定，可在统计系统预先配置术种的编码。例如：按47.0-47.1统计阑尾切除术；53.0-53.1、17.1-17.2统计腹股沟疝修补术。为确保统计口径的一致性，术种统计范围确定后，尽量在一定时期内保持稳定，以便纵向对比，如需调整，对比的同期应重新统计，以确保统计口径的一致性。③临床科研术种的筛选根据不同科研目的灵活界定。

3. 术种统计主要指标

（1）手术术种构成比：是指某术种手术人数占同期手术人数的比例。可按全院或分科进行统计。计算公式为：

$$手术术种构成比 = \frac{某术种手术人数}{同期手术人数} \times 100\%$$ （式8-55）

（2）手术年龄统计：了解收治患者年龄的手术分布状况以及手术术种的年龄分布情况。

（3）主要术种疗效、疗程和费用的对比分析：进行医院及科室内部的纵向对比分析，了解趋势变化情况，有利于进行成本控制。

手术术种统计对手术操作编码的准确性要求很高，需要编码人员在编码过程中仔细阅读病案，按编码规则给予准确编码。

六、医技科室业务统计

（一）医技统计任务

1. 医技科室 是指运用专门诊疗技术或设备，协助临床科室诊断和治疗疾病的科室。医技科室根据是否对患者施行治疗，分为医疗辅助科室和医疗技术科室两大类。医疗辅助科室一般包括：理疗科、药剂科、血库、综合治疗室（注射室）、体疗室、水疗室、同位素室、营养室等。医疗技术科室一般包括：检验科、病理科、放射科、超声科、CT室、心电图室、内镜中心（胃镜、肠镜、支气管镜）等。

2. 医技统计任务 由于医疗技术的不断发展，新疗法、新技术的相继应用，医技科室的检查和治疗水平得到相应的提高。医技设备更新的步伐越来越快，诊疗手段也越来越先进，这有利于医疗质量的进一步提高。医技科室开展项目的多少、工作量负荷大小、技术水平和质量高低等，对能否满足临床医疗的需要和疾病的诊断和治疗都有直接影响。所以，医技统计的主要任务是：①为加强医技科室管理服务；②为评价医技科室工作质量和工作效率提供统计数据；③为医技科室的发展提供信息。

（二）医技统计内容

医技科室统计的主要内容是工作数量统计和工作质量统计。工作数量绝对指标主要包括各种检验、检查和治疗人次数等。主要相对指标和平均指标包括：检验、检查人数占门诊人次的比例，日平均工作量，处方合格率，仪器使用率，仪器的工作日和开机率，设备投资回收率，检验诊断与临床诊断的符合率，各类检验结果的阳性检出率、治疗有效率、X射线甲级片率、尸检率等，这些指标基本上能反映在一定时期内，医技科室诊断和治疗水平的高低。

（三）医技科室主要指标

1. 药剂科常用统计指标

（1）处方书写合格率：是指统计期内，随机抽查的处方中，合格处方占抽查处方总数的比例。计算公式为：

$$处方书写合格率 = \frac{抽查处方的合格张数}{同期抽查处方总张数} \times 100\% \qquad （式8-56）$$

（2）中医处方所占比重：又称中医处方率，是指统计期内，门诊处方中中医处方数所占的比例。中医处方数包括中医（含中草药）、中西医结合、民族医处方数。计算公式为：

$$中医处方所占比重 = \frac{中医门诊处方数}{同期门诊处方总数} \times 100\% \qquad （式8-57）$$

（3）抗菌药物处方所占比重：又称抗生素处方率，是指统计期内，门诊处方中使用抗菌药物的处方数所占的比重。其中，使用抗菌药物处方数指使用各地区《抗菌药物临床应用分级管理目录》中抗菌药物的处方数。计算公式为：

$$抗菌药物处方所占比重 = \frac{使用抗菌药物的门诊处方数}{同期门诊处方总数} \times 100\% \qquad （式8-58）$$

2. 检验科、输血科常用统计指标

（1）门诊平均每日检验件数：是指统计期内，检验科平均每天门诊检验标本的件数。计算公式为：

$$门诊平均每日检验件数 = \frac{门诊检验标本总件数}{同期实际工作日数} \times 100\% \qquad （式8-59）$$

（2）临床用血总量：是指统计期内，医疗卫生机构临床用血量之和。计量单位：U。每200ml全血统计为1U；手工分离成分血按每袋200ml全血制备分离统计为1U，机采成分血每1人份统计为1U（采集双人份为2U）；机采血浆按每100ml为1U统计。

（3）血液检测样本合格率：是指统计期内，所有被查血液当中的合格血液占所有被采集血液的比例。计算公式为：

$$血液检测样本合格率 = \frac{报告期内检测合格血液量}{同期检测血液总量} \times 100\% \qquad （式8-60）$$

3. 医学影像常用统计指标　医学影像是应用电子计算机显示人体内部正常、病变组织或器官的图像，使医生能利用这种图像进行诊断处理。目前医学影像检查主要有：X射线成像、电子计算机断层扫描成像（CT）、磁共振成像（MRI）、超声成像（B超、彩色多普勒超声等）、核医学（ECT、PET）及融合成像（PET/CT、PET/MR等）。医学影像常用统计指标及其计算公式：

（1）检查阳性率：是指统计期内，经仪器检查发现阳性结果的病例数占同期接受检查病例总数的比例。计算公式为：

$$检查阳性率 = \frac{发现阳性结果的病例数}{同期接受检查的病例总数} \times 100\% \qquad （式8-61）$$

（2）X射线摄片甲级片率：是指统计期内，X射线摄片甲级片数占同期X射线摄片总数的比例。计算公式为：

$$X射线摄片甲级片率=\frac{X射线摄片甲级片数}{同期X射线摄片总数}\times100\%　\tag{式8-62}$$

4. 核医学诊疗常用统计指标　核医学是应用开放性（液体和气体）放射性核元素进行疾病诊断和治疗的一种方法。核医学诊疗统计的内容：甲状腺吸碘试验检查人次数；放射免疫测定人次数；心、肾功能测定人次数；脏器显像检查人次数；内照射治疗人次数；放射性物质磷及放射性（^{32}P、^{90}Se）敷贴治疗人次数。

（1）平均每人每日核医学诊疗人次数：是指统计期内，核医学工作人员每人每日平均诊疗人次数。该指标反映核医学医务人员负荷程度。计算公式为：

$$平均每人每日核医学诊疗人次数=\frac{核医学诊疗总人次数}{同期核医学医务人员工作总天数}　\tag{式8-63}$$

（2）核医学治疗有效率：是指统计期内，经过核医学治疗有效患者数占同期核医学治疗总人数的比例。计算公式为：

$$核医学治疗有效率=\frac{核医学治疗有效人数}{同期核医学治疗总人数}\times100\%　\tag{式8-64}$$

5. 功能检查及内镜检查常用统计指标　功能检查及内镜检查统计内容包括：心功能检查人次数、心导管检查人次数、超声心动图检查人次数；肺功能检查人次数；内镜检查（包括胃镜、肠镜、支气管镜、腹腔镜等）人次数等。

（1）平均每人每日功能检查人次数：是指统计期内，功能检查（包括内镜检查）工作人员每人每天平均诊疗的工作量。该指标可按单项检查内容计算。计算公式为：

$$平均每人每日功能检查人次数=\frac{功能检查总人次数}{同期检查人员工作总天数}　\tag{式8-65}$$

（2）功能检查符合率：是指统计期内，功能检查诊断与最终诊断（如病理诊断、手术诊断）符合的例数占同期功能检查总例数的比例。计算公式为：

$$功能检查符合率=\frac{功能检查诊断与最终诊断符合的例数}{同期功能检查总例数}\times100\%　\tag{式8-66}$$

（3）阳性检出率：是指统计期内，接受功能检查的患者中发现病理改变的例数占同期功能检查总例数的比例。计算公式为：

$$阳性检出率=\frac{检出有病理改变的例数}{同期功能检查的总例数}\times100\%　\tag{式8-67}$$

6. 病理科常用统计指标

（1）尸检率：是指统计期内，尸检例数占同期死亡人数的比例。医院分级管理指标要求：二级医院尸检率≥10%；三级医院尸检率≥15%。计算公式为：

$$尸检率=\frac{尸检例数}{同期死亡人数}\times100\%　\tag{式8-68}$$

（2）术中快速病理诊断及时率：是指在规定时间内完成术中快速病理诊断报告的标本数占同期术中快速病理诊断标本总数的比例。规定时间是指单例标本术中快速病理诊断报告在收到标本后30min内完成。若前一例标本术中快速病理诊断报告未完成，新标本术中快速病理诊断报告在收到标本后 45min 内完成。计算公式为：

$$术中快速病理诊断及时率 = \frac{在规定时间内完成术中快速病理诊断报告的标本数}{同期术中快速病理诊断标本总数} \times 100\% \quad （式8-69）$$

（3）细胞病理诊断及时率：是指在规定时间内完成细胞病理诊断报告的标本数占同期细胞病理诊断标本总数的比例。规定时间是指自接收标本起，≤2 个工作日发出细胞病理诊断报告；需特殊处理、特殊染色、免疫组化染色、分子检测的标本，按照有关行业标准增加相应的工作日。计算公式为：

$$细胞病理诊断及时率 = \frac{在规定时间内完成细胞病理诊断报告的标本数}{同期细胞病理诊断标本总数} \times 100\% \quad （式8-70）$$

（4）免疫组化染色切片优良率：是指免疫组化染色优良切片数占同期免疫组化染色切片总数的比例。计算公式为：

$$免疫组化染色切片优良率 = \frac{免疫组化染色优良切片数}{同期免疫组化染色切片总数} \times 100\% \quad （式8-71）$$

7. 理疗、体疗和康复医学常用统计指标　理疗、体疗是物理诊断和物理治疗的简称，是应用自然物理因子（如矿泉水、泥、海水、砂、气候、日光等）和人工物理因子（如按摩、医疗体育等）作用于机体，以达到治疗、诊断和预防疾病的目的。康复医学以伤残者为对象，以理疗、体疗方式（如推拿、按摩、针灸、火罐等）为主治疗疾病，消除或减轻患者功能上的障碍。理疗、体疗和康复医学统计在于反映和分析其诊疗工作的数量和质量。常用指标：

（1）理疗有效率：是指统计期内，某种疾病经过理疗有效的例数占同期该疾病理疗总例数的比例。计算公式为：

$$理疗有效率 = \frac{某种疾病理疗有效例数}{同期该疾病理疗总例数} \times 100\% \quad （式8-72）$$

（2）功能改善率：是指统计期内，经康复治疗后功能改善的人数占同期康复治疗总人数的比例。计算公式为：

$$功能改善率 = \frac{康复治疗后功能改善的人数}{同期康复治疗总人数} \times 100\% \quad （式8-73）$$

8. 消毒器材供应常用统计指标　供应科（室）是医院内各种无菌器材和物品的供应单位，也是卫生材料物资的分库房。消毒器材供应统计内容包括：供应的各种消毒注射器、静脉输液瓶、穿刺针及不同型号的针头的数量；供应的各种消毒敷料和物品的数量。常用统计指标：

（1）热原反应率：是指统计期内，经验证由于输液器引起热原反应的例数占同期输液总例数的比例。计算公式为：

$$热原反应率 = \frac{经验证由于输液器引起热原反应的例数}{同期输液总例数} \times 100\% \quad （式8-74）$$

（2）常规器械消毒合格率：是指统计期内，随机抽查的消毒器械中合格件数占同期抽查总件数的比例。计算公式为：

$$常规器械消毒合格率 = \frac{随机抽查合格件数}{同期抽查总件数} \times 100\% \quad （式8-75）$$

第四节 医疗质量统计指标

一、医疗质量统计的意义和任务

1. 医疗质量统计的意义 医疗质量是医院各方面和各环节工作质量的综合反映,是衡量医院医疗技术水平高低的重要标志之一。医疗质量统计是指收集医疗质量的各种数据,计算有关统计指标、反映医疗质量水平、分析影响医疗质量的因素,不断提高医疗质量服务的活动。做好医疗质量统计、分析研究医疗质量问题对促进医院的建设和发展具有重大意义。

2. 医疗质量统计的任务 ①通过对医疗质量指标的分析和研究,反映医院的医疗技术及医疗质量管理水平;②反映医护人员的服务质量;③对比医疗质量与目标管理标准之间的差距;④对医疗质量影响因素的控制提出意见和建议;⑤将医疗质量控制贯穿于整个医疗工作过程。

二、医疗质量统计指标

(一)医疗质量与安全类指标

1. 常见医疗质量指标

(1)住院患者静脉输液率:是指统计期内,进行静脉输液患者人数占同期出院人数的比例。计算公式为:

$$住院患者静脉输液率 = \frac{静脉输液患者人数}{同期出院人数} \times 100\% \qquad (式8-76)$$

(2)输液反应发生率:是指统计期内,发生输液反应人数占同期接受输液的出院患者人数的比率。计算公式为:

$$输液反应发生率 = \frac{发生输液反应人数}{同期接受输液的出院患者人数} \times 100\% \qquad (式8-77)$$

(3)输血反应率:是指统计期内,发生输血反应的人次数占同期输血总人次数的比率。计算公式为:

$$输血反应率 = \frac{发生输血反应的人次数}{同期输血总人次数} \times 100\% \qquad (式8-78)$$

(4)出院当日再入院率:是指统计期内,出院当日再入院人数占同期出院人数的比率。计算公式为:

$$出院当日再入院率 = \frac{出院当日再入院人数}{同期出院人数} \times 100\% \qquad (式8-79)$$

(5)非计划再入院人次数:是指统计期内,上次住院并无再入院计划的患者因同一种疾病(主要诊断相同)再次入院治疗。可分别按出院当天、2~15天以及16~31天再住院患者分别统计。重返天数按本次入院时间减去上次出院时间计算。

2. 用药质量指标

(1)门诊抗菌药物使用比率:是指统计期内,门(急)诊处方中含有抗菌药物的患者人次数占同期门(急)诊人次数的比率。计算公式为:

$$门诊抗菌药物使用比率 = \frac{门(急)诊处方中含抗菌药物的患者人次数}{同期门(急)诊人次数} \times 100\% \qquad (式8-80)$$

（2）住院抗菌药物使用率：是指统计期内，在住院期间使用过抗菌药物出院患者人数占全部出院人数的比率。计算公式为：

$$住院抗菌药物使用率 = \frac{使用抗菌药物出院患者人数}{同期出院人数} \times 100\% \qquad （式8-81）$$

（3）住院患者抗菌药物治疗前病原学送检率：是指统计期内，以治疗为目的使用抗菌药物的住院患者，使用抗菌药物前病原学检验标本送检例数占同期使用抗菌药物治疗病例总数的比例。

$$\begin{array}{c}住院患者抗菌药物治疗前\\病原学送检率\end{array} = \frac{使用抗菌药物前病原学检验标本送检例数}{同期使用抗菌药物治疗病例总数} \times 100\% \qquad （式8-82）$$

（4）ICU患者抗菌药物治疗前病原学送检率：是指以治疗为目的使用抗菌药的ICU住院患者，使用抗菌药物前，病原学检验标本送检例数占同期ICU使用抗菌药物治疗病例总数的比例。计算公式为：

$$ICU患者抗菌药物治疗前病原学送检率 = \frac{\begin{array}{c}ICU患者使用抗菌药物前病原学检验\\标本送检例数\end{array}}{同期ICU使用抗菌药物治疗病例总数} \times 100\% \qquad （式8-83）$$

（5）Ⅰ类切口手术抗菌药物预防使用率：又称Ⅰ类切口预防使用抗菌药物比率，是指Ⅰ类切口手术预防使用抗菌药物人数占同期Ⅰ类切口手术人数的比例。计算公式为：

$$Ⅰ类切口手术抗菌药物预防使用率 = \frac{Ⅰ类切口手术预防使用抗菌药物人数}{同期Ⅰ类切口手术人数} \times 100\% \qquad （式8-84）$$

（6）药物不良反应报告例数：是指统计期内，正常剂量的药品用于预防、诊断、治疗疾病或调节生理功能时出现的有害的和与用药目的无关的反应的例数，包括门诊和住院药物不良反应报告例数之和。

3.诊断质量统计指标　诊断是指医生根据患者的病情，结合检查结果进行综合分析，对患者所患疾病的原因、部位、性质、损害程度等所作出的结论。诊断一般分为：一级诊断、二级诊断、三级诊断和四级诊断。一级诊断指病理诊断和细胞学诊断；二级诊断指根据各类检查、检验结果得出的诊断；三级诊断指临床诊断，包括门诊诊断、入院诊断、出院诊断、术前诊断和术后诊断等；四级诊断指推断。

（1）门诊与出院诊断符合人数：是指统计期内，所有出院诊断中任意一条诊断的ICD-10编码与门（急）诊诊断ICD-10编码类目一致且入院情况为"有"的人数。

（2）门诊与出院诊断符合率：是指统计期内，门诊与出院诊断符合人数占同期出院患者中有明确诊断人数的比率。计算公式为：

$$门诊与出院诊断符合率 = \frac{门诊与出院诊断符合人数}{同期出院人数 - 同期疑诊人数} \times 100\% \qquad （式8-85）$$

（3）门诊疑诊率：又称门诊待诊率，是指统计期内，门诊未作出肯定诊断人数占同期由门诊入院的出院人数的比率。计算公式为：

$$门诊疑诊率 = \frac{由门诊入院并未作出肯定诊断人数}{同期由门诊入院的出院人数} \times 100\% \qquad （式8-86）$$

（4）入院与出院诊断符合人数：是指统计期内，出院患者中入院诊断和出院诊断完全相符或基本符合的人数，即所有出院诊断中任意一条诊断的ICD-10编码与入院诊断ICD-10编码类目一致且入院情况为"有"的人数。

（5）入院与出院诊断符合率：是指统计期内，入院与出院诊断符合人数占同期出院患者中有明确诊断人数的比率。该指标是评价入院诊断正确程度的指标，也是衡量医疗质量的重要指标之一。计算公式为：

$$入院与出院诊断符合率 = \frac{入院与出院诊断符合人数}{同期出院人数 - 同期疑诊人数} \times 100\% \qquad (式8-87)$$

（6）病理诊断与临床诊断符合人次数：是指病理诊断结果与出院诊断结果相符的人次数。病理诊断与出院诊断符合的判别标准如下：

1）出院主要诊断为肿瘤，无论病理诊断为良性还是恶性，均视为符合。

2）出院主要诊断为炎症，无论病理诊断是特异性或非特异性感染，均视为符合。

3）病理诊断与出院诊断前3项诊断的其中之一相符，计为符合。

（7）病理诊断与临床诊断符合率：是指统计期内，病理诊断与临床诊断相符合人数占同期病理检查人数的比率。计算公式为：

$$病理诊断与临床诊断符合率 = \frac{病理诊断与临床诊断相符合人数}{同期病理检查人数} \times 100\% \qquad (式8-88)$$

（8）冰冻与石蜡诊断符合例数：又称术中快速诊断与石蜡诊断符合例数，是指统计期内，术中病理标本经过冰冻切片与该标本石蜡切片进行对照，两者诊断结果相符的标本例数。

（9）误诊率：是指统计期内，在临床诊断为某病的病例中，病理诊断否定为某病的病例数所占的比率。误诊是指把患者本次住院的主要疾病错误地诊断为另一种疾病，例如把卵巢囊肿扭转误诊为急性阑尾炎，或者将无病误诊为有病，即出现了临床诊断为"是"，而病理诊断为"否"的情况。误诊率的计算公式为：

$$误诊率 = \frac{临床误诊例数}{临床诊断与病理诊断符合例数 + 临床误诊例数} \times 100\% \qquad (式8-89)$$

（10）漏诊率：是指统计期内，在临床诊断中未诊断为某病，而在病理检查中被发现为某病的病例数占临床诊断与病理诊断符合例数以及漏诊数的总病例的比率。漏诊是指在临床诊断中未被发现，但之后由病理检查得到确诊的病例，或者患者患有一种以上疾病，由于临床诊断不全面而遗漏了其他疾病，且遗漏的疾病又比较重要，即出现了临床诊断为"否"，而病理诊断为"是"的情况。计算公式为：

$$漏诊率 = \frac{临床漏诊例数}{临床诊断与病理诊断符合例数 + 临床漏诊例数} \times 100\% \qquad (式8-90)$$

病理诊断与临床诊断符合率、误诊率和漏诊率可分病种计算，不仅可以反映诊断水平，还可为临床鉴别诊断提供依据。

（11）手术前后诊断符合率：指统计期内，出院患者手术前后诊断符合的人数占同期出院患者手术人数的比率，手术前后诊断符合的人数是指手术前诊断与手术后诊断一致的人数。经过手术治疗的病例，通过手术直接观察或病理切片检查，在手术后一般都能得到肯定的诊断。因此，该指标是评价手术科室诊断质量的重要依据。计算公式为：

$$手术前后诊断符合率 = \frac{手术前后诊断符合人数}{同期出院患者手术人数} \times 100\% \qquad (式8-91)$$

（12）入院3日确诊率：指统计期内，入院3日内得到确诊的出院人数占同期出院人数的比率。该指标是反映住院患者诊断及时性和准确性的重要指标。计算公式为：

$$入院3日确诊率 = \frac{入院后3日内确诊的出院人数}{同期出院人数} \times 100\% \qquad (式8-92)$$

4. 治疗质量统计指标   包括治愈率、好转率、病死率、麻醉死亡率、手术死亡率、产妇死亡率、新生儿死亡率等。

5. 手术质量指标

（1）术后非预期再手术率：又称非计划再手术率，是指统计期内，手术后非预期重返手术室再次手术人次数占同期住院手术人次数的比率。术后非预期再手术率是反映围手术期管理质量的重要指标。计算公式为：

$$术后非预期再手术率 = \frac{术后非预期再手术人次数}{同期住院手术人次数} \times 100\%$$ （式 8-93）

（2）Ⅰ类手术切口甲级愈合率：又称无菌切口甲级愈合率，是指统计期内，Ⅰ类手术切口中甲级愈合例数所占的比重。计算公式为：

$$Ⅰ类手术切口甲级愈合率 = \frac{Ⅰ类手术切口甲级愈合例数}{同期Ⅰ类手术切口例数} \times 100\%$$ （式 8-94）

（3）Ⅰ类手术切口感染率：又称无菌切口感染率或Ⅰ类手术切口丙级愈合率，是指统计期内，Ⅰ类手术切口中丙级愈合例数所占的比重。该指标是反映手术质量的重要指标。计算公式为：

$$Ⅰ类手术切口感染率 = \frac{Ⅰ类手术切口丙级愈合例数}{同期Ⅰ类手术切口例数} \times 100\%$$ （式 8-95）

（4）手术并发症发生率：是指统计期内，发生手术并发症例数占同期手术总例数的比率。手术并发症是指在应用手术治疗某一种原发病的过程中，由于手术创伤的打击，机体抵御疾病能力减退，或其他由手术所带来的身体综合因素改变，使机体遭受新的损害，如败血症、切口感染、出血或血肿、肺栓塞、呼吸衰竭、伤口裂开、深静脉血栓、穿孔、坏死、水肿、吻合口瘘、神经麻痹，甚至组织器官的损伤等。如果手术中不按常规操作或由于没有预料到的组织变异畸形而损伤神经、血管、脏器者不算手术并发症，属于医疗差错或医疗事故。计算公式为：

$$手术并发症发生率 = \frac{手术并发症发生人数}{同期手术人数} \times 100\%$$ （式 8-96）

这一指标可根据具体并发症以及手术操作类型分别计算，主要监测的手术并发症指标有：

1）手术患者手术后肺栓塞发生例数和发生率。

2）手术患者手术后深静脉血栓发生例数和发生率。

3）手术患者手术后败血症发生例数和发生率。

4）手术患者手术后出血或血肿发生例数和发生率。

5）手术患者手术伤口裂开发生例数和发生率。

6）手术患者手术后猝死发生例数和发生率。

7）手术患者手术后呼吸衰竭发生例数和发生率。

8）手术患者手术后生理/代谢紊乱发生例数和发生率。

9）与手术/操作相关感染发生例数和发生率。

10）手术过程中异物遗留发生例数和发生率。

11）手术患者肺部感染与肺功能不全发生例数和发生率。

12）手术意外穿刺伤或撕裂伤发生例数和发生率。

13）手术后急性肾衰竭发生例数和发生率。

14）各系统/器官术后并发症发生例数和发生率。

15）植入物的并发症发生例数和发生率。

16）移植的并发症发生例数和发生率。

17）断肢再植和截肢的并发症发生例数和发生率。

18）介入操作与手术后患者其他并发症发生例数和发生率。

19）新生儿产伤发生例数和发生率。

20）阴道分娩产妇分娩或产褥期并发症发生例数和发生率。

21）剖宫产分娩产妇分娩或产褥期并发症发生例数和发生率。

22）血液透析所致并发症发生例数和发生率。

（5）手术异物遗留发生例数：是指统计期内，手术中意外遗留异物于患者体腔或手术伤口中的例数，不包括留置的假体装置和植入物。

（6）手术异物遗留发生率：是指统计期内，手术异物遗留发生次数占同期住院手术人次数的比率。计算公式为：

$$手术异物遗留发生率 = \frac{手术异物遗留发生次数}{同期住院手术人次数} \times 100\% \qquad （式8-97）$$

（7）手术后非计划二次气管插管率：是指统计期内，患者术后气管插管拔除6h内，非计划再次行气管插管术的患者数占同期术后气管插管拔除患者数的比例。计算公式为：

$$手术后非计划二次气管插管率 = \frac{气管插管拔除6h内非计划二次气管插管人数}{同期术后气管插管拔除人数} \times 100\% \qquad （式8-98）$$

（8）手术死亡率：是指统计期内，在手术中和手术后10日内死亡的人数占同期手术人数的比率。计算公式为：

$$手术死亡率 = \frac{在手术中或手术后10日内死亡人数}{同期手术人数} \times 100\% \qquad （式8-99）$$

（9）单病种术后10日内死亡率：是指统计期内，某病种手术后10日内死亡人数占同期该病种手术人数的比重。计算公式为：

$$单病种术后10日内死亡率 = \frac{某病种手术后10日内死亡人数}{同期该病种手术人数} \times 100\% \qquad （式8-100）$$

6. 压疮跌倒类指标

（1）住院患者压疮发生人次数：是指统计期内，住院患者发生压疮的人次数，按实际发生数统计，不同部位分别计数。

（2）住院患者压疮发生率：是指统计期内，患者住院期间发生压疮人数占同期住院患者人数的比率。不同部位分别计算。计算公式为：

$$住院患者压疮发生率 = \frac{住院患者压疮发生人数}{同期住院患者人数} \times 100\% \qquad （式8-101）$$

（3）某部位压疮发生率：是指统计期内，患者住院期间某部位压疮发生的人次数占同期住院患者压疮风险评估为高风险者住院总床日的比率。按实际发生部位分别计算，计算公式为：

$$某部位压疮发生率 = \frac{住院期间某部位压疮发生人次数}{同期住院患者压疮风险评估为高风险者住院总床日} \times 100\% \qquad （式8-102）$$

（4）多处压疮发生率：是指统计期内，患者住院期间发生2处及以上部位压疮的人数占同期住院患者发生压疮人数的比率。计算公式为：

$$多处压疮发生率 = \frac{患者住院期间发生2处及以上部位压疮的人数}{同期住院患者发生压疮的人数} \times 100\% \qquad （式8-103）$$

（5）发生压疮的出院患者人数：是指统计期内，出院患者中在住院期间发生压疮的人数，按实际发生数统计。

（6）患者入院前已有压疮率：是指统计期内，患者入院前已有 1 处或多处压疮的人数占同期住院患者人数的比率。计算公式为：

$$患者入院前已有压疮率 = \frac{患者入院前已有 1 处或多处压疮人数}{同期住院患者人数} \times 100\% \qquad （式 8\text{-}104）$$

（7）重症监护病房患者压疮发生率：又称 ICU 患者压疮发生率，是指统计期内，入住重症监护病房患者压疮发生人数占同期入住重症监护病房患者人数的比率。计算公式为：

$$重症监护病房患者压疮发生率 = \frac{重症监护病房患者压疮发生人数}{同期入住重症监护病房患者人数} \times 100\% \qquad （式 8\text{-}105）$$

（8）住院患者跌倒（坠床）发生率：是指统计期内，住院患者发生跌倒（坠床）事件数（包括造成或未造成伤害的）与同期住院患者人日数的千分比。计算公式为：

$$住院患者跌倒（坠床）发生率 = \frac{住院患者发生跌倒（坠床）事件数}{同期住院患者人日数} \times 1\,000‰ \qquad （式 8\text{-}106）$$

（9）高危患者跌倒（坠床）发生率：是指统计期内，高危患者发生跌倒（坠床）事件数（包括造成或未造成伤害的）占入院风险评估为高危患者人数的比率。住院患者根据跌倒风险评估，确定评分后各评分区间的人数。根据美国卫生保健与研究组织所（AHCPR）推荐，根据近 3 个月有无跌倒、多于 1 个疾病的诊断、步行是否需要帮助、步态是否平稳及精神状态等项目，对患者住院时进行跌倒风险评估，亦称 Morse 跌倒评估。住院年龄 <14 岁或 >70 岁、孕妇、意识障碍患者和行动不便患者等入院时，需进行跌倒风险评估。评分<25 分为低风险，25～45 分为中风险，>45 分为高风险。计算公式为：

$$高危患者跌倒（坠床）发生率 = \frac{高危患者发生跌倒（坠床）事件数}{入院风险评估为高危患者人数} \times 100\% \qquad （式 8\text{-}107）$$

7. 医疗质量综合指数分析　医疗质量综合指数评价是选取反映医疗质量的统计指标体系，并且给出每个指标在医疗质量评价中的权重。然后根据下列公式计算医疗质量综合指数 U 值：当 $U<1$ 时，表明医疗质量未达到预期水平；当 $U \geqslant 1$ 时，表明医疗质量达到或超过预期水平。以某医院 2019 年医疗质量综合评价计算为例，见表 8-8。

$$U = \sum \frac{实际值}{期望值} \times 加权系数 \qquad （式 8\text{-}108）$$

表 8-8　某医院 2019 年医疗质量综合评价计算表

医疗质量指标	实际值	期望值	加权系数	$U=$（实际值 / 期望值）× 加权系数
入院与出院诊断符合率 /%	97.20	95.00	0.15	0.153 5
入院三日确诊率 /%	96.80	95.00	0.10	0.101 9
治愈率 /%	81.70	80.00	0.10	0.102 1
住院危重患者抢救成功率 /%	87.00	84.00	0.15	0.155 4
平均病床周转次数 / 次	16.50	17.00	0.15	0.145 6
病床使用率 /%	94.00	93.00	0.10	0.101 1
出院者平均住院日 / 天 *	19.80	20.00	0.10	0.101 0
出院者平均每日医疗费用 / 元 *	48.70	50.00	0.15	0.154 0
合计	—	—	1.00	1.014 6

注：* 表示低优指标，计算结果应取实际值与期望值之比的倒数。

表 8-8 的计算结果表明：该医院 2019 年的医疗质量综合指数 $U=1.014\,6>1$，说明该医院 2019 年的医疗质量达到了预期目标。

（二）ICU 质量监测指标

1. **非计划转入 ICU 率** 是指统计期内，非早期预警转入或在开始麻醉诱导前并无术后转入重症监护病房（ICU）的计划而术中或术后决定转入 ICU 的患者数，占同期转入 ICU 患者总数的比率。计算公式为：

$$非计划转入 ICU 率 = \frac{非计划转入 ICU 患者数}{同期转入 ICU 患者总数} \times 100\% \qquad （式 8-109）$$

2. **转出 ICU 后 48h 内重返率** 是指统计期内，转出 ICU 后 48h 内重返的患者数占同期转出 ICU 患者总数的比率。计算公式为：

$$转出 ICU 后 48h 内重返率 = \frac{转出 ICU 后 48h 内重返的患者数}{同期转出 ICU 患者总数} \times 100\% \qquad （式 8-110）$$

3. **ICU 人工气道脱出例数** 又称重症监护病房患者人工气道脱出例数，是指统计期内，入住 ICU 患者发生人工气道脱出的例数。

4. **ICU 非计划气管插管拔管率** 是指统计期内，ICU 患者中非计划气管插管拔管例数占同期 ICU 患者气管插管拔管总例数的比率。

$$ICU 非计划气管插管拔管率 = \frac{ICU 非计划气管插管拔管例数}{同期 ICU 患者气管插管拔管总例数} \times 100\% \qquad （式 8-111）$$

5. **ICU 呼吸机相关肺炎（VAP）发生率** 是指 VAP 发生例数占同期 ICU 患者有创机械通气总天数的比率。单位：例 / 千机械通气日。计算公式为：

$$ICU 呼吸机相关肺炎发生率 = \frac{ICU 呼吸机相关肺炎发生例数}{同期 ICU 患者有创机械通气总天数} \times 1\,000‰ \qquad （式 8-112）$$

6. **ICU 导尿管相关尿路感染（CAUTI）发生率** 是指统计期内，ICU 病房收治的患者中，发生留置导尿管相关尿路感染例数占同期 ICU 患者留置导尿管总天数的比率。单位：例 / 千导尿管日。计算公式为：

$$ICU 导尿管相关尿路感染发生率 = \frac{ICU 导尿管相关尿路感染例数}{同期 ICU 患者留置导尿管的总天数} \times 1\,000‰ \qquad （式 8-113）$$

7. **ICU 血管内导管相关血流感染（CRBSI）发生率** 是指 CRBSI 发生例数占同期 ICU 患者血管内导管留置总天数的比率。单位：例 / 千导管日。计算公式为：

$$ICU 血管内导管相关血流感染发生率 = \frac{ICU 血管内导管相关血流感染发生例数}{同期 ICU 患者血管内导管留置总天数} \times 1\,000‰ \qquad （式 8-114）$$

（三）医院感染质量监测指标

1. **医院感染人次数** 是指统计期内，患者入院 48h 后，发生新的入院时不存在的感染的次数。医院感染是指住院患者在医院内获得的感染，如果新的感染属于传染病，则以患者入院后超过该传染病的平均潜伏期发病才计为医院感染，一名患者多部位感染或多次感染，按实际感染部位数或次数统计。

2. **医院感染人数** 是指统计期内，患者入院 48h 后，发生新的入院时不存在的感染的人数。如果新的感染属于传染病，则以患者入院后超过该传染病的平均潜伏期发病才计为医院感染。一名患者多部位感染或多次感染仅计 1 人。

3. **医院感染现患率**　是指统计期内,确定时间段或时间点住院患者中医院感染患者(例次)数占同期住院患者总人数的比率。

$$医院感染现患率 = \frac{确定时间段或时间点住院患者中医院感染患者(例次)数}{同期住院患者总人数} \times 100\% \qquad (式 8\text{-}115)$$

4. **医院感染率**　又称出院患者医院感染率,是指统计期内,出院患者中,发生医院感染的人数所占的比率。计算公式为:

$$医院感染率 = \frac{医院感染人数}{同期出院人数} \times 100\% \qquad (式 8\text{-}116)$$

5. **多重耐药菌感染发现率**　是指统计期内,多重耐药菌感染患者(例次)数与同期住院患者总数的比率。多重耐药菌主要包括:耐碳青霉烯类肠杆菌科细菌(CRE)、耐甲氧西林金黄色葡萄球菌(MRSA)、耐万古霉素肠球菌(VRE)、耐碳青霉烯鲍曼不动杆菌(CRABA)、耐碳青霉烯铜绿假单胞菌(CRPAE)。计算公式为:

$$多重耐药菌感染发现率 = \frac{多重耐药菌感染患者(例次)数}{同期住院患者总数} \times 100\% \qquad (式 8\text{-}117)$$

6. **多重耐药菌检出率**　是指统计期内,多重耐药菌检出菌株数与同期该病原体检出菌株总数的比率。计算公式为:

$$多重耐药菌检出率 = \frac{多重耐药菌检出菌株数}{同期该病原体检出菌株总数} \times 100\% \qquad (式 8\text{-}118)$$

7. **血管内导管相关血流感染发病率**　是指统计期内,住院患者使用血管内导管新发血管内导管相关血流感染的发病频率。单位:例/千导管日。计算公式为:

$$血管内导管相关血流感染发病率 = \frac{血管内导管相关血流感染(例次)数}{同期患者使用血管内导管留置总天数} \times 1\,000\text{‰} \qquad (式 8\text{-}119)$$

8. **导尿管相关尿路感染发病率**　是指统计期内,住院患者使用导尿管新发导尿管相关尿路感染的发病频率。单位:例/千导尿管日。计算公式为:

$$导尿管相关尿路感染发病率 = \frac{导尿管相关尿路感染(例次)数}{同期患者使用导尿管留置总天数} \times 1\,000\text{‰} \qquad (式 8\text{-}120)$$

9. **呼吸机相关肺炎发病率**　是指统计期内,住院患者使用呼吸机新发呼吸机相关肺炎的发病频率。单位:例/千机械通气日。计算公式为:

$$呼吸机相关肺炎发病率 = \frac{呼吸机相关肺炎(例次)数}{同期患者使用呼吸机总天数} \times 1\,000\text{‰} \qquad (式 8\text{-}121)$$

（四）麻醉质量监测指标

1. **手术患者麻醉并发症发生人次数**　是指统计期内,手术患者因实施麻醉而发生并发症的人次数,包括不同麻醉方法导致的各种并发症。临床麻醉并发症有多种类型,不同的麻醉方法有不同的并发症,主要发生在呼吸系统、循环系统和中枢神经系统。

2. **麻醉意外死亡人数**　是指统计期内,手术患者麻醉进行过程中,因患者病情、设备和其他因素导致麻醉意外死亡的人数。

3. **麻醉死亡率**　是指统计期内,直接因麻醉意外死亡的人数占同期接受麻醉患者人数的比例。计算公式为:

$$麻醉死亡率 = \frac{直接因麻醉意外死亡人数}{同期接受麻醉的患者人数} \times 100\% \qquad (式 8\text{-}122)$$

4. 麻醉开始后手术取消率　是指统计期内,麻醉医师开始给予患者麻醉药物后,手术开始前取消的手术例数占同期麻醉总数的比例。计算公式为:

$$麻醉开始后手术取消率 = \frac{麻醉开始后手术开始前手术取消的例数}{同期麻醉总数} \times 100\% \qquad (式8-123)$$

5. 麻醉开始后24h内心脏停搏率　是指统计期内,麻醉开始后24h内心脏停搏患者例数占同期麻醉患者总数的比例。患者心脏停搏原因包括患者自身病情严重、手术、麻醉以及其他任何因素。计算公式为:

$$麻醉开始后24h内心脏停搏率 = \frac{麻醉开始后24h内心脏停搏患者例数}{同期麻醉患者总数} \times 100\% \qquad (式8-124)$$

6. 麻醉期间严重过敏反应发生率　是指统计期内,麻醉期间各种原因导致的严重过敏反应发生例数占同期麻醉总例数的比例。严重过敏反应包括发生循环衰竭或严重气道反应(痉挛、水肿)、明显皮疹、需要使用肾上腺素治疗的过敏反应等。计算公式为:

$$麻醉期间严重过敏反应发生率 = \frac{麻醉期间严重过敏反应发生例数}{同期麻醉总例数} \times 100\% \qquad (式8-125)$$

7. 术中自体血输注率　是指统计期内,在麻醉中接受400ml及以上自体血(包括自体全血及自体血红细胞)输注患者数占同期麻醉中接受400ml及以上输血治疗的患者总数的比例。计算公式为:

$$术中自体血输注率 = \frac{麻醉中接受400ml及以上自体血输注患者数}{同期麻醉中接受400ml及以上输血治疗的患者总数} \times 100\% \qquad (式8-126)$$

(五)重点专业质量指标

为进一步加强医疗质量管理,规范临床诊疗行为,促进医疗服务的标准化、同质化,2015—2021年国家卫生健康行政部门相继出台了一系列针对重点专业制定的医疗质量控制指标。医疗机构需要按填报要求和时间通过国家医疗质量管理与控制信息网定期上报各项质量指标。主要包括:

(1)《急诊专业医疗质量控制指标(2015年版)》

(2)《麻醉专业医疗质量控制指标(2015年版)》

(3)《重症医学专业医疗质量控制指标(2015年版)》

(4)《临床检验专业医疗质量控制指标(2015年版)》

(5)《病理专业医疗质量控制指标(2015年版)》

(6)《医院感染管理质量控制指标(2015年版)》

(7)《住院病案首页数据质量管理与控制指标(2016年版)》

(8)《产科专业医疗质量控制指标(2019年版)》

(9)《呼吸内科专业医疗质量控制指标(2019年版)》

(10)《神经系统疾病医疗质量控制指标(2020年版)》

(11)《肾病专业医疗质量控制指标(2020年版)》

(12)《护理专业医疗质量控制指标(2020年版)》

(13)《药事管理专业医疗质量控制指标(2020年版)》

(14)《病案管理质量控制指标(2021年版)》

(15)《心血管系统疾病相关专业医疗质量控制指标(2021年版)》

上述质量控制指标主要包括人员配置及具有专业特性的医疗质量指标,绝大多数指标来自病案,有些专业还包括出院后随访的数据。根据不同指标的特点采取不同的数据收集形式。

手工采集:设计原始登记表,人工进行登记。

计算机采集：在各业务系统梳理或新增数据源，填入或接入病案首页附页，包括住院电子病历系统、门诊医师工作站等。

数据定期采集入病案统计系统，统一汇总上报。各重点专业质量指标可以为质量管理部门有针对性地进行质量控制提供数据，实现对各专业医疗质量的精准评价和监管。

（六）单病种（术种）质量控制指标

单病种（术种）质量管理与控制是以病种为管理单元，通过构建基于病种诊疗全过程的质量控制指标和评价体系进行医疗质量管理，以规范临床诊疗行为、持续改进医疗质量和医疗安全的管理方法。国家卫生健康行政部门于 2009 年开始要求各医疗机构通过国家单病种质量监测平台定期进行上报，至 2020 年先后发布了 3 批 51 个病种，覆盖了恶性肿瘤、心血管疾病、神经系统疾病、呼吸系统疾病及儿童白血病等严重危害人民群众健康的常见病、多发病，并在眼科、口腔等社会办医活跃的领域选取了有代表性的病种进行质控管理。

单病种质量控制指标有明确的疾病和手术编码界定，主要从质量控制和资源消耗两个维度对各单病种诊疗过程中的关键环节进行详细质量监测。资源消耗部分可以通过住院病案首页信息进行采集，而质量控制指标的采集是对临床诊疗过程的质量监测，数据采集难度比较大。因此，信息化程度不高或病种涉及较少的医院，可以采用手工登记，手工上报国家单病种质量监测平台。对于信息化程度高或病种涉及多的医院：①在医院信息系统增加设置质量监测信息点，新增数据源；②通过信息接口，实现国家单病种质量监测平台的自动上报。

1. 监测病种　急性心肌梗死、急性心力衰竭、社区获得性肺炎（成人）、缺血性脑卒中/脑梗死、髋（膝）关节置换术、冠状动脉旁路移植术、围手术期预防感染、社区获得性肺炎（儿童）、剖宫产术、慢性阻塞性肺疾病（急性加重期住院）、围手术期预防深静脉血栓栓塞、重症监护病房预防深静脉血栓等。

2. 监测指标　对于每个病种的每一项指标的设置理由、指标类型、表达方面、信息采集范围、分子与分母、排除病例、信息分析流程图等内容，可参见 2015 年科学技术文献出版社出版的《特定（单）病种质量管理手册》。

（七）重点医疗技术临床应用质量控制指标

2009 年，卫生部印发《医疗技术临床应用管理办法》，对医疗技术临床应用实行分类、分级管理，明确将医疗技术分为三类，对第二类、第三类医疗技术实施准入管理。为贯彻落实国务院行政审批制度改革要求，原国家卫生与计划生育委员会印发了《关于取消第三类医疗技术临床应用准入审批有关工作的通知》，同时明确了医疗技术负面清单分为"禁止类技术"和"限制类技术"，提出了限制类技术分类原则和 15 个限制类技术项目，形成了《造血干细胞移植技术管理规范（2017 年版）》等 15 个"限制临床应用"医疗技术管理规范和质量控制指标。明确了医疗机构及其医师开展造血干细胞移植技术等 15 个"限制临床应用"医疗技术应当满足的基本条件，包括：对医疗机构的基本要求、对人员的基本要求、对技术管理的基本要求和培训管理要求。同时，明确了造血干细胞移植技术等 15 个"限制临床应用"医疗技术的医疗质量控制指标。拟开展限制临床应用医疗技术的医疗机构应当具备上述条件方可开展，并按照要求参加医疗技术的质量控制工作。2020 年又新增了肝脏、肾脏、心脏、肺脏移植技术的医疗质量控制指标。具体包括：

（1）《造血干细胞移植技术临床应用质量控制指标（2017 年版）》

（2）《同种胰岛移植技术临床应用质量控制指标（2017 年版）》

（3）《同种异体运动系统结构性组织移植技术临床应用质量控制指标（2017 年版）》

（4）《同种异体角膜移植技术临床应用质量控制指标（2017 年版）》

（5）《同种异体皮肤移植技术临床应用质量控制指标（2017 年版）》

（6）《性别重置技术临床应用质量控制指标（2017 年版）》

（7）《质子和重离子加速器放射治疗技术临床应用质量控制指标（2017 年版）》

（8）《放射性粒子植入治疗技术临床应用质量控制指标（2017 年版）》

（9）《肿瘤深部热疗和全身热疗技术临床应用质量控制指标（2017 年版）》

（10）《肿瘤消融治疗技术临床应用质量控制指标（2017 年版）》

（11）《心室辅助技术临床应用质量控制指标（2017 年版）》

（12）《人工智能辅助诊断技术临床应用质量控制指标（2017 年版）》

（13）《人工智能辅助治疗技术临床应用质量控制指标（2017 年版）》

（14）《颅颌面畸形颅面外科矫治技术临床应用质量控制指标（2017 年版）》

（15）《口腔颌面部肿瘤颅颌联合根治技术临床应用质量控制指标（2017 年版）》

（16）《肝脏移植技术医疗质量控制指标（2020 年版）》

（17）《肾脏移植技术医疗质量控制指标（2020 年版）》

（18）《心脏移植技术医疗质量控制指标（2020 年版）》

（19）《肺脏移植技术医疗质量控制指标（2020 年版）》

对于开展了上述技术的医院，应按要求及时准确填报相关信息。

三、医疗质量统计指标资料来源

2011 年 12 月卫生部颁发了第三版住院病案首页，各医疗机构可以根据各统计上报的要求，在第三版住院病案首页的基础上设计住院病案首页附页，以达到完成医疗质量统计数据采集的目的。

住院病案首页附页应加载到医院电子病历系统的住院病案首页之后，患者出院时由医护人员及时完成，并通过医院网络传送到病案信息管理系统中，由病案信息统计人员定期生成医疗质量统计报表。某医院住院病案首页附页参考式样见表 8-9。

表 8-9　住院病案首页附页参考式样

_____医院（机构代码：_____）

住院病案首页（附页）

（医疗质量管理用）

科室：　　　　病案号：　　　　床号：　　　　姓名：　　　　性别：　　　　年龄：

一、出院时医生填写

是否再入院患者　□ 1. 是　2. 否
是否属出院后 31 天内再入院□ 1. 是　2. 否
本次住院与上次出院间隔_____天
再入院原因　□ 1. 与上次同一疾病　2. 其他疾病
入院病情分级　　□ 1. 病危　2. 病重　3. 一般
入院转入医疗机构名称_____
主要诊断疗效　□ 1. 治愈　2. 好转　3. 未愈　4. 死亡　9. 其他
诊断符合情况　□ 0. 未做　1. 符合　2. 不符合　9. 不肯定
门诊与出院 □　入院与出院 □　术前与术后 □　临床与病理 □　放射与病理 □
抢救情况：抢救____次　　成功____次
输液情况 □ 1. 有　2. 无　输液反应 □ 1. 有　2. 无
输血情况 □ 1. 有　2. 无　输血反应 □ 1. 有　2. 无
红细胞_____单位　血小板_____袋　血浆_____ml　　全血____ml
自体血回输____ml　其他____ml

续表

24h 内输血量是否 >1 600ml □ 1. 是   2. 否

护理情况：特级护理＿＿＿天   一级护理＿＿＿天   二级护理＿＿＿天

三级护理＿＿＿天

危重病例 □ 1. 是   2. 否   疑难病例 □ 1. 是   2. 否

手术、治疗、检查、诊断为本院第一例 □ 1. 是   2. 否

随诊 □ 1. 是   2. 否   随诊期限＿＿＿周＿＿＿月＿＿＿年

临床路径病例 □ 1. 是   2. 否

单病种质量控制病例 □ 1. 是   2. 否

是否手术患者 □ 1. 是   2. 否   是否介入手术 □ 1. 是   2. 否

手术开始时间   结束时间   手术持续＿＿＿＿＿＿小时

手术性质   □ 1. 择期   2. 急诊

手术类别   □ 1. 浅层组织手术   2. 深部组织手术   3. 器官手术   4. 腔隙内手术

开展手术是否为新技术新项目 □ 1. 是   2. 否

麻醉开始时间   结束时间

麻醉分级   □ 1. 1 级   2. 2 级   3. 3 级   4. 4 级   5. 5 级   6. 级

麻醉并发症

手术风险分级 □ 1. 0 级   2. 1 级   3. 2 级   4. 3 级

是否有附带手术 □ 1. 是   2. 否

术后是否有并发症   □ 1. 有   2. 无   出血量＿＿＿＿＿＿＿＿ml

手术部位是否感染   □ 1. 是   2. 否

     感染部位   □ 1. 切口浅部感染   2. 切口深部感染   3. 器官感染   4. 腔隙感染

术前是否预防使用抗菌药物 □ 1. 是   2. 否

     预防性用药类别 □ 1. 一、二代头孢菌素   2. 其他类抗菌药物

     术前预防用抗菌药物时间 □ 1. 术前半小时   2. 术前 1h   3. 术前 2h

     术中追加第二剂抗菌药物原因 □ 1. 术中出血量 ≥1 500ml   2. 手术时间超过 3h

术后是否预防使用抗菌药物 □ 1. 是   2. 否

     术后预防用抗菌药物时间 □ 1. 小于 24h   2. 24～48h   3. >48～72h   4. 大于 72h[＿＿＿h]

术中冰冻检查 □   1. 是   2. 否

有无再手术计划 □ 1. 有   2. 无

非计划再手术 □   1. 是（并发手术、医源性手术、非预期手术）   2. 否

手术冰冻与石蜡病理诊断符合情况 □ 0. 未做   1. 符合   2. 不符合

术前诊断与术后病理诊断符合情况 □ 0. 未做   1. 符合   2. 不符合

手术过程中是否有异物遗留 □ 1. 是   2. 否

是否院内感染 □ 1. 是   2. 否

     医院感染＿＿＿次   医院感染名称   病原菌名称

是否使用中心静脉置管 □ 1. 是   2. 否

     使用中心静脉置管＿＿＿天

     是否发生使用中心静脉置管相关血流感染 □ 1. 是   2. 否

是否使用留置导尿管 □ 1. 是   2. 否

     使用留置导尿管＿＿＿天

     是否发生留置导尿管相关泌尿系感染 □ 1. 是   2. 否

是否血液透析   □ 1. 是   2. 否

     血液透析＿＿＿天

     是否发生血液透析相关的血液感染 □ 1. 是   2. 否

是否使用呼吸机   □ 1. 是   2. 否

     使用呼吸机＿＿＿h

     是否发生使用呼吸机相关肺炎感染 □ 1. 是   2. 否

续表

是否抗菌药物治疗 □ 1. 是　2. 否
是否预防性使用 □ 1. 是　2. 否
治疗用药方案 □ 1. 单独　2. 联合
使用治疗　____天
抗菌药物名称　种类Ⅰ　　　　　　种类Ⅱ　　　　　种类Ⅲ
是否特殊级抗菌药物 □ 1. 是　2. 否
有无会诊记录 □ 1. 有　2. 无
是否有病原学检测 □ 1. 有　2. 无
病原学检测标本　□ 1. 血液　2. 痰液　3. 大便　4. 尿液　5. 其他
微生物检测结果　□ 1. 葡萄球菌　2. 大肠杆菌　3. 其他
是否有医源性伤害 □ 1. 有　2. 无
医源性伤害类型
是否死亡 □ 1. 是　2. 否
死亡原因 □ 1. 用药错误　2. 术后并发症　3. 麻醉死亡

二、ICU 转出前填写

进入时间　　　　　　　退出时间　　　　　　第____次入住
ICU 类型：(ICU/CCU/SICU/NICU/RICU)
再次入住是否属计划入住 □ 1. 是　2. 否　　　　患者是否在 ICU 期死亡 □ 1. 是　2. 否
非预期 24/48h 重返情况 □ 1. 是　进入时间(精确时间)　退出时间(精确时间)　2. 否
是否使用呼吸机 □ 1. 是　2. 否
使用呼吸机____天
使用呼吸机下抬高床头部≥30°(每天2次)____天
是否发生使用呼吸机相关肺炎感染 □ 1. 是　2. 否
是否使用中心静脉置管 □ 1. 是　2. 否
使用中心静脉置管____天　是否发生管路滑脱　□ 1. 是　2. 否
是否再插入　□ 1. 是　2. 否
是否发生使用中心静脉置管相关血流感染 □ 1. 是　2. 否
是否使用留置导尿管 □ 1. 是　2. 否
使用留置导尿管____天　是否发生管路滑脱　□ 1. 是　2. 否
是否再插入　□ 1. 是　2. 否
是否发生留置导尿管相关泌尿系感染 □ 1. 是　2. 否
是否 APACHEⅡ 评分 □ 1. 是　2. 否
APACHEⅡ 评分____分　是否死亡 □ 1. 是　2. 否　是否压疮 □ 1. 是　2. 否
是否发生人工气道脱出 □ 1. 是　2. 否
ICU 期间使用设备情况：
设备/器械名称　　　　　开始时间(精确时间)　　　　结束时间(精确时间)
使用期间是否发生相关感染 □ 1. 是　2. 否

三、压疮患者出院时护士填写

压疮发生日：□ 1. 工作日　2. 周末　3. 节假日　具体发生或发现时间____(精确时间)
压疮危重程度评分____分
压疮来源类型 □ 1. 入院前已有压疮　2. 住院期间发生压疮
压疮发生部位
入院时评估为高风险患者 □ 1. 是　2. 否

四、跌倒、坠床、烫伤、呕吐物吸入所致的窒息患者出院时护士填写

> 1. 发生日：□ 1. 工作日　2. 周末　3. 节假日　具体发生或发现时间＿＿＿（精确时间）
> 跌倒/坠床危重程度评分＿＿＿＿分
> 跌倒原因　　　　　　　　　　跌倒造成伤害程度
> 入院时评估为高风险患者 □ 1. 是　2. 否　　再次发生跌倒 □ 1. 是　2. 否
> 2. 发生日：□ 1. 工作日　2. 周末　3. 节假日　具体发生或发现时间＿＿＿（精确时间）
> 烫伤：□ 1. 是　2. 否
> 烫伤严重程度
> 3. 发生日：□ 1. 工作日　2. 周末　3. 节假日　具体发生或发现时间＿＿＿（精确时间）
> 呕吐物吸入窒息：□ 1. 是　2. 否
> 呕吐物吸入窒息伤害严重程度为死亡/脑缺血致植物人：□ 1. 是　2. 否
> 4. 其他意外伤害：□ 1. 是　2. 否
> 伤害严重程度为死亡/失能：□ 1. 是　2. 否

五、产科患者出院时护士填写

> 产科患者是否发生产伤 □ 1. 是　2. 否
> 分娩方式□ 1. 器械辅助分娩　2. 非器械辅助分娩
> 活产婴儿＿＿＿个　　　　新生儿是否发生产伤□ 1. 是　2. 否

四、医疗质量统计指标网络直报

（一）医疗质量监测系统

根据《卫生部医管司关于开展医院质量监测评价工作的通知》（卫医管评价便函〔2012〕105 号）精神，要求三级医院完善医院信息系统（HIS），完成与原卫生部医院质量监测系统（HQMS）的对接，从而实现医疗质量与安全监测指标的自动采集和自动上报，建立医院工作及其质量的常态监测机制。医院质量监测系统具体上报方法参见《医院质量监测网络直报工作手册》。

（二）单病种质量管理与控制平台

根据 2020 年 7 月国家卫生健康委员会发布的《国家卫生健康委办公厅关于进一步加强单病种质量管理与控制工作的通知》（国卫办医函〔2020〕624 号）精神，要求各医疗机构登录国家医疗质量管理与控制信息网中的"单病种质量管理与控制平台"，按照操作说明，报送相关数据信息。

第五节　病案信息统计分析方法

统计分析方法是医院临床、教学、科研和管理的有力工具，利用病案信息进行循证管理和决策离不开统计方法的支持。本节围绕病案信息挖掘最常用的统计分析方法进行阐述。

一、相关分析

在医学研究和管理实践中经常需要分析两个变量之间的关系，如血压与年龄、治疗效果与住院天数之间是否存在联系，联系程度，这就涉及相关分析。

（一）概述

1. 相关的概念　相关（correlation）是指两种现象或事物之间存在着不严格对应的依存关系。

2. 相关关系的分类

（1）按照相关程度的不同，分为完全相关、不相关和不完全相关。

1）完全相关（completely correlation）：是指一个变量数值的变化完全取决于另一个变量，即两个变量之间存在严格的函数关系。

2）不相关（zero correlation）：是两个变量之间彼此互不影响，两个变量的数值发生变化时相互独立。

3）不完全相关（incompletely correlation）：介于完全相关与不相关之间的相关关系。

（2）按照相关形式的不同，分为线性相关和非线性相关。

1）线性相关（linear correlation）：又称直线相关，即当一个变量变动时，另一个变量随之发生大致均等的变动。观察点的分布近似地表现为一条直线。

2）非线性相关（nonlinear correlation）：又称曲线相关，即一个变量随着另一个变量的变化发生不均等的变化。观察点的分布近似地表现为一条曲线，如抛物线、指数曲线等。

（3）按照相关现象变化的方向不同，分为正相关和负相关。

1）正相关（positive correlation）：一个变量的数值增加或减少时，另一变量的数值也随之增加或减少的相关关系。

2）负相关（negative correlation）：一个变量的数值增加或减少时，另一变量的数值随之减少或增加的相关关系。

（4）按照相关关系涉及变量的多少，分为单相关、复相关和偏相关。

1）单相关（simple correlation）：又称一元相关，指两个变量之间相关关系。

2）复相关（multiple correlation）：又称多元相关，指三个或三个以上变量之间的相关关系。

3）偏相关（partial correlation）：指在一个变量与两个或两个以上的变量相关的条件下，假定其他变量不变时，其中两个变量的相关关系。

（二）相关关系的识别

1. **绘制散点图**　将所研究变量的观察值以散点的形式绘制在相应的坐标中，通过散点呈现出的特征来判断变量之间是否存在相关关系，以及相关的方向、形式和程度等。

2. **计算相关系数**　相关系数是用于反映两个变量之间相关关系密切程度的统计指标。相关系数用 r 表示，其基本公式为：

$$r = \frac{\sum (X - \overline{X})(Y - \overline{Y})}{\sqrt{\sum (X - \overline{X})^2} \sqrt{\sum (Y - \overline{Y})^2}}$$

（式 8-127）

相关系数的取值在 $[-1, +1]$ 的区间内。当 $r>0$ 时，表示两变量正相关；$r<0$ 时，两变量为负相关；当 $|r|=1$ 时，表示两变量为完全线性相关；当 $r=0$ 时，表示两变量间无线性相关关系；当 $0<|r|<1$ 时，表示两变量存在一定程度的线性相关。且 $|r|$ 越接近 1，两变量间线性关系越密切；$|r|$ 越接近 0，表示两变量的线性相关越弱。

一般情况下，根据相关系数的取值，可以将相关程度分为三个级别：当 $|r|<0.4$ 时，两个变量之间为低度线性相关；当 $0.4 \leqslant |r|<0.7$ 时，两个变量之间为显著性相关；当 $0.7 \leqslant |r| \leqslant 1$，两个变量之间为高度线性相关。

以表 8-10 数据为例，根据相关系数公式计算得到 $r=0.95>0.7$，说明两个变量高度线性相关。

3. **检验相关关系**　相关系数的检验过程如下：

（1）建立假设：做总体相关系数等于 0 的假设检验。

H_0：$p=0$。

H_1：$p \neq 0$。

$\alpha=0.05$。

（2）采用 t 检验对相关系数进行检验，得到 P 值。若 $P \leqslant 0.05$，拒绝 H_0，接受 H_1，即认为两变量间线性相关有统计学意义；若 $P > 0.05$，不能拒绝 H_0，即认为根据目前的数据尚不能认为两变量呈线性相关。

（三）相关分析应用应注意的问题

相关分析是测量变量间是否相互关联或相互联系的方法。从散点图能直观地看出两变量间有无线性关系，所以在进行相关分析前应先绘出散点图，当散点图有线性趋势时，才进行相关分析。此时，如果假设检验拒绝了总体相关系数为 0 的假设，则我们可以推断两变量是线性相关的，但不能因此推断两变量有因果关系；如果假设检验后，不能拒绝总体相关系数 $p=0$ 的假设，我们也不能轻易下结论认为两变量无关。此时，还应该看样本含量是否足够，观察散点图，看两变量是否呈曲线关系，是否还需要对资料进行分层分析等。如果不能进行深入分析，结论应为"根据目前数据，尚不能认为两变量呈线性相关"。

（四）相关分析结果报告的内容

相关分析需报告散点图是否显示线性相关趋势、相关系数大小及其 95% 置信区间、假设检验方法、检验统计量和 P 值等。

（五）分析实例

本书利用 Excel 2010 和 SPSS 26.0 软件介绍相关分析方法的应用。

【案例 8-1】 为分析某医院投入与产出之间是否具有相关性，并判断相关性的方向、形式和程度如何，课题组选取 2015—2020 年某医院卫生技术人员数与出院人数两个变量的数据，见表 8-10，绘制散点图，见图 8-2。

表8-10　2015—2020 年某医院卫生技术人员数和出院人数

年份	卫生技术人员数 / 人	出院人数 / 人
2015 年	630	2 206
2016 年	640	2 422
2017 年	680	2 849
2018 年	733	3 313
2019 年	829	3 568
2020 年	931	3 909

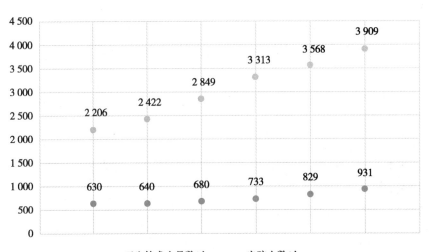

图 8-2　2015—2020 年某医院卫生技术人员数和出院人数散点图

从图 8-2 的数据分布趋势来看,2015—2020 年该院卫生技术人员数和出院人数之间存在相关关系。随着卫生技术人员数的增加,出院人数亦有所增加,可以大致判断二者呈线性相关。但如果仅凭散点图中的直线趋势就认为有线性相关,会受到主观意识的制约,二者之间的相关程度更无法直接从散点图中看出,因此需要用相关系数进行定量分析。

基于 2015—2020 年某院卫生技术人员数和出院人数,计算得到相关系数为 0.95,但这并不意味着这两个变量之间一定存在相关关系。因为受到抽样误差的影响,基于 6 个样本所计算的相关系数可能无法反映两个变量之间的真实相关程度。因此,应进一步对相关系数进行检验,以反映抽样误差对相关系数的影响。

采用 SPSS 26.0 进行 t 检验,P=0.003<0.01,见表 8-11,可以认为卫生技术人员数和出院人数之间具有高度线性正相关。

表 8-11　某医院卫生技术人员数与出院人数的相关性检验结果

	卫生技术人员数	出院人数
卫生技术人员数		
皮尔逊相关性	1	0.952[*]
Sig.(双尾)	—	0.003
个案数	6	6
出院人数		
皮尔逊相关性	0.952[*]	1
Sig.(双尾)	0.003	—
个案数	6	6

注:[*]表示在 0.01 级别(双尾),相关性显著。

二、回归分析

相关分析的目的是研究变量之间关系的密切程度和相关方向,但医学现象的发生、发展和变化往往是多种因素在一定条件下相互制约和影响的结果。我们往往会探讨一个变量的变化如何引起另一个变量的改变,以及这种作用的大小和程度。例如,引起糖尿病发生的因素有很多,如年龄、性别、家族史、饮食等,但如何分析它们是如何引起了糖尿病的发生,以及作用的程度如何?解决办法就是通过回归分析,通过一个变量的已知值来预测另一个变量的值。

(一)概述

1. 回归分析的概念　回归分析(regression analysis)是描述变量间数量关系的统计方法,确定两种或两种以上变量间相互依赖的定量关系。回归分析侧重于考察变量之间的数量伴随关系,并通过一定的数学表达式将这种关系描述出来,进而确定一个或几个变量(自变量)的变化对另一个特定变量(因变量)的影响程度。回归分析通过一个变量或一些变量的变化解释另一变量的变化。

研究两个连续型变量之间线性关系的统计方法称为一元线性回归(simple linear regression);研究一个反应变量与多个自变量间线性关系的统计方法则称为多元线性回归(multiple linear regression)。通常我们把被估计或预测的变量称为因变量(dependent variable),或称反应变量(response variable),常用 Y 表示;Y 所依存的变量称为自变量(independent variable),或称解释变量(explanatory variable),或称预测因子(predictor),常用 X 表示。

2. 回归分析的种类

(1)根据自变量的多少,可以将回归分析分为一元回归和多元回归。其中,一元回归(simple regression)是指只有一个自变量的回归分析;多元回归(multiple regression)则是指含有两个或两个以上自变量的回归分析。

（2）根据回归曲线的不同，可以将回归分析分为线性回归和非线性回归。其中，线性回归（linear regression）是指回归曲线为直线的回归分析，用来反映两个连续型变量之间线性依存变化关系的统计方法，又称一元线性回归（simple linear regression）；而非线性回归（nonlinear regression）是指回归曲线为曲线（非直线）的回归分析，用来反映两个连续型变量之间非线性依存变化关系的统计方法。

在实际研究工作中，研究者可以根据研究目的和任务，针对性的选取相应的回归分析方法。

3. 回归分析的步骤

（1）根据理论和对问题的分析判断，将变量分为自变量和因变量。

（2）构建回归模型，并估计回归模型中的参数以确定变量之间的关系。

（3）对回归模型进行统计检验，以检验变量不确定性带来的影响。

（4）通过统计检验后，利用回归模型，根据自变量估计或预测因变量。

（二）一元线性回归

1. 一元线性回归模型 一元线性回归模型表达式为：

$$Y = \beta_0 + \beta_1 X + \varepsilon \qquad\qquad （式 8-128）$$

式 8-128 中，Y 为因变量，X 为自变量。$\beta_0 + \beta_1 X$ 反映了由于 X 的变化而引起的 Y 的线性变化。ε 是误差项的随机变量，它反映了 X 和 Y 之间的线性关系之外的随机因素对 Y 的影响，是不能由 X 和 Y 之间的线性关系所解释的变异性。β_0 为回归直线在 Y 轴上的截距，其统计学意义为 X 取值为 0 时，Y 的平均水平。β_1 为回归系数，其统计学意义是 X 每增加（或减少）一个单位，Y 的均数改变 β_1 个单位。

$\beta_1 > 0$，表明 Y 和 X 呈同向线性变化趋势；$\beta_1 < 0$，表明 Y 和 X 呈反向线性变化趋势；$\beta_1 = 0$，表明 Y 和 X 无线性回归关系（但并不表明没有其他关系）。

2. 一元线性回归的基本步骤 绘制散点图，考察两变量是否有线性趋势及可疑的异常值；估计回归系数的截距；对总体回归系数或回归方程进行假设检验；列出回归方程，绘制回归直线；统计应用。

3. 一元线性回归方程的显著性检验 获得的回归方程只是在一定程度上描述了变量 X 和 Y 之间的数量关系，由于存在抽样误差，该估计方程可能并不能真实反映变量 X 和 Y 之间的关系，还不能直接用于实际问题的分析和预测，需要对该一元线性回归方程进行评价。一元线性回归模型的评价包括方程的显著性检验和拟合优度检验。

（1）线性关系检验：线性关系检验是检验自变量 X 和因变量 Y 之间的线性关系是否显著，由于一元线性回归方程的自变量只有一个，因此对自变量 X 的检验就相当于对整个方程的检验。通常采用方差分析。

根据案例 8-1 数据，以出院人数为因变量，卫生技术人员数作为自变量，建立一元线性回归方程，并进行假设检验如下：

1）建立检验假设，确定检验水准。

H_0：总体回归方程不成立或总体中自变量 X 对因变量 Y 没有贡献。

H_1：总体回归方程成立或总体中自变量 X 对因变量 Y 有贡献。

$\alpha = 0.05$。

2）计算检验统计量，确定 P 值，得出统计推断。

利用 SPSS 26.0 软件实现，$F = 39.055$，$P = 0.003 < 0.05$，见表 8-12。按 $\alpha = 0.05$ 水准，可认为医院卫生技术人员数与出院人数之间的回归方程具有统计学意义。

（2）回归系数检验：检验自变量对因变量的影响是否显著。即使总体回归系数为零，由于抽样误差的存在，样本回归系数也不一定为零，尚需要进行样本回归系数是否为零的假设检验，通常采用 t 检验。

表 8-12　简单线性回归模型方差分析表

变异来源	SS	df	MS	F	P
回归	2 015 851.43	1	2 015 851.43	39.055	0.003
残差	206 462.07	4	51 615.52		
总变异	2 222 313.50	5			

注：SS 代表离均差平方和，df 代表自由度，MS 代表均方。

1）建立检验假设，确定检验水准。

H_0：医院卫生技术人员与出院人数之间无线性回归关系。

H_1：医院卫生技术人员与出院人数之间有线性回归关系。

$\alpha=0.05$。

2）计算检验统计量，确定 P 值，作出统计推断。

利用 SPSS 26.0 软件实现，$t=6.249$，$P=0.003<0.05$，见表 8-13。95% 置信区间为 [2.979, 7.742]，见表 8-14。按 $\alpha=0.05$ 水准，可认为医院卫生技术人员数与出院人数之间有线性回归关系。

表 8-13　回归系数检验结果（主体间效应检验结果）

	Ⅲ类平方和	df	MS	F	P
修正模型	2 015 851.434[a]	1	2 015 851.43	39.06	0.003
截距	107 188.65	1	107 188.65	2.08	0.223
卫生技术人员数	2 015 851.43	1	2 015 851.43	39.06	0.003
误差	206 462.07	4	51 615.52	—	—
总计	57 836 195.00	6	—	—	—
修正后总计	2 222 313.50	5	—	—	—

注：[a] 表示 $R^2=0.907$（调整后 $R^2=0.884$）。

表 8-14　参数估计结果

参数	B	标准误差	t	P	95% 置信区间 下限	95% 置信区间 上限
截距	−925.057	641.93	−1.44	0.223	−2 707.33	857.21
卫生技术人员数	5.36	0.86	6.25	0.003	2.979	7.742

注：B 代表偏回归系数。

就一元线性回归模型而言，F 检验和 t 检验是等价的。

（3）拟合优度检验：拟合优度（goodness of fit）是样本观察值聚集在样本回归线周围的紧密程度。各观察点越是靠近直线，说明直线对观测数据的拟合程度越好，反之则越差。回归直线与各观测点的接近程度称为回归直线对数据的拟合优度。为说明直线的拟合优度，需要计算决定系数。

决定系数（coefficient of determination）是判断回归模型拟合程度优劣最常用的指标（R^2）。R^2 的取值一般为 0 到 1 之间，反映了回归贡献的相对程度，即在因变量 Y 的总变异中回归关系所能解释的比例。决定系数是对回归模型拟合程度的综合度量，决定系数越大，模型拟合程度越高。决定系数越小，模型对样本的拟合程度越差。

案例 8-1 中，数据建立的回归方程计算决定系数 R^2 为 0.91，说明卫生技术人员数大约可以解释出院人数信息量的 91%，还有剩余 9% 的信息则通过卫生技术人员数以外的其他因素来解释。

4. 一元线性回归方程的估计和预测　在回归模型经过线性关系检验、回归系数检验和拟合优度检验后，若该线性回归方程符合预定的要求，就可以进行估计与预测。

5. 一元线性回归模型的应用条件

（1）线性：反应变量 Y 的总体平均值与自变值 X 呈线性关系，可通过散点图判断。

（2）独立性：任意两个观察值互相独立，可利用专业知识来判断。

（3）正态性：在一定范围内任意给定 X 值，则对应的随机变量 ε 服从正态分布，可通过专业知识、正态性检验、残差散点图来判断。

（4）等方差性：在一定范围内对应于不同 X 值，Y 总体变异程度相同，可通过残差分析来判断。

6. 一元线性回归分析结果报告的内容　一元线性回归分析结果报告应该包括分析目的、拟合一元线性回归方程的估计方法、是否符合前提条件、参数估计结果、模型的拟合优度及其假设检验、对结果的专业解释。

（三）多元线性回归

医学研究领域中多种因素相互作用的现象非常普遍。例如，糖尿病的发生不仅受到遗传因素的影响，而且还受到饮食、心理以及体育锻炼等因素的作用，我们需要通过多重线性回归分析定量地刻画多个因素对因变量的影响。

案例 8-1 中，我们仅考虑了医院卫生技术人员数对出院人数有影响，建立了由医院卫生技术人员数预测出院人数的一元线性回归方程，根据常识可知，出院人数还可能会受到医院床位、医疗服务技术、医院管理等因素的影响，因此，要更好地预测医院出院人数，在线性回归中应该包括医院床位、医疗服务技术、医院管理等多个自变量，也即把包含一个自变量的一元线性回归方程扩展为包含多个自变量的多元线性回归方程。

1. 多元线性回归模型　是指一个因变量同两个以及两个以上的自变量之间进行回归，且该因变量与每个自变量之间都为线性关系。多元线性回归分析的原理与一元线性回归的原理基本一致，是描述因变量 y 如何依赖于自变量 $x_1, x_2, \cdots\cdots, x_k$ 和随机误差项 ε 的方程。多元线性回归模型的一般形式为：

$$y=\beta_0+\beta_1 x_1+\beta_2 x_2+\cdots\cdots+\beta_k x_k+\varepsilon \tag{式 8-129}$$

式 8-129 中，y 是因变量，$x_1, x_2, \cdots\cdots, x_k$ 是 k 个自变量，$\beta_0, \beta_1, \beta_2, \cdots\cdots\beta_k$ 是回归模型的回归系数，ε 为随机误差项。

2. 多元线性回归方程的检验　由样本资料得到回归方程。为考察总体因变量与自变量是否存在线性依存关系，需要对回归方程进行假设检验，包括检验整体回归方程是否成立及每个自变量对因变量的影响是否有统计学意义。

（1）多元回归方程的显著性检验：检验多个自变量与因变量之间的整体线性关系是否显著，而只要有一个自变量与因变量的线性关系是显著的，线性关系检验就能通过，但这并不代表所有自变量与因变量之间都具有线性关系。通常采用方差分析的方法检验整个回归方程是否有意义。检验过程如下：

1）建立检验假设，确定检验水准。

H_0：$\beta_1=\beta_2=\cdots\cdots=\beta_k=0$。

H_1：$\beta_1, \beta_2, \cdots\cdots, \beta_k$ 中至少有一个不等于 0。

$\alpha=0.05$。

2）计算检验统计量，确定 P 值，得出统计推断。

利用 SPSS 26.0 软件实现检验统计，获得 F 值和 P 值。

（2）回归系数检验：对每个回归系数分别进行单独的检验，其目的在于检验每个自变量对因变量的影响是否显著，如果某个自变量没有通过回归系数检验，意味着该自变量对因变量的影响不显著，就没有必要放在回归模型中。

就多元线性回归模型而言，F 检验和 t 检验不再等价。因为，在多元线性回归中，F 检验的目的是检验多个自变量与因变量之间的整体线性关系是否显著，而只要有一个自变量与因变量的线性关系是显著的,F检验就能通过,但这并不代表所有自变量与因变量之间都具有线性关系。而t检验是对每个回归系数分别进行单独的检验,其目的在于检验每个自变量对因变量的影响是否显著,如果某个自变量没有通过t检验,意味着该自变量对因变量的影响不显著,就没有必要放在回归模型中。

(3)拟合优度检验:采用多重决定系数以及估计标准误差来评价多元回归方程的拟合优度。

1)多重决定系数(multiple coefficient of determination)是指在多元回归中,回归平方(SSR)和占总平方和(SST)的比例。多重决定系数是估计的多元线性回归方程拟合优度的度量,反映了在因变量y的变差中被估计的回归方程所解释的比例,其计算公式如下:

$$R^2 = SSR/SST = 1 - SSE \qquad\qquad (式8-130)$$

2)在多元线性回归方程中,估计标准误差是对误差项的方差的一个估计值,在衡量多元线性回归方程的拟合优度方面起着重要的作用,其计算公式如下:

$$SE = \sqrt{\frac{\sum_{i=1}^{n}(y_i - \widehat{y_i})^2}{n-k-1}} = \sqrt{\frac{SSE}{n-k-1}} \qquad\qquad (式8-131)$$

(4)利用回归方程进行估计与预测

1)置信区间与预测区间的估计参阅相关专业书籍。

2)变量选择与逐步回归。由于多元回归模型的构建需要引入多个自变量,因此不可避免地产生多重共线性、自相关、异方差性等问题,使得构建的模型不能进行有效地解释。因此,在建立模型之前,需要对自变量进行筛选,将对因变量没有影响的自变量从模型中剔除,将对因变量的作用有意义的自变量纳入模型当中。自变量筛选的常用方法:

向前选择(forward selection):从仅含常数项的模型开始,按偏回归平方和从大到小的顺序,对各自变量的偏回归系数逐个进行假设检验,若$P \leq \alpha_{引入}$,则在回归方程中引入该变量。该方法的特点是按自变量的贡献由大到小逐个引入变量,直到方程外的变量不能引入为止;缺点是不能剔除先前引入但后来退化为无统计学意义的变量。

向后剔除(backward elimination):首先建立包含所有m个自变量的全回归模型,然后按偏回归平方和从小到大的顺序,若该自变量的回归系数假设检验$P > \alpha_{剔除}$,则将其从方程中剔除。该方法的特点是按自变量的贡献由小到大逐个剔除变量,直到方程中所有自变量都具有统计学意义为止;缺点是先剔除的变量后来在新的条件下即使有了统计学意义,也不能再次入选。

逐步回归(stepwise regression):本质是在向前选择法的基础上结合了向后剔除法。全部自变量按其对因变量的影响,从大到小依次引入回归方程,每引入一个自变量,就要对它进行假设检验,该变量有统计学意义才引入。当新的自变量进入方程后,对方程包含的全部自变量进行假设检验,剔除不具有统计学意义的自变量。因此,逐步回归的每一步(引入一个新变量或从方程中剔除一个变量,都称为一步)前后都要进行假设检验,以保证每一步引入新的变量前,方程中只包含具有统计学意义的变量;引入新的变量后,方程中也只包含具有统计学意义的变量。如此反复进行引入和剔除变量,直到方程外既没有变量可被引入,方程内也没有变量可被剔除为止。

最优子集(best subset):对于有p个自变量的线性回归问题,所有可能的自变量子集作回归方程,通过比较各子集符合准则的程度,从中选择出一个或几个最优的回归子集,称为"最优子集回归"。这种选择自变量的方式仅适合于自变量的个数不太多的情况。

3. 多元线性回归分析要注意的问题

(1)从总体看,回归方程是否有意义?即在总体中是否存在回归方程所描述的线性关系?

(2)回归方程效果如何?即自变量能够解释反应变量变异的百分比是多少?

(3)自变量是否都对反应变量有影响?即各个偏回归系数所对应的总体偏回归系数是否等于0?

4. 多元线性回归模型的分析结果报告

（1）采用多元线性回归分析的目的：常见的目的有定量地刻画因变量与多个自变量之间的线性关系、筛选对因变量有意义的因素、控制混杂因素、预测与控制等。

（2）确定分析用的自变量和因变量。

（3）检验资料是否满足进行多元线性回归的前提条件。

（4）拟合线性模型的方法、筛选自变量的方法。

（5）自变量之间是否存在共线性。

（6）分析中是否考虑自变量与自变量的交互效应。

（7）资料中是否存在异常值。

（8）最终确定的模型和反映模型拟合效果的统计量，如决定系数、校正决定系数、残差均方等。

（9）最后常常采用一个表格将分析的结果总结归纳。表格中包括如下主要的统计量：偏回归系数的估计值、偏回归系数的标准差、标准偏回归系数、t 值、P 值，有时还包括偏回归系数的 95% 置信区间。拟合优度和方差分析结果一般可作为备注列在表的下方。

（四）logistic 回归

前一部分介绍的多元线性回归是研究一个正态随机因变量 Y 与一组自变量 $X(X_1, X_2, \cdots\cdots, X_P)$ 的数量关系。其应用的前提条件是：Y 与 X 呈线性关系；各个体观测资料彼此独立；各 X 处的 Y 呈正态分布；不同 X 处 Y 的方差相等。但当研究二分类因变量（如复发与未复发、阳性与阴性等）或多分类因变量（如治愈、显效、好转、无效）Y 与一组自变量（$X_1, X_2, \cdots\cdots, X_P$）的关系时，多元线性回归分析方法就无能为力了，而 logistic 回归分析则是处理该类资料的有效方法。（当因变量是分类变量，自变量与因变量不呈线性关系时，处理资料常用 logistic 回归）

logistic 回归分析是利用 logistic 回归模型研究因变量与自变量（影响因素）之间关系的一种多重回归分析方法，属于非线性回归，反应变量可分为二分类或多分类结果。logistic 回归按是否对研究对象进行配对或匹配设计，分为非条件 logistic 回归（unconditional logistic regression）与条件 logistic 回归（conditional logistic regression）；按因变量分类情况，分为二分类 logistic 回归与多分类 logistic 回归。本节主要介绍二分类因变量的非条件 logistic 回归分析与二分类因变量的条件 logistic 回归分析。

1. logistic 回归模型的基本形式

$$\text{logistic}(P) = \ln\left(\frac{P}{1-P}\right) = \beta_0 + \beta_1 X_1 + \beta_2 X_2 + \cdots + \beta_m X_m \qquad （式 8\text{-}132）$$

β 为常数项（constant），$\beta_1, \beta_2, \cdots\cdots, \beta_m$ 称为 logistic 回归系数（coefficient of logistic regression）

2. logistic 回归系数的流行病学意义和解释   将 logistic(P) 视为一个整体，回归系数的解释类似多元线性回归。回归系数 β_i 的解释为：其他自变量保持不变时，自变量 X_i 每改变 1 个单位，logistic(P) 的平均改变量。logistic 回归分析中，在控制其他因素后，某一因素 X_j 的二分类优势比为 OR。当因素的回归系数 $\beta>0$ 时，$OR>1$，该因素为危险因子；$\beta<0$ 时，$OR<1$，该因素为保护因子；$\beta=0$ 时，$OR=1$，该因素对结果变量不起作用。

3. logistic 回归模型的参数估计和假设检验   logistic 回归模型中的参数 $\beta_0, \beta_1, \beta_2, \cdots\cdots, \beta_m$ 通常采用最大似然估计（maximum likelihood estimation，MLE），其基本思想为：选择能有最大概率获得观察样本因变量 Y 值的参数估计，即求解出使得观察到特定 Y 的可能性最大的 β 值。具体步骤：首先建立似然函数和对数似然函数，然后求似然函数或对数似然函数达到最大时参数的取值，称为参数的最大似然估计值。求解参数估计值后，进行回归系数的区间估计，常采用似然比检验的统计量 G 与 wald 检验统计量 χ^2 进行假设检验。

4. logistic 回归模型的检验   建立由样本估计参数的 logistic 回归模型后，同样需要对拟合的 logistic 回归模型进行检验,判断总体回归模型是否成立或是具有统计学意义。主要包括:①对 logistic 回归模型的检验;②对回归系数的检验。

5. 拟合优度检验 建立了 logistic 回归方程后,应对回归方程进行拟合优度检验,检验所选模型与实际数据的吻合程度,评价模型预测值与实际观测值的一致性,常用 Hosmer-Lemeshow 检验。

6. logistic 回归自变量的筛选 logistic 回归变量筛选的方法与多元线性回归类似,也有向前选择法、向后剔除法和逐步回归法等,但所用的检验统计量不再是多元回归中的 F 统计量,而是采用似然比检验。

7. logistic 回归模型分析结果报告内容 logistic 回归模型分析结果报告内容包括:分析目的、自变量基本统计描述、自变量筛选方法,以统计表的方式报告 logistic 回归系数、标准误、P 值、OR 的估计值以及 OR 的 95% 置信区间等。

（五）分析实例

本书利用 SPSS 26.0 软件介绍多元线性回归方法的应用。

【案例 8-2】 根据研究目的,课题组采用自行设计的调查问卷收集某市医保患者的一般情况(年龄、性别)、住院时间、住院天数、医保类型、医院级别与医院性质等信息,试探索本市医保患者住院费用的影响因素。

具体操作:根据调查问卷收集情况,对调查数据进行清洗,变量赋值见表 8-15,借助 SPSS 26.0 进行多元逐步回归分析发现,7 项因素中有 4 项因素对住院费用有影响,差异有统计学意义($P<0.05$)。根据标准化回归系数可以看出对住院费用影响程度由大到小的顺序依次为住院天数、时间、医保类型和年龄。住院天数越多、年份越近、医保类型是城镇职工且年龄越大的费用越高,见表 8-16。建立拟合回归方程如下:$Y=4\,816.047+774.542X_4+696.911X_1-632.494X_5+1.281X_3$。进一步检验该回归方程是否成立(方差分析),结果表明整体回归方程具有统计学意义;进一步检验偏回归系数(t 检验),结果表明,住院天数、时间、医保类型、年龄的偏回归系数均有统计学意义,见表 8-16。

表 8-15 变量赋值

变量类型	影响因素	赋值
因变量	医保结算范围住院费用	实际值
自变量	时间	2014=1 2015=2 2016=3
	性别	男 =1 女 =2
	年龄	实际值
	住院天数	天
	医保类型	城镇职工 =1 城镇(乡)居民 =2
	医院级别	一级医院 =1 二级医院 =2 三级医院 =3
	医院性质	民营医院 =1 公立医院 =2

表 8-16 住院费用的多元线性回归模型

变量	B	Std.error	Beta	t	P
常数项	4 816.047	142.037	—	33.907	0.000
住院天数	774.542	7.176	0.605	107.930	0.000
时间	696.911	35.628	0.111	19.561	0.000
医保类型	−632.494	114.187	−0.031	−5.539	0.000
年龄	1.281	0.497	0.014	2.576	0.010

注:B 代表偏回归系数;$Std.error$ 代表标准误差;$Beta$ 代表标准偏回归系数。

三、主成分分析

（一）概述

主成分分析（principal component analysis，PCA）是从多个定量变量之间的相互关系入手，利用降维的思想，通过线性变换的方式把多个相关变量综合成一个或少数几个相互独立的综合变量，以提取多个原来变量的主要信息成分的一种多元统计分析方法。它对不相关变量没有综合能力。具体来说，就是设法将原来多个变量重新组合成一组新的不相关的综合变量，代替原来变量；同时根据实际需要，从中选取较少的几个综合变量，尽可能多地反映原来变量的信息。通过这种方法可以降低数据的维数，消除原始变量之间的相关性，以便进一步的统计分析。

（二）基本原理

将原来 p 个变量作线性组合，成为新的综合变量；从中找到第一个线性组合 C_1，使其方差 $Var(C_1)$ 达到最大，称之为第一主成分；如果第一主成分不足以代表原来 p 个变量的信息，再从与 C_1 不相关的所有线性组合中找到 C_2，使得 $Cov(C_1, C_2)=0$，$Var(C_2)$ 达到最大，称之为第二主成分；以此类推，可以找到既与前面的所有主成分不相关，又达到方差最大的线性组合，分别称之为第三、第四主成分……显然，这些主成分之间互不相关，而且它们的方差依次递减。

（三）主成分分析的基本步骤

$$y_i = \frac{x_i - \overline{x_i}}{s_i}, i = 1, 2 \cdots, m \tag{式 8-133}$$

1. 将原指标进行标准化变换。
2. 计算标准化变量间的相关矩阵 $\boldsymbol{R}(=r_{ij})$。
3. 求相关矩阵 $\boldsymbol{R}$ 的特征根 $\lambda_1 \geq \lambda_2 \geq \cdots \cdots \lambda_m$。
4. 求相关矩阵 $\boldsymbol{R}$ 关于 λ_m 的满足正规条件的特征向量 L_i，得到第 i 主成分。

（四）分析实例

本书利用 SPSS 26.0 软件介绍主成分分析方法的应用。

【案例 8-3】 为评价某省县级公立医院医疗服务能力，研究者在阅读其他文献的基础上，结合数据可得性，选取执业（助理）医师、实际开放床位数、固定资产、万元以上设备数、入院人数、平均住院日、医疗收入、病床使用率等 8 个指标进行主成分分析。利用 SPSS 26.0 对数据进行标准化处理（结果略），得到主成分特征值与贡献率、因子载荷矩阵等，见表 8-17、表 8-18。前两项主成分的特征值分别为 5.398、1.065，贡献率分别为 67.481%、13.310%，累计贡献率达到了 80.791%。因此可以把前两项作为主成分因子，即这两个主成分能解释 8 个原始指标 80.791% 的信息，因此可以用这 2 个主成分因子代替原来的 8 个指标。根据其对应的特征向量，可以写出第一、第二主成分 Z_1、Z_2 的表达式如下：

$$Y_1 = 0.987X_1 + 0.977X_2 + \cdots\cdots + 0.527X_8$$

$$Y_2 = -0.044X_1 + 0.013X_2 + \cdots\cdots + 0.440X_8$$

将每个对象原指标的值代入上述函数表达式，就可以分别得到每个对象的第一、第二主成分得分。作为一种综合指标得分，可以将得分划分为不同水平，以此对该省县级公立医院的医疗服务能力进行评价。

表 8-17　主成分特征值与贡献率

主成分	特征值	贡献率 /%	累计贡献率 /%
1	5.398	67.481	67.481
2	1.065	13.310	80.791
3	0.756	9.450	90.241

续表

主成分	特征值	贡献率 /%	累计贡献率 /%
4	0.571	7.136	97.376
5	0.124	1.549	98.926
6	0.044	0.548	99.474
7	0.024	0.296	99.770
8	0.018	0.230	100.000

表 8-18 主成分载荷矩阵

原始指标	主成分 1	主成分 2
X_1	0.987	−0.044
X_2	0.977	0.013
X_3	0.921	−0.067
X_4	0.687	0.013
X_5	0.962	−0.042
X_6	−0.053	0.927
X_7	0.970	−0.060
X_8	0.527	0.440

四、聚类分析

(一)概述

聚类分析(cluster analysis)又称集群分析,是一种探索性统计分析方法,是基于"物以类聚"的思想对样品或变量进行归类的一种多元统计方法。通过聚类分析,使得类别内部的差异性尽可能小,而类别间的差异性尽可能大。目前,聚类分析已成为生物学、社会学、教育学、医学等领域中常用的多元统计分析方法。根据聚类目的可分为样品聚类(sample clustering)和变量聚类(variable clustering)两大类。样品聚类又称 Q 型聚类,是将 n 个样品归类的方法,它根据被观测样品的特征,将特征相似的样品归为一类,其目的是找出样品间的共性。变量聚类又称 R 聚类,是根据 m 个变量之间的相似性,将特征相似的变量归为一类,目的是将变量降维,选择有代表性的变量。

(二)聚类分析的种类

1. 系统聚类(hierarchical clustering) 层次聚类法、谱系聚类法。先将每个被聚对象各自视为一类,然后计算各类间的距离,将类间距离最近的两类合并成一个新类;接着计算新类与其他类间的距离,再将其中最接近的两类合并,如此循环,每一次合并便减少一类,逐步合并至所有的被聚对象都合并为一类。整个聚类过程可以作成谱系图(hierarchical diagram)或聚类树状图(tree graph),根据聚类树状图的特征对样品或变量进行适当的分类。

2. k 均值聚类(k-means clustering) 由 James MacQueen 于 1967 年提出,是动态聚类方法中最常用的一种聚类方法。该方法先将指定需要划分簇的个数 k 值,然后按照某种原则选择原始数据中的 k 个样品作为初始凝聚点;基于样品间距离,对除初始凝聚点外的所有样品进行逐个归类,将每个样品归入离初始凝聚点最近的那个类中,该类新的凝聚点更新为该类的均值,此后重复上述步骤进行第二次的归类调整,如此循环,直至所有样品或变量不再调整归类时为止。该方法的一个显著特点是迭代,需要考察对每个样品数据的分类正确与否,如果不正确,就要进行调整。当全部对象调整完之后,再修改中心,进而进入下一次的迭代过程。若在一个迭代中,所有的数据对象都已经被正确分类,那么就不会有调整,聚类中心也不会改变,该算法结束。需要注意的是,该方法需要预先知道类别数目，即分类数量 k 是需要由研究者根据专业知识事先指定的。但在实际分析中有时事先难以确定分类数目，研究者可以根据具体研究问题，反复尝试，把数据分成不同的类别数，再结合实际选择较为合理的分类。

（三）聚类分析的过程

1. 标准化原始数据　对原始数据进行标准化，消除原始数据量纲对数值大小的影响。

2. 选取聚类统计量　根据研究目的，选取合适的聚类统计量。在聚类分析中反映样品（或变量）间关系亲疏程度的统计量称为聚类统计量。样品聚类常用的统计量是距离系数，变量聚类常用统计量是相似系数。

3. 选择聚类方法　根据聚类统计量，选取合适的聚类方法，将特征相似的样品或者变量聚为一类。聚类分析的关键在于聚类统计量的选取，而选择合适的聚类方法是最为重要的一步。最常用的两种聚类方法为系统聚类和 k 均值聚类。

（四）聚类分析的结果报告

聚类分析的结果报告内容包括：聚类的目的、聚类的类型、聚类统计量的选择、选择聚类方法、聚类结果解释。

（五）分析实例

本书利用 SPSS 26.0 软件介绍聚类分析方法的应用。

【案例8-4】为反映某一区域 20 家医疗机构的运营情况，某研究自制了调查问卷，对 20 家医疗机构的运营情况进行了测量，问卷涉及医疗机构的运营投入、过程和结果等 9 项内容，分别为 X_1、X_2、X_3、X_4、X_5、X_6、X_7、X_8、X_9，各变量得分数据见表 8-19。根据 9 项评分数据，用系统聚类的方法实现变量聚类。

表 8-19　20 家医疗机构运营情况

ID	X_1	X_2	X_3	X_4	X_5	X_6	X_7	X_8	X_9
1	19	18	17	14	16	19	19	17	20
2	8	10	11	9	13	16	10	13	11
3	15	7	18	7	17	9	8	7	6
4	12	13	6	9	13	11	13	10	10
5	11	16	19	10	18	18	7	12	8
6	11	11	12	10	11	15	9	10	9
7	7	8	15	17	18	8	19	9	17
8	16	12	11	15	15	19	16	18	15
9	9	9	15	11	9	7	7	5	8
10	11	11	12	15	15	20	13	16	18
11	7	21	18	16	19	11	16	19	18
12	11	7	9	13	12	11	12	7	18
13	16	14	21	17	18	15	10	16	15
14	17	16	8	14	13	18	16	16	13
15	12	17	16	10	15	18	18	16	17
16	9	11	13	13	18	18	15	15	19
17	12	13	20	15	17	20	22	15	18
18	12	9	17	18	18	16	19	16	18
19	12	19	9	8	9	14	14	9	15
20	18	15	9	19	19	19	18	18	10

具体操作：首先将 20 家医疗机构的 9 项运营情况得分构成的原始数据进行标准化处理，以消除量纲对数值大小的影响。基于标准化后的数据对 20 家医疗机构的运营情况进行系统聚类。将每一家医疗机构自视为一类，选用欧氏距离计算个体间距离，选用组间平均连锁法（SPSS 默认方法，合并两类的结果使所有分属两类样品之间的平均距离最小）计算类间距离，输出聚类树状图，结果见图 8-3。

根据聚类树状图，结合专业知识分析，可以将 20 家医疗机构聚为 3 类，结果为：第一类包括 4 家医疗机构，编号分别为：6、8、2、1；第二类包括 3 家医疗机构，编号分别为 7、9、4；第三类包括 2 家医疗机构，编号分别为 3、5。

根据各家医疗机构运营得分情况可知，第一类医疗机构运营情况评分较低，第三类医疗机构运营情况评分较高。

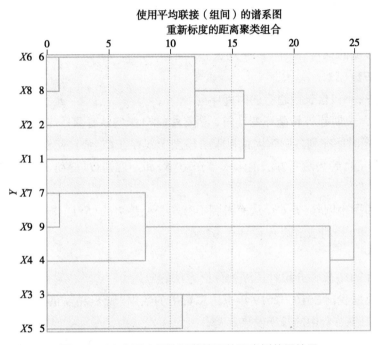

图 8-3　20 家医疗机构运营情况的聚类树状图结果

五、时间序列分析

时间序列分析（time series analysis）是根据预测对象时间序列的变化特征，研究事物自身的发展规律和探讨事物未来发展趋势。

（一）长期趋势分析

长期趋势是时间序列的主要构成因素，指现象在一段时期内持续上升或下降的发展趋势。研究长期趋势有利于认识现象随时间变化的趋势，掌握现象活动的规律；有利于对现象未来的发展进行预测；有利于从时间序列中剔除其影响，进而更好地分析其他因素产生的影响。常用的方法主要有移动平均法、指数平滑法、数学曲线拟合法。

1. **移动平均法**（moving average method）　通过扩大原时间序列的时间间隔，并按一定的间隔长度逐期移动，分别计算出一系列移动平均数，这些平均数形成的新的时间序列对原时间序列的波动起到一定的修匀作用，削弱了原序列中短期偶然因素的影响，从而呈现出现象发展的变动趋势。

2. **指数平滑法**（exponential smoothing method，ES）　用过去时间数列值的加权平均数作为趋势值进行预测。该方法只需一个 t 期的实际值 Y_t，一个 t 期的趋势值和一个 α 值。基本模型如下：

$$\hat{Y}_{t+1} = \alpha Y_t = (1-\alpha)\hat{Y}_t$$ （式 8-134）

式中 $\hat{Y}_{t+1}$ 表示时间数列 $t+1$ 期趋势值，Y_t 表示时间数列 t 期的实际值，$\hat{Y}_t$ 表示时间数列 t 期的趋势值，α 为平滑常数（$0<\alpha<1$）。

（二）季节变动分析

通过研究季节变动，认识变动的周期规律。季节变动的测定可分为两种：一是不包含长期趋势的时间序列；二是包含长期趋势的时间序列。前者采用简单平均法，后者常用移动趋势剔除法。不管采用哪种方法，都需要具备连续多年的各月（季）资料，以保证所求的季节比率具有代表性，从而较客观地描述现象的季节变动。

1. 按月（季）平均法——不包含长期趋势的时间序列

若时间序列中不包含长期趋势和循环变动，则可直接利用原序列进行同期平均和总平均，消除不规则变动，计算出季节指数，常用按月（季）平均法。基本步骤如下：

（1）计算同月（同季）的平均数。

（2）计算全部数据的总月（总季）的平均数。

（3）计算季节指数（S）。

2. 趋势剔除法——包含长期趋势的时间序列

当时间序列包含长期趋势和循环变动时，用按月（季）平均法计算季节指数就不够准确，应当采用趋势剔除法。假定时间序列各影响因素以乘法模型形式存在，趋势剔除法的基本步骤如下：

（1）用移动平均法、趋势法等方法消除季节变动（S）和不规则（I）变动，计算出长期趋势和循环变动值（$T\times C$）。

（2）再从乘法模型中剔除（$T\times C$），从而得到不存在长期趋势的（$S\times I$），即：$S\times I=Y/(T\times C)$。

（3）再用按月（季）平均法消除 I，得到季节指数。

（三）分析实例

本书利用 Excel 2010 软件介绍时间序列分析方法的应用。

【案例 8-5】　根据我国 2010—2019 年卫生总费用的数据（表 8-20），借助 Excel 2010 用移动平均法计算并预测我国卫生总费用的长期发展趋势。

具体操作：打开 Excel"数据"菜单，选择"数据分析"选项，在分析工具中选择"移动平均"选项，就可以得出 3 年移动平均、4 年移动平均和 5 年移动平均的计算结果，见表 8-20。

表 8-20　2010—2019 年我国卫生总费用表

年份	卫生总费用/亿元	3 年移动平均	4 年移动平均	5 年移动平均
2010 年	19 980.39	—	—	—
2011 年	24 345.91	—	—	—
2012 年	28 119.00	24 148.43	—	—
2013 年	31 668.95	28 044.62	26 028.56	—
2014 年	35 312.40	31 700.12	29 861.57	27 885.33
2015 年	40 974.64	35 985.33	34 018.75	32 084.18
2016 年	46 344.88	40 877.3	38 575.22	36 483.97
2017 年	52 598.28	46 639.27	43 807.55	41 379.83
2018 年	59 121.91	52 688.36	49 759.93	46 870.42
2019 年	65 841.39	59 187.19	55 976.62	52 976.22

【案例 8-6】　某医院 2015—2020 年某药品使用量的资料，见表 8-21，结合 5 年分月数据，利用 Excel 2010 按月平均法测定季节变动。

具体操作：

（1）计算同月的平均数，计算结果见表8-21"季节平均数"栏。

（2）计算全部数据的总月平均数，即每一年的销售总额/总月数=43.22。

（3）计算季节指数(S)，即季节指数=各月平均数×100/总平均数，计算结果见表8-21"季节指数"一栏。

表8-21 某医院2015—2020年某药品使用量 （单位：万瓶）

	1月	2月	3月	4月	5月	6月	7月	8月	9月	10月	11月	12月
2015年	18	10	4	4	11	15	18	12	10	25	30	31
2016年	20	12	5	6	25	30	42	21	15	40	72	58
2017年	27	18	10	9	40	55	90	25	17	75	80	72
2018年	40	30	18	15	45	80	114	40	35	90	105	73
2019年	48	36	23	30	78	97	125	47	45	103	128	96
季节平均数	30.6	21.2	12	12.8	39.8	55.4	77.8	29	24.4	66.6	83	66
季节指数/%	70.81	49.06	27.77	29.62	92.09	128.2	180	67.1	56.46	154.1	192.06	152.7

（宋 萍 刘 静）

思 考 题

1. 如何计算平均病床周转次数？分科与全院计算公式的差异有哪些？

2. 简述实际开放总床日数、实际占用总床日数和出院者占用总床日数的含义及其相互关系。

3. 简述线性回归的基本步骤。

4. 什么是时间序列分析？

第九章

病案信息报告制度

病案信息报告包括了国家统计调查报表以及传染病、恶性肿瘤、慢性病、罕见病、出生缺陷、死亡病案等各类信息的逐级规范化、限时上报。国家建立病案信息报告制度是为了能及时、准确、全面地掌握人群的疾病信息，以制定国家卫生政策与规划、国家公共卫生技术方案和指南；开展传染病、慢性病、职业病、地方病、突发公共卫生事件和疑似预防接种异常反应监测及国民健康状况监测与评价；开展重大公共卫生问题的调查与危害风险评估；研究制定重大公共卫生问题的干预措施和国家免疫规划并组织实施。

第一节　病案信息报告基础知识

本章重点介绍病案信息报告的基础知识以及传染病、恶性肿瘤、慢性病、罕见病、出生缺陷、死亡病案的信息报告与管理，是基于以下几点考虑：①慢性非传染病：在我国城乡居民死因顺位中一直占据前面的位次，特别是恶性肿瘤。掌握恶性肿瘤的危险因素、发病/死亡动态和流行趋势，对制定恶性肿瘤防治政策和措施，更好地开展恶性肿瘤预防和康复服务非常重要。②传染病：特别是近些年发生的新型冠状病毒感染对广大人民群众健康造成的影响有目共睹。国家为进一步加强全国传染病信息报告管理工作，提高报告质量，为预防控制传染病暴发、流行提供及时、准确的信息，于2020年10月发布了《中华人民共和国传染病防治法》修订征求意见稿，明确提出甲乙丙三类传染病的特征。③出生缺陷：降低出生缺陷和残疾发生率，提高出生人口素质，是关系我国民族发展的大计。我国自1986年开始进行出生缺陷医院监测工作，动态观察出生缺陷发生的消长情况，及时发现影响出生缺陷的可疑因素。2018年国家卫生健康行政部门出台了《全国出生缺陷综合防治方案》。④死因信息：居民死因信息是加强人口管理、制定卫生政策、优化资源配置的科学依据。国家从2014年起全面启动人口死亡信息库建设，开展信息比对与校核工作，以确保人口死亡信息的及时性、完整性、一致性；建立部门间信息共享机制，加强对人口死亡数据的分析利用，为促进社会经济发展和制定人口健康政策提供信息支撑。

我国病案信息报告管理制度遵循依法报告、统一规范、属地管理、准确及时、分级分类的原则。涉及的职能机构一般是卫生健康行政部门、疾病预防控制中心和各级医疗机构。各职能机构权责分明、各司其责，自2007年下半年起逐渐实行国家卫生统计网络直报。网络直报的流程如下：医疗卫生机构直报人员登录省级直报系统上报本单位数据；诊所（卫生所、医务室）、村卫生室按属地管理原则向所辖县（区、县级市）卫生健康委员会报送电子或纸质数据，由县（区、县级市）卫生健康委员会代报数据。省级数据中心将本地区数据上传国家卫生健康委员会数据中心。网络直报大大提高了统计信息服务能力，保证了统计数据的准确性和及时性，为突发公共卫生事件应急指挥决策和医疗救治、常规疾病的动态监测和数据分析提供了技术支持和平台，更好地发挥了病案信息对制定卫生政策与规划的咨询和反馈作用。

一、国家卫生健康统计调查制度

为适应深化医改与卫生健康事业发展的新形势和新需求，国家卫生健康委员会对2016年制定的《国家卫生和计划生育统计调查制度》进行了修订，形成了2018版《国家卫生健康统计调查制度》。新版统计调查制度包括全国卫生资源与医疗服务调查制度、全国卫生健康监督统计调查制度、全国疾病预防控制统计调查制度、全国妇幼卫生统计调查制度、全国新型农村合作医疗统计调查制度、计划生育统计报表制度、卫生计生信访统计报表制度、相关法律法规及文件、其他资料等9部分。7套调查制度包括经国家统计局批准（或备案）的121个调查表及其说明；相关法律法规及文件收集了统计、规划纲要和医疗机构管理等相关文件，其他资料收集了卫生统计指标及新的县以上行政区划代码。

（一）全国卫生资源与医疗服务调查制度

主要调查医疗卫生机构基本情况、医疗机构运营情况、卫生人力基本信息、卫生计生人才需求计划、医用设备配置情况、出院患者情况、全员人口信息、采供血情况等内容，共计20个调查表格（卫统1-6表）。其目的是了解全国卫生和计划生育资源配置与医疗服务利用、效率和质量情况；监测与评价医改进展和效果、为加强医疗服务监管提供参考；为有效组织突发公共卫生事件医疗救治提供基础信息。这部分内容采用全面调查的方法，数据报送方式分逐级上报和网络报送两种。除诊所和村卫生室，医疗卫生机构及地方卫生和计生行政部门可登录"国家卫生统计信息网络直报系统"省级平台进行网络直报（卫统1-1至1-10表、卫统2-4表）。卫生人力基本信息、医用设备配置情况和卫生机构变动信息，实行实时报告；医院出院患者、采供血情况实行季报；卫生机构有月报和年报两种报告期。

（二）全国卫生健康监督统计调查制度

主要调查公共场所、生活饮用水、消毒产品、学校、职业病危害、放射工作单位的卫生管理、案件查处情况、传染病防治、医疗卫生、采供血案件查处情况等内容，共37个调查表格（卫统7-43表）。其目的是全面了解各地公共场所、生活饮用水、放射诊疗、计划生育等九个专业被监督单位的基本信息及卫生健康监督执法情况，加强卫生健康监督管理。这部分内容采用全面调查的方法，组织方式为各级卫生健康监督机构在开展相应业务的过程中，按要求采集相应的卫生健康监督信息，然后通过"国家卫生健康监督信息报告系统"进行报告，时间要求为实时报告，要求各责任报告单位在获得相应的卫生健康监督信息后5个工作日内填报。

（三）全国疾病预防控制统计调查制度

主要调查内容包括结核病、血吸虫病、地方病和职业病发病及防治工作情况，居民病伤死亡原因，免疫规划疫苗接种、健康教育情况等内容，共25个调查表格（卫统44表至卫统51-2表）。其目的是为制定疾病预防控制政策和规划提供依据。这部分内容采用全面调查的方法。本制度按报告期分月报、季报及年报。可以通过电子邮件或邮寄打印表逐级上报，或由县卫生健康委员会或疾控中心通过"国家卫生健康委员会死因统计报告平台"报送等。

（四）全国妇幼卫生统计调查制度

主要调查内容包括孕产妇与儿童保健和健康、产妇分娩信息、婚前保健、妇女常见病筛查、计划生育技术服务、出生医学信息、出生缺陷监测等内容，共21个调查表格（卫统52表至卫统63-2表）。其目的是为制定妇女和儿童健康政策和规划提供依据。这部分内容采用全面调查和抽样调查方法。本制度按报告期分月报、季报、半年报及年报。可以通过"出生医学证明管理信息系统""妇幼监测信息系统"等对应的系统进行网络直报。

（五）全国新型农村合作医疗统计调查制度

主要调查内容包括开展新型农村合作医疗统筹地区的社会经济与参合情况、基金筹集情况、基金分配与支出情况、新型农村合作医疗补偿情况、新型农村合作医疗经办机构人员及收支情况、新型农村合作医疗实施方案及相关情况等，共 8 个调查表格（卫统 64-67 表）。其目的是为政府制定和完善新型农村合作医疗制度提供科学依据。这部分内容采用全面调查的方法，本制度按报告期分季报及年报。调查方式主要以开展新型农村合作医疗的统筹地区为单位填写，由各省（区、市）新型农村合作医疗管理机构汇总报送。

（六）计划生育统计报表制度

主要调查内容包括人口与出生情况、已婚育龄妇女实施情况、生育登记及出生信息、流动人口计划生育服务管理、三项制度（奖励扶助、特别扶助、少生快富）情况等方面，共 8 个调查表格。其目的是为党和国家制定相关政策、统筹解决人口问题，促进人口长期均衡发展提供依据。本报表的填写单位为乡或县 / 市 / 区卫生健康行政部门，逐级汇总上报。省级管理信息系统可以生成统计报表的地区可由省级直接上报。

（七）卫生计生信访统计报表制度

主要调查内容包括群众反映的求决、举报、申诉、咨询、意见建议等各类卫生问题信访数量，共 2 个调查表格（卫统 74-1 表至卫统 74-2 表）。其目的是了解全国卫生和计划生育信访情况和群众信访反映的主要问题，为科学决策提供参考。本调查制度每年统计两次，分全年报和半年报。由县级卫生信访部门逐级汇总后由各省、自治区、直辖市卫生健康委员会分别报送至国家卫生健康委员会办公厅信访一处、二处。

二、国家卫生信息直报平台

医疗机构常见的需要网络直报的国家卫生信息平台有 4 个。

（一）国家卫生统计信息网络直报系统

为加强国家卫生统计信息网络直报管理工作，提高直报数据质量，根据《中华人民共和国统计法》和《国家卫生统计调查制度》要求，从 2007 年 11 月开始在全国各级卫生机构实行卫生统计信息网络直报。卫生统计信息网络直报系统提高了卫生信息的及时性、准确性、共享性和数据分析能力，发挥了各级医疗卫生机构信息系统的作用。

网络直报内容主要为全国卫生资源与医疗服务调查制度规定的 4 个调查表，即：卫生机构调查表（卫统 1-1 表至卫统 1-8 表、卫统 1- 附表）、卫生人力基本信息调查表（卫统 2 表）、医用设备调查表（卫统 3 表）和医院出院患者调查表（卫统 4 表）。

（二）国家卫生健康委员会医院质量监测系统

为促进医疗质量管理与控制工作的规范化、专业化、标准化、精细化，改善医疗服务，提高医疗质量，保障医疗安全，国家卫生健康行政管理部门建立了医院质量监测系统开展医疗服务监管信息网络直报工作，并于 2012 年 6 月 18 日面向全国各类三级医院正式开放，其工作重点是自动对接病案首页数据，确保医院评审评价数据的真实性，发展至今已面向全国各类公立医院开放以下数据采集通道。

1. 全国公立医院绩效考核病案首页数据采集通道　根据国家卫生健康委员会办公厅关于启动公立医院绩效考核有关工作安排，已参加绩效考核的医院，按照接口标准要求将考核期间的住院病案首页数据上传至国家医院质量监测系统病案首页数据采集通道。2021 年 8 月起，每月 15 日前完成上传上一个月住院病案首页数据上传工作。

2. 医院质量监测系统　医院质量监测系统（hospital quality monitoring system，HQMS）是综合运用计算机软件与网络技术，对医院内所发生的各种医疗过程信息尤其是医疗质量数据信息进行审核。

HQMS 需要医院根据要求上传数据到中心端,该项工作在医院内部一般由人工上传或使用专业数据上报系统完成。

3. 发热门诊医疗服务监测系统　为全面提高流行性感冒医疗服务监测信息的准确性、真实性、及时性,为流行性感冒防控诊疗工作提供科学依据,卫生健康行政部门建立了发热门诊医疗服务监测系统,自动采集流行性感冒医疗服务信息。

(三)公立医院绩效考核管理平台

为进一步深化公立医院改革,推进现代医院管理制度建设,国务院办公厅于 2019 年 1 月 30 日发布《国务院办公厅关于加强三级公立医院绩效考核工作的意见》,并建立公立医院绩效考核管理平台,要求公立医院登录管理平台在线填报相关数据和佐证材料。

数据来源分四种类型:一是来源于国家卫生健康委员会已采集的数据,如医院财务年报系统,国家医疗机构、医师、护士电子化注册系统等数据;二是来源于相关单位已采集的数据,如国家卫生健康委员会医管中心的满意度调查平台、国家医学考试中心、医院研究所等相关工作数据;三是来源于国家卫生健康委员会医院质量监测系统、病案管理质量控制中心、DRG 质控中心、国家临检中心等相关工作数据;四是由医院填报。原则上相关资料和数据应优先采用国家卫生健康委员会、国家发展和改革委员会官方渠道的有关信息,只有不能获取的,才由医院通过绩效考核信息系统报送。例如:病案首页、单病种、满意度等相关数据均不需要填写,可直接从对应的填报系统获取。

(四)国家医疗质量管理与控制信息网

为全面评估我国医疗服务与质量管理状况、促进医疗质量提升,自 2015 年起,国家卫生健康行政部门每年组织开展全国医疗服务和质量安全数据网络抽样调查,通过国家医疗质量管理与控制信息网上报相关数据,数据内容包括医院综合数据指标、病案管理相关指标以及各相关科室质控指标在内的 20 余个项目,5 000 余条调查内容,全面分析填报工作执行的完整度、工作效率、数据准确性等,并对各医院进行星级评价,为国家出台《国家医疗服务与质量安全报告》提供客观、科学的数据参考,反映医疗机构医疗质量管理能力和水平,甚至折射出医疗机构对医疗质量管理的重视程度。

三、国家卫生统计信息网络直报管理规定

为提高直报数据质量,2007 年卫生部依据《中华人民共和国统计法》和《国家卫生统计调查制度》,制定了《国家卫生统计信息网络直报管理规定(试行)》。

1. 各部门工作职责　网络直报遵循依法上报、统一规范、分级负责、属地管理的原则。国家卫生健康委员会统计信息中心负责全国卫生信息网络直报管理工作,包括制定技术规范及信息分类标准、建设网络直报平台及数据中心、督查与考核网络直报工作。省(市)级卫生健康行政部门负责管辖地区的网络直报管理,包括用户管理、数据收集、质量监控、数据传输、系统安全等。医疗卫生机构负责本单位统计信息的网络直报工作,包括数据录入、审核、分析和上报。

2. 网络直报工作制度　除诊所、卫生所、医务室和村卫生室外,所有医疗卫生机构和县(区、市)卫生健康委员会均为网络直报责任单位,直报人员为责任单位的统计人员。医疗卫生机构直报人员登录省级直报系统上报本单位数据。诊所、卫生所、医务室和村卫生室按属地管理原则向所辖县(区、市)卫生健康委员会报送电子或纸质数据,由县(区、市)卫生健康委员会登录省级直报系统代报数据。省级卫生健康行政部门将本地区数据传报至国家卫生健康委员会统计信息中心。

直报方式可选择在线填报或离线录入、在线上传。直报时限分为年报、季报、月报和实时报告 4 类。不同的调查表执行不同的直报时限。

3. 网络直报的质量控制

(1)各级卫生健康行政部门建立健全统计信息数据库,数据中心使用统一的直报软件、统一的信

息分类标准、统一的数据交换标准、统一的直报流程和管理制度。

（2）各级卫生健康行政部门建立网络直报工作考核制度、直报情况通报制度,定期督导检查,保证数据录入的完整和准确。医疗卫生机构直报人员发现上报数据错误的须在数据上传 3 日内订正;各级卫生健康行政部门于报告期截止后 5 个工作日内完成数据订正;国家卫生健康委员会统计信息中心于报告截止日 10 个工作日内完成各地区上传数据的审核工作,退回错误数据。在规定时间内未上报数据(包括订正退回需补报的)医疗机构名单,将在系统内予以公布,并发布催报公告。

以下是本章所涉及的需要网络直报的国家卫生统计指标:

传染病报告死亡率、发病率和病死率:按地区、甲乙丙类传染病分组,全面调查,通过疾病监测信息报告管理系统,实时网络直报至疾病预防控制中心(CDC)。

恶性肿瘤死亡率:按城乡分组,抽样调查(在国家死因调查点 /160 个疾病监测县区 / 恶性肿瘤死亡监测县区),10 年 1 次,通过卫生统计直报系统,网络直报至疾病预防控制中心(CDC)。

出生缺陷发生率:按城乡、性别、疾病分组,抽样调查(在 336 个妇幼卫生监测县区),通过妇幼卫生监测系统,年度网络直报至妇幼保健与社区卫生司。

新生儿疾病筛查率、新生儿听力筛查率:按地区分组,全面调查,通过妇幼卫生专报系统,年度网络直报至妇幼保健与社区卫生司。

居民死亡原因构成:按城乡、性别、疾病分组,抽样调查(在国家死因调查点 /160 个疾病监测县区),通过卫生统计直报系统,年度网络直报至疾病预防控制中心(CDC)。

第二节　传染病报告与管理

一、传染病报告的内容

（一）传染病责任报告单位及报告人

各级各类医疗卫生机构为责任报告单位;其执行职务的人员和乡村医生、个体开业医生均为责任疫情报告人。

（二）传染病的报告病种

《中华人民共和国传染病防治法》规定的传染病分甲、乙、丙三类。

1. 法定传染病

（1）甲类传染病(2 种):鼠疫、霍乱。

（2）乙类传染病(27 种):传染性非典型肺炎、艾滋病、病毒性肝炎、脊髓灰质炎、人感染高致病性禽流感、麻疹、流行性出血热、狂犬病、流行性乙型脑炎、登革热、炭疽、细菌性和阿米巴性痢疾、肺结核、伤寒和副伤寒、流行性脑脊髓膜炎、百日咳、白喉、新生儿破伤风、猩红热、布鲁氏菌病、淋病、梅毒、钩端螺旋体病、血吸虫病、疟疾、人感染 H7N9 禽流感、新型冠状病毒感染。

（3）丙类传染病(11 种):流行性感冒、流行性腮腺炎、风疹、急性出血性结膜炎、麻风病、流行性和地方性斑疹伤寒、黑热病、包虫病、丝虫病,除霍乱、细菌性和阿米巴性痢疾、伤寒和副伤寒以外的感染性腹泻病、手足口病。

2. 其他传染病　省级人民政府决定按照乙类、丙类管理的其他地方性传染病和其他暴发、流行或原因不明的传染病。

3. 不明原因肺炎病例和不明原因死亡病例等重点监测疾病　对乙类传染病中传染性非典型肺炎、炭疽中的肺炭疽采取《中华人民共和国传染病防治法》所称的甲类传染病预防、控制措施。其他乙类传染病和具备传染病流行特征的不明原因聚集性疾病，需要采取《中华人民共和国传染病防治法》所称的甲类传染病预防、控制措施的，由国务院卫生健康主管部门及时报经国务院批准后予以公布、实施。

需要解除依照前款规定采取的甲类传染病预防、控制措施的，由国务院卫生健康主管部门报经国务院批准后予以公布。

（三）中华人民共和国传染病报告卡

由国家卫生健康委员会统一制定的中华人民共和国传染病报告卡，详细列出了应报告的内容，见表9-1。

表9-1　中华人民共和国传染病报告卡

卡片编号：＿＿＿＿＿＿＿＿＿＿　　　　报卡类别：1. 初次报告　2. 订正报告

姓名 *：＿＿＿＿＿＿＿＿（患儿家长姓名：＿＿＿＿＿＿）

有效证件号 *：□□□□□□□□□□□□□□□□□□　性别 *：□男　□女

出生日期 *：＿＿＿＿年＿＿月＿＿日(如出生日期不详,实足年龄：＿＿＿　年龄单位：□岁□月□天)

工作单位(学校)：＿＿＿＿＿＿＿＿＿＿＿＿＿＿＿＿＿＿　联系电话：＿＿＿＿＿＿＿＿＿＿＿

患者属于 *：□本县区　□本市其他县区　□本省其他地市　□外省　□港澳台　□外籍

现住址(详填) *：＿＿＿省＿＿＿市＿＿＿县(区)＿＿＿乡(镇、街道)＿＿＿村＿＿＿(门牌号)

人群分类 *：

□幼托儿童　□散居儿童　□学生(大中小学)　□教师　□保育员及保姆　□餐饮食品业　□商业服务

□医务人员　□工人　□民工　□农民　□牧民　□渔(船)民　□干部职员　□离退人员　□家务及待业

□其他(　)　□不详

病例分类 *：(1)□疑似病例　□临床诊断病例　□确诊病例　□病原携带者

　　　　　　(2)□急性　□慢性(乙型肝炎 *、血吸虫病 *、丙型肝炎)

发病日期 *：＿＿＿＿＿年＿＿月＿＿日

诊断日期 *：＿＿＿＿＿年＿＿月＿＿日＿＿时

死亡日期：＿＿＿＿＿年＿＿月＿＿日

甲类传染病 *：

□鼠疫、□霍乱

乙类传染病 *：

□传染性非典型肺炎　□艾滋病(□艾滋病患者□ HIV 感染者)　□病毒性肝炎(□甲型□乙型□丙型□丁肝□戊型□未分型)　□脊髓灰质炎　□人感染高致病性禽流感　□麻疹　□流行性出血热　□狂犬病　□流行性乙型脑炎　□登革热　□炭疽(□肺炭疽□皮肤炭疽□未分型)　□痢疾(□细菌性□阿米巴性)　□肺结核(□涂阳□仅培阳□菌阴□未痰检)　□伤寒(□伤寒□副伤寒)　□流行性脑脊髓膜炎　□百日咳　□白喉　□新生儿破伤风　□猩红热　□布鲁氏菌病　□淋病　□梅毒(□Ⅰ期□Ⅱ期□Ⅲ期□胎传□隐性)　□钩端螺旋体病　□血吸虫病　□疟疾(□间日疟□恶性疟□未分型)　□人感染 H7N9 禽流感　□新型冠状病毒感染

丙类传染病 *：

□流行性感冒　□流行性腮腺炎　□风疹　□急性出血性结膜炎　□麻风病　□流行性和地方性斑疹伤寒　□黑热病　□包虫病　□丝虫病　□除霍乱、细菌性和阿米巴性痢疾、伤寒和副伤寒以外的感染性腹泻病　□手足口病

其他法定管理以及重点监测传染病：

订正病名：＿＿＿＿＿＿＿＿＿＿＿＿＿　　退卡原因：＿＿＿＿＿＿＿＿＿＿

报告单位：＿＿＿＿＿＿＿＿＿＿＿＿＿　　联系电话：＿＿＿＿＿＿＿＿＿＿

填卡医生 *：＿＿＿＿＿＿＿＿＿＿　　　　填卡日期 *：＿＿＿＿＿年＿＿月＿＿日

备注：

中华人民共和国传染病报告卡填卡说明

卡片编码：由报告单位自行编制填写。

姓名：填写患者或献血员的名字，姓名应该和身份证上的姓名一致。

患儿家长姓名：14 岁及以下的患儿要求填写患儿家长姓名。

有效证件号：必须填写有效证件号，包括居民身份证号、护照号码、军官证号码、居民健康卡号码、社会保障卡号码、新农合医疗卡号码。尚未获得身份识别号码的人员用特定编码标识。

性别：在相应的性别前打√。

出生日期：出生日期与年龄栏只要选择一栏填写即可，不必同时填报出生日期和年龄。

实足年龄：对出生日期不详的用户填写年龄。

年龄单位：对于新生儿和只有月龄的儿童，注意选择年龄单位为天或月。

工作单位（学校）：填写患者的工作单位。学生、幼托儿童须详细填写所在学校及班级名称。

联系电话：填写患者的联系方式。

患者属于：在相应的类别前打√。用于标识患者现住地址与就诊医院所在地区的关系。

现住址：至少须详细填写到乡镇（街道）。现住址的填写，原则是指患者发病时的居住地，不是户籍所在地地址。如患者不能提供本人现住址，则填写报告单位地址。

人群分类：在相应的职业名前打√。

病例分类：在相应的类别前打√。

发病日期：本次发病日期；病原携带者填初检日期或就诊时间；采供血机构填写献血者献血日期。

诊断日期：本次诊断日期，需填写至小时；采供血机构填写确认实验日期。

死亡日期：病例的死亡时间。

疾病名称：在作出诊断的病名前打√。

其他法定管理以及重点监测传染病：填写纳入报告管理的其他传染病病种名称。

订正病名：订正报告填写订正前的病名。

退卡原因：填写卡片填报不合格的原因。

报告单位：填写报告传染病的单位。

填卡医生：填写传染病报告卡的医生姓名。

填卡日期：填写本卡日期。

备注：用户可填写文字信息，如最终确诊非法定报告的传染病的病名等。诊断为耐多药肺结核或订正诊断为耐多药肺结核的患者在此栏补充填写"MDRTB"。

注：带"*"部分为必填项目。

（四）传染病报告卡填写注意事项

1. 传染病报告卡填写。传染病报告卡为全国统一格式，报告卡带"*"部分为必填项目。使用钢笔或圆珠笔填写，要求填报内容完整、准确，字迹清楚。

2. 病例诊断与分类。责任报告人应按照传染病诊断标准对传染病患者或疑似患者进行诊断。报告病例分为疑似病例、临床诊断病例、确诊病例和病原携带者四类。其中，需报告病原携带者的病种包括霍乱、脊髓灰质炎以及国家卫生健康委员会规定的其他传染病。

3. 传染病专项调查、监测信息的报告。根据传染病预防控制工作需要开展专项调查、报告和监测的传染病，按照有关要求执行。

4. 不明原因肺炎病例和不明原因死亡病例的监测和报告按照《全国不明原因肺炎病例监测实施方案（试行）》和《县及县以上医疗机构死亡病例监测实施方案（试行）》规定执行。

5. 局部地区或集体单位发生疾病流行或暴发时，按照《突发急性传染病预防控制战略》《国家突发公共卫生事件应急预案》《突发公共卫生事件与传染病疫情监测信息报告管理办法》及有关规定，及时进行突发公共卫生事件信息报告。

二、传染病报告的管理

（一）传染病信息报告程序

1. 传染病信息报告程序流程图（图 9-1）

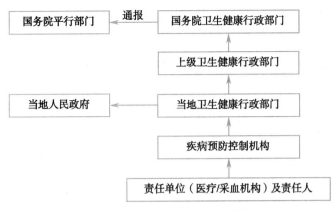

图 9-1 传染病信息报告流程图

2. **责任报告单位及报告人** 各级各类医疗机构、疾病预防控制机构、采供血机构均为责任报告单位;其执行职务的人员和乡村医生、个体开业医生均为责任疫情报告人。

3. **相关部门工作职责** 遵循分级负责、属地管理的原则,各有关部门与机构在传染病信息报告管理工作中履行以下职责。

(1)卫生健康行政部门:①负责本辖区内传染病信息报告工作的管理,建设和完善本辖区内传染病信息网络报告系统,并为系统正常运行提供保障条件;②依据相关法律法规,结合本辖区的具体情况,组织制订传染病信息报告工作实施方案,落实传染病信息报告工作;③定期组织开展对各级医疗卫生机构传染病信息报告、管理工作的监督检查;④国家卫生健康委员会及省级地方人民政府卫生健康行政部门根据全国或各省份疾病预防控制工作需要,可增加传染病监测报告病种和内容。

(2)疾病预防控制机构:①负责传染病信息报告业务管理、技术培训和指导工作,制订实施相关标准和方案;②负责传染病信息的收集、分析、报告和反馈,预测传染病发生、流行趋势;③负责信息报告网络系统的维护和应用性能的改进与完善,提供技术支持;④负责对传染病信息报告数据备份,确保数据安全;⑤开展传染病信息报告管理质量的考核和评估。

县级疾病预防控制机构履行以上职责的同时,负责对本辖区内医疗机构和其他责任报告单位报告传染病信息的审核;承担本辖区内不具备网络直报条件的责任报告单位报告的传染病信息网络直报。

(3)卫生监督机构:配合卫生健康行政部门开展对传染病报告管理工作情况的监督检查,对不履行职责的单位或个人依法进行查处。

(4)医疗机构:各级各类医疗机构应建立健全传染病诊断、登记和报告制度,负责对本单位相关医务人员进行传染病信息报告培训,协助疾病预防控制机构开展传染病疫情调查。

(5)采供血机构:采供血机构应对献血员进行登记,发现 HIV 抗体检测两次初筛阳性结果的,应按传染病报告卡登记的内容,在规定时限内向属地疾病预防控制机构报告。

(二)传染病信息报告方式

传染病报告实行属地化管理,首诊负责制。传染病报告卡由首诊医生或其他执行职务的人员负责填写。现场调查时发现的传染病病例,由属地疾病预防控制机构的现场调查人员填写报告卡,采供血机构发现阳性病例也应填写报告卡。

1. 传染病疫情信息实行网络直报或开放数据接口实现信息交互共享,不具备网络直报条件的医疗机构,在规定的时限内将传染病报告卡信息报告属地乡镇卫生院、城市社区卫生服务中心或县级疾病预防控制机构进行网络报告,同时传真或寄送传染病报告卡至代报单位。

2. 区域信息平台或医疗机构的电子健康档案、电子病历系统应当具备传染病信息报告管理功能，已具备传染病信息报告管理功能的要逐步实现与传染病报告信息管理系统的数据自动交换功能。

（三）传染病信息报告时限

责任报告单位和责任疫情报告人发现甲类传染病和乙类传染病中的肺炭疽、传染性非典型肺炎、脊髓灰质炎、人感染高致病性禽流感的患者或疑似患者时，或发现其他传染病和不明原因疾病暴发时，应于2h内将传染病报告卡通过网络报告；未实行网络直报的责任报告单位应于2h内以最快的通信方式（电话、传真）向当地县级疾病预防控制机构报告，并于2h内寄送出传染病报告卡。

对其他乙、丙类传染病患者、疑似患者和规定报告的传染病病原携带者在诊断后，实行网络直报的责任报告单位应于24h内进行网络报告；未实行网络直报的责任报告单位应于24h内寄送出传染病报告卡。

县级疾病预防控制机构收到无网络直报条件责任报告单位报送的传染病报告卡后，应于2h内通过网络直报。

（四）传染病信息报告质量控制

1．**审核**   医疗机构传染病报告管理人员须对收到的纸质传染病报告卡、电子健康档案系统中抽取的电子传染病报告卡的信息进行错项、漏项、逻辑错误等检查，对有疑问的报告卡必须及时向填卡人核实。

县区级疾病预防控制机构疫情管理人员每日对辖区内报告或数据交换的传染病信息进行审核，对有疑问的报告信息及时反馈报告单位或向报告人核实。对误报、重报信息应及时删除。

对甲类传染病和乙类传染病中的肺炭疽、传染性非典型肺炎等按照甲类管理的患者或疑似患者以及其他传染病和不明原因疾病暴发的报告信息，应立即调查核实，于2h内通过网络完成报告信息的三级确认审核。

对于其他乙、丙类传染病报告卡，由县区级疾病预防控制机构核对无误后，于24h内通过网络完成确认审核。

2．**订正**   医疗卫生机构发生报告病例诊断变更、已报告病例死亡或填卡错误时，应由该医疗卫生机构及时进行订正报告，并重新填写传染病报告卡或抽取电子传染病报告卡，卡片类别选择订正项，并注明原报告病名。对报告的疑似病例，应及时进行排除或确诊。

转诊病例发生诊断变更、死亡时，由转诊医疗机构填写订正卡并向患者现住址所在地县级疾病预防控制机构报告。对于调查核实现住址查无此人的病例，应由核实单位更正为地址不详。

实行专病报告管理的传染病，由相应的专病管理机构或部门对报告的病例进行追踪调查，发现传染病报告卡信息有误或排除病例时应当在24h内订正。由专病管理机构或部门订正过的病例需要再次订正的，应通知专病管理机构或部门再次进行订正。已具备电子病历、电子健康档案数据自动抽取交换功能时，以唯一身份标识实现传染病个案报告与专病的数据动态管理。

3．**补报**   责任报告单位发现本年度内漏报的传染病病例，应及时补报。

4．**查重**   县级疾病预防控制机构及具备网络直报条件的医疗机构每日对报告信息进行查重，对重复报告信息进行删除。

（五）传染病信息分析和利用

1．疾病预防控制机构应将传染病信息资料按照国家有关规定纳入档案管理。医疗卫生机构的传染病报告卡应保存3年。

2．各级疾病预防控制机构应建立疫情分析、疫情报告和反馈制度。县区级疾病预防控制机构应每日浏览分析监测数据，发现异常升高或病例呈聚集性分布或出现死亡病例，及时核实并向同级卫生健康行政部门及上级疾病预防控制机构报告。省级疾病预防控制机构须按周、月、年进行动态分析报告，市（地）和县级疾病预防控制机构须按月、年进行传染病疫情分析，二级及以上医疗机构按季、年进行传染病报告的汇总或分析，当有甲类或按甲类管理及其他重大传染病疫情报告时，随时作出专题分析，立即报告当地卫生健康行政部门，同时报告上级疾病预防控制机构。接到报告的卫生健康行政部门应以最快的通信方式通报疫情。

3.各级疾病预防控制机构要及时将疫情分析结果反馈到下一级疾病预防控制机构。县级疾病预防控制机构应定期将辖区内疫情分析结果反馈到辖区内的医疗机构。

第三节　恶性肿瘤报告与管理

一、恶性肿瘤报告的内容

（一）恶性肿瘤报告的范围

恶性肿瘤登记病例的报告范围是全部恶性肿瘤（ICD-10：C00.0-C97）和中枢神经系统良性肿瘤（D32.0-D33.9），所有发病和死亡个案均为登记报告对象。

（二）恶性肿瘤病例报告卡

以全国恶性肿瘤病例报告卡为参考（表9-2）。

表9-2　全国恶性肿瘤病例报告卡

报告县区　　　　编号　　　　ICD 编码　　　　ICD-O-3 编码			
恶性肿瘤病例报告卡 （以下由医院填写） 病情已告知患者：1.是　2.否　3.不详 门诊号　　　　　身份证号码□□□□□□□□□□□□□□□□□□ 住院号　　　　　家庭电话			
患者姓名　　　性别　　　民族 出生年月　　年　月　日　实足年龄　岁　婚姻状况 文化程度　　　　　职业 工作单位 户口所在地址　　　区（县）　　　街道（乡） 实际居住地址　　　区（县）　　　街道（乡） （如与户口所在地址不同者请填写）	更正诊断报告栏 （原报告诊断有误时填写） 原诊断 原诊断日期 诊断根据：（在□内打"√"）		
诊断部位　　　　　　　　□左侧□右侧□双侧□不详 病理学类型（如果是继发肿瘤请尽可能注明原发部位） 病理号 确诊时期别　T N M　　0～Ⅰ期　　Ⅱ期　　Ⅲ期　　Ⅳ期 　　　　　无法判定 首次诊断日期　　年　月　日　　报告单位： 报告医师　　　　　　　报告日期　　　年　月　日 死亡日期　　年　月　日　　死亡原因	临床	1	病理 （继发）	6

诊断根据表（右侧栏）：

诊断根据：（在□内打"√"）			
临床	1	病理（继发）	6
X 射线□ CT□ 超声□ 内镜□	2	病理（原发）	7
手术□ 尸检□（无病理）	3	尸检（有病理）	8
生化□ 免疫□	4	不详	9
细胞学□ 血片□	5	死亡补发病	10

全国恶性肿瘤病例报告卡填卡说明

1. 填报病种：①所有各种恶性肿瘤（包括各种白血病）；②所有中枢神经系统肿瘤（包括良性，其他部位良性肿瘤不必填报）。

2. 如同时有门诊号及住院号时两栏都要填写。

3. 如发现过去已发出的报告需要更正时（如部位或诊断错误，或原报告为恶性肿瘤而实际并非恶性肿瘤等），按目前诊断另行报出，并填写更正诊断报告栏。

4. "实足年龄"在诊断时未过生日者为虚岁年龄减2岁，已过生日者为虚岁年龄减1岁，未满一岁者为0岁。

5. 填写地址，请协助填明某区某街道某乡等；寄居亲友处或旅社等外埠患者须填写患者的户口所在地址。

6. 填写具体职务时须注明单位性质和工种类别，不能只写工人或干部等。

7. 诊断一项中如做过病理学检查者请填明病理学类型。

8. 对已确诊病理 TNM 分期及临床分期者，请如实填写。

（三）注意事项

1. 确诊为新肿瘤的病例，报告一次即可。该病例经治疗后，又有复发或转移，不必再报。已在外院确诊为肿瘤并实施过治疗的病例来本院治疗，须填写报告卡，在诊断一项内注明，如 ×× 癌手术后或放疗后、×× 癌术后复发或转移，并填写外院首次诊断的日期及原发部位。

2. 同一患者先后出现两处原发性肿瘤，则两次肿瘤均须报告。

3. 暂未确诊的可疑病例可以不报，但确诊后应立即填报。部分病例虽未进行 X 射线或病理检查，但只要临床或其他检查能够肯定诊断，已进行肿瘤治疗的也须报告。

4. 发现过去报告的肿瘤有错误时，应按目前的诊断另行报告，并在报告卡的右上角"更正诊断报告栏"内注明上次的诊断及日期。

5. 肿瘤部位一律填写原发部位，只有在原发部位不明时，才填写继发部位，并注明"原发部位不明"。对于继发肿瘤较多的部位，如肝、肺、骨、淋巴系统等，必须填写原发部位及继发部位，如不能确诊者，也须注明"原发（继发）部位不明"。

二、恶性肿瘤报告的管理

（一）恶性肿瘤信息报告程序

1. 恶性肿瘤信息报告流程（图 9-2）

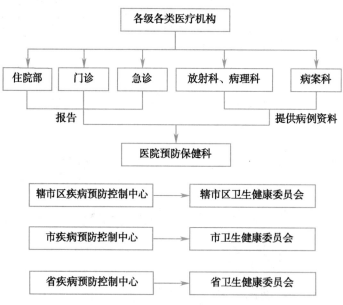

图 9-2 恶性肿瘤信息报告工作流程

2. 责任报告单位及报告人　各级各类医疗卫生机构履行恶性肿瘤登记报告职责。报告责任单位执行职务的所有医务人员均为责任报告人。门(急)诊明确诊断的,由门(急)诊诊治医生负责填写报告卡;住院部明确诊断的,由床位医生负责填写报告卡;尸解时明确诊断的,由负责尸解的医生填写报告卡。放射、病理、化验、超声、同位素等医技科室发现恶性肿瘤患者也应及时登记,上报肿瘤病例资料至医院预防保健科;有电子病案系统的病案科定期导出、上报肿瘤病例资料至医院预防保健科。

3. 相关部门工作职责

(1)各级各类医疗机构:对本机构门(急)诊、住院病房中诊断和接受治疗的恶性肿瘤病例进行记录,填写恶性肿瘤报告卡,并对数据或原始卡片进行质量审核,防止漏报和重报。

(2)各级疾病预防控制中心:负责对医疗机构恶性肿瘤发病和死亡监测工作的指导、检查及人员培训,对上报的恶性肿瘤报告数据进行第二级质量审核。

(3)各级卫生健康行政部门:负责恶性肿瘤登记报告的组织领导、工作协调、督导检查和考核评价。

(二)恶性肿瘤信息报告方法及时限

医疗机构通过医院信息系统提取肿瘤病例信息,录入肿瘤登记信息系统,或根据导入模板进行整理后,批量导入肿瘤登记信息系统。未建立医院信息系统的医疗机构,由医务人员填写电子报告卡,交于预防保健科及时录入肿瘤登记信息系统。预防保健科建立健全台账,每月汇总恶性肿瘤新病例登记簿、恶性肿瘤病例死亡登记报告表,妥善保管、分类存放,见表9-3和表9-4。医疗机构于每月15日前上报上个月的出院病例及死亡病例至疾病预防控制中心,疾病预防控制中心每季度按卫生健康行政部门要求进行网络直报。目前,北京地区的三级医院不再单独填写恶性肿瘤登记卡,而是北京市肿瘤登记处直接由北京市统计平台从医院网报的出院患者调查表中调取数据。

表9-3　恶性肿瘤新病例登记簿(包括随访记录)

门诊或住院号	姓名	性别	年龄	肿瘤部位	发病日期	地址	电话	随访记录	死亡日期	报告时间

表9-4　恶性肿瘤病例死亡登记报告表

报告时间	门诊或住院号	死者姓名	性别	年龄	肿瘤部位	最高诊断依据	发病日期	死亡日期	是否死亡补发病

(三)恶性肿瘤信息报告质量控制

卫生健康行政部门定期对各医疗卫生单位进行检查和指导,并将督查结果进行通报。具体要求如下:

1. 资料完整　所有确诊的病例均需要填写报告卡。每个病例的基本填报项目要完整。

2. 信息准确　每个病例填写的内容要准确真实。避免重报、误报、漏报和弄虚作假。

3. 报告及时　信息报告各环节责任人均要在时限范围内及时上报数据。

第四节　慢性病与罕见病报告与管理

　　慢性病是指慢性非传染性疾病，不是特指某种疾病，而是对一类起病隐匿，病因复杂，病程长且病情迁延不愈，形成机体形态损害的疾病的总称。其所导致的死亡人数已占到全国总死亡的 86.6%，而导致的疾病负担占总疾病负担的近 70%。

　　罕见病又称"孤儿病"，是指患病率低于五十万分之一，或新生儿发病率低于万分之一的疾病。据统计，我国约有 2 000 多万罕见病患者，每年新增病例超过 20 万，是目前全球罕见病患者人数最多的国家。受罕见病影响的群体以儿童和青壮年为主，有 69.9% 的患者在儿童期发病，接近 1/3 的患儿在 5 岁前因无法获得有效治疗而死亡。

　　慢性病主要造成脑、心、肾等重要脏器损害，易致伤残，影响劳动能力和生活质量，增加了社会和家庭的经济负担。罕见病患者多脏器功能受累，特别是呼吸、循环和神经系统。所以，加强和完善慢性病与罕见病报告与管理制度，可以更好地了解慢性病与罕见病动态变化情况，为病因学研究提供线索，为政府部门制订慢性病与罕见病预防措施提供依据。

一、慢性病与罕见病报告的内容

（一）慢性病

　　1. 慢性病病种　慢性病主要有 9 类，包括①呼吸系统疾病：慢性阻塞性肺气肿、哮喘、慢性肺心病、慢性呼吸衰竭、肺尘埃沉着病、肺纤维化；②循环系统疾病：慢性心力衰竭、冠心病、先天性心脏病、脑卒中（脑出血、脑栓塞、脑血栓形成）、风湿性心脏病、高血压、心脏瓣膜病、慢性感染性心内膜炎、心肌疾病、慢性心包炎；③消化系统疾病：慢性胃炎、消化性溃疡、肠结核、慢性肠炎、慢性腹泻、失代偿期肝硬化、慢性胰腺炎、慢性胆囊炎、胆结石、肾结石、慢性溃疡性结肠炎；④泌尿系统疾病：慢性肾炎、慢性肾衰、泌尿系慢性炎症、慢性肾功能衰竭、肾病综合征；⑤血液系统：慢性贫血（含再生障碍性贫血）、特发性血小板减少性紫癜；⑥内分泌系统疾病：慢性淋巴细胞性甲状腺炎、甲状腺功能亢进、甲状腺功能减退；⑦代谢和营养疾病：糖尿病、营养缺乏病、痛风、骨质疏松；⑧结缔组织疾病和皮肤病：风湿（类风湿）性关节炎、系统性红斑狼疮、强直性脊柱炎、干燥综合征、特发性炎症性肌病、系统性硬化病、骨性关节炎、股骨头坏死、功能障碍性腰椎和颈椎病、银屑病、白癜风；⑨神经系统疾病和精神疾病：癫痫、帕金森病、精神分裂症、抑郁症及焦虑症。

　　2. 慢性病报病卡（表 9-5）

表 9-5　慢性病报病卡

卡片编号：＿＿＿＿＿＿＿＿＿　　　　　报卡类别：1. 初次报告　2. 订正报告

一、基本情况
姓名 *：＿＿＿＿＿＿＿　　家属姓名：＿＿＿＿＿＿＿
身份证号：□□□□□□□□□□□□□□□□□□　　性别 *：□ 男　□ 女
出生日期 *：＿＿＿＿＿年＿＿月＿＿日（如出生日期不详，实足年龄：＿＿＿＿＿岁）
工作单位：＿＿＿＿＿＿＿＿＿＿＿＿＿＿　　联系电话 *：＿＿＿＿＿＿＿＿＿＿
现住址（详填）*：＿＿＿＿省＿＿＿＿市＿＿＿＿县（区）＿＿＿＿乡（镇、街道）＿＿＿＿村＿＿＿＿组
或＿＿＿＿办事处＿＿＿＿社区（居委会）＿＿＿小区＿＿＿幢＿＿＿单元＿＿＿＿＿＿（门牌号）
患者职业 *：□学生（大中小学）　□教师　□保育员及保姆　□餐饮食品业　□商业服务　□医务人员　□工人
□民工　□农民　□牧民　□渔（船）民　□干部职员　□离退人员　□家务及待业　□其他（＿＿＿＿）　□不详

续表

二、发病及就诊情况

发病日期 *：_____年____月____日

诊断日期 *：_____年____月____日

死亡日期：_____年____月____日

血压值 *：_____/_____mmHg（测量日期：_____年____月__日）

　　　　_____/_____mmHg（测量日期：_____年____月__日）

　　　　_____/_____mmHg（测量日期：_____年____月__日）

血糖值 *：空腹血糖　_____mmol/L（测量日期：_____年____月__日）

　　　　随机血糖　_____mmol/L（测量日期：_____年____月__日）

　　　　口服葡萄糖耐量试验_____mmol/L（测量日期：_____年____月__日）

三、诊断病名 *

□原发性高血压　□2型糖尿病　□冠心病　□慢性阻塞性肺疾病　□精神疾病　□其他_____

订正病名：_____　　　退卡原因：_____

报告单位 *：_____　联系电话：_____

报告人 *：_____　　　　填卡日期 *：_____年____月____日

备注：

慢性病报病卡填卡说明

本卡用于医务人员在首次发现慢性病病例时填写。

卡片编码：由报告单位自行编制填写。

姓名：填写患者的名字，并登记身份证号码，且姓名应该和身份证上的姓名一致。

家属姓名：至少填写一名患者家属姓名。

身份证号：尽可能填写。既可填写15位身份证号，也可填写18位身份证号。

性别：在相应的性别前打√。

出生日期：出生日期与年龄栏只要选择一栏填写即可，不必既填出生日期，又填年龄。

实足年龄：填写出生日期不详的用户的年龄。

工作单位：填写患者的工作单位，如果无工作单位则可不填写。职业为学生的在此填写就读学校名称。

联系电话：填写患者的联系方式。

现住址：须详细填写完整，便于社区医生入户开展家庭访视。现住址的填写，是指患者目前的常住地址，不是户籍所在地址。

患者职业：在相应的职业名前打√。

发病日期：本次发病日期，指首次出现本病典型症状的时间；如体检时发现，即填体检日期。

诊断日期：本次诊断日期。

死亡日期：死亡病例或死亡订正时填入。

诊断病名：在相应诊断的病名前打√。

其他：未列入的慢性病，则填在后面的横线上。

订正病名：直接填写订正后的病种名称。

退卡原因：填写卡片填报不合格的原因。

报告单位：填写报告慢性病的单位。

报告人：填写报告人的姓名。

填卡日期：填写本卡日期。

备注：报告人可填写一些文字信息，如并发症、危险因素等。

注：报病卡带"*"部分为必填项目。

（二）罕见病

罕见病种类多，情况各异，都有诊断上的难处。高误诊、高漏诊、用药难，是罕见病患者共同面对的难题。患者平均确诊时间长达5年，哪怕是在医疗保健体系较为发达的国家也不例外，无数家庭辗转于各医疗系统,却屡被误诊。

2008 年 2 月 29 日,欧洲罕见病组织发起了第一届"国际罕见病日"。后将每年 2 月的最后一天定为"国际罕见病日"。2018 年 5 月,国家卫生健康委员会、科学技术部、工业和信息化部、国家药品监督管理局、国家中医药管理局等五部门联合发布《第一批罕见病目录》,共纳入 121 种(类),这是国家首次官方定义罕见病。

二、慢性病与罕见病报告的管理

(一)慢性病报告的管理

1. 慢性病报告的程序

(1)慢性病报告流程图(图9-3)

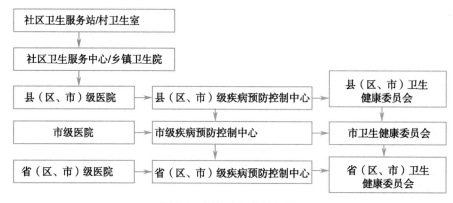

图 9-3   慢性病报告流程图

(2)责任报告单位及报告人:社区卫生服务站/村卫生室、社区卫生服务中心/乡镇卫生院及以上医疗卫生机构均为慢性病报告的责任单位,医疗单位的医务人员是责任报告人。日常门诊明确诊断的,由门诊诊治医生负责填写报病卡;定期集中筛查明确诊断的,由筛查医生负责填写报病卡;体检明确诊断的,由体检部门负责人填写报病卡;上门访问明确诊断的,由访视医生负责人填写报病卡;住院部明确诊断的,由主管医生负责填写报病卡;尸检时明确诊断的,由负责尸检的医生填写报病卡。填写的报病卡上报医院预防保健科。

(3)相关部门工作职责

1)基层卫生医疗机构:负责辖区村卫生室或居委会报告病例的审核、登记、报告,并按有关工作要求及时对重点慢性病例开展入户随访调查和健康管理工作,并按照程序要求补报相关信息。

2)各级各类医疗机构:建立健全重点慢性病诊断、报告、登记和信息交换制度。对慢性病病例的初诊和复诊进行记录,填写慢性病报病卡,并对数据或原始卡片进行质量审核、录入和上报,定期开展自查,减少漏报和重报。

3)各级疾病预防控制中心:负责本辖区慢性病信息的收集、分析、反馈和报告撰写,负责对各级医疗机构慢性病患病监测工作的指导、检查及人员培训,对上报的慢性病报告数据进行第二级质量审核,及时督促基层开展查漏补报。

4)各级卫生健康行政部门:负责慢性病登记报告的组织领导、工作协调和督导考核。负责本辖区重点慢性病报告工作的组织实施,建立和完善辖区重点慢性病报告系统,定期对各级医疗卫生机构重点慢性病报告工作进行监督检查,结合本辖区的具体情况,组织制订重点慢性病报告工作实施方案。

2. 慢性病报告方法及时限

(1)手工建卡:以每个病例作为一个记录,填写慢性病报病卡,定期逐级上报。社区卫生服务站/

村卫生室按旬上报至社区卫生服务中心／乡镇卫生院,再由后者按月上报县(区、市)医院。各级医院按月汇总,见表9-6,上报至同级疾病预防控制中心,并由其汇总后每季度逐级上报至上一级疾病预防控制中心,并同时上报至对应的主管部门。

在日常门诊、定期集中筛查、体检、上门访问等中发现的慢性病患者,由责任医生及时登记,建立慢性病患者登记簿、管理卡并建档,及时纳入系统管理。村卫生室建立疑似慢性病患者转诊制度,对其无法确诊的慢性病患者,应转到乡镇卫生院进行确诊,同时填写转诊单和转诊登记卡;乡镇卫生院由专职慢性病诊断医生负责慢性患者确诊及诊疗方案的制订,及时将诊断的慢性病病例分类登录至慢性非传染病登记簿,上报县(区、市)医院。同时,乡镇卫生院将其诊断的慢性病患者按旬反馈给各村卫生室,以便及时建档、及时管理。

表9-6　慢性病汇总登记表

医疗机构:

患者姓名	性别	年龄	住址	职业	疾病名称	发病时间	确诊时间	随访时间

(2)建立数据库及网络直报:对重点慢性病,统一通过中国疾病预防控制中心"重点慢性病监测信息系统"上报信息。可手工填写重点慢性病报病卡,1周内录入报告系统。各医疗机构,可按国家重点慢性病报告系统5种重点慢性病个案批量录入模板格式与数据标准的要求从HIS、病案信息系统等导出以上重点慢性病信息,以CSV、XLSX等电子表格形式导入国家"重点慢性病监测信息系统"。应积极按照国家统一的接口标准对本医院信息系统进行接口配置,按照重点慢性病报告最小数据集内容进行交换,实现与国家重点慢性病报告系统数据信息交换。

3. 慢性病报告质量控制

(1)卫生健康行政部门:加强完善县、乡、村三级报告系统。建立健全发病报告管理制度、例会制度,建立资料管理和档案制度,数据审核制度,月报、季报和年报制度,监测数据管理和使用制度等。

(2)疾病预防控制中心:定期对各医疗卫生单位进行检查和指导,每年对各医疗机构进行漏报调查1次以上,并将督查结果进行通报。

(3)各级医疗机构:所有确诊的病例均需要填写报病卡。每个病例的基本填报项目要完整。每个病例填写的内容要准确真实。避免重报、误报、漏报和弄虚作假。信息报告各环节责任人均要在时限范围内及时上报数据。

(二)罕见病报告的管理

目前确认的罕见病已有8 000余种,患病人数达3亿。大多数医疗工作者普遍缺乏罕见病的专业知识,对其知之甚少,更难以进行有效的管理。要从根本上防止和减少罕见病的发生,必须构建全国新生儿疾病筛查网络,健全孕前产前检查和疾病筛查制度,努力降低包括罕见病在内的新生儿出生缺陷的发生率。

2019年2月,国家卫生健康委员会在全国范围内遴选出罕见病诊疗能力较强、诊疗病例较多的324家医院,即由1家国家级牵头医院(北京协和医院)、32家省级牵头医院以及291家成员医院组成。

1. 罕见病登记流程图(图 9-4)

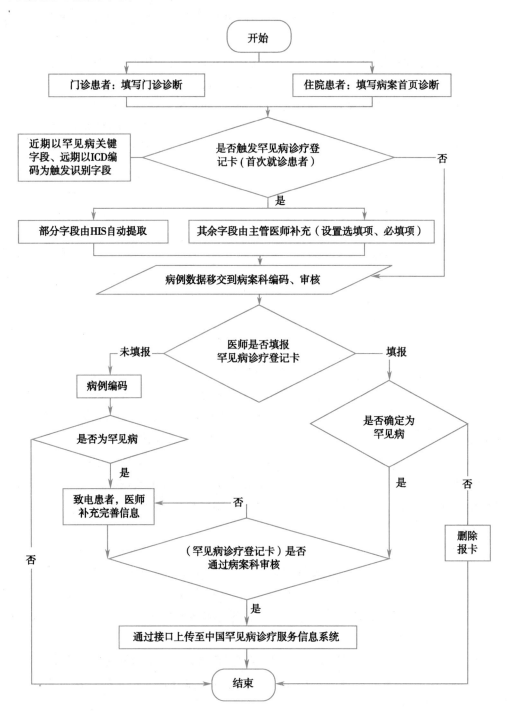

图 9-4 协作网成员医院罕见病登记流程

　　2. 罕见病责任报告单位及报告人　国家罕见病诊疗协作网成员医院为罕见病责任报告单位,临床医师是罕见病登记的第一责任报告人。

　　3. 罕见病报告方式及时限

　　(1)登记病种:参照国家卫生健康委员会等五部门联合印发的《第一批罕见病目录》,共涉及 121 种。

　　(2)诊断:依据国家卫生健康委员会印发的《罕见病诊疗指南(2019 年版)》,罕见病诊疗服务信息系统支持确定诊断、疑似诊断及其他罕见病的登记功能。

　　(3)登记:医师手工填写罕见病诊疗登记卡,由罕见病专项管理办公室指定专人在 HIS 内填报电子版罕见病诊疗登记卡,接口上传数据至中国罕见病诊疗服务信息系统,后续将进一步完善,逐步实现患者自主信息补录功能。

（4）登记时限:罕见病登记执行首诊负责制,由医师在门诊诊断或患者出院一周内将相关信息登记至中国罕见病诊疗服务信息系统。

4. 罕见病报告质量控制

（1）登记率达到100%（登记率为年登记例数除以近五年年均登记例数）,关键信息准确完整率应达到100%。

（2）成员医院指定责任部门负责罕见病信息登记、审核检查、网络报告,定期对诊疗数据及质量进行汇总、分析和通报,对发现的问题持续改进。

（3）定期开展院内登记数据的自查和质控,保证登记数据的真实性、准确性。

（4）建立健全罕见病诊断、质量管理和自查等制度。

（5）对本单位医务人员开展罕见病相关知识、诊断标准和信息登记管理技术等内容的培训。

5. 相关单位工作职责

（1）罕见病诊疗协作网国家级和省级牵头医院主要负责制订和完善协作网工作机制,制订相关工作制度或标准,接收成员医院转诊的疑难危重罕见病患者,并协调辖区内协作网医院优质医疗资源进行诊疗等工作。

（2）成员医院负责医院内罕见病诊疗信息登记工作的管理,建设和完善本院罕见病信息网络登记系统,并为系统正常运行提供保障条件。

（3）成员医院制订罕见病诊疗信息登记工作程序,明确各相关科室在罕见病信息登记管理工作中的职责;临床医师是罕见病登记的第一责任人,病案科负责疾病诊断编码、报卡完整性审核、患者后续随访工作。

（4）成员医院负责本院网络与信息安全、患者隐私保护工作,制订相应的规章制度,明确管理责任,加强技术防范,严格控制患者信息的知悉范围。基于网络与信息安全相关法律法规和技术标准要求建设、使用中国罕见病诊疗服务信息系统。

第五节　出生缺陷报告内容与管理

出生缺陷指的是出生时就存在的结构和功能（代谢）异常,可表现为体表缺陷和内脏缺陷。其多由染色体诱变、基因突变等遗传因素或环境因素,或者二者交互作用所致,是导致早期流产、死胎、围产儿死亡、婴幼儿死亡和先天残疾的主要原因。

减少先天畸形儿的出生是改善儿童生存和生活质量,促进家庭幸福和谐,减轻潜在寿命损失和社会经济负担的一个重要措施。我国估计每年有30万～40万例体表先天畸形儿和80万～120万出生数年后表现出来的出生缺陷或遗传病等先天残疾儿童,严重影响了我国人口素质。建立完善的出生缺陷报告和管理制度,可以比较全面了解出生缺陷发生状况,为病因学研究提供线索,为制订和评价预防措施提供依据。

一、出生缺陷报告的内容

（一）出生缺陷报告对象

经各级医疗保健机构诊断,出生时就存在结构和功能（代谢）方面异常的18岁以下儿童,包括治疗性引产发现的出生缺陷病例。

出生缺陷包括体表缺陷和内脏缺陷,具体病种见出生缺陷登记卡（表9-7）中的"出生缺陷诊断"一栏。

（二）医疗机构出生缺陷儿登记卡

表9-7 医疗机构出生缺陷儿登记卡

表 号：卫健统62-1表
制定机关：国家卫生健康委
批准机关：国家统计局
批准文号：国统制〔2018〕50号
有效期至：2021年04月

_____省（自治区、直辖市）_____市_____区（县）_____医院（保健院、所）医院编码□□□□□□□□□

产妇情况	住院号_____ 姓名_____ 民族_____ 出生日期_____年___月___日 或实足年龄_____岁 母亲身份证号 _____ 通信地址_____ 联系电话_____ 孕次___产次___ 常住地 1. 城镇 2. 乡村 □ 家庭年人均收入（元） 1. <1 000 2. 1 000～ 3. 2 000～ 4. 4 000～ 5. 8 000～ □ 文化程度 1. 文盲 2. 小学 3. 初中 4. 高中、中专 5. 大专及以上 □		

| 缺陷儿情况 | 出生日期_____年_____月_____日
胎龄_____周（如不详，请圈1. <28周；2. ≥28周）
出生体重_____克
胎数 1. 单胎 2. 双胎 3. 三胎及以上 □
若双胎或三胎及以上，请圈：
1. 同卵 2. 异卵 □ | 性别 1. 男 2. 女 3. 不明 9. 不详 □
结局 1. 存活 2. 死胎死产 3. 0～6天死亡 □
诊断为出生缺陷后治疗性引产 1. 是 2. 否 □
诊断依据 1. 临床 2. 超声 3. 尸解 4. 生化检查
（AFP、HCG、其他） 5. 染色体 6. 其他
畸形确诊时间 1. 产前（孕__周） 2. 产后七天内□ |

| 出生缺陷诊断 | 01 无脑畸形（Q00）…………………………□
02 脊柱裂（Q05）……………………………□
03 脑膨出（Q01）……………………………□
04 先天性脑积水（Q03）…………………□
05 腭裂（Q35） 左 中 右
06 唇裂（Q36） 左 中 右…………………□
07 唇裂合并腭裂（Q37） 左 中 右………□
08 小耳（包括无耳）（Q17.2，Q16.0） 左 右□
09 外耳其他畸形（小耳、无耳除外）（Q17） 左 右…□
10 食管闭锁或狭窄（Q39）………………□
11 直肠肛门闭锁或狭窄（包括无肛）（Q42）□
12 尿道下裂（Q54）…………………………□
13 膀胱外翻（Q64.1）………………………□
14 马蹄内翻足（Q66.0） 左 右…………□
15 多指（Q69） 左 右……………………□
　　多趾（Q69） 左 右……………………□ | 16 并指（Q70） 左 右……………………□
　　并趾（Q70） 左 右……………………□
17 肢体短缩［包括缺指（趾）、裂手（足）］
　 上肢（Q71） 左 右……………………□
　 下肢（Q72） 左 右……………………□
18 先天性膈疝（Q79.0）……………………□
19 脐膨出（Q79.2）…………………………□
20 腹裂（Q79.3）……………………………□
21 联体双胎（Q89.4）………………………□
22 唐氏综合征（21- 三体综合征）（Q90）□
23 先天性心脏病（Q20-26）………………□
写明类型：
24 其他（写明病名并详细描述）…………□
备注： |

| 孕早期情况 | 患病
发烧（>38℃）
病毒感染（类型： ）
糖尿病
其他： | 服药
磺胺类（名称： ）
抗生素（名称： ）
避孕药（名称： ）
镇静药（名称： ）
其他： | 接触其他有害因素
饮酒（剂量： ）
农药（名称： ）
射线（类型： ）
化学制剂（名称： ）
其他： |

| 家庭史 | 产妇异常生育史：1. 死胎_____例 2. 自然流产_____例
　　　　　　　3. 缺陷儿____例 （缺陷名：_____、_____、_____）
家庭遗传史：缺陷名_____ 与缺陷儿亲缘关系_____
　　　　　　缺陷名_____ 与缺陷儿亲缘关系_____
　　　　　　缺陷名_____ 与缺陷儿亲缘关系_____
近亲婚配史：1. 不是 2. 是（关系_____） | | |

填 表 人：_____ 职称：_____ 填表日期：_____年_____月_____日
医院审表人：_____ 职称：_____ 审表日期：_____年_____月_____日
县级审表人：_____ 职称：_____ 审表日期：_____年_____月_____日
市级审表人：_____ 职称：_____ 审表日期：_____年_____月_____日
省级审表人：_____ 职称：_____ 审表日期：_____年_____月_____日

医疗机构出生缺陷登记卡填写说明

填报单位：请在本卡上方详细写明所在县（市、区）以及接产医疗保健机构的名称。

填报对象：凡在医疗保健机构内出生或引产的缺陷儿（住院分娩的孕 28 周至产后 7 天的活产、死胎和死产，不包括计划外引产）均需填写此卡。若双胎或多胎均为缺陷儿，每例各填一张登记卡。

填报方式：带有下划线的项目，请在下划线上直接填写数字或文字；带有方格"□"的项目，则请在相应项目前的代码上直接画圈，不必在"□"内填数字。"□"仅供录入计算机前编码用。

常住地：产妇常住县辖乡者属"乡村"，其余属"城镇"（包括市辖区、街道、市辖镇、县辖镇）。

出生日期：请按阳历填写。"年"填写四位数；"月""日"填写两位数，当只有一位数时，数字前用"0"补充，如 1995 年 1 月 1 日出生，则填成 1995 年 01 月 01 日。

胎龄：指妊娠整周数。如 39 周 +6 天，填为 39 周。

结局：指孕 28 周至产后 7 天的围产儿的生存或死亡状况。分娩未发作前死于宫内者为"死胎"；在分娩过程中死亡者为"死产"；出生时为活产，而于 7 天内死亡者计为"7 天内死亡"。若胎儿死亡，发生治疗性引产，同时填"死胎"和"治疗性引产"。

诊断依据：指依据何种手段确诊为缺陷。如同时有两种以上诊断依据，请分别在各自的代码上画圈。

出生缺陷诊断：请严格按照统一的诊断标准确诊。请在相应出生缺陷名称前的代码上画圈；凡有左右之分的畸形，请在左和 / 或右上画圈；如同一缺陷儿有多种缺陷，则在每种缺陷的代码上均画圈，肢体短缩畸形还应在上肢和 / 或下肢上画圈。此外，如果有未列出的缺陷，请写出病名或详细描述其特征。

孕早期情况：孕早期指妊娠的前 3 个月。如孕早期有患病、服药、接触农药及其他有害因素则请在列出的病名、药名、农药及其他有害因素上画圈，并请在括号内写出具体名称。如有未列出的因素，则请在"其他"栏注明。服药情况中特别要注意市面上的新药。

家族史：家族遗传史，请写出缺陷儿三代以内的直系或旁系血亲关系。如缺陷儿母亲之兄妹患病，则与缺陷儿的关系为舅甥或姨甥关系；母亲之姐妹的子女患病，与缺陷儿的关系为姨表兄妹；缺陷儿父亲的兄妹患病，与缺陷儿的关系为叔侄或姑侄；缺陷儿父亲的兄妹之子女患病，则与缺陷儿的关系为堂兄妹。近亲结婚，如缺陷儿的父母是叔侄女关系，则填写父母系叔侄女关系；如缺陷儿的外祖父母系堂（表）兄妹，则填写外祖父母系堂（表）兄妹关系。

（三）注意事项

1. 医疗机构出生缺陷登记卡由监测医院填报。未到医疗机构出生的缺陷儿信息，由居委会（村）收集。具体可见居委会（村）出生缺陷儿登记表（卫统 45 表）。

2. 出生缺陷的诊断，应当由二级及以上医疗机构确诊。出生缺陷登记卡须经副主任以上职称的医师和医院主管部门审核，并加盖医院主管部门的公章。

3. 新生儿遗传性疾病和听力障碍筛查阳性患儿，需要及时通知新生儿监护人到医疗机构进行确诊，并填写新生儿疾病筛查和先天性听力障碍报告卡。

二、出生缺陷报告的管理

（一）出生缺陷信息报告程序

1. **信息报告流程** 出生缺陷信息报告是以妇幼保健机构为中心的监测系统。医院妇产科、儿科常规记录产妇分娩、流产、引产及新生儿出生缺陷情况，并每季度上报医疗机构出生缺陷登记卡至当地妇幼保健院（所），再逐级上报至上级妇幼保健机构及出生缺陷管理办公室，最后的年度分析报告上报到国家卫生健康委员会妇幼健康司。

2. **责任报告单位及报告人** 首诊的医疗机构、妇幼保健机构、新生儿疾病筛查中心和新生儿先天性听力障碍诊治中心均为责任报告单位，其执行职务的人员均为责任报告人。

3. **相关部门工作职责**

（1）出生缺陷管理办公室：制订出生缺陷报告和管理实施方案，组织人员培训，开展质量控制和资料统计分析等；组织专家组进行技术咨询；收集国内外出生缺陷信息资料，定期向卫生健康行政部门提交出生缺陷信息分析和质量控制报告等。

（2）各级妇幼保健机构：根据本辖区出生缺陷报告和管理工作方案，指导辖区内医疗机构、社区卫生服务中心开展出生缺陷报告和管理工作，主要负责收集本辖区内各级医疗机构上报的医疗机构出生缺陷登记卡，进行资料分析、质量控制和技术指导工作。

（3）各级医疗机构：为出生缺陷报告责任单位，实行出生缺陷首诊报告制度，指定专人负责医疗机构出生缺陷登记卡、残疾儿童报告卡的收集和上报工作。要建立健全本单位首诊报告、登记、核对、自查和奖惩制度，并按规定及时报告本辖区内妇幼保健机构。一旦发现并确诊出生缺陷儿或残疾儿童，应及时将有关信息报送本辖区内区县妇幼保健所，并在家属知情同意的情况下注意收集出生缺陷病例或疑似病例照片。

（4）各新生儿遗传代谢性疾病筛查中心和新生儿先天性听力障碍诊治中心：对经确诊为新生儿遗传代谢性疾病、新生儿先天性听力障碍进行信息统计，及时将有关信息上报出生缺陷管理办公室。

出生缺陷和残疾儿童诊断应当由二级及以上医疗机构诊断。产前诊断的出生缺陷由经诊断的产前诊断中心确诊。

（二）出生缺陷报告方式

居委会（村）填写出生缺陷登记表，每月向乡镇卫生院、社区卫生服务机构报送一次。医疗机构填写医疗机构出生缺陷登记卡，每季度向妇幼保健机构报送一次。国家监测点医院2006年开始实行网络直报。

（三）出生缺陷报告时限

1. 各医疗机构对本机构内确诊的出生缺陷儿或残疾儿童，包括治疗性引产发现的出生缺陷病例，应填写医疗机构出生缺陷登记卡、残疾儿童报告卡，在5个工作日内直报所在区县妇幼保健所。

2. 各区县妇幼保健机构应当在接到报告后的5个工作日内，直报市出生缺陷管理办公室。

3. 市新生儿遗传代谢性疾病筛查中心和新生儿先天性听力障碍诊治中心对经确诊为新生儿遗传代谢性疾病、新生儿先天性听力障碍，应填写新生儿疾病筛查和先天性听力障报告卡，在5个工作日内直报市出生缺陷管理办公室。

4. 市出生缺陷管理办公室每季度向市卫生健康行政部门报告有关资料的统计分析、质量控制等情况。

（四）出生缺陷报告质量控制

主要对出生缺陷、残疾儿童、新生儿疾病筛查和先天性听力障碍等信息（包括妇幼保健机构、医疗机构和社区卫生服务中心）报告及时率、漏报率、准确率、重卡率、更正率、完整率、符合率等指标进行质量控制。广东省最近出台的《广东省妇幼卫生监测质量控制方案》要求医疗机构出生缺陷登记卡要达到：①完整率：100%；②项目填写错误率：<1%，计算机录入错误率：≤1‰；③漏报率：<1%。若质量检查不符合以上要求，监测地区卫生健康委员会要组织力量对监测资料重新核查后上报。鉴于此：

1. 各级医疗机构每月对本单位的报告情况进行自查，自查内容包括及时率、漏报率、准确率、重卡率、更正率、完整率、符合率等，并做好自查记录。

2. 各区（县）妇幼保健机构每月至少1次检查医疗机构和社区卫生服务中心报告的及时率、漏报率、准确率、重卡率、更正率、完整率、符合率等指标，填写出生缺陷监测质量调查表。每月汇总辖区内医疗机构和社区卫生服务中心信息报告，并上报区（县）卫生健康行政部门和出生缺陷管理办公室。

3. 出生缺陷管理办公室不定期随机抽查各有关妇幼保健机构、医疗机构或社区卫生服务中心报告的及时率、完整率、准确率和重卡率，并反馈至各区（县）妇幼保健机构。

（五）出生缺陷报告信息保存和利用

1. 确诊出生缺陷、残疾儿童的有关资料一式二份，一份交给儿童监护人，一份由确诊医疗机构管理。

2. 各级妇幼保健机构、医疗机构应在完成信息录入和上报后的当天，对信息的电子档案进行备份，并妥善保存。

3. 出生缺陷、残疾儿童、新生儿疾病筛查和听力障碍患儿的基本信息未经儿童监护人和卫生健康行政部门的同意，不得向其他人员提供。市卫生健康行政部门负责出生缺陷数据的对外发布，未经许可，其他任何单位不得擅自发布有关数据。

第六节　死亡报告内容与管理

死因监测信息是反映社会发展水平和评价人群健康状况的重要指标之一，准确、规范的死因登记报告对制定卫生政策、确定资源配置和干预重点具有十分重要的意义。死因监测是一项基础性公共卫生工作，是实践公共卫生服务均等化的重要构成部分。

一、死亡报告的内容

（一）死亡报告的对象

发生在辖区内的所有死亡个案均为死因登记报告的对象，包括在辖区内死亡的户籍和非户籍中国居民、外籍公民。

（二）死亡报告的内容

居民死亡医学信息报告卡　是死亡报告的具体形式，是国家统一的具有法律效应的证明文件。具体内容由死者基本信息、死因链、调查记录三部分组成，见表9-8。死因链是致死的主要疾病诊断，按照其导致死亡的顺序（直接死因、间接死因）分别填写在第Ⅰ部分，其他重要医学情况填写在第Ⅱ部分。

表9-8　居民死亡医学信息报告卡

（居民死亡医学证明书）

表　　号：卫统29表
制定机关：卫生部、公安部
批准机关：国家统计局
批准文号：国统制〔2012〕184号
有效期至：2014年12月

_____省（自治区、直辖市）_____市（地区、州、盟）_____县（区、旗）　编号：□□□□□□□□

死者姓名		性别	1男，0未知的性别 2女，9未说明的性别	民族		国家或 地区	
有效身份证件类别	01身份证，02户口簿，03护照，04军官证，05驾驶证，06往来港澳通行证，07台湾居民来往大陆通行证（台胞证），99其他有效证件	证件号码		年龄		婚姻状况	1未婚，2已婚，3丧偶，4离婚，9未说明

续表

出生日期	年 月 日	学历	1 研究生, 2 本科 3 大专, 4 中专 5 技校, 6 高中, 7 初中及以下	职业	11 公务员, 13 专业技术人员, 17 职员 21 企业管理者, 24 工人, 27 农民, 31 学生, 37 现役军人, 51 自由职业者, 54 个体经营者, 70 无业人员, 80 离退休人员, 90 其他	
死亡日期	年 月 日 时 分	死亡地点	1 住院部, 2 急诊室, 3 来院途中, 4 家中, 5 公共场所, 6 外地, 9 不详	死亡时是否处于妊娠期或妊娠终止后 42 天内	1 是, 2 否	
生前 工作单位		户籍住址		常住地址		
可联系的 家属签名		联系电话		家属住址或工作单位		

致死的主要疾病诊断	疾病名称(勿填症状体征)	发病至死亡大概间隔时间
Ⅰ.(a)直接死亡原因		
(b)引起(a)的疾病或情况		
(c)引起(b)的疾病或情况		
(d)引起(c)的疾病或情况		
Ⅱ.其他疾病诊断(促进死亡,但与导致死亡无关的其他重要情况)		

生前主要疾病最高诊断单位	1 三级医院, 2 二级医院, 3 一级医院, 4 社区卫生服务机构或乡镇(街道)卫生院, 5 村卫生室, 6 未就诊, 9 其他医疗机构	生前主要疾病最高诊断依据	1 尸检, 2 病理, 3 手术, 4 临床 + 理化, 5 临床, 6 死后推断, 9 不详
医师签名	医疗卫生机构盖章	填表日期: 年 月 日	

根本死亡原因 (编码人员填写):		ICD 编码 (编码人员填写):	

死亡调查记录(以下由调查医师填写)

死者生前病史及症状体征:

以上情况属实,申报人签字:　　　　　　　　　　申报日期:　　年 月 日

申报人		与死者关系		联系电话		联系地址或工作单位	
死因推断		推断者签名		推断日期		年 月 日	

填报说明:

1. 填报单位:医疗卫生机构根据居民死亡医学证明(推断)书、法医鉴定书填报本报告卡。县级疾病预防控制中心负责审核、订正、补填根本死亡原因及 ICD 编码。省级疾病预防控制中心负责建立本地区人口死亡信息库。

2. 根本死亡原因及 ICD 编码由二级及以上医疗机构、县级疾病预防控制中心编码人员填写。死亡调查记录填写范围为在家或公共场所正常死亡者。疾病分类标准采用国际疾病分类第十版(ICD-10)。

3. 报送日期及方式:医疗卫生机构在出具居民死亡医学证明(推断)书 15 日内通过省级或国家疾病预防控制信息系统上报数据。省级疾病预防控制中心按照统一的数据交换标准、校验规则、推送时间向中国疾病预防控制中心、省级卫生综合管理信息平台推送本地区人口死亡信息库。

（三）注意事项

1. 居民死亡医学证明（推断）书由四联组成。第一联为填写单位存根,内容同居民死亡医学信息报告卡,必须粘贴在死亡者病史中,由医院保管,以备查询,参见表9-9;第二联由公安部门保存,作为死亡注销的凭据;第三联由死者家属保存;第四联为居民死亡殡葬证,是死者殡葬的证明,由殡葬管理部门保存。第二联、第三联和第四联表格具体内容相同,见表9-10。居民死亡医学证明（推断）书的填写,要求使用蓝色或黑色签字笔,内容完整、准确,字迹清楚,并有填报人签名、单位盖章。

表9-9　居民死亡医学证明（推断）书

_____省（自治区、直辖市）_____市（地区、州、盟）_____县（区、旗）

行政区划代码□□□□□□　　　　　　　编号：□□□□□□□□□□□□□□□

第一联	死者姓名		性别	1男,0未知的性别 2女,9未说明的性别	民族	族	国家或地区	
	有效身份证件类别	1身份证,2户口簿,3护照,4军官证,5驾驶证,6往来港澳通行证,7台湾居民来往大陆通行证（台胞证）,9其他法定有效证件	证件号码		年龄	岁	婚姻状况	1未婚,2已婚,3丧偶,4离婚,9未说明
填写单位存根	出生日期	年 月 日	文化程度	1研究生,2大学,3大专,4中专,5技校,6高中,7初中及以下	个人身份	11公务员,13专业技术人员,17职员,21企业管理者,24工人,27农民,31学生,37现役军人,51自由职业者,54个体经营者,70无业人员,80离退休人员,90其他		
	死亡日期	年 月 日 时 分	死亡地点	1医疗卫生机构,2来院途中,3家中,4养老服务机构,9其他场所,0不详	死亡时是否处于妊娠期或妊娠终止后42天内		1是,2否	
	生前工作单位		户籍地址		常住地址			
	可联系的家属姓名		联系电话		家属住址或工作单位			
	致死的主要疾病诊断		疾病名称（勿填症状体征）			发病至死亡大概间隔时间		
	I.(a)直接死亡原因							
	(b)引起(a)的疾病或情况							
	(c)引起(b)的疾病或情况							
	(d)引起(c)的疾病或情况							
	II.其他疾病诊断（促进死亡,但与导致死亡无关的其他重要情况）							
	生前主要疾病最高诊断单位	1三级医院,2二级医院,3乡镇卫生院/社区卫生服务机构,4村卫生室,9其他医疗卫生机构,0未就诊			生前主要疾病最高诊断依据		1尸检,2病理,3手术,4临床+理化,5临床,6死后推断,9不详	
	医师签名		医疗卫生机构盖章			填表日期：　年 月 日		
	（以下由编码人员填写）根本死亡原因：					ICD编码：		

表9-10 居民死亡医学证明(推断)书

行政区划代码□□□□□□ 编号:□□□□□□□□□□□□□□□□□□

<table>
<tr><td rowspan="7">第二联、第三联、第四联</td><td>死者姓名</td><td></td><td>性别</td><td></td><td>民族</td><td></td><td>国家或
地区</td><td></td><td>年龄</td><td>岁</td></tr>
<tr><td>身份证
件类别</td><td></td><td>证件
号码</td><td></td><td colspan="2">常住
地址</td><td colspan="4"></td></tr>
<tr><td>出生日期</td><td>年 月 日</td><td>死亡
日期</td><td>年 月 日</td><td colspan="2">死亡
地点</td><td colspan="4"></td></tr>
<tr><td>死亡原因</td><td></td><td colspan="2">家属
姓名</td><td></td><td></td><td colspan="2">联系
电话</td><td colspan="2"></td></tr>
<tr><td>家属住
址或单位</td><td></td><td colspan="2">医师
签名</td><td></td><td></td><td colspan="2">民警
签名</td><td colspan="2"></td></tr>
<tr><td colspan="5">医疗卫生机构盖章

年 月 日</td><td colspan="6">派出所意见(盖章)

年 月 日</td></tr>
</table>

2. 对于不明原因死亡病例,医疗机构要在居民死亡医学证明(推断)书背面"调查记录"一栏填写死者生前的症状、体征、主要的辅助检查结果及诊治经过等相关情况,见表9-11。

表9-11 不明原因死亡病例调查记录

<table>
<tr><td colspan="4">死者生前病史及症状体征:

</td></tr>
<tr><td>被调查者
签名</td><td>与死者
的关系</td><td>联系地址
或工作单位</td><td>电话
号码</td></tr>
<tr><td>死因
推断</td><td colspan="1"></td><td>调查者
签名</td><td>调查日期

年 月 日</td></tr>
</table>

3. 致死的主要疾病诊断

第Ⅰ部分:是死因链的最重要组成部分,是每例死亡病例必须填写的内容。要求填写直接导致死亡的疾病或情况,不能填写症状,且疾病名称要规范,用中文表述。填写在(a)行的是直接造成死亡的严重疾病、损伤或中毒。(a)行至少要填写一个疾病。从(b)行起填写可能引起(a)行的或上一行的更早的原因,直至填写到最早的原因为止,从而形成一个合理的顺序,即(d)行引起(c)行、(c)行引起(b)行、(b)行引起(a)行。发病到死亡的间隔时间,是指每个情况从发病到死亡的大致间隔时间,应尽量填写。

第Ⅱ部分:其他疾病诊断,此处填写促进死亡,但与导致死亡的疾病或情况无关的其他有意义的情况。这部分的情况是对第Ⅰ部分的补充,但与第Ⅰ部分没有必然联系。如果没有,可以不填。

因损伤和中毒而死亡的,要同时报告致死的临床表现(a)和造成临床表现的外部原因(b)。

示例:

例1:死者患慢性十二指肠溃疡4年,1周前因溃疡引起穿孔而手术,术后继发腹膜炎,3天后死亡。死者还患有冠心病。

Ⅰ(a)继发性腹膜炎   3天

  (b)十二指肠溃疡穿孔   1周

  (c)慢性十二指肠溃疡   4年

Ⅱ 冠心病

例2：某人因30年前患慢性支气管炎，10年前引起肺气肿，5年前引起肺心病并逐渐加重，最终导致死亡。

Ⅰ（a）肺心病　　　　　　　　5年

　（b）肺气肿　　　　　　　　10年

　（c）慢性支气管炎　　　　　30年

Ⅱ 无

例3：某人因在道路上行走时意外被卡车撞倒引起颅骨骨折、颅内损伤并最终导致死亡。

Ⅰ（a）颅内损伤　　　　　　　1小时

　（b）行人意外被卡车撞倒　　1小时

Ⅱ 无

例4：某男性患者，在家服安眠药自杀。本患者患有肝癌。

Ⅰ（a）安眠药中毒　　　　　　5年

　（b）自杀　　　　　　　　　10年

Ⅱ 肝癌

4. 根本死因的填写和选择　最早发生的、因它的存在而引起其他疾病发生发展，并最终导致死亡的疾病或损伤，就是根本死因。理论上是由医生在"致死的主要疾病诊断 第Ⅰ部分"中填写一个合理的死因链顺序。如果只有一个死因，在（a）行记录，如果有多个因果关系的死因，根本死因记录在最后一行。原发性疾病、损伤中毒的外部原因常常作为根本死因，而继发性疾病不能作为根本死因。如上例1～例4的根本死因分别是慢性十二指肠溃疡、慢性支气管炎、行人意外被卡车撞伤、自杀。

实际工作中，可能会遇到在"致死的主要疾病诊断 第Ⅰ部分"医生填写不够规范，如填写了一个不合理的死因链顺序，或填写了一个以上合理的死因链顺序，或没有合理死因链顺序。如果无法补充或订正，编码统计人员则只能按以下根本死因选择规则获得较客观的死因。

（1）总原则（首先应用的规则）：适用于一个合理的顺序。当居民死亡医学证明（推断）书上列有不止一个疾病时，只要存在"一个合理的顺序"，就选择这个顺序的"最后一行"。

例5：Ⅰ（a）尿毒症

　　　（b）肾盂积水

　　　（c）尿潴留

　　　（d）前列腺肥大

　　　选择：前列腺肥大

例6：Ⅰ（a）外伤性休克

　　　（b）多发性骨折

　　　（c）行人被卡车撞伤

　　　选择：行人被卡车撞伤

（2）选择规则（总规则不适用时使用）：适用于一个不合理的顺序或多个合理顺序；没有顺序；很可能的顺序。在第Ⅰ部分最后一行上列入的情况不止一个时，或如果列入的情况不能引起列在其上的所有情况的话，则不能应用总原则。

当总原则不适用时，应尽可能从证明人处寻求患者的详细情况，使居民死亡医学证明（推断）书得到充分的解释。因为使用选择规则多少都有些武断，并非总能得出对根本死因满意的选择。

规则1：如果只存在"一个不合理的顺序"，就选择这一个顺序的"最后一行"；如果存在不止一个合理顺序，则选择第一个提及的合理顺序。

例7：Ⅰ（a）急性心肌梗死

　　　（b）冠状动脉硬化性心脏病　　↑

　　　（c）流行性感冒　　　　　　　×

此例中（c）不能引起（b），（b）能引起（a），选择（b）为根本死因。

例8：Ⅰ（a）支气管肺炎

　　　（b）脑梗死和高血压心脏病

本例存在两个合理顺序：①脑梗死→支气管肺炎；②高血压心脏病→支气管肺炎。选择第一个提及的顺序，即"脑梗死"作为根本死因。

规则2：如果不存在合理顺序，则选择第Ⅰ部分（a）行首先提及的疾病作为根本死因。

例9：Ⅰ（a）恶性贫血和足坏疽

　　　（b）动脉粥样硬化

选择：恶性贫血为根本死因。

规则3（很可能的报告顺序）：如果按照前面的规则所选的疾病明显是"另一情况"的直接后果，则不管这个"另一情况"是在第Ⅰ部分还是在第Ⅱ部分，均选择这个"另一情况"作为根本死因。

另一情况的假定直接后果：

1）卡波西肉瘤、伯基特淋巴瘤、淋巴恶性肿瘤、造血和有关组织恶性肿瘤或I12-J18的任何感染性疾病都应认为是人类免疫缺陷病毒（HIV）感染的直接后果。

2）肺炎、出血、血栓性静脉炎、栓塞、血栓形成、败血症、心脏停搏、急性肾衰竭、异物吸入、肺不张及肺梗死都可以认为是外科手术（除非手术是在死前4周或更早进行）的直接后果。

3）肺炎和支气管肺炎可以认为是消耗性疾病（如恶性肿瘤和营养不良）、引起麻痹的疾病（如脑或脊髓的损伤、脑出血或血栓形成）、传染病、严重损伤等疾病的明显后果。

4）继发性或未特指的贫血、营养不良、消瘦或恶病质等可以假定是任何恶性肿瘤引起的后果。

5）任何肾盂肾炎都可以假定是由前列腺增生或输尿管狭窄造成泌尿系统梗阻引起的后果。

6）肾炎综合征可以假定是任何链球菌感染（猩红热、链球菌性咽喉痛等）的后果。

7）任何描述或限定为"栓塞性"的疾病可以由静脉血栓形成、静脉炎或血栓静脉炎瓣膜性心脏病、心房颤动、分娩、任何手术引起。

8）任何描述为继发性的疾病可以由列在证明书上最可能的原发原因引起。

9）脱水可以由任何肠道传染病引起。

除了选择规则外，当居民死亡医学证明（推断）书上出现不明确的情况时，可使用修饰规则。修饰规则旨在改进死亡数据的有用性和精确性。

规则A. 衰老和其他不明确情况：当疾病诊断是分类到ICD-10的第十八章（R00-R99，除外R95），而在居民死亡医学证明（推断）书上又报告了可以分类在R00-R99以外其他地方的一个诊断，则应重新选择根本死因。

规则B. 琐细情况：当被选择的诊断是一个不大可能引起死亡的琐细情况，而居民死亡医学证明（推断）书又报告了一个更严重的诊断，则重新选择根本原因。如果死亡是治疗琐细情况的一个有害反应的结果，则选择这个有害反应。

规则C. 特异性：当选择的诊断以一般性术语描述了一种情况，而在居民死亡医学证明（推断）书上有一个术语提供了这个情况在病因、部位和性质等方面更精确的信息，则优先采用这个信息更丰富的术语。

规则D. 疾病早期和晚期阶段：当选择的原因是一个疾病的早期阶段，而在居民死亡医学证明（推断）书上还报告了同一个疾病的较晚阶段，则编码到较晚阶段。急性病和慢性病一般选择急性病作为根本死因（白血病、支气管炎和肾炎除外）。

规则 E. 后遗症：当选择的诊断是"……的后遗症"类目（即编码为：B90-B94、E64、E68、G09、I69、O97、Y85-Y89）的某种情况的早期形式，而且有证据表明死亡是由于这种情况的后遗症影响所致，而不是在它的活动期，则编码到适当的"……的后遗症"类目。

规则 F. 联系：当选择的诊断在 ICD-10 规定应该采用合并编码时，则根本死因要编码到联合情况。

二、死亡报告的管理

（一）死亡报告程序

1. 死亡信息报告流程图（图 9-5）

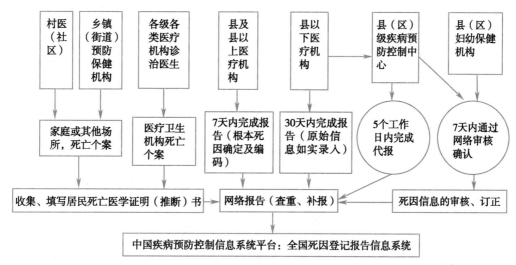

图 9-5　死亡信息报告流程图

2. 责任报告单位及报告人

（1）报告单位：各级各类医疗卫生机构均为死因信息报告的责任单位。

（2）报告人：责任单位的医务人员均为死亡信息的报告人，但具有执业医师资格的医疗卫生人员方可填报居民死亡医学证明（推断）书。

凡在各级各类医疗机构发生的死亡个案（包括到达医院时已死亡、院前急救过程中死亡、院内诊疗过程中死亡），均应由诊治医生进行诊断并逐项认真填写居民死亡医学证明（推断）书。不明原因肺炎或死因不明者必须将死者生前的症状、体征、主要的辅助检查结果及诊治经过记录在居民死亡医学证明（推断）书上的调查记录栏内。在家中或其他场所死亡者，由所在地的村医（社区医生），将死亡信息定期报告至乡镇卫生院（社区卫生服务中心），乡镇卫生院（社区卫生服务中心）的预防保健医生，根据死者家属或其他知情人提供的死者生前病史、体征和/或医学诊断，对其死因进行推断，填写居民死亡医学证明（推断）书。

凡需公安司法部门介入的死亡个案，由公安司法部门判定死亡性质并出具死亡证明，辖区乡镇卫生院（社区卫生服务中心）负责该地区地段预防保健工作的医生根据死亡证明填报居民死亡医学证明（推断）书。

（二）死亡报告组织机构及其职责

1. 疾病预防控制机构

（1）中国疾病预防控制中心

1）建立死因登记信息报告网络系统，并指定专门人员进行网络维护和死亡资料分析。

2）制订、修订死因登记信息报告系统工作指南。

3）制订死因登记信息报告系统人员培训计划,组织国家级培训,对省(市)级疾病预防控制中心提供技术指导。

4）负责全国公民死因登记信息的收集、分析、报告和反馈,提供公民的健康指标,为卫生事业发展规划和制订国家经济发展政策提供科学依据。

5）定期开展现场督导,了解死因登记信息网络报告工作开展情况。

6）负责对全国公民死因登记信息报告数据备份,确保数据安全。

7）开展全国公民死因登记信息报告的考核和评估。

8）开展国际合作和应用性科学研究,促进死因登记信息网络报告的技术发展。

（2）地方各级疾病预防控制机构

1）指定专门人员负责死因监测和报告工作,具体负责本辖区的死因登记信息报告业务管理、技术培训和指导工作,实施本规范和相关方案,建立健全死因登记信息管理组织和制度。

2）负责本辖区的死因登记信息收集、分析和反馈的日常工作;定期召开例会;开展死因登记信息报告工作考核和质量评价。

3）动态监视本辖区不明原因死亡病例的报告信息,及时向有关部门报告监测结果,同时向下级机构反馈相关信息。

4）负责本辖区死因登记信息报告网络系统的维护,提供技术支持。

5）负责对本辖区的死因登记信息相关数据备份,确保报告数据安全。

6）县(区)级疾病预防控制机构履行以上职责的同时,负责对本辖区内医疗机构和其他责任报告单位报告的死因登记信息进行审核;承担本辖区内不具备网络报告条件的责任报告单位报告的死因登记信息的网络报告工作。

2.妇幼保健机构　各级妇幼保健机构应负责本辖区内的孕产妇和 5 岁以下儿童的死亡病例信息报告和管理工作。

3.各级各类医疗机构

（1）县及县以上医疗机构:医疗机构指定专人每天收集本院内居民死亡医学证明(推断)书及副卡,并由病案科或预防保健科在 7 天内完成对卡片的审核和网络报告。网络填报时,需要将居民死亡医学证明(推断)书死因链、调查记录等原始信息如实录入,并进行根本死因确定及编码。

不具备网络报告条件的医疗机构,在 7 天内以最快的通信方式(传真、邮寄)将填写完整的居民死亡医学证明(推断)书及副卡寄送属地县(区)级疾病预防控制机构。县(区)级疾病预防控制机构收到报告卡后,应在 5 个工作日内代为完成网络报告。

发现不明原因死亡病例,按照《卫生部办公厅关于印发〈全国不明原因肺炎病例监测实施方案(试行)〉〈县及县以上医疗机构死亡病例监测实施方案(试行)〉的通知》中所规定的报告程序和要求进行报告。

（2）县级以下医疗机构:乡镇卫生院(社区卫生服务中心)预防保健医生将收集到的居民死亡医学证明(推断)书,在 30 天内完成审核,并通过网络进行报告。网络填报时,需要将居民死亡医学证明(推断)书死因链、调查记录等原始信息如实录入。

没有条件实行网络报告的乡镇卫生院(社区卫生服务中心)应在填写和审核居民死亡医学证明(推断)书后向属地的县(区)级疾病预防控制机构报出。县(区)级疾病预防控制机构收到居民死亡医学证明(推断)书后,应在 5 个工作日内代为完成网络报告。

（三）死亡信息报告方式

网络直报居民死亡医学证明(推断)书及副卡通过中国疾病预防控制信息系统平台上的"全国

死因登记报告信息系统"进行网络直报。"全国死因登记报告信息系统"用户和权限管理由各级疾病预防控制中心系统管理员统一负责。其分为正式系统和测试系统,所有正式报告数据必须在正式系统中报告,测试系统仅供培训学习和测试使用。具备正式系统使用权限的用户才可以使用测试系统。

（四）死亡报告数据质量控制

1. 死亡信息的审核　医疗机构的死亡报告管理人员对填报的居民死亡医学证明(推断)书进行错项、漏项、逻辑错误等检查,对存在的问题(如项目填写不清或不完整、死因填写不规范或存在逻辑错误等)应及时与诊治(填写)医生进行核实。

县(市、区)级疾病预防控制中心的死亡报告管理人员应在每个工作日上网审核辖区内责任报告单位报出的死亡病例信息质量(如错项、漏项、逻辑错误、死因编码等),对于核实无误的居民死亡医学证明(推断)书及副卡应于 7 天内通过网络进行审核确认。发现填写不合格者应注明具体审核意见,对有疑问的卡片必须及时向责任报告单位查询与核对,督促报告单位核实、纠正。

居民死亡医学证明(推断)书项目填报要完整,漏填率 <10%;居民死亡医学证明(推断)书上报数量与医院开具的证明书数量要相符,漏报率 <5%;死因诊断符合率 >95%。医院每月按时将死亡医学证明书上报当地疾病预防控制中心,月报告及时率应达到 90%。

2. 死亡信息补报与查重　各级疾病预防控制中心、妇幼保健机构和乡镇卫生院(社区卫生服务中心)定期与公安、殡葬、计生等部门核对死亡资料,发现漏报及时补报。村医(社区医生)定期了解辖区内死亡情况,发现漏报及时补报,重复报告及时删除。

（五）死亡信息分析与利用

1. 资料的保存　填报单位和县(区)级疾病预防控制机构应妥善保存死因登记信息原始资料,居民死亡医学证明(推断)书按档案管理要求长期保存。应定期下载个案数据和储存本单位网络上报的原始数据库,并采取有效方式进行数据的长期备份。对死亡统计资料或信息的管理和使用,相关单位应按照有关法律、法规和国家、省级卫生健康行政部门有关规定执行,不得擅自公布。需要使用死亡信息的,应由申请人按有关行政审批程序进行审批,申请书应明确信息的用途、范围、时段和类别。

2. 数据分析　各级疾病预防控制机构按周、月、年对所属县及县以上医疗机构死亡登记报告数据进行动态分析,将结果及时向上级疾病预防控制机构和同级卫生健康行政部门报告,并向责任报告单位或报告人反馈。重点分析内容包括:

（1）传染病死亡在所有死亡病例中的构成比。

（2）不同传染病死亡在所有传染病死亡病例中的构成比。

（3）聚集性传染病死亡和不明原因死亡病例的分析。

（4）对死亡和死因的异常波动进行动态分析。

3. 信息的利用　对在死亡报告数据分析中发现的异常情况,卫生健康行政部门应及时组织有关人员进行调查。各级疾病预防控制机构和妇幼保健机构相关部门应对监测点死因登记报告信息和其他全人群死因登记报告信息定期进行汇总、分析,并编写年度死因分析报告,报上级疾病预防控制/妇幼保健机构和同级卫生行政部门。

（吴韫宏　夏　云）

思 考 题

1. 试描述病案信息报告涉及的组织结构层级及其相应的职能。

2. 简述传染病的报告时限要求。

3. 简述慢性病信息报告程序、方法与时限。

4. 简述出生缺陷信息报告程序、方法与时限。

5. 简述居民死亡医学证明(推断)书填写要求及各联的作用。

第十章

社区卫生及后医疗信息管理

第一节　社区卫生服务信息管理

自全国医改启动基本公共卫生服务以来，以社区卫生服务中心为代表的基层服务正在全国兴起，为辖区百姓服务。随着我国社区卫生服务（community-based health care）不断发展，社区卫生信息日益复杂，相应信息管理愈显重要，需要加强信息管理来保障、推进和指导社区卫生服务。

一、社区卫生服务的定义及任务

（一）社区卫生服务的定义

人类总是合群而居，在一定领域内具有某种互动关联和共同文化维系力的人群形成的一个共同体及其活动区域即为一个社区（community）。1974年，世界卫生组织召集社区卫生保健的专家们界定了适用于社区卫生作用的社区定义，即社区是指一个固定的地理区域范围内的社会团体，其成员有着共同的兴趣，彼此认识且互相来往，行使社会功能，创造社会规范，形成特有的价值体系和社会福利事业；每个成员均经由家庭、近邻、社区而融入更大的社区。世界卫生组织认为，一个有代表性的社区的人口数大约是10万～30万，面积在5 000～50 000km²之间。根据我国行政区划的特点和长期以来人们社会和经济生活的组织特征，一般认为，农村的社区范围为乡镇，城市的社区范围为街道。1978年，世界卫生组织在《阿拉木图宣言》中强调了初级卫生保健应该从个人、家庭和社区开始，根据这一指导思想，许多国家开始发展社区卫生服务。

社区卫生服务，又称社区健康服务，不同国家对其理解不尽相同。1999年7月，我国卫生部等十部委联合发布了《关于发展城市社区卫生服务的若干意见》，其中指出，社区卫生服务是社区建设的重要组成部分，是指在政府领导、社区参与、上级卫生机构指导下，以基层卫生机构为主体，全科医师为骨干，合理使用社区资源和适宜技术，以人的健康为中心，家庭为单位，老年人、慢性病患者、残疾人等为重点，以解决社区主要卫生问题、满足基本卫生服务需求为目的，融预防、医疗、保健、康复、健康教育、计划生育技术服务等为一体的有效、经济、方便、综合、连续的基层卫生服务。

（二）社区卫生服务的任务及工作内容

目前，我国坚持预防为主、防治结合的方针，大力发展社区卫生服务，构建以社区卫生服务为基础、社区卫生服务机构与医院和预防保健机构分工合理、协作密切的新型卫生服务体系，努力打造小病在社区、大病去医院、康复保健在社区的合理医疗服务格局，方便群众就医，减轻费用负担，最大限度地优化医疗卫生资源。

社区卫生服务技术人员面向社区开展基层医疗、预防和保健服务，主要承担三大基本任务：①提高人群健康水平、延长寿命、改善生活质量；②创建健康社区；③保证区域卫生规划的实施、保证医疗卫生体制改革和城镇职工基本医疗保险制度改革的实施。具体来说，其工作内容有：

1．社区卫生诊断。了解社区居民健康状况，针对社区的主要健康问题，制订和实施社区卫生工作计划。

2．健康教育。开展面向群体和个人的健康宣传教育。

3．传染病、地方病、寄生虫病和慢性非传染性疾病的防治。

4．精神卫生服务。

5．妇女、儿童、老年保健。

6．社区医疗服务。提供一般常见病、多发病和诊断明确的慢性病的医疗服务、疑难病症的转诊、急危重症的现场紧急救护及转诊，提供家庭出诊、家庭护理、家庭病床等家庭医疗服务。

7．社区康复。提供康复治疗和咨询。

8．计划生育技术服务。

9．社区卫生服务信息的收集、整理、统计、分析和上报。

10．其他基层卫生服务。根据居民需求、社区卫生服务功能和条件，拓展服务领域，提供其他适宜的基层卫生服务和相关服务。

二、社区居民健康信息管理

（一）社区居民健康信息的类型与内容

居民在享受社区卫生服务的过程中，会产生社区居民健康信息，由此形成了记录有关居民健康信息的系统化文件——社区居民健康档案。社区居民健康档案是居民身心健康过程（正常的健康状况、亚健康的疾病预防、健康保护促进和疾病治疗等）科学、规范的记录。它是以居民个人健康为核心、贯穿整个生命过程、涵盖各种健康相关因素、实现信息多渠道动态收集、满足居民自身需要和可以进行健康管理的信息资源。按照记录的对象，社区居民健康档案可分为个人健康档案、家庭健康档案和社区健康档案三种类型。

1．**个人健康档案**　个人健康档案是记录有关个人健康状况的文件资料，包括个人的基本信息、个人健康相关信息、个人主要健康问题目录、预防接种记录、周期性健康检查记录、全科诊疗记录和转诊记录等。个人健康档案在全科医疗中应用十分频繁，使用价值也最高。

2．**家庭健康档案**　家庭健康档案是保存于社区卫生服务机构，以家庭为单位的居民健康记录。它是记录家庭及其各成员在医疗保健活动中产生的有关健康状况、疾病动态、预防保健情况等信息的文件材料，可以反映家庭成员之间健康和疾病情况的相关性。

家庭健康档案是全科医疗中居民健康档案的重要组成部分，主要内容包括家庭基本资料、家系图（包括居民本人的父母、祖父母及子女的信息）、家庭评估资料、家庭主要问题目录及描述、家庭各成员的个人健康档案、家庭健康指导计划以及家庭生活周期健康维护记录等。

3．**社区健康档案**　社区健康档案是以社区为单位，通过现场调查、入户居民健康调查和资料搜集等方法，收集和记录反映社区健康基本现况、环境特征、资源及其利用情况以及存在的公共卫生问题等的信息。作为记录社区自身特征和居民健康状况的资料库，社区健康档案可用于系统分析评价居民的健康需求，最终达到以社区为导向，实现整体性、协调性医疗保健服务的目的。

社区健康档案的一般内容包括：社区基本资料、社区卫生服务资源、社区卫生服务状况、社区居民健康状况等。社区健康档案中有关社区居民健康状况的内容是对整个社区全体居民健康信息进行系统性统计分析后获得的信息，主要包括社区的人口学资料、患病资料、死亡资料、危险因素调查与评估等。

（二）社区居民健康档案管理的意义

建立社区居民健康档案并进行有效的信息管理，对于社区居民、社区医务人员、社区卫生服务机构、政府乃至全社会均具有重要的意义，具体体现在以下几个方面。

1. **掌握居民健康状况** 健康档案中记录了居民的健康和疾病信息，在居民的健康遇到问题时，医生尤其是社区医生就可以从中了解居民的背景、家庭成员情况和既往的个人身体情况，进而掌握居民的病情规律，及时提醒居民注意健康问题，更好地开展社区居民预防保健和医疗服务。另外，根据健康档案的信息，可以将处在不同健康状态的居民划分为几个管理等级，把居民当中的高危或特殊疾患人群及时区分出来，进行特殊管理，开展对应的疾病预防和医疗服务，为防治恶性疾病或者突发事件打下基础。

2. **有利于进行合理的区域卫生资源配置** 社区居民健康档案是卫生健康行政部门收集基层医疗卫生及健康信息的重要渠道。社区居民健康档案信息可以真实地反映出居民的身体健康问题、社区卫生资源分布问题，从而为社区之间卫生资源的合理配置提供信息基础，进而提高社会的卫生服务能力，最大限度满足居民预防保健和基本医疗的需求，促进社区卫生事业深入发展。

3. **为全科医学提供丰富的教学与科研资源** 对于全科医生来说，居民健康档案是一类重要的参考和研究资料。居民健康档案常常以问题为中心，重视背景资料的记录及其作用，还反映了心理、社会等方面的问题，具有连续性和逻辑性，有利于培养学生全面的临床思维和诊治患者的能力，因此系统、完整、规范的社区居民健康档案是良好的教学和科研资料。

4. **为评价医疗质量提供依据** 社区居民健康档案可用于评价全科医生的服务质量和医疗技术水平，而且其亦是重要的医疗卫生法律文书，可以作为医疗纠纷时判断是否存在医疗过失的法律依据。

（三）社区卫生服务信息管理系统

近年来，社区卫生服务机构不断发展，规模不断扩大，已经初步实现其主要职能。计算机信息技术也被应用到社区卫生服务机构的日常管理和运营中，利用计算机软件、硬件设备和网络，已建成社区卫生服务信息管理系统，实现居民健康服务的信息化和数据管理。目前，社区居民健康信息管理处于使用计算机信息管理系统为主和纸质档案为辅进行信息采集、录入存储、处理和传输的阶段。本教材主要介绍利用社区卫生服务信息管理系统对社区居民健康信息进行管理的相关知识。

1. **社区卫生服务信息管理系统的组成** 社区卫生服务信息管理系统以向辖区内居民提供基本公共卫生服务和基本医疗为目的，以居民健康档案信息为核心，以基于电子病历的社区医生工作站系统为枢纽，以全科诊疗、收费管理、药品管理等为主要的功能模块，利用社区卫生服务的体检、预防接种、随访、就医和管理过程中产生的数据对健康档案信息实现动态更新，满足居民健康档案管理、经济管理、监督管理和公共卫生信息服务管理等基本需求。社区卫生服务信息管理系统的运行依赖于硬件和软件两大重要的环境。硬件条件包括拥有高性能计算机处理系统和大容量信息存储的装置，联网社区卫生服务机构各个部门的客户服务端，布置网络环境的网络连接设备。在服务器方面，设置主用数据库服务器和备用数据库服务器，以实现数据的双机热备份；要专门设置 Web 服务器提供各种网络服务。软件条件主要为面向多用户使用的多功能计算机软件，能够快速、便捷地共享资源，以达到更好地收集、存储和使用信息。

2. **社区卫生服务信息管理系统的功能** 社区卫生服务信息管理系统将社区居民健康信息、社区卫生服务机构的日常事务和行政管理等信息融为一体，实现社区健康服务计算机网络化、无纸化和标准化，满足社区健康服务全程、连续、综合、安全的要求。其应用功能如下。

（1）输入：提供准确、快速、完整的数据输入手段。可根据系统菜单提示，以人机交互的模式，快速录入基本信息，也可支持电子文档、电子卡等其他输入形式。

（2）查询和排序：可以采用简单或复合查询的模式，随时调出居民健康档案，还可以通过医学关键词（如糖尿病、冠心病）搜索所需的居民资料。对查询到的信息，可按一定的条件进行排序。

（3）统计与生成报表：系统可对同一份档案中的内容及不同档案的相同项目进行汇总，并计算相应的指标，自动生成统计报表。如可根据录入数据自动进行计算和评价判断，获得高血压等级、BMI（身体质量指数）、腰臀围比值、预产期等指标和信息。

（4）输出：提供各种信息输出的方式，可以输出至屏幕、打印机，也可以导出 Excel 或 txt 文件至光盘、U 盘、硬盘等存储设备。

（5）数据共享与联网：所有处理后的数据都必须能转换为通用的电子文档。系统具备通过存储介质交换数据或通过网络交换数据的功能。

（6）数据备份与安全存储：系统应具备数据备份、导出、恢复功能，保障数据的安全。系统支持多种数据存储管理方式。重要数据必须进行加密处理后进行存储，系统要能保留操作的痕迹。对存储在其他介质中的文件和数据，系统必须提供相应的保护措施。系统必须有应急响应方案、数据恢复功能（包括程序数据恢复和手工数据恢复）。

（7）提示：系统应具有一定的自动提示功能。如根据个人健康档案资料，系统自动进行分析，提示健康体检、预防接种或慢性病随访、复诊的日期和项目等，体现社区卫生服务的主动服务功能，提供连续、方便的服务。又如在其基本医疗子系统中，也具有电子病历的自动提醒、预警等功能。

3. 社区卫生服务信息管理系统的功能模块组成　社区卫生服务信息管理系统是一个综合性的管理系统，由若干个功能模块组成。按医疗保健的服务内容可分为：预防保健管理模块、社区基本医疗管理模块、家庭医疗服务管理模块、康复服务管理模块、健康教育管理模块、计划生育技术服务管理模块、慢性病管理模块、健康档案管理模块等。此外还有一些财、物、人事、行政与后勤、系统管理方面的功能模块，如医保管理模块、收费财务管理模块、药械管理模块、人事管理模块、系统管理模块等。预防保健、基本医疗、慢性病管理是社区卫生服务的主要工作，因此预防保健管理模块、社区基本医疗管理模块、慢性病管理模块和健康档案管理模块是实现社区居民健康信息管理必备的基本功能模块。

（1）预防保健管理模块：主要包含预防保健档案、疫苗接种（预防接种、行政区划与人口资料、相关机构资料、管段基本情况、报表、查漏补种、疾病监测、疑似异常反应等项目）、集体单位和保健收费等信息。

（2）社区基本医疗管理模块：此模块的主要作用是输入接诊、咨询、诊疗、转诊、处置、护理、危重患者的抢救等相关信息，还可以对电子病历、医保病历、诊疗数据、医保限制用药等信息进行查询和统计等操作。

（3）慢性病管理模块：慢性病管理模块用于对慢性病的调查和筛查、患病登记、随访监测、三级预防措施、效果评价等信息的管理，主要包含高血压、糖尿病、冠心病、脑卒中等患者季度随访、慢性病随访监测表等信息资料，并可以对慢性病患者及其随访等信息进行查询和统计等操作。

（4）健康档案管理模块：此模块实现对社区中各种健康档案的管理功能，主要包含健康档案使用状态、患者及健康人的个人基本信息、健康人签订协议书、慢性病患者签订协议书、档案相关历史、站内医生变更管理、站间转档管理、注销管理、档案恢复、身份证信息管理、档案机构查询、健康体检表、疾病诊疗等信息资料。

（四）社区居民健康档案管理的相关工作内容

社区居民的健康档案是在有关法律、法规、管理条例的基础上建立并进行管理的，基本的管理流程涉及居民健康档案的建立、使用和维护的各个环节。健康档案信息管理的相关工作内容十分丰富，具体包括健康档案建立、填写、登记、分类、归档与保管、提供、统计、上报与利用、健康档案表格设计等方面。

1. 健康档案的建立　健康档案的建档方式主要有两种：一种是就诊建档，即社区居民在就诊时，在医疗卫生服务的过程中，通过收集个人基本信息、诊疗过程等信息建立和形成个人（纸质或电子）健康档案；另一种是入户建档，根据社区住户的信息，逐一入户对社区的每个家庭、每个人普遍建档，通过广泛宣传，开展健康体检、家庭调查、家庭医生式签约服务等工作，全面收集个人及家庭成员的健康资料，包括生理、心理和社会等各个方面的相关资料。在建档时，需要填写社区居民健康档案的首页信息，以北京市的居民健康档案为例，其首页内容见表10-1。

表 10-1　社区居民健康档案首页

建档日期　　　　年　　月　　日　　档案号：□□□□□□□□□□□□□□□

建档单位＿＿＿＿＿　建档医生＿＿＿＿＿　建档护士＿＿＿＿＿　责任医生＿＿＿＿＿

一、个人基本信息

1. 姓名＿＿＿＿＿　2. 性别　男□　女□　3. 出生日期＿＿＿＿＿年＿＿月＿＿日（按公历）

4. 身份证号□□□□□□□□□□□□□□□□□□

5. 国籍　□中国　其他＿＿＿＿＿

6. 籍贯＿＿＿＿＿＿＿＿＿＿＿＿

7. 民族　□汉族　□蒙古族　□回族　□藏族　□其他

8. 婚姻状况　□已婚　□未婚　□离婚　□丧偶　□不详

9. 文化程度　□小学　□初中　□高中/中专　□大专以上学历　□研究生及以上学历　□文盲/没上过小学

10. 户籍类型　□北京（11.1）　□外地（11.2）

11.1　户别　□农业　□非农业

11.2　暂住证　□A类　　□B类　　来京日期＿＿＿＿＿年＿＿月＿＿日

12. 现住址（通信地址）＿＿＿＿＿区（县）＿＿＿＿街道（乡镇）＿＿＿＿邮政编码□□□□□□

所属派出所＿＿＿＿＿　所属居委会＿＿＿＿＿

住宅电话＿＿＿＿＿　　手机＿＿＿＿＿＿＿＿

E-mail＿＿＿＿＿＿＿＿＿

13. 职业　□不详　□退休　□科学研究人员　□工、农技术人员　□卫生技术人员　□法律工作人员　□教学人员　□文化工作人员　□学生　□公务员　□家务　□待业　□农业劳动者　□其他

14. 工作单位＿＿＿＿＿＿＿＿＿＿＿＿＿＿＿＿＿　单位电话＿＿＿＿＿＿＿＿＿

15. 医疗费用支付类型　□社会医疗保险　□医保号＿＿＿＿＿　□公费　□新农合　□商业医疗保险　□自费　□其他

2. 健康档案信息的填写

（1）填写的基本内容：居民健康档案的内容丰富，目前尚无统一的书写内容和标准，其中居民的诊疗记录参照各级医院的住院病历、门诊病历书写。居民健康档案中其他需要填写的内容主要有以下几种。

1）家庭和个人基本信息：如果一个家庭中有两个及以上成员就诊，基层医疗机构填写所在家庭的基本信息。按照居民个人健康档案首页内容，逐项进行询问并填写个人一般情况（包括姓名、性别、出生日期、民族、身份证号、家庭住址、联系电话、血型、文化程度、从事职业、婚姻状况、医疗费用支付方式等）和个人健康史（包括过敏史及过敏物质、慢性病既往史、手术史、外伤史、输血史、家族史、遗传病史、有无残疾等），如部分信息不完整可在以后逐步补充。

2）个人生活行为习惯及预防接种情况表：填写现阶段个人的生活行为习惯及预防接种信息。

3）周期性健康体检表：社区居民一般至少两年进行一次健康体检，主要依托社区医疗机构开展健康检查，并将体检结果记录于社区卫生服务信息系统或体检表上，体检后向居民反馈体检结果。如体检记录是人工书写在纸质体检表上，则需一式两份，一份留在社区医疗机构的个人健康档案保管部门，一份交给受检居民。

4）健康评价及处理意见：根据现阶段个人生活行为习惯、周期性健康体检情况进行健康评价，包括现患疾病、异常生理状态、危险因素的评价和处理意见，并填写下次检查日期。

5）健康服务记录表：包括各类疾病管理人群的随访表、孕产妇和 0~3 岁儿童健康管理记录表、就诊记录、日常随访记录、转诊记录、会诊记录等。

6）健康问题目录：根据上述表格记录的内容，填写主要健康问题目录，主要针对建档对象存在的能够长期影响其健康的慢性病、危险生活行为方式、不良心理状态以及相关的家族病史和遗传病史等方面的问题。

7）居民健康档案信息卡：填写居民健康档案信息卡，以备复诊或随访时使用。

（2）填写的基本要求：对于居民健康档案中的全部信息，在填写时应遵循如下基本要求。

1）目前健康档案信息填写的主要方式是通过输入设备将信息录入计算机；但由于卫生信息化程度不一，仍有社区卫生机构对全部记录或部分记录采用手写的方式进行。手写居民健康档案时，应一律用钢笔或圆珠笔书写，不得用铅笔或红色笔书写。字迹要清楚，书写要工整。数字和编码不要填出格外，如果填错，用双横线将数码划去，并在原数码上方工整填写正确的数码，切勿在原数码上涂改。

2）记录一律用中文填写，无正式译名的病名以及药名等可以例外。数字或代码一律用阿拉伯数字填写。

3）记录应力求通顺、完整、简练、准确。在居民健康档案的各种记录表中，凡有备选答案的项目，应在该项目栏的"□"内填写与相应答案选项编号对应的数字，如性别为"男"，应在性别栏"□"内填写与"男"对应的数字"1"。对于选择备选答案中"其他"或者是"异常"这一选项者，应在该选项留出的空白处用文字填写相应内容，并在项目栏的"□"内填写与"其他"或者是"异常"选项编号对应的数字，如填写"个人基本信息表"中的既往疾病史时，若该居民曾患有"腰椎间盘突出症"，则在该项目中应选择"其他"，既要在"其他"选项后写明"腰椎间盘突出症"，同时在项目栏"□"内填写"其他"对应的数字"13"。对各类表单中没有备选答案的项目用文字或数据在相应的横线上或方框内据情填写。

4）对每次诊查，包括院内诊疗、出诊诊疗、护理及建立家庭病床的工作，均应及时记录。

5）涉及疾病诊断名称时，疾病名称应遵循国际疾病分类标准填写，涉及疾病中医诊断病名及辨证分型时，应遵循《中医病证分类与代码》（国中医药医政发〔2020〕3 号）。

6）对转诊患者，门诊医师应负责填写转出原因、转往医院及病历摘要。

7）医师应签全名。

3．登记 社区卫生服务机构必须建立健全登记制度，做好登记工作。医疗登记包括门诊登记，出诊登记，家庭病床、化验、心电图、B 超检查的数量和质量登记及各项治疗、康复登记等。预防保健登记包括计划免疫、爱国卫生、妇女保健、儿童保健、老年保健、生殖保健、传染病报告等各项工作数量和质量登记。各种登记要填写完整、准确，字迹清楚，并妥善保管。

4．健康档案的疾病和手术分类 在健康档案记录结束，进行归档前，需要对健康档案中的疾病和手术操作信息进行分类，以便后续进行查询、统计和信息挖掘。在每一份档案归档前都要检查是否有需要分类的新信息，根据国际疾病分类 ICD-10 对疾病和健康问题进行编码，使用手术操作分类 ICD-9-CM3 对医疗操作进行分类。

5．健康档案的归档与保管

（1）社区卫生服务机构应当建立健康档案及电子档案管理制度，对健康档案要统一编号，设置专门部门或者配备专（兼）职人员进行集中保管。

（2）所有的社区健康服务记录由责任医务人员或档案管理人员统一汇总、及时归档。

（3）严格执行国家印发的《医疗机构病历管理规定》，严禁任何人涂改、转借、拆散、伪造、隐匿、销毁、丢失、抢夺、窃取、删除健康档案。

6. 健康档案的提供　健康档案提供的主要服务对象为日常复诊或随访者、周期性复诊或健康体检人员、一般入户服务人群、社区重点随访人群等。健康档案的提供要有明确的操作原则。

（1）已归档的健康档案，除涉及对患者实施医疗活动的医务人员及医疗服务质量监控人员，其他任何机构和个人不得擅自查阅患者的健康档案。

（2）已建档居民到乡镇卫生院、村卫生室、社区卫生服务中心（站）复诊时，应持居民健康档案信息卡，由医护人员（或导诊人员）根据信息卡信息调取健康档案并转给接诊医生。入户开展医疗卫生服务时，应事先查阅服务对象的健康档案并携带相应表单，在服务过程中记录、补充相应内容。接、出诊完毕后，由责任医生或健康档案管理人员将居民健康档案汇总、归档。

（3）发生医疗事故争议时，质量管理部门或者专（兼）职人员应当在医疗机构或者其委托代理人、患者或者其代理人在场的情况下，对健康档案共同进行确认，复制并签封相关健康档案记录。

（4）因科研、教学需要查阅健康档案时，需经社区中心领导同意，不得泄露患者的隐私。

7. 社区卫生信息的统计与上报　社区居民健康档案的保存是为了充分利用其中的信息，服务于社区居民健康的各项工作。社区卫生信息的利用建立在对信息进行统计分析的基础上，因此统计工作是基层社区卫生服务机构一项重要的常规工作。

与专科医院和上级综合医院相比，社区卫生服务机构的统计工作承担了更多的社会责任，服务的对象和内容更多，除了反映医疗业务的统计数据（如诊断符合率、治愈率、抢救成功率、差错事故率、各医技科室工作数量与质量等），还涉及预防保健、健康教育、计划生育、公共卫生管理、社区医疗资源配置、综合绩效、考核分配、医改现状等数据指标和报表。据四川省有关部门的不完全统计，基层社区卫生机构每年需要填报的报表资料达260多种，统计月报、年报数据指标达600余个。

社区卫生信息统计和上报工作要由专人负责，并建立健全统计制度。统计人员应及时、认真、准确、完整、规范地完成和上报日常工作统计报表、卫生部门统计月报和年报表及统计分析图表和报告。社区健康档案一般需要每年添补或更新一次，整理统计分析，评价结果并保存，上报上级有关部门，以利于进行逐年评价和研究。此外，应健全统计的监督管理制度，数据报表需经上级领导审批后上报，防止错报、漏报、虚报现象的发生。

8. 社区健康档案表格的设计　社区健康档案的大量信息需要通过表格展现。除了医疗诊治过程中所需要的各种表格，社区健康档案的表格还包括个人一般情况表、健康检查表、生活方式及疾病用药情况表、健康评价表、社区管理对象随访表、儿童健康管理记录表、孕产妇健康管理记录表、健康问题目录表、双向转诊（转出、回转）单等。因此，社区卫生服务机构需要事先对表格进行设计，健康档案管理的专业人员也需参与设计社区健康档案的各类表格，从而使表格的内容与布局合理，有利于资料的收集、管理与使用。

第二节　后医疗信息管理

服务水平是医院在竞争中求发展的核心动力之一，是核心竞争力的重要组成部分。随着传统的生物医学模式向生物 - 心理 - 社会医学模式转变，人民群众的医疗卫生需求不断提高，为了全面提高医疗服务质量，夯实医院在医疗市场中的核心竞争力，医院运营模式已从医疗型向服务型转变。从21 世纪开始，我国开始了后医疗管理模式的探索，并取得了很好的社会和经济效益。后医疗管理是患者出院后的健康管理，在家庭医师没有与医院完全对接时，后医疗服务有其存在的必要性，不仅对患者健康负责，也可以完善患者的信息，对医学研究也十分有意义。

一、后医疗服务的意义与目的

（一）有利于患者的诊治及全生命周期的管理

大多数患者（尤其是重大疾病或慢性病患者）很难在医院完全治愈康复，医院的诊治只是疾病过程的开始和中间过程，当病情得到一定控制的时候，患者会出院回家继续用药，逐步康复。但往往由于患者医疗知识有限，自我保健的意识较弱，导致出院后在家中的继续治疗效果受到影响。为院外患者提供后医疗服务，把医疗过程延伸到社区和患者家中，医患之间保持沟通，使患者出院后仍能享受到医院在医疗技术、康复训练、用药指导及保健知识等方面提供的服务，有利于病情的顺利康复；及时了解出院患者的病情是否稳定，有助于及时处理危急重症。总之，后医疗服务是全方位的随访、指导、监测和救治，是院内服务的有益补充，进而实现对患者全生命周期的管理。

（二）使临床科研过程更加完整、严密

临床科研常常是一个需要较长时间的连续过程。然而医院的病床需要周转，科研病例的观察时限只能控制在住院的 2~3 周之内。这样短的观察时段，妨碍了试验措施干预之后的系统观察，尤其是对一些长期疗效、长期毒副作用的观察。利用后医疗管理，在患者出院后，可以继续跟踪临床研究对象，延续临床研究的观察时限，延长到数周、数月，例如对于肿瘤等慢性疾病甚至可以延长到数年。另外，通过后医疗管理，不但可以继续进行症状、体征等相关因素的观察，还可以扩展获得生活指标、社会因素、生存质量等指标，显著增加研究的观察项目，丰富观察数据，从而得出更全面、更真实可信的研究结论。因此，借助后医疗管理，临床研究人员可以进一步完善临床科研，可以对相关人群开展大样本的、长期的观察性或试验性研究。

（三）有利于构建医患之间的融洽关系

开展后医疗管理工作，动态有效地连接了医院与患者。医院通过对出院患者随访调查，可收集患者对医院诊疗水平、工作人员服务态度、收费是否合理、就医环境、医院管理等方面的意见和建议。医院以积极的态度，客观辩证地采纳患者的建议，完善有效的医患监管，可以提高医疗服务质量和工作人员服务的自觉性。不仅缩短了医患之间的距离，也拉近了医院与社会的关系，让医院真正从患者的利益出发，根据患者的实际需求，为患者提供帮助，实现医患双方的有效沟通，增加患者对医院的信任度。

（四）树立医院品牌，增加经济效益

后医疗管理也是医院管理的一种营销方法。通过后医疗服务尤其是随访工作，患者会产生被重视的感觉，更有安全感，患者愿意主动地和医护人员沟通，进而加深了患者对医院科室的印象，当他们再次就医或亲戚朋友需要医疗服务时便能想起这家医院的医生和护士，不仅留住了老客户，同时也吸引了潜在的客户，从而医院的经济效益也会随之增加。据统计，95% 的随访患者对医院随访表示欢迎，接受过随访的患者，复诊比例明显增加，有效地降低了医院患者的流失率。

（五）提高医疗资源的使用效率

建立后医疗管理体系，提供患者离院后的服务，许多患者有问题时可以与医生通过沟通咨询进行解决，不必延长住院时间或到医院就诊。由此有效地缩短了住院日，明显地提高了床位周转率和医疗设备使用率，医疗资源可以集中用于大病和疑难病的诊断治疗，为更多必须就医的患者提供门诊和住院医疗服务。从国家的角度来看，不需要大的医疗资源投入就可以拓宽医院医疗服务的覆盖面，有助于解决患者患病 2 周未就诊问题，进而改善医疗服务质量，让整个社会变得更加和谐。

二、后医疗服务内容

虽然我国明确提出后医疗管理的时间不长，但一些医院已经成立"后医疗管理中心"，开展一系

列的后医疗服务。具体的服务内容有以下几种。

（一）随访出院患者

随访是后医疗服务的一项重要工作，涉及患者（尤其是疑难疾病或慢性病患者）的医疗、科学研究、医疗质量评价等各方面，相关内容将在本章第三节单独介绍。

（二）短信问候与提醒

在患者及体检人员的生日、重要节日、二十四节气、天气变化、疾病流行等特殊时期，医院会为其送去祝福、问候或提醒短信，使患者及体检人员的内心感到温暖。

（三）对患者发布相关的医疗信息

向在院治疗过的患者发布科普讲座的听课通知、医院最新诊疗进展、医疗诊疗动态以及医院优惠活动等内容。

（四）特色宣传和健康教育

对不同性别、年龄、体质和病种的患者进行分层管理，有针对性地向其介绍医院的专科和专家擅长诊治的疾病，介绍各种疾病康复护理的基本知识、相关疾病的最新研究进展、医院引进的新医疗项目，让患者充分了解医院的优势学科、知名专家。通过宣传，一方面让患者在最短时间内获得最新、最好的预防保健知识；另一方面，可以在患者中建立良好的服务形象，增加就诊量。

（五）医疗服务

患者出院后，随时会有一些疑问或出现新的症状需要咨询；医师也可能需要了解患者后续的健康情况；为了方便患者，医院还可提供复查预约，甚至代寄药品等服务。可以通过手机短信、座机电话、在线咨询服务平台、人工解答患者询问等方式提供服务，针对不同渠道患者提出的医疗咨询进行登记，并从医学专业的角度尽量给予患者合理、准确的回答。如果遇到疑难问题，可以进一步转由相关业务科室进行及时解答。同时在与患者的交流过程中，还可进一步摸清患者咨询的真正目的，并结合医院实际情况，合理引导和预约患者到医院相应科室就诊。

（六）满意度调查

后医疗管理中心通过各种方式，向所有的门诊患者、住院患者及体检人员进行调查，以征询患者对医院服务、卫生、管理、医疗等各方面的评价以及对医院的满意程度。鉴于满意度调查对于医德医风及医院发展的重要性，将在本章第四节对相关知识和操作进行详细介绍。

三、后医疗服务信息管理平台的建设

利用后医疗服务信息管理平台可以在医院与患者之间搭建起沟通的桥梁，医院通过这个平台可以为患者提供整体的、分门别类的、个性化的后医疗服务；而患者亦可通过这些沟通手段，轻松实现医疗信息查询、医疗服务预约、投诉建议。

（一）后医疗服务信息管理平台的特性要求

随着医院后医疗管理与服务内容的不断增加，对后医疗服务信息管理平台的应用需求也在不断变化，在实际的使用过程中，要求该平台具备以下特性。

1. **易获取**　平台要能延伸到医院的网站、短信平台、门诊/住院医生和护士工作站上，使医生、护士和患者能便捷地获取平台提供的服务。

2. **易部署**　平台要能方便快捷地部署于门诊/住院医生和护士工作站、各楼层服务台等，易于后期维护管理。

3. **易扩展**　平台要能适应医疗服务的变化，动态扩展相应的功能模块。

4. **高安全性**　平台涉及患者的隐私信息和医院的业务数据，要具备高度的安全性，保护这些数据不被非法入侵。

5. 高稳定性　作为医疗服务的日常工作媒介与工具,后医疗服务平台的稳定性直接影响到日常工作开展,因此要求其高度稳定。

(二)后医疗服务信息管理平台的主要功能

后医疗服务信息管理平台需要和医院现有的医院信息、电子病历、办公自动化等系统进行数据交换,实现跨系统的联动;同时要能支持网站、短信平台、电话呼叫中心、内部网络等多种访问方式,允许患者、医生、护士和后医疗管理中心工作人员通过这些方式访问平台进行交互操作。管理平台的主要功能包括以下几种。

1. 电话自动应答及人工座席管理　在患者拨打电话后,通过自动应答的自动语音提示,引导患者选择服务内容,输入电话事务所需的数据,并接受患者在电话拨号键盘输入的信息,实现对计算机数据库等信息资料的交互式访问,从而在医院服务人员休息时能够替代医院服务人员的操作,实现24h服务的目的。人工座席主要由医疗服务代表人员、电话机、电脑终端和耳麦等组成,为患者提供人工服务。

2. 主动对患者发送信息　利用服务平台,医院可以主动、便捷地为院外患者发送各类信息。如根据条件从医院信息系统/电子病历中抽取患者信息,通过短信平台向患者手机或电子邮件发送问候、提醒、回访信息,也可以发送科普讲座通知、医院最新诊疗进展、医疗诊疗动态以及医院优惠活动等内容。例如对于阻生第三白齿拔除的患者,可以设定在其结束治疗后的规定时间内,通过短信告知其拔牙后的注意事项,提醒按时服药,告知患者出现问题后的处理方法以及医院的应急联系方式。也可以根据不同疾病设置一些定制式问题,让患者选择回复,医生再根据回复,分析患者目前状况,给予进一步治疗指导。

3. 患者医疗咨询　提供电话咨询或网上在线咨询渠道,人工解答患者提出的医疗询问,并对咨询过程进行录音或文字存储。

4. 进行满意度调查　平台可以根据条件从医院信息系统/电子病历中抽取患者信息,按照预定的调查问题,通过电话或短信对患者进行满意度调查,并对调查的内容进行记录和存储。

5. 投诉与建议受理　后医疗服务平台能够接受短信、自动语音或人工电话、电子邮件、网络系统提交、现场等多渠道的患者投诉和建议,并对投诉和建议进行详细登记和分级,将投诉情况发送至相关管理部门,并设定投诉处理时限。对于投诉的处理过程能够进行全程跟踪,超时未处理完结的投诉,平台应能依据医院管理规定,自动将投诉转至上级部门或分管院领导。投诉最终调查处理结果由平台反馈至投诉人,并对此次处理情况进行统计分析,对相关处理部门进行评分。

6. 预约诊疗服务　服务平台可提供多渠道预约就诊服务,支持患者通过网络、电话、短信和现场等多种方式预约就诊。预约成功后,如医生出诊发生变动,服务人员应及时通过平台与患者取得联系,告知其变动的原因,并重新安排就诊时间。平台还可设置黑名单,对恶意预约或反复失约的患者进行黑名单管理,限制其预约行为。

7. 统计分析　后医疗服务管理平台能够实现系统数据的统计分析,如能对医疗咨询、医疗回访、医院宣传、患者投诉等获得的各种信息进行统计分析,按医院需求打印各种统计报表。此外,平台能够根据医院设定的相关评分值,对数据进行评估,从而帮助医院发现可能存在的问题,为进一步提高医疗服务质量和水平提供决策依据。

目前许多医院对患者的服务意识在逐渐加强,推出诸如门诊服务台、导医台、电话预约挂号、出院患者的电话随访、新设备或新药物的电话通知等服务项目。这些服务措施可归属于后医疗服务的范畴,但其覆盖患者数量少,成本高,工作辛苦且效率低下,所以收效不明显。因此,医院要确立以患者为中心的思想,树立后医疗服务的意识;加大资源投入,选用有效的后医疗管理服务平台工具,实现自动、批量、多途径地对患者提供全方位的服务,提高患者服务的效率与效益。

第三节 医 疗 随 访

医院的随访是医疗信息收集的延伸,是完整收集医疗信息的必要步骤,是病案管理工作的内容之一,是病案管理学科的重要组成部分。一份完整的病案应记载疾病诊治的连续完整过程,应该包含患者的随访记录,从而弥补患者出院后的疗效信息和再次到医院前的健康信息收集不足的问题,对医疗、科研、教学及管理工作具有重要的支持作用。随着现代化技术的发展,新的随访方法应运而生,病案管理人员需根据不同的随访类型,采用恰当的随访方式和方法,科学地收集随访信息,协助临床或相关部门做好随访工作。

一、随访的概念与意义

(一)随访的概念

随访(follow-up)是指医院根据医疗、科研、教学、管理的需要,以通信或其他方式与曾在医院就诊的患者保持联系或预约患者定期来医院复查,对患者的疾病疗效、发展情况继续进行追踪观察和指导患者康复所做的工作。关于随访的内容,既可以是对患者疾病本身的继续追踪,也可以是医院为加强医疗行政管理,对患者医疗服务满意度的回访调查。本节所提及的随访均指医疗随访,对患者满意度的调查将在本章第四节进行介绍。在日常工作中,人们也常常将"随访"习惯称作"随诊"。实际上,这两个概念的意义不尽相同。随诊的含义是指患者主动联系医方,寻求医疗援助,医生常在门诊病历或出院记录的注意事项中填写"不适随诊"的建议,让患者注意观察身体有无不适,或原有不适是否出现新的变化,一旦不适造成躯体或心理难以接受,随时致电或造访家庭医生、原接诊医生或到医院就诊。而病案信息管理工作中所提及的随访则是院方主动联系患者,是医院在患者结束医院内的诊治之后,继续对患者进行追踪、查访的活动。

(二)随访的意义

随访是一项不可忽视的工作,是医院全面质量管理的重要环节。由于条件的限制,在医院诊疗期间医生们主要关心患者需要诊断治疗的即时情况,把以前的病史作为医疗的参考。出院后医院和医生们则需要通过随访来了解患者的情况和疗效,通过患者的反馈或返回医院复查,从而收集患者更完整的健康信息。开展随访工作,对随访资料总结分析,对于患者、医务人员、医院以及医学发展均具有重大的意义和作用。

1. **有利于患者的继续治疗和康复** 许多患者所患疾病在住院期间是无法彻底治愈的,在医院外他们仍需要更多地与医院的医务人员沟通以获得继续治疗和康复的指导。在及时、有效的随访指导下,出院患者对疾病与生命的消极心理和行为可以得到疏导,治疗依从性好,可以正确用药,有利于病情的顺利康复;还可以了解出院患者的病情是否稳定,预防许多并发症的发生,并在关键时刻及时抢救急危重症。相反,随访失败的患者往往治疗依从性降低、服药随意或复查中断,使再次住院的概率增加,有的患者甚至付出了生命的代价。

2. **有利于医师总结医疗经验** 随访可以验证医师的诊疗方法是否正确、恰当,总结医疗经验,在日后的工作中避免误诊误治、漏诊漏治,从而提高医疗水平。临床上有很多疾病容易漏诊、误诊和误治。如细支气管肺泡癌,由于其为起源于细支气管和肺泡的原发性肺癌,具有单纯的细支气管肺泡生长模式而没有基质、血管或胸膜侵犯。大多数患者临床表现为咳嗽、咯痰、痰中带血、胸痛,多无发热等炎症症状,临床表现虽与其他肺癌相似,但无典型的临床表现,有文献报道大量黏液泡沫痰或胶冻样痰为细支气管肺泡癌的特征性表现,但并不是所有患者都有此表现。该病也无特异性影像学征象,由于细支气管肺泡癌独特的生长模式——沿肺泡壁生长,不像占位性肿瘤那样容易被发现,因此,细支气管肺泡癌的漏诊、误诊、误治率较高。细支气管肺泡癌的生长也较缓慢,呈现惰性发展的趋势,平均倍增时间大于 1 年,早期转移较少。尤其在老年人中,病程可稳定数年而无变化,报道中最长的自然病程为 12 年,有时病情甚至能缓解,造成治愈的假象。对此类患者跟踪随访,进行病灶的动态观察十分重要,这样才能正确诊断,才可以采取恰当的治疗方式,以免延误患者的病情。

3. 探索某种治疗方式的近期、远期治疗效果　随访可以追踪观察采用某种疗法后,患者的健康情况和病情变化,探索该疗法的近期、远期的治疗效果。循证医学是近年来逐渐发展起来的临床医学方法论,强调根据客观的临床科研结果对患者做指导治疗。循证医学要求收集各种临床证据及客观医学资料,随访是获得医学证据的主要途径,许多临床试验和临床流行病学研究证据均建立在对患者的随访基础上,通过严格的随访取得试验结果和观察结论。一种新的疗法、术式或药物,其最初开展时,往往有一个盲目乐观期,但只有坚持随访才能得出客观评价。以三叉神经痛的治疗为例,对保守治疗无效的病例,采取射频治疗,近期疗效很理想,但所有病例经过 3 年随访后,发现其中少部分患者又有复发。几经研究后,采用显微血管减压术治疗,能较好地解决复发问题,达到了根治的目的。因此,随访工作的加强,明显促进了各种医学资料的收集,为临床治疗的改进提供了依据,从而促进医疗质量的提高。

4. 探索疾病的发生原因和发展规律　随访可以帮助人们找到疾病的发病原因和发展规律,有助于发展医学科学,保障人民的健康。例如,2012 年发表的一项临床流行病学研究对 58 例产后甲状腺炎患者随访 2 年后,发现持续性甲状腺功能减退的发生率为 20.8%,产后甲状腺炎患者是否发生持续性甲状腺功能减退与产后甲状腺炎的病程特点和促甲状腺激素水平有关,应当对其进行促甲状腺激素筛查,筛查的时机可选择在产后 6 个月。

5. 提高医院医疗和管理水平,增加医院的经济效益　对医院而言,不仅要让患者在住院期间得到良好的医疗护理服务,还需要持续提高医疗技术水平与护理质量,其出院后的随访工作对于增加医患互信有较大帮助。在保证医疗质量的前提下,竞争成败的关键就是医疗服务。医院要努力做好"跟踪服务",通过回访使患者出院后也能感受到医院"一切以患者为中心"的人文关怀。随访能准确及时地了解患者出院后的诊疗效果,对于医务人员总结经验、吸取教训,促进业务技术的不断提高有很大帮助。可以邀请患者评价各个科室的医疗技术、医德医风情况,以方便医疗管理层了解服务质量。而随访中的医患互动,还能促进医患信赖关系的建立,提高患者满意度,为医院树立良好的声誉,从而增加医院的经济效益。

二、随访工作的种类

按照不同的分类标准,随访工作可以分为不同的种类。

(一)按随访实施者的级别划分

1. 院级随访　从医院层面组织的随访,常用于对医院服务质量和满意度的整体调查,整理出院患者的意见及建议,进而提高医院的服务水平。

2. 科室级随访　由科室组织的随访,多用于对具体科室和医务人员的满意度调查,包括医疗服务、医疗环境、医师和护士的医务水平等方面,形成对具体科室的意见反馈。

3. 医师级随访　由患者的主治医师对出院患者进行跟踪指导、治疗或提醒其到院复诊,同时也可对患者进行满意度调查。

(二)根据随访的目的划分

1. 医疗随访　医疗随访是对特定患者群体进行有关项目的观察和访问,了解他们的身体情况,指导患者进一步采取措施进行治疗和康复。一般多采用电话随访、家访或门诊体格检查的方法取得随访资料。如社区医疗中心对于本社区慢性病患者定期进行体格检查、对新产妇的身体恢复情况进行入户访视，都属于医疗性随访。

2. 预防保健随访　某些工种的工作人员长期接触有害物质，处在有害环境中，对这些职工的健康情况定期进行预防性的检查和监测，长期随访了解他们的健康、发病和患病情况。如对于从事放射线、粉尘工作以及化工作业的职工，通过定期随访进行流行病学调查，并对某些致病因素提出预防性措施和改善工作环境的建议，以达到消除病因的目的。

3. 研究性随访　当患者结束医院内诊断治疗后，为了证实诊断和观察疗效，需要对出院患者进一步了解，称之为研究性随访，这也是医院最常开展的随访类型。研究性随访又可分为诊断性随访和疗效观察性随访。

（1）诊断性随访：一般多由医院的医技科室开展诊断性随访，主要目的是进一步核实已经作出的诊断报告，以辨明诊断的正确程度。活动开展的过程中，将医技部门的检查报告单和临床病案记录进行核查，核实诊断的正确程度，必要时，邀请患者来院复诊，总结经验教训，改善检验、影像等诊断技术，从而提高诊断水平。

（2）疗效观察性随访：是指患者在医院结束诊断治疗后，医院继续对患者的病情发展状况进行追踪诊察，以了解患者的治疗效果，特别是远期疗效以及疾病的发展趋势，通过随访取得患者所患疾病治疗后的信息资料，供临床总结分析。

（三）根据是否常规开展进行划分

1. 常规随访　又称定期随访，是医院和临床科室根据医疗、科研、教学需要，事先确定对某些患者或患某种疾病患者进行长时间或限定时间的定期随访。随访管理人员凡遇到需要常规随访的病例都要建立随访登记，按规定对患者进行随访。

2. 专题随访　又称临时随访或不定期随访，是指在指定的时间内，对某一题目或所选定的病例进行一定范围内的一次性普遍随访，并限期完成，其特点是对随访的时间性要求强。医院工作中经常开展的专题随访又可分为行政专题随访和医疗专题随访。

（1）行政专题随访：医院为加强医疗行政管理，了解患者对医疗服务的满意度，征询患者对医疗服务和行风管理的意见而开展的随访，称之为行政专题随访。如对某一时期内前来就诊的患者进行调查，了解其对医院、社区、医疗保健部门内医务工作者的意见，对医疗、保健方面的要求，以便有针对性地制订有关管理条例，并以此作为对医疗工作评价、改善医疗作风和医疗条件的依据。通常，开展行政专题随访及随访资料的使用权归属于医疗行政部门，如医院的医务处（科）、院长办公室、门诊办公室、营养部等，或上级卫生健康行政部门。行政专题随访的调查对象可以是患者或患者家属。

（2）医疗专题随访：医疗专题随访主要是医院的临床科室和医技科室，对某项临床工作总结或科研课题调查而进行的随访。通过随访调查来了解某种疾病的病因，评价临床诊断技术，确定某种手术、药物或其他疗法的治疗效果，观察患者的预后和远期疗效，以此总结经验或进行某项专题研究。开展医疗专题随访的主要对象是在医疗单位接受诊疗的本地及外埠患者，必要时可通过患者的家属或亲友进行随访。

三、随访的方式

根据不同的情况和对象，医院可以选择不同的随访方式。目前医院的随访方式主要有：①请患者来医院门诊随访；②对来院检查有困难的患者进行家访随访；③通过邮寄信件随访，请患者或家属填写并邮回随访调查表；④对多次信访无信息反馈者，委托当地机构或医疗组织代随访；⑤电话随访；⑥电子邮件随访；⑦社交软件随访；⑧网络随访平台。

（一）门诊随访

门诊随访是约请患者到医院门诊就诊，随访组通过门诊就诊记录取得随访资料，这种方法适用于居住在本地区且有条件来医院门诊进行复查的患者。

门诊随访的患者数量大,特别是综合性医院设有很多专科、专病的科室及门诊。心内／外科、肿瘤、妇产科、口腔科、整形外科等专科医院几乎对所有接受治疗的患者都要进行门诊随访,随着时日的延长,随访的病例数量亦随之增长。不论是专科、专病门诊,还是专科医院,门诊随访过程要完成两个任务:一是了解来院随访患者的康复情况,在门诊进行检查、治疗,指导患者健康生活;二是为每位被邀请到医院门诊随访的患者做好随访记录。

门诊随访需做好以下工作。

1. 随访组要有计划地通知随访患者,按预约时间到医院指定的门诊复查,并规定医师记录随访情况。表10-2为邀请患者来门诊随访的信函模板,电话邀请患者来院随访时,也可以参考该模板中的信息与患者进行交流。

表 10-2　邀请患者来门诊随访的信函模板示例

————————:

　　您在我院诊治出院后已____年____个月了,我院很关心您健康恢复情况,希望您近期来我院门诊部复查一次,我院_____科门诊,挂号时间为每星期_____上／下午____时,希望您按上述时间来我院复查。

　　此致

敬礼

附:门诊复诊预约券

×××××× 医院随访组

————年___月___日

2. 随访组对预约随访患者的病案进行调阅检查,以了解患者的随访情况,若发现患者没有按期来院随访,要主动再次通知患者,以达到门诊随访的目的。

3. 医院的医疗任务较重,为保证门诊随访工作的顺利开展,各临床科室应于每周安排固定的随访时间并指定专人接待被邀请的随访患者,同时做好随访记录。

4. 医院要为来院随访的患者提供方便的就诊条件,如门诊服务台、挂号室、病案科等应给予随访患者一定的就诊便利。

（二）家访随访

家访随访是由随访人员、医师或由随访组的人员及医师联合到患者家中,深入了解患者治疗后的疗效、目前患者的健康情况等,进行笔录或填写表格,以取得患者随访的信息资料。特别是社区医疗工作的开展,社区医务人员深入患者家中进行医疗保健,对患者所患疾病按期随访访视,体现了国家和医务人员对患者的照顾与关怀。

1. 适合家访随访的对象

（1）居住在本地、有医疗保健需要但又行走不便的患者,如产妇、心外科术后的患者。

（2）由于某种特殊原因,接受医院其他随访方式均有困难的人。

2. 对患者进行家访随访的意义

（1）可直接深入、全面地了解患者的病情及其他健康状况,并及时给予治疗或康复指导,帮助患者解决病痛。

（2）可以大大降低失访率。

（三）传统信访随访

传统信访是一种较早的随访方式,通过邮寄信件请患者或家属填写问卷调查表来了解患者出院后的情况,从而完成随访信息的收集。信访曾是随访工作中十分重要的手段和方法,目前在国外尚有一定范围的使用,在我国的随访体系中可以作为其他随访方式的补充。

1. 开展信访随访所需的用品和材料

(1)信封和邮票:包括寄给患者和患者返回信件使用的印有医院详细地址信息的信封和邮票。

(2)信函和调查表:①住院患者随访登记表;②发给患者的随访信函(如表10-3 示例);③请患者或家属填写的随访调查表(如表10-4 为心外科信访随访调查表样例;表10-5 为随访组病故患者调查表样例);④发给患者家属的表示慰问或哀悼的信函(如表10-6 示例);⑤发给委托单位的代随访邀请信函。

表10-3　随访信函示例

_____:

您在我院诊治出院后至今已____年____个月了,您的身体健康情况如何?为了您的健康,现在随信给您寄来"随访报告单"一张,希望您认真地填写清楚,并希望您填写后将"随访报告"装入寄来的信封中,贴好邮票,投入信筒,寄回我院。谢谢!

此致

敬礼

附:回信用邮票

×××××× 医院随访组

_____年____月____日

表10-4　心外科信访随访调查表样例

姓名　　　　　　　　　　　　　　病案号

诊断_____　治疗_____

一、您的身体健康状况如何?现在上班了吗?每天工作劳动几个小时?

答:

二、您觉得现在病情比过去是好转了吗?有没有较大变化?加重了,或患了其他疾病?

答:

三、您目前的感觉如何?有什么症状?(请在下面对您合适的字面上划"√")

心慌(偶尔　经常　活动后)　　　　　　咳嗽(轻　中　重)

气短(偶尔　经常　活动后)　　　　　　关节酸痛(轻　中　重)

咯血(咯血量____ml　痰中带血)　　　　下肢水肿(轻　中　重)

发绀(紫)(口唇　手指　颜面)　　　　　尿量/24h　____ml

四、以下请当地医院医师帮助填写

(1)您最近的血压　　　　　　　　心率　　　次/min

(2)心律(齐　　　期前收缩　　　房颤)

(3)心脏杂音(注明时间、部位、性质、传导等)

答:_____

五、您最近的各项检查结果:_____

(1)心电图:_____

(2)心脏透视(X 射线检查):_____

(3)心脏超声:_____

(4)化验检查:_____

(5)其他:_____

六、您在医疗方面还有什么问题需要我们帮助解决,请来信说明,我们将尽量帮助解答。

答:

您的详细通信地址:　　　　　　　　　　邮政编码:

固定电话:　　　　　　　　　　　　　　手机:

电子信箱:

签名_____　　_____年____月____日

表 10-5   随访组病故患者调查表样例

病故患者姓名：   性别：   年龄：   职业：   病案号：
一、病故日期 　　答：
二、病故处所：病故在医院（请详细填写医院名称和地址），病故在家中（请详细填写家庭住址） 　　答：
三、病故前患者病情变化的情况，死亡诊断 　　答：
四、病故前在何医院看过病？医师对病况说了些什么？服了些什么药？ 　　答：
五、还有什么要咨询我院的问题？ 　　答： 　　填表者详细通信地址＿＿＿＿＿＿＿＿＿＿＿＿　　填表者签名＿＿＿＿＿＿＿＿＿ 　　　　　　　　　　　　　　　　　　　　　　　与病故者关系＿＿＿＿＿＿＿ 　　注：请尽快将本表填好用寄去的信封 　　贴好邮票投入信筒，寄给我院。 　　附：回信用邮票 　　　　　　　　　　　　　　　　　　　　　　　　　　　＿＿＿＿年＿＿月＿＿日

表 10-6   向患者家属发出慰问哀悼信的格式

＿＿＿＿＿：

接到__月__日寄来的信，得知＿＿＿＿＿先生／女士病故，我们深表哀悼之意！我院为了不断提高医学科学水平，更好地为人民健康事业服务，需了解＿＿＿＿＿先生／女士病故时的情况，随信寄来"病故调查表"一张。请您认真填写，填好后装入附来的信封内，贴好邮票投入邮筒寄给我院，感谢您对我们工作的支持。谢谢！

此致

敬礼

附：回信用邮票

　　　　　　　　　　　　　　　　　　　　　　　　×××××医院随访组

　　　　　　　　　　　　　　　　　　　　　　　　＿＿＿＿年＿＿月＿＿日

2. 信访随访的工作流程

（1）按随访计划，调出到期需信访的病案。

（2）将患者的病案号、姓名、详细通信地址等信息填写在随访信函、随访调查表或信封的相应位置上，并附回信的专用信封及邮票后寄出。

（3）对于未回信或随访信被退回者，应再详查随访记录，并再次发信。对于反复发信均未回复者，可向患者的工作单位、居住地的居委会和派出所查询，或与患者就诊的其他医疗部门联系，最大限度地争取获得患者的信息，力求将随访的失访率降到最低。

（4）对随访的已故患者，在不明其死因和死亡日期的情况下，应及时向患者家属发出慰问哀悼信（表 10-6）和病故调查表（表 10-5），以便进一步了解情况。注意分析死亡原因是否与所患疾病有关，以便在进行随访统计时区别计算。

（5）对寄回的信函或调查表，要在随访系统中录入；患者的回函请负责随访的医师阅后归入病案内保存，并设置下次随访的时间。

（四）委托当地机构（或医疗组织）代随访

委托当地机构（或医疗组织）代随访是一种特殊的随访方式。采用代随访方式主要针对经信访等随访方式，联系不上患者或始终得不到答复而又无法进行家访的情况。为降低失访率，需求助与患者有关的单位帮助随访，可以协助医院代随访的机构有以下几种。

1. 患者的工作单位。

2. 工厂和企事业单位的医务室、医务所等。

3. 患者居住地的医疗机构（如患者的合同医院、保健所、社区医疗单位等）。

4. 患者居住地的街道办事处。

5. 患者居住地的派出所等。

请求有关机构协助进行代随访与信访随访方式类似。除要求委托机构代为填写一份随访表格外，还必须给受委托机构写一封措辞礼貌的协助随访邀请函，从而达到随访的目的。

（五）电话随访

近年来，随着通信技术的发展，固定电话和手机已经普及，利用电话随访更有利于工作的开展，也是目前常用的随访方式。通过电话可迅速、直接地与患者交谈，缩短了医患之间的距离，使患者感到亲切，增加了医患双方的互动性，能更加清晰地了解患者的情况并写出随访记录。但电话随访容易发生信息传递误差，受随访人员的素质影响较大。有时问话的方式和语气不恰当，容易引起患者的误会，尤其随访内容涉及患者隐私时，容易被拒绝，因此与患者联系时应谨慎。

（六）电子邮件随访

电子邮件具有方便、快捷以及信息传递准确率高的特点，因此也可作为一种重要的随访途径。一般是通过随访系统手动或自动地向特定患者的电子邮箱发送随访信函及随访问卷或问卷的链接，患者填写完成后直接回复，随访服务部将收集邮件随访信息，或直接通过随访问卷系统，进行随访信息的汇总统计。邮件随访也可同时告知特定患者的检查结果或医院的义诊、讲座通知等信息。

（七）社交软件随访

随着信息技术的发展与智能手机的普及，社交软件平台已经成为重要的通信联系和沟通方式，因其快捷方便，图文并茂，能提高患者及家属的依从性，现已应用于出院患者的随访工作。通过社交软件可以让随访人员随时与患者进行沟通，解答患者遇到的问题。专业人员还可以通过社交软件发送随访相关推文和建立聊天群。可通过后台编辑推文达到传播疾病相关知识、图文信息，最新医药动态，经验分享，病例分析等内容的目的，并方便患者随时查看推送信息。聊天群中可以汇总患者的信息，督促患者健康生活，普及健康知识等；还可以通过交流，提高患者对药物治疗和疾病风险的认知，从而帮助其及时制订个性化的用药和康复方案；同时可及时联系患者家属，共同提醒患者按时用药；患者也可以通过语言对讲、文字信息、图文发送等方式与医护人员进行实时沟通；针对患者的疑问，医护人员可以给予及时的反馈，延续医疗护理干预。通过社交软件随访，可以提高随访的工作效率和效果。

（八）网络随访平台

近年来，一些医院搭建了网络随访平台，在平台上可以同时实现电话随访、短信随访、电子邮件随访、互动咨询、网络视频随访等功能。医院选派有一定资历的全科医生以及工作经验丰富的医护人员，通过平台的一些随访方式，询问被访患者病情的恢复情况，给予合理、明确与有效的医疗方案和康复指导，实现将医疗诊治延伸至患者家中的目的。针对需要进行再次检查的患者，若是本地患者，则提醒其前来医院检查；外地患者则可采取在当地进行检查，之后利用互联网将检查结果传送到随访办公室进行会诊。这种新型的随访模式省去了患者长途奔波，解决了挂号难等困难，在减轻患者医疗费用的同时，也使患者得到了医生的诊治。

上述随访方式均存在一定的局限性，信访随访工作量大，回收率低；家访随访受人力和物力的限制；委托随访容易泄露患者的隐私，有时甚至受到患方的排斥；电话随访易受到电话号码变更和随访工作人员服务态度等的影响；电子邮件或网络随访会受到网络的覆盖程度、计算机的使用和患者受教育程度等因素的限制。另外，有研究表明单一随访方式的随访率并不理想。因此，医院的随访工作要尽量采用多元的随访模式,根据随访对象的个性差别和随访目的,综合考虑各种随访方式的优势与缺点,灵活应用随访策略,提高随访率,以提升随访业务的效能和价值。

四、随访信息管理

21 世纪以前,医院的随访及信息管理工作基本是通过手工方式完成的,随访工作依靠卡片式管理方式,采用纯手工操作。随访员要根据病案确定随访病例,填写随访卡片,卡片按病种、年度、随访号顺序排列,置于卡片柜中。因将复诊或再住院算作一次随访,故每天登记再住院患者的住院情况及门诊患者的复诊信息,然后在随访卡上记录。这种随访方法耗费大量的人力和时间,并且随着时间的推移,随访量急剧增加,人工查找、登记、统计容易出错或重复。现代的随访工作通常是应用计算机的随访数字化系统或平台完成的,这样在信息采集方面,可以利用信息共享的功能节省采集时间,及时准确地查询、筛选、分析和计算庞杂的随访数据。良好的人机交互界面和智能化信息录入校验机制,可降低输入时的错误率,提高信息的准确性和一致性,大大降低病案随访数据维护的工作量。另外,由于计算机的功能强大,可以设定一些条件,自动地提醒需要随访的患者随访时间及内容;甚至可以通过计算机自动地向患者的电子邮箱发放随访函。下面介绍应用计算机的随访系统进行随访及信息管理的基本工作与要求。

(一) 随访准备工作

周密的准备工作是完成高质量随访的前提。做好随访工作必须配备足够的工作人员与开展工作必备的物资,并做好随访计划。

1. **组织协调**　医院的领导层应认识到随访工作不只限于有科研教学工作的医院和专科医院,所有医院都应建立随访部门开展随访工作。随访工作的开展涉及医院内很多部门,医院应做好组织协调工作,制订随访工作制度并检查监督制度的执行情况,并对参与随访的工作人员进行服务意识、普通话、言谈礼仪以及随访系统操作等方面的培训。

(1) 随访部门工作人员的职责与要求:随访部门的工作人员一定要有较丰富的临床知识、良好的沟通能力和强烈的责任感,具体职责包括:

1) 确定随访病种和随访方式:随访组要负责对医疗、教学和科研所需要的病例进行随访工作,根据医、教、研的要求确定随访病种、病例和随访方式。

2) 建立各项随访登记:准确记录通信地址、随访时间、随访方式以及患者反映的问题。

3) 制订调查表:根据各个病种随访的重点和临床指南,与科研人员协商制订并印刷调查问卷,按时发送给患者,请其答复并返回。对患者回复的文件,应转交有关医师阅后,及时归入病案内存档。

4) 及时掌握随访工作动态:要与各科负责随访的医师和部门保持联系,掌握各科随访工作的动态。

(2) 临床医护人员的工作要求及责任:通常,随访部门需要专职医师和护士参与随访。临床医护人员应掌握随访工作的基本知识,在医疗随访信息采集的不同阶段要承担一些任务。

1) 患者入院时:临床医师在询问病史和记录病历时,应注意核对随访记录。必要时应增加一些可供随访联系的患者亲友的通信方式,为今后的随访工作做好准备。

2) 患者出院时:临床医师要根据患者的情况填写随访计划,即填写病案首页随访计划中的各项内容(如随访的时间等),以便随访组工作人员按要求做好随访计划和工作安排。

3) 患者随访时:开展门诊随访工作的临床科室,应有指定医师负责患者的门诊随访,并做好随访记录,而且每周要有固定的随访时间。通过电话或网络随访时,医师负责对患者的疑问进行回答,根据定期复查的结果进行指导用药。护士则常常负责与患者的直接联系、出院延伸服务及健康教育等。

4）征求患者的意见：患者是否进行随访，需要尊重患者的意见，必要时要做患者的思想工作，以得到他们的支持和理解。

（3）住院处对开展随访工作的责任：住院处是收集患者随访信息的前沿，住院处的工作人员也应具备随访工作的知识，在为患者办理入院登记手续时，应负责请患者或家属填写住院患者随访登记表并给予填写指导，注意收集患者的电话号码、电子信箱等信息，保证内容填写准确齐全，字迹清晰。

（4）病案管理人员的责任：随访是病案管理工作的重要组成部分之一，随访记录可使患者的病案信息更加全面完整。每个病案管理人员要认识到随访在病案管理中的重要作用，应与医院内相关单位建立良好的协作关系。同时从关心爱护患者的角度出发开展随访工作，与患者建立良好的友谊，完整地获得患者的随访信息。

1）患者在门诊建立病案时，应注意将病案首页中患者身份证明的各项内容填写齐全、准确、清楚，这是进行随访工作的基础资料。

2）收到随访信件时，对于患者反馈的随访信件和调查表，都要按时整理，归入病案进行保存。

3）协助医师及管理部门统计、分析和提供随访资料。

2．相关费用的保障　随访工作特别是信访随访需要大量经费，无论是信访、家访、电话、电子邮件随访还是随访信息系统的开发，物资所需费用均应由医院负责，以保证随访工作的顺利开展，而不应增加患者的经济负担。

3．制订随访计划　随访前，要根据待随访病例及临床技术的特点设计全面的随访计划。在随访计划中，要明晰所有的随访要点，具体包括随访目的、治疗技术、病例特点和随访期限、随访方式等方面；如进行对照研究，还特别要注意随访对象组间资料的平衡性、可比性；在评估疗效及生活质量等方面，尽量选用客观、简明、国际通用的合适的随访评价工具。随访计划一旦制订，就不能随意更改。

4．设计随访内容　随访工作中有一些经常涉及的内容，如症状、患者的临床表现、医生为患者提供的诊断意见等，若使用随访系统，这些内容应按预先分类，设定在随访系统中，供随访过程中随时选用。此外，还可以在随访系统随时添加一些特殊的随访内容，补充一些不常见病例的随访内容。在电话随访中，随访内容的设计包括：通话信息、随访工作人员的自我介绍、评估患者基本身体情况、用药情况、健康宣教、门诊回访需求、补充问题、结束语。上述的内容可根据各临床科室和个人的需要，设定各类症状、临床表现和诊断意见，同时可设定为模板，使用时可直接调用，无须重新输入。评估患者基本身体情况的模板分为常规评估和特殊评估两个部分。系统中预制的常规评估模板即最常见的提问内容模板，包括饮食、睡眠、大小便及日常参与活动情况。特殊评估是对特定患者（如产科、脑卒中和手术患者）进行有针对性的评估。对所有特殊评估模板进行设计时，需要咨询专科医生及护士的建议。

当需要患者自行填写随访问卷时，则随访的问卷内容应切题明确，突出调查重点，简明扼要。由各临床科室的主任医师依不同病种及诊治的特点，以口语化的形式，列出随访的问题，问题要通俗易懂，以便于被调查者能完整、准确地填写。此外，要利于收集、整理、统计和分析随访信息，保证随访调查报告的质量和随访资料的使用价值。

（二）确定随访患者

随访患者的范围应根据医院的医疗、科研和教学任务而定。综合性医院科别多，病种复杂，涉及面广，进行全面随访既无必要，又因工作量大而存在一定的困难。因此，可根据医院医疗、科研的重点，有选择性地结合各科专题，确定随访病种的范围，无须对所有患者进行随访。专科医院可以将与专科疾病有关的病种列入随访范围。例如，肿瘤医院可以对该医院的所有肿瘤患者进行随访，也可以根据需要确定其随访范围，如在该院实施恶性肿瘤根治术治疗的患者；以放化疗为主，经规范治疗的各部位恶性肿瘤；临床科研需要的个例患者。

根据随访范围，随访工作人员需要将纳入随访队列患者的基本信息添加到随访系统中。随访患者的基本信息包括：病案号、姓名、年龄、性别、疾病、入院日期、出院日期、工作单位、通信地址、联系电话、联系人姓名及电话等信息。通常，随访系统与医院信息系统及电子病历互联互通，系统可以根据符合随访范围的疾病名称或疾病分类编码自动从病案当中提取患者的基本信息和随访所需的其他信息。对个别病例，则需要由随访工作人员进行添加。

每次对患者进行随访前，随访工作人员均应调阅病案和随访记录，如发现患者已在近期来医院门诊复查或已与随访工作人员进行过沟通，且其情况已符合完成随访内容要求，可以算作一次随访，不必再次发信函或采用其他方式通知患者来院复查，以避免造成人力、物力的损失，给患者带来不便。

（三）确定随访的时间

就患者而言，随访的时间没有统一的规定。对某一病例进行随访的时间、间隔和期限一般由临床科室医师根据患者的病情、治疗需要或者随访的研究目的与内容而定。治疗用药副作用较大、病情复杂和危重的患者出院后，应随时随访；一般需长期治疗的慢性病患者或疾病恢复慢的患者出院2~4周内应随访一次，此后至少3个月随访一次；对某些罕见的病例，疑难病例、慢性病或肿瘤等疾病也可终生随访，以了解疾病的全过程及患者的生存时间。随访工作人员需要事先设定好随访日期及随访提醒，按时对患者进行随访。对于需要门诊随访的患者，事先通知其按期到医院指定科室进行复查，并可同时进行预约挂号。

（四）患者随访及信息记录

按照随访的日期，通过合适的方式对患者进行随访。无论是电话随访、门诊随访，还是信访随访等方式，都需要将随访日期及随访信息及时、准确、全面地记录于随访系统中。如果采用电话随访，随访人员可以一边打电话了解患者的情况，一边在计算机的"随访信息"录入界面直接输入随访信息。如肿瘤医院随访系统的"随访信息"录入窗口，主要输入患者的放疗方案、化疗方案、手术、转移时间、最早转移部位、最后一次随访时间、目前生存情况等信息。除此之外，随访系统在"随访信息"录入窗口一般设置"其他说明"字段，可以在其中自由填写其他需要说明的情况。如患者病故，一定要登记病故时间，以免继续对患者随访。对需要继续随访的患者，设置下次随访的时间。

（五）随访信息统计

信息资料只有通过统计分析才能说明事物的发展情况。对随访信息的统计不但可以为医疗、科研和教学提供重要的数据和分析调研结果，也可以作为检验随访工作质量的依据。相应地，随访信息的统计主要有两方面：评价随访疾病发展情况的统计和反映随访工作质量的统计。

1. **评价随访疾病发展情况的统计**　对随访疾病发展情况的统计是评价疾病经过某种方法治疗后，近期或远期疗效的重要依据。只有长期随访观察某种疾病的疗效，才能获得不同时期患者生存率的信息资料，对患者生存情况进行统计分析后，方可对不同治疗方法的远期疗效得出科学的评价。统计指标主要有患者的生存与死亡情况、生存时间、某种疾病死亡病例从发病至死亡的平均生存期、某种疾病期内生存率和期内死亡率等，其中后两个指标的具体计算公式如下：

$$某种疾病期内生存率 = \frac{某种疾病经过治疗随访期内生存例数}{某种疾病期内实际随访例数} \times 100\% \qquad （式10-1）$$

$$某种疾病期内死亡率 = \frac{某种疾病经过治疗随访期内死亡例数}{某种疾病期内实际随访例数} \times 100\% \qquad （式10-2）$$

公式中的"某种疾病经过治疗随访期内死亡例数"不包括其他病因造成死亡的例数。

除了进行统计描述和使用一些如卡方检验、t 检验等常用的统计推断方法外，对疾病随访资料进行统计分析还可能用到各种简单或复杂的生存分析方法，尤其在研究各种癌症的预后因素时。生存分析是将事件发生的结果和随访时间两个因素结合起来进行分析的一种统计分析方法，它能充分利用所得到的研究信息，更加准确地评价和比较随访资料。生存分析在临床研究中的用途主要有两个：一是用于估计患者的生存率和预后，告诉我们哪些患者预后好，哪些患者预后差；二是随访到的生存资料中还包含与患者的病情、疾病和治疗等有关的数据，甚至还有实验室检测方面的数据，可能包括常规的检测、组织细胞学或病理和分子生物学（如基因）等方面的结果。这些信息或变量通常称之为"预后因素"，可用于研究和探讨哪些因素与患者的生存期或预后有关。

生存分析的一般流程是：首先，采用 Kaplan-Meier 法或寿命表（life table）法估计生存率，以生存时间为横轴、生存率为纵轴绘制一条生存曲线，用以描述生存过程，也可在一个坐标系中绘制多条生存曲线，根据生存曲线的高低，直观比较不同治疗方式的生存过程；其次，进行单因素分析或分层调整分析，了解不同组患者生存期或预后的差异，比较它们的差别有无统计学意义；最后，通过拟合多变量生存分析模型，开展多因素分析，了解哪些变量是相对重要的预后因素。

（1）生存率的估计：生存率的估计主要有 2 种方法，即 Kaplan-Meier 法或寿命表法。前者主要用于小样本的生存资料分析，而后者常用于大样本，特别是分组汇总的随访资料分析中。但 Kaplan-Meier 法是直接利用原始资料，结果要更为详细一些，每一个结局或事件发生点均估计相应的生存率，且目前均采用计算机进行数据分析，因此建议临床资料尽量采用这种方法。而寿命表法的结果主要以"寿命表"的方式呈现，可获得具体时点的生存率。通过这两种方法，研究者均可以估计生存率的 95% 置信区间。

（2）单因素分析：单因素分析的统计学检验大致有两种情形。

如果研究者希望比较两组患者某个时点的生存率，如 3 年生存率或者 5 年生存率有无差异，可考虑利用生存率的估计值及其标准误，采用 U 检验，再按标准正态分布进行推断。而多组比较则相对复杂，具体方法请参阅相关教程。

但某时点生存率的检验结果不能代表其他时点的结果。组间比较更为妥当的方式应当是比较不同组患者在整个生存期内，各时点的生存率或预后差别有无统计学意义，此即各组生存曲线比较。log-rank 检验（曾译为"对数秩检验"，现常称为"时序检验"）可利用卡方分布完成相应的检验，是最常用的方法。与生存率比较类似，也存在两组或多组比较的问题，后者更加复杂。当某些因素或变量存在自然顺序的时候，例如年龄、病期等，也可以进行趋势检验以判断患者的预后是否存在随着因素的自然顺序而变化的情况。

（3）多因素分析：多因素分析主要是利用一些多变量回归模型分析预后因素，并试图从众多的预后因素中找出影响患者生存期的重要变量。最常用的统计方法是 Cox 比例风险模型。

本书对生存分析的具体统计公式不进行介绍，详细内容可参阅有关文献。

2. 反映随访工作质量的统计　对随访工作情况进行统计是评价随访组工作数量与质量的依据。反映随访工作数量的统计指标有：某时期内常规随访例数、专题随访例数、家访随访例数、接待来访例数、摘录病例摘要例数、处理患者信件数量等。对于随访工作质量，主要是通过随访率（follow-up rate）和随访失访率（rate of loss to follow-up）的高低进行评价，这两个指标的计算公式如下：

$$随访率 = \frac{期内应随访例数 - 失访例数}{期内应随访例数} \times 100\% \qquad （式 10-3）$$

$$随访失访率 = \frac{期内失访例数}{期内应随访例数} \times 100\% \qquad （式 10-4）$$

公式中，期内应随访例数是应该随访的病例数，而不是发信次数。国际抗癌联盟（Union for International Cancer Control，UICC）要求肿瘤患者的随访率应在 90% 以上。但在实际工作中，有些医院的随访率较低，其中的原因主要有如下几种。

（1）信息通路方面：从信息通路方面分析，关键是通信的通畅程度。虽然现代通信手段众多，给随访带来了便利，但依然存在很多问题。由于患者的地址不详，临床医生书写病历时，字迹潦草或相关工作人员录入疏忽，如电话号码一个数字的错误，都可能联系不到患者而造成失访。另外，有些患者更换电话号码，还有的患者家庭搬迁等都会造成失访。

（2）信息源方面：从随访的信息源来分析，随访的成败关键在于患者及家属的配合程度。有的患者及家属的医学知识匮乏，例如有的肿瘤患者只知道自己患的是肿瘤，而不了解肿瘤的医学常识；有的家属只知道患者死于肿瘤，而不清楚是死于肿瘤复发还是肿瘤转移。另外，患者存在恐惧心理，不愿意被别人问起；还有的家属不愿给患者增加心理负担，为隐瞒病情，拒绝医院的一切联系；或是患者已经去世，家属不愿接触有关患者生前的患病信息，拒绝联系，这些情况都会影响随访的效果。

（3）信息接收方面：若采用单一的信访方式，随访人员与患者不能及时沟通或通信不便，且有些患者来自交通不发达、信息较闭塞的偏远地区，可能因为回信投寄不便等原因没有反馈。在与患者交流时，一些随访人员的沟通能力差，随访的态度和语气不好，热心程度低，都会导致患者对随访人员缺乏信任，造成其不配合随访。

（4）对随访工作重视不够：一些医院对随访工作重视不够，使随访工作缺少必要的支持和帮助。又如对于主动复查的患者，一些医生没有及时在患者的随访相关资料上记录。

在实际工作中，我们应尽可能地使随访率达到 90% 以上，否则统计结果可能与真实情况有很大的偏差，如在统计某种疾病患者的 5 年生存率时，随访率若低于 90%，则会使得计算结果偏高。因此，在随访工作中，应该全面考虑影响随访率的各种因素，设计好随访方案，选择合适的随访方式，降低失访率，保证获得较高的随访率，提升随访工作的效果。

总之，作为病案管理人员，要在影响随访质量的各个因素和环节中协助做好相关工作，认真负责，不断提高随访率，以获得全面、可靠、科学的信息，为提高临床医疗、科研、教学和管理水平奠定基础。

第四节　满意度调查

在心理学中，"满意"代表的是个人内心的一种感受，是人的一种认同与肯定的心理状态。从卫生服务的角度来讲，满意度是指人们由于健康、疾病、生命质量等方面的要求而对医疗、保健服务产生的某种期望，并对所获得的医疗、保健服务进行比较后，产生的情感状态的反应。满意度也是公立医院绩效考核的重要指标。一方面，对于患者而言，其满意度指其对医院提供的医疗服务的认可程度，患者对医院的满意度调查属于随访的工作范畴，是一项重要的后医疗服务；另一方面，在医院等级评审、绩效考核和行风建设中，除了需要调查患者的满意度，还要考虑医院职工对医院的满意度。以下主要介绍患者的满意度调查和针对病案信息管理工作的满意度调查。

一、满意度调查的意义

通过科学的满意度调查，客观公正地收集患者及其家属、职工对医院各方面的意见和建议，可以为科室考核、医院管理和发展提供可行的依据，满意度调查结果可以用来衡量医院的医疗服务质量和医德医风，评价医院管理业绩，进而找出医疗服务工作的薄弱环节，以进一步提高医疗护理质量，改善服务态度，提升患者和职工的满意度。因此，医院管理者应重视建立和应用满意度调查体系，落实相关部门、相关人员的责任，并使之成为一项常规管理工作，从而不断改进医院质量管理工作。

二、满意度调查的类型

（一）按调查对象的来源划分

从调查对象的来源角度，满意度调查可分为内部满意度调查和外部满意度调查。内部满意度调查是指关于医院临床医务人员对医院及相关科室工作评价的调查；外部满意度调查是指关于来院患者或其家属对医院满意度评价的调查。

（二）按照是否常规进行划分

按照是否为日常进行的满意度调查，可以将满意度调查分为常规调查和专项调查。满意度常规调查是指医院日常对患者或职工进行的满意度调查，如一些医院对全部或抽查的部分出院患者进行的满意度调查。满意度专项调查则指医院为评测某一特定方面的满意度或对某些科室开展的某项服务的满意度而专门进行的调查，这种专项调查一般是在选定的调查对象中进行，并在一定的时间范围内完成。例如，调查开展外周中心静脉导管（peripherally inserted central venous catheter，PICC）科室的医生、护士以及患者对 PICC 专项护理服务的满意度。

三、满意度调查的组织者和对象

满意度调查可以由医疗机构自行开展，也可以由第三方，如上级卫生健康行政部门组织进行。外部满意度的调查对象为患者或其家属，包括门（急）诊患者、在院患者和出院患者。对于在院患者，要在患者自愿的前提下，尽可能由本人填写，对于儿童、精神/意识障碍或不便的患者，由其监护人或陪护家属代为填写，代填者须了解患者的情况。内部满意度的调查对象是指医院的职工，包括医生、护士、医技人员、行政管理人员和后勤工作人员等。

四、满意度调查的方法

为了更客观、真实地了解调查对象对医院工作的满意度和建议，医院常采取多种方法对患者或职工的满意度进行调查，具体包括以下几种。

（一）问卷调查法

问卷调查是最常用的满意度调查方法。通过发放问卷调查表，让被调查者填写问卷。发放的方式可以是现场发放或邮寄纸质问卷，也可以通过电子邮件、后医疗服务系统、医院的触摸屏、社交软件平台等发放电子调查问卷。在设计医院满意度调查问卷的内容时，要明确满意度调查的目的，可以参照国家制定的医院满意度评审标准或中华护理协会推荐的护理满意度调查表等来设计调查问卷，但也应该充分重视使用文献评阅和焦点组访谈的方法，确保研制出具有较高信度和效度的调查问卷。

（二）投诉法

投诉法是指患者通过来信、来访、电话或网络服务平台等反映满意度问题，由医院相关部门直接针对反映的问题进行整理、调查、处理和反馈。这种方法能快速处理大部分患者投诉，缓解患者不满情绪，其真实性和价值性较高。但投诉接待处理人员需要具备较高的综合素质及协调能力。

（三）访谈法

该方法是由医院相关工作人员主动和被调查者就满意度问题进行面对面交流。做好访谈工作，首先要设计好访谈提纲。在访谈时，要进行恰当的提问。准确地捕捉信息，及时收集有关资料，做好访谈记录，在受访者同意的情况下，一般还要录音或录像。对受访者所说的话，要积极关注，对其所谈及的感受，要适当地给予回应。通过面对面、好友式访谈沟通，增加了医院人性化服务内涵，缩短了医院和患者之间的距离，可以获得较深层次的满意度信息，比较详细地了解患者入院后的真实感受和医院服务中存在的缺点，还能比较具体准确地获得员工对医院的满意度和期望。访谈法要求工作人员具有良好的语言表达能力和沟通技巧。与问卷调查法和投诉法相比，访谈法所获得的信息范围广，内容更深入具体。但其不足之处是费时、费力，只能对有限数量的人员进行访谈；另外，受访者可能认为会有一定的利害关系，心存顾虑，所以说出的信息可能扭曲或失真。

（四）电话回访

电话回访主要是针对出院患者进行的。医院会安排专员对每一个或抽样的部分出院患者在其出院后一段时间内（通常是2周）进行电话回访，专门进行满意度调查，或在问候、了解病情恢复情况，做健康指导后，进行满意度调查来征求患者的意见。

（五）意见箱或意见本

这种方法是在门诊大厅、住院大厅、门诊各窗口、临床各科室、医技检验各科室窗口等显著位置，放置患者的意见征求箱或意见本，请患者将就医过程中的感受或投诉意见等反映出来。这种方法虽然传统，但患者可以匿名填写意见，能够较真实地反映患者的满意度。

五、满意度调查的内容

（一）门（急）诊患者满意度调查的内容

主要调查患者对门（急）诊、医技科室、挂号收费处及其他服务窗口等的医疗流程、服务质量和态度的满意度。

（二）住院患者满意度调查的内容

对在院患者或出院患者进行满意度调查，针对其所在病区的医护人员技术与服务，病房卫生情况，后勤人员服务，超声、心电图、放射、检验等相关科室的医疗流程与服务，以及医院食堂人员服务态度及伙食质量、医药费是否明了等项目进行调查，包含项目细致、全面。

（三）病案科的满意度调查内容

与病案科相关的人员涉及患者、医务人员、医院职能后勤人员以及病案科的工作人员，因此，对病案科工作的满意度可以对这些群体分别进行调查。患者与病案科接触主要是因为复印病案等相关工作。因此，对患者所做的病案科满意度调查，主要针对患者对复印病案过程的满意度，通常包括病案复印的流程设计、复印速度、复印件质量、收费合理性、工作人员服务态度和总体满意度等项目；另外，还可以留出空间让患者自由书写原因和建议。对临床医务人员及职能后勤人员进行的病案科满意度调查内容包括病案回收、病案查询、病案保存、病案借阅和数据统计服务方面工作的满意度评价。对病案科工作人员的满意度调查，则是从工资水平、工作氛围、职业发展、价值认同、总体满意度等角度进行调查。

六、满意度调查结果的处理

一方面，对调查结果进行统计分析，可以揭示医疗服务中存在的问题，并及时向相关管理部门汇报。医院应对存在的问题进行核实，提出整改处理意见，限期整改。另一方面，医院加强定期对相关科室整改情况进行督导检查，可把整改工作落到实处。

（李　范）

思 考 题

1. 社区居民健康档案管理工作有哪些意义?
2. 按照记录的对象, 社区居民健康档案可分为哪些类型?
3. 目前医院常用的随访方式有哪些?
4. 病案科的满意度调查主要涉及哪些内容?

第十一章

病案信息利用

病案信息是重要的医疗信息资源,其重要性越来越凸显,服务利用也越来越多元化。病案信息服务对医院内部来说,除为医、教、研提供病案信息检索和为医院管理提供各项统计数据外,还用于支持临床决策和临床路径的管理。病案信息服务对医院外部来说,包括向卫生行政部门上报各类传染病、恶性肿瘤、死亡报告等信息,出具卫生统计年鉴、医院等级评审、医院绩效考核需要的评价数据,作为医疗纠纷和伤残鉴定的法定证据。近年来,随着DRG/DIP医疗支付制度改革的推进,病案信息已成为医疗费用支付的关键信息,直接影响到医院的业务收入。

第一节 病案信息在临床科研和医疗实践中的应用

在人类几千年的医疗实践中,医学模式从经验医学、循证医学逐步发展到转化医学、精准医学。医学科研领域推陈出新的成果不断被应用到临床诊疗中,个体化医疗由梦想逐渐变为现实。在这个演变的过程中,离不开千千万万医学科研人员的刻苦钻研和薪火传承,离不开日积月累的海量病案资料提供数据支撑。本节将简要介绍病案资料在临床科学研究、医疗实践改善和临床路径管理等方面的作用。

一、病案信息在临床科学研究中的应用

(一)临床科学研究

临床工作中普遍存在的或亟待解决的问题,也即是临床医生及科研人员最有价值的研究课题。临床科学研究以患者为主要研究对象,通过严谨的科研设计、采用观察性或实验性的研究方法,探究疾病的发病机制,寻找预防、诊断、治疗疾病的方法,提高患者的健康水平和生活质量。其中,观察性研究,也称为调查研究,是在没有任何干预措施(人为地加入或去除某种因素)的条件下,记录研究对象的现状及特征,以了解疾病发生发展规律。实验性研究,则通常是根据研究目的,将研究对象分为实验组和对照组,通过分析干预措施产生的实验效应指标,探究干预措施对研究对象产生的影响及其规律性。经典的临床科学研究包括横断面研究(如了解某地学龄前儿童贫血的患病率)、病例对照研究(如孕妇服用沙利度胺与婴儿短肢畸形关系研究)、队列研究(如建立高血压患者的队列,将使用某种药物作为暴露因素,观察实验组患者和对照组患者的临床结局,从而评价该药物对高血压患者的降压效果)。

(二)病案信息对临床科学研究的支持

无论采用哪种临床研究方式,病案资料都是临床科研人员不可或缺的重要数据来源。病案信息对临床科学研究的支持体现在以下几个层面。

1. 通过病案首页提供符合条件的研究样本 由于临床研究难度大且过程复杂,研究人员往往聚焦在某一个亚专科,甚至某个具体的病种,并且制订明确的纳入标准和排除标准来确定研究对象。通常情况下,他们利用病案信息检索系统,通过检索病案首页中的 ICD 编码或者同时联合其他字段初步挑选出符合条件的病例,见图 11-1。

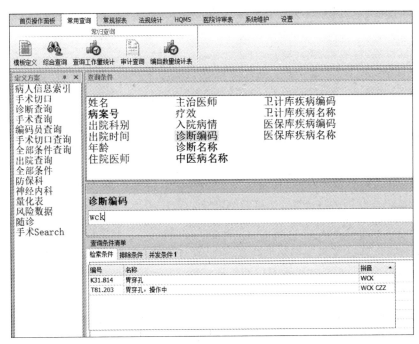

图 11-1　病案管理系统检索查询功能

2. 通过病案记录提供完成研究的原始资料 除病案首页外,病案资料里的医疗记录、护理记录、检验/检查报告单、医嘱单详细记载了有关疾病特征和诊疗措施的原始信息。研究者可以依据各自的研究目的,选择性地提取相关数据,进行深度挖掘和综合分析。

【案例 11-1】 中国人群 2 型糖尿病患者服用吡格列酮和发生心血管疾病风险的研究

2 型糖尿病(T2DM)约占糖尿病患者的 95%,心肌梗死、脑卒中和心力衰竭是 T2DM 主要的心血管并发症。国外的多项临床研究及 meta 分析结果表明,吡格列酮可以降低 T2DM 患者心肌梗死和脑卒中的风险。为论证该研究结论是否可以推广至中国人群,国内某研究团队利用医院的 EMR 系统选择符合条件的 7 万多份病例进行回顾性队列研究。具体做法是:首先,检索出 T2DM 的患者病案,然后从中筛选出有 I21(急性心肌梗死)、I63(缺血性脑卒中)、I50(心力衰竭)编码的病案,再根据既往史、医嘱单等记录了解吡格列酮使用情况,据此选择符合本研究纳入标准的研究样本。数据分析结果表明,中国 T2DM 患者是否服用吡格列酮与心肌梗死和脑卒中的发生率有显著的统计学差异,吡格列酮能有效降低中国 T2DM 患者心肌梗死和脑卒中的发生风险。

【案例 11-2】 新型冠状病毒感染诊疗方案(第 1~9 版)的研制

新型冠状病毒感染自 2019 年年底有确诊病例报道以来,到 2022 年 3 月 15 日,我国政府先后研制并颁布了 9 版诊疗方案(研制时间见表 11-1)。

从表中可以看出从 2020 年 1 月 15 日到 3 月 4 日的短短 49 天内,我国共发布了 7 版诊疗方案,每版诊疗方案的迭代时间最短 3 天,最长也不超过 15 天,这与最初病情来势凶猛、患病人数激增、医务人员对疾病的认识不断刷新有关。之后的诊疗方案更新时间分别为 5 个半月、8 个月、11 个月,这从侧面反映出医务人员对该病的认识进入相对平稳的阶段。在诊疗方案的制(修)订过程中,最直接的数据来源就是患者的病案资料[包括住院病案和门(急)诊病案]。

表 11-1　新型冠状病毒感染诊疗方案研制时间表

版本	发布时间	间隔时间	版本	发布时间	间隔时间
1	2020 年 1 月 15 日	—	6	2020 年 2 月 18 日	14 天
2	2020 年 1 月 18 日	3 天	7	2020 年 3 月 4 日	15 天
3	2020 年 1 月 22 日	4 天	8-1	2020 年 8 月 19 日	168 天
4	2020 年 1 月 27 日	5 天	8-2	2021 年 4 月 15 日	239 天
5	2020 年 2 月 4 日	8 天	9	2022 年 3 月 15 日	335 天

《新型冠状病毒肺炎诊疗方案（试行第九版）》包括病原学特点、流行病学特点、主要器官病理改变、临床表现/实验室检查/胸部影像学、诊断原则/诊断标准、临床轻型/普通型/重型分型、重型/危重型高危人群、重型/危重型早期预警指标、鉴别诊断、病例的发现与报告、治疗、护理、解除隔离管理/出院标准及之后的注意事项、转运原则、医疗机构内感染预防与控制、疫苗接种及一般预防措施等 16 个方面的内容。

在诊断原则/诊断标准部分，明确指出根据流行病学史（4 条标准）、临床表现（3 条标准）、实验室检查（2 条标准）等综合分析进行诊断，并将新型冠状病毒核酸检测阳性作为确诊的首要标准。其中，流行病学诊断标准主要反映患者发病前 14 天的旅居史、接触史；临床表现诊断标准主要表现在患者是否有发热、呼吸道症状以及新型冠状病毒感染影像学特征；实验室检查诊断标准则体现在患者白细胞或淋巴细胞数量变化、新型冠状病毒核酸检测阳性、未接种疫苗者新型冠状病毒特异性抗体 IgM 和 IgG 阳性等方面。

在临床分型部分，主要根据患者临床症状的严重程度、影像学有无肺炎表现区分轻型和普通型病例；根据患者呼吸频率、静息状态下吸气时指氧饱和度、动脉血氧分压等指标的数值，以及是否出现呼吸衰竭、休克、合并其他器官功能衰竭需要 ICU 监护治疗的情况，来区分重型和危重型病例。

很显然，第九版诊断标准及病例分型中包含的所有内容都可以从患者病案中的入院记录（主诉、现病史、辅助检查等）、病程记录（首次病程记录、日常病程记录、上级医师查房记录、会诊记录、疑难病例讨论记录、抢救记录等）、检验/检查报告单（胸部 CT、血常规、核酸检测、抗体检测、肝肾功能等）、护理记录（体温、呼吸、脉搏、血压、相关指标的仪器监测记录等）以及医生的临时或长期医嘱单中获取。也正是因为病案信息的真实性和全面性，注定了病案信息在新型冠状病毒感染诊疗方案制（修）订中的重要支撑作用。

2023 年 1 月 5 日，国家卫生健康委员会和国家中医药管理局组织专家对《新型冠状病毒肺炎诊疗方案（试行第九版）》相关内容进行了修订，形成了《新型冠状病毒感染诊疗方案（试行第十版）》。考虑到随着新型冠状病毒的不断变异，病毒致病力减弱，人体感染后，主要临床表现为咳嗽、发热、咽痛等，仅有少部分感染者会进展为肺炎。因此，将"新型冠状病毒肺炎"更名为"新型冠状病毒感染"，以便更加准确地反映疾病特征。

二、病案信息在改善医疗实践中的应用

医疗实践活动能否保障患者恢复健康，取决于患者病情的严重程度、医务人员的专业技能、医疗机构的管理水平等诸多因素。由于病案真实记录了患者病情发生发展的脉络和医护人员实施诊疗的全部细节，医疗机构和卫生行政主管部门会不定期抽查特定患者病案，以便发现临床医疗实践中存在的问题，进行有针对性的改进。

【案例 11-3】　某医院糖尿病诊治工作状况及存在的问题研究

某医院选取内分泌科室 766 例糖尿病患者的住院病案进行横断面调查，旨在了解该院糖尿病临

床诊治工作状况及存在的问题,为提高糖尿病诊疗质量提供依据。

通过统计病案首页的患者年龄数据,可知患者年龄最小 8 岁、最大 90 岁、平均年龄(56.4±15.8)岁;通过统计病案首页的"其他诊断",并与入院记录中的既往史进行验证,得到患者既往疾病按比例依次递减的顺序为:高血压、心脏病、肾脏疾病、眼病、痛风或高尿酸血症、血脂异常;查阅入院记录中的家族史发现,患者家族史疾病按比例依次递减的顺序为:糖尿病、高血压、心脏病、脑卒中、肥胖;统计入院记录中的体格检查数据,发现患者身高、体重、足背动脉搏动的检查率均高于 90%,但腰围、臀围、腹围的检查率则非常低;统计病程记录及检验检查单数据,发现糖尿病患者入院后接受与糖尿病有关的特异性检查按递减顺序排列依次为:糖化血红蛋白(HbA1c)测定、果糖胺测定、胰岛功能测定、口服葡萄糖耐量试验、自身抗体(GADA、IAA、ICA)检测。

该项研究通过对某院内分泌科室糖尿病患者住院病案中相关内容的统计,大致可了解该院接诊糖尿病患者的基本情况,提示临床医师在糖尿病患者问诊和体检的细致性、慢性并发症筛查工作等方面有待加强。

【案例 11-4】　某医院抗菌药物应用是否合理的评价研究

药物治疗是最常见的疾病治疗方法之一。随着药品种类的增多,因药物不良反应或不合理用药,给患者造成的损害日趋增多。基于病案中患者基本情况、医生诊断信息和用药信息进行的医生处方点评,成为医疗过程中保障患者用药安全的重要手段之一。

为提高抗菌药物合理用药水平,某医院质量管理科抽检了近三年该院使用抗菌药物的出院患者病案 2 070 份,对其中的抗菌药物处方进行检查和点评。检查人员在每份病案的首次病程记录中,重点查看诊疗计划用药与患者诊断是否相符;在病程记录中,重点查看用药依据的分析、用药疗效的观察,必要时参看护理体温单;对于医嘱,重点查看用药频次、用药剂量,检查是否存在无适应证用药、给药途径错误、重复给药等问题,对联合用药的病案,重点分析药物间相互作用,检查是否有配伍禁忌。

核查评价结果表明:该医院三年来抗菌药物的使用率逐年下降,抗菌药物不合理应用的病案率从 50.1% 下降到 22.9%。临床用药中主要存在药物选择不当、超剂量用药、应用药物无依据、联合用药不当等问题。

由于该项研究基于病案中的原始信息,结论有说服力,易于被临床医生接受,能较好地遏制抗菌药物的不合理应用。

三、病案信息在临床路径管理中的应用

(一)临床路径

临床路径(clinical pathway,CP)是以循证医学证据和临床诊疗指南为指导,对特定的疾病和手术作出最适当的有顺序性和时间性的管理方法。根据国内外的实践经验,临床路径比较适合发病率高、处置方式稳定、病理差异较小的病种。实施临床路径管理是为了加强这类疾病诊疗项目的标准化、程序化和精细化,减少诊疗过程的随意性,更好地规范医疗行为、保证医疗质量、控制医疗成本、提高患者满意度。

临床路径是美国在 20 世纪 90 年代配合 DRG 的实施而产生的。我国自 2009 年卫生部下发《临床路径管理试点工作方案》开始,截至 2017 年,国家共发布临床路径 1 200 余种,涵盖 30 多个临床专业的常见病和多发病。2019 年以来,基于 DRG/DIP 的临床路径管理体系逐渐形成并应用于临床管理实践。

(二)病案信息在临床路径管理中的应用

病案信息对临床路径的制订、实施、检查、纠错等都有着重要作用。国家卫生健康委员会发布的

某病种/手术临床路径基本都包括适用对象、诊断依据、治疗方案选择及依据、进入路径标准、住院期间检查项目、选择用药、出院标准、标准住院日、费用标准、变异及原因分析等字段。每个病种各字段包含的具体内容都是在对海量历史病案进行深度挖掘、综合分析的基础上，参考国内外相关疾病的最新诊疗指南、循证医学证据、临床技术操作规范、基本药物目录等专业知识凝炼而成。为便于临床操作，国家发布的所有临床路径都会提供标准化表单格式。各医疗机构可以以国家印发的临床路径文本为基本框架，形成符合地方实际、具有可操作性的本地化临床路径。

尽管国家卫生健康委员会对医院进入临床路径管理的病例有明确的达标率要求，但患者入院后是否按临床路径进行管理，医师要判断患者是否满足"诊断明确、没有严重的合并症、预期能够按临床路径设计流程和时间完成诊疗项目"这些条件而定。

进入临床路径管理的患者，诊疗过程是否严格遵循规范性流程，病案记录可以起到提醒、监督的作用。特别是当进入临床路径的患者出现严重并发症、合并症或检查发现其他疾病需转科治疗，以及其他因素导致患者不能按规划的临床路径执行时，病案信息中记录的变异情况及原因分析，将为医疗实践积累宝贵经验。

【案例11-5】 病案信息在医院临床路径制订中的应用——以"乳腺癌"为例

某医院2017年成立了临床路径管理委员会、指导评价小组和实施小组，拟制订乳腺癌临床路径。由病案人员调取该院300例乳腺癌患者的住院病案；统计人员对患者的住院天数、术前待床时间、总费用/各项费用明细、手术方式、检查预约时间、诊疗项目明细、护理等相关内容进行分类统计；医院临床路径实施和指导评价小组以国家发布的乳腺癌临床路径为基本框架，确定乳腺癌诊断编码标准（第一诊断ICD-10编码为：C50，拟行乳腺癌改良根治术或保乳术的病种）、制订乳腺癌路径文本（以住院时间为横坐标，标准化诊疗计划项目为纵坐标的"任务-时间"矩阵，见表11-2）、确定乳腺癌治疗的合理费用（以历史病案费用为基础，适当考虑正在或即将开展的一些必需的医疗技术费用，如有保乳需求的患者术前需行乳腺CT或MRI等检查，以明确病灶是否为多中心），并对乳腺癌临床路径进行信息化维护。

表11-2　乳腺癌临床路径表单

适用对象：第一诊断为乳腺癌（ICD10：C50）行乳腺癌切除术（ICD-9-CM-3：85.2/85.4）

患者姓名：　　　　性别：　　　　年龄：　　　　门诊号：　　　　住院号：

住院日期：　　年　　月　　日　出院日期：　　年　　月　　日

标准住院日：≤18天

时间	住院第1天	住院第2~5天	住院第3~6天（手术日）
主要诊疗工作	□询问病史及体格检查 □交代病情，将"乳腺肿瘤诊疗计划书"交给患者 □书写病历 □开具化验单 □上级医师查房与术前评估 □初步确定手术方式和日期	□上级医师查房 □完成术前准备与术前评估 □穿刺活检（视情况而定） □根据体检、彩超、钼靶、穿刺病理结果等，行术前讨论，确定手术方案 □完成必要的相关科室会诊 □住院医师完成术前小结、上级医师查房记录等病历书写 □签署手术知情同意书、自费用品协议书、输血同意书 □向患者及家属交代围手术期注意事项	□实施手术 □术者完成手术记录 □住院医师完成术后病程记录 □上级医师查房 □向患者及家属交代病情及术后注意事项

续表

时间	住院第1天	住院第2~5天	住院第3~6天（手术日）
重点医嘱	**长期医嘱：** □Ⅱ级护理 □普食 **临时医嘱：** □血、尿、便常规，凝血功能，生化检查 □感染性疾病筛查 □胸部X线片、心电图 □乳腺彩超、钼靶摄片 □血气分析、肺功能、超声心动图、头颅CT、ECT等（据临床需要而定） □必要时行乳腺CT、磁共振检查	**长期医嘱：** □患者既往基础用药 **临时医嘱：** □手术医嘱 □在全麻或局麻下行乳腺肿瘤活检术＋改良根治术、乳腺癌改良根治术或根治术、乳腺肿瘤保乳术或乳腺癌肿块扩大切除术＋前哨淋巴结活检术；乳腺单纯切除术＋/−前哨淋巴结活检术 □术前禁食、禁水 □预防性应用抗菌药物 □一次性导尿（必要时）	**长期医嘱：** □明日普食 □腋窝引流计量 □尿管接袋计量（必要时） **临时医嘱：** □全麻或局麻术后 □心电监护 □吸氧 □静脉输液
主要护理工作	□入院介绍 □入院评估 □指导患者进行相关辅助检查	□术前准备 □术前宣教（提醒患者术前禁食、禁水） □心理护理	□观察患者病情变化 □术后生活护理、疼痛护理 □定时巡视病房
病情变异记录	□无 □有，原因： 1. 2.	□无 □有，原因： 1. 2.	□无 □有，原因： 1. 2.
护士签名	白班　小夜班　大夜班	白班　小夜班　大夜班	白班　小夜班　大夜班
医师签名			

时间	住院第4~7天 （术后第1天）	住院第5~9天 （术后第2~3天）	至住院第18天 （术后第4~12天）
主要诊疗工作	□上级医师查房，注意病情变化 □住院医师完成常规病历书写 □注意引流量	□上级医师查房 □住院医师完成常规病历书写 □根据引流情况明确是否拔除引流管	□上级医师查房，进行手术及切口评估，确定有无手术并发症和切口愈合不良情况，明确是否出院 □完成出院记录、病案首页、出院证明等，向患者交代出院后的注意事项，如返院复诊的时间、地点，发生紧急情况时的处理等
重点医嘱	**长期医嘱：** □普食 **临时医嘱：** □止吐（必要时） □止痛（必要时） □停尿管接袋计量 □静脉输液（必要时）	**长期医嘱：** □停引流计量 **临时医嘱：** □切口换药	**出院医嘱：** □出院带药
主要护理工作	□观察患者病情变化 □术后生活护理 □术后心理护理 □术后疼痛护理 □术后指导（功能锻炼等）	□观察患者病情变化 □术后生活护理 □术后心理护理 □术后指导（功能锻炼等）	□指导患者术后康复 □出院指导 □协助患者办理出院手续

续表

时间	住院第4~7天 （术后第1天）			住院第5~9天 （术后第2~3天）			至住院第18天 （术后第4~12天）		
病情变异记录	□无　□有，原因： 1. 2.			□无 □有，原因： 1. 2.			□无　□有，原因： 1. 2.		
护士签名	白班	小夜班	大夜班	白班	小夜班	大夜班	白班	小夜班	大夜班
医师签名									

【案例 11-6】 病案信息在临床路径实施中的作用——以"急性 ST 段抬高型心肌梗死"变异原因分析为例

某医院利用病案管理系统进行检索，限定第一诊断 ICD-10 编码为：I21.0、I21.1、I21.2、I21.3、I21.9，时间限定为：2013 年 10 月—2016 年 10 月，系统返回 1 531 份病案，采用系统抽样的方法抽取其中的 601 份病案。经查阅，601 例患者中，有 427 例进入临床路径管理，其中 174 例患者因变异退出路径管理，变异发生率为 40.7%。调取变异组患者的住院病案，对变异情况及原因进行分析，结果见表 11-3。

表 11-3　174 例变异病例的变异情况和原因构成

产生原因	例数	变异的性质
患者因素	86	
提前出院	9	正性变异
患者转出	9	正性变异
患者要求延迟出院	13	不可避免的负性变异
患者某些生理状况不适合手术	11	不可避免的负性变异
患者因药物过敏而换药	10	不可避免的负性变异
患者或家属不配合检查	8	不可避免的负性变异
患者未及时缴费	5	不可避免的负性变异
发生并发症或合并症	21	可避免的负性变异
诊疗流程因素	59	
该诊疗项目已在门诊完善	10	不可避免的负性变异
等待检查报告	14	可避免的负性变异
节假日不做检查	13	可避免的负性变异
节假日不安排手术	11	可避免的负性变异
药房缺药	8	可避免的负性变异
设备故障	3	可避免的负性变异
医护人员因素	29	
未及时安排手术	10	可避免的负性变异
会诊延迟	7	可避免的负性变异
开检查单延迟	7	可避免的负性变异
术前未及时换药	5	可避免的负性变异

从上表可知，导致急性 ST 段抬高型心肌梗死患者退出临床路径管理的所有变异中负性变异率为 89.7%，其中可避免的负性变异占到了 63.5%，它的发生具有一定的不合理性，在某种程度上会导致平均住院日延长，增加患者经济负担。因此，医院非常有必要强化诊疗流程管理，将可避免的负性变异控制在合理范围内。在 174 例变异病例中，有 21 例发生并发症／合并症，具体情况见表 11-4。

表 11-4　21 例因并发症 / 合并症退出路径的病例情况

合并症 / 并发症	例数	合并症 / 并发症	例数
继发性肺部感染	5	手术后血管迷走神经反射	2
手术后血肿	4	心功能Ⅲ级以上	2
手术后心律失常	3	弥漫性血管病变	1
手术后血压偏低	3	假性动脉瘤	1

手术后血肿、心律失常、血压偏低、血管迷走神经反射，以及继发性肺部感染共 17 例患者的并发症均与医疗操作相关，因此，医院加强医疗质量管理能有效减少其发生。而对于心功能Ⅲ级以上、假性动脉瘤、弥漫性血管病变的患者，需要医院对病情进行充分的二次评估，制订合理的治疗方案，以确保医疗安全。

第二节　病案信息在医疗行政管理中的应用

医疗行政管理是指运用国家权力对医疗健康、公共卫生等事务进行管理的一种活动。我国很早就建立了恶性肿瘤、传染病、出生缺陷、死亡病例等病案信息报告制度，以便全面、及时、准确地掌握人群疾病信息，为制定卫生政策与规划、应急处理突发卫生事件等提供基础数据。近年来，医疗行政管理逐步以数据为基础、信息化为依托，向着科学化、精细化的管理模式转变。病案信息，特别是病案首页在其中被广泛和深度地利用。本节主要讲述病案信息在卫生健康信息统计、等级医院评审、公立医院绩效考核，以及医疗质量管理与控制等方面的应用。

一、病案信息与卫生健康信息统计

（一）卫生健康信息统计

卫生健康统计调查数据主要用于发布我国卫生健康事业发展统计公报、出版《中国卫生健康统计提要》和《中国卫生健康统计年鉴》。以 2021 年版《中国卫生健康统计年鉴》（以下简称《统计年鉴》）为例，统计数据分为 14 个部分，即医疗卫生机构、卫生人员、卫生设施、卫生经费、医疗服务、基层医疗卫生服务、中医药服务、妇幼保健与计划生育、人民健康水平、疾病控制与公共卫生、居民病伤死亡原因、食品安全与卫生健康监督、医疗保障、人口指标等。《统计年鉴》中发布的各项指标能够集中反映我国卫生健康事业发展情况和居民健康状况。此外，《国家卫生健康统计调查制度》也采用"卫健统 ×-× 表"的形式，报告出院患者情况、各类疾病发病率 / 死亡率、孕产妇保健、出生缺陷及儿童死亡、老年人群健康等内容。

（二）病案首页与卫生健康信息统计

病案首页是卫生统计报表用于调查出院患者情况的主要数据来源。卫生统计报表中主要诊断的选择，应遵照世界卫生组织的建议和我国的规定，以便国家通过统计主要诊断编码，形成住院患者疾病谱，为各项宏观管理提供基础数据。

病案首页在《统计年鉴》中主要用于出具医疗服务的相关指标，例如出院患者疾病转归统计、年龄别疾病构成统计等。

1. 出院患者疾病转归　通过统计 ICD-10 各章节中我国主要疾病的出院人数、病死率、平均住院日和人均医药费用，反映我国公立医院出院患者的病种和疾病转归情况。出院患者疾病转归统计结果分为公立医院出院患者疾病转归总表、城市及县级公立医院出院患者疾病转归对比表。统计表样式如表 11-5a 和表 11-5b 所示。

表 11-5a　公立医院出院患者疾病转归情况样表

疾病名称（ICD-10）	出院人数/人	疾病构成/%	病死率/%	平均住院日/天	人均医药费用/元
总计					
1.传染病和寄生虫病小计					
其中:肠道传染病					
内:霍乱					
伤寒和副伤寒					
细菌性痢疾					
结核病					
内:肺结核					
白喉					
……					
20.其他接受医疗服务小计					

表 11-5b　城市及县级公立医院出院患者疾病转归情况样表

疾病名称（ICD-10）	城市医院			县级医院		
	出院人数/人	疾病构成/%	平均住院日/天	出院人数/人	疾病构成/%	平均住院日/天
总计						
1.传染病和寄生虫病小计						
其中:肠道传染病						
内:霍乱						
伤寒和副伤寒						
细菌性痢疾						
结核病						
内:肺结核						
白喉						
……						
20.其他接受医疗服务小计						

2.年龄别疾病构成　通过统计 ICD-10 各章节中我国主要疾病在各年龄段的出院人数占比,反映我国医院出院患者的年龄别疾病构成。年龄别疾病构成统计结果分为出院患者年龄别疾病构成总表(如表 11-6 所示)、男性和女性出院患者年龄别疾病构成表。

表 11-6　医院出院患者年龄别疾病构成样表　　　　　　　　　　（单位:%）

疾病名称（ICD-10）	<5岁	5~<15岁	15~<45岁	45~<60岁	60岁及以上
总计					
1.传染病和寄生虫病小计					
其中:肠道传染病					
内:霍乱					
伤寒和副伤寒					
细菌性痢疾					
结核病					
内:肺结核					
白喉					
……					
20.其他接受医疗服务小计					

二、病案信息与公立医院评审

（一）医院评审的背景及标准框架

医院评审是政府实施行业监管、推动医院不断加强内涵建设、完善和落实现代医院管理制度、促进医院高质量发展的重要抓手，也是国际上提高医院医疗质量和服务水平的有效手段和通行做法。我国自 20 世纪 90 年代启动医院等级评审工作以来，已走过 30 余年的发展历程。国家卫生健康委员会在 2020 年 12 月印发的《三级医院评审标准（2020 年版）》，标志着我国第三周期医院评审工作的启动。

2020 年版评审标准共有 3 部分 101 节，设置 448 条标准和监测指标，如图 11-2 所示。其中第一部分为前置要求，为"一票否决"条款，即医院在评审周期内发生一项及以上情形的，延期一年评审。第二部分为医疗服务能力与质量安全监测数据，在评审综合得分中的权重不低于 60%，各地在遴选本地指标时指标数量不得低于国家标准的 60%。第三部分为现场检查，用于对三级医院实地评审以及医院自我管理和持续改进，在评审综合得分中的权重不高于 40%。新版评审标准体现了政策时代化、信息标准化、工作常态化的逻辑导向，以最终实现医疗服务行为主动化为目标及宗旨。

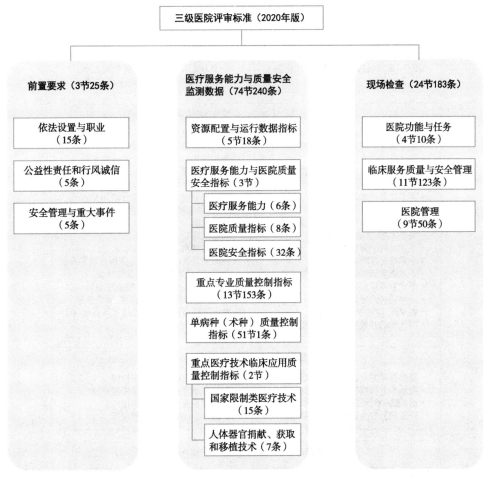

图 11-2　2020 年版医院评审标准架构

（二）病案信息在医院评审中的应用

从《三级医院评审标准（2020 年版）》的体系架构中，不难发现病案信息在第二部分医疗服务能力与质量安全监测数据和第三部分现场检查中都有非常重要的作用。

1. **监测数据**　《三级医院评审标准（2020 年版）》第二部分有关医疗服务能力与质量安全监测数据来源包括①卫生资源统计年报及相关报表；②国家医疗质量管理与控制信息网（NCIS）：含年度国

家医疗服务与质量安全报告收集的数据；③医院质量监测系统（HQMS）：含二级以上公立医院（含部分民营医院）的病案首页数据；④国家单病种质量监测平台：含所有二级以上医院上报的单病种病例信息；⑤各省级医疗技术临床应用管理信息平台：含国家和省级限制类医疗技术的全部病例信息；⑥中国人体器官分配与共享计算机系统（COTRS）；⑦各器官移植专业国家质控中心相关系统：含全部器官移植病例信息；⑧各省级相关数据收集系统。这些平台系统或已实现与医疗机构内信息系统的自动对接和数据实时抓取，或要求各医疗机构在规定时间内完成数据上报。这种数据采集和评价方式一方面能够实现对医疗机构重视日常质量管理和绩效、减少突击迎检行为的引导，另一方面能够减少评审人员的主观评价偏倚、增强评审结果的客观性。

　　《三级医院评审标准（2020年版）》中用于出具评价指标的数据包括评审周期内医院的全量病案首页数据和重点病例的全量病案信息，是病案信息利用最大化的典范。各类指标中需要根据 ICD 编码确定病例范围的多达百余条，主要集中在评审标准的第二部分，如图 11-3 所示。需要特别明确的是，计算医院评审评价指标属于 ICD 编码应用的第二个层面，与卫生健康统计调查中应用 ICD 编码确定全国疾病谱相比有其特殊性，在主要诊断选择方面应遵循自身的本土化规则。

医疗服务能力
- 收治病种数量
- 住院术种数量
- DRG–DRGs组数
- DRG–CMI
- DRG时间指数
- DRG费用指数

医院质量指标
- 新生儿患者住院死亡率
- 手术患者住院死亡率
- ICD低风险病种患者住院死亡率
- DRGs低风险组患者住院死亡率

医疗安全指标（×××发生例数和发生率）
- 手术患者手术后肺栓塞
- 手术患者手术后深静脉血栓
- 手术患者手术后败血症
- 手术患者手术后出血或血肿
- 手术患者手术后伤口裂开
- 手术患者手术后猝死
- 手术患者手术后呼吸衰竭
- 手术患者手术后生理/代谢紊乱
- 与手术/操作相关感染
- 手术过程中异物遗留
- 手术患者麻醉并发症
- 手术患者肺部感染与肺功能不全
- 手术意外穿刺伤或撕裂伤
- 手术后急性肾衰竭
- 各系统/器官术后并发症
- 植入物的并发症（不包括脓毒血症）
- 移植的并发症
- 断肢再植和截肢的并发症
- 介入操作与手术后患者其他并发症
- 新生儿产伤
- 自然分娩产妇产程和分娩并发症
- 剖宫产分娩产妇产程和分娩并发症
- 2期及以上院内压力性损伤
- 输注反应
- 输血反应
- 医源性气胸
- 住院患者医院内跌倒/坠床所致髋部骨折
- 住院ICU患者呼吸机相关性肺炎
- 住院ICU患者血管导管相关性感染
- 住院ICU患者导尿管相关性尿路感染
- 临床用药所致的有害效应（不良事件）
- 血液透析所致并发症

重点专业质量控制指标
- 重症医学专业医疗质量控制指标
- 急诊专业医疗质量控制指标
- 医院感染管理医疗质量控制指标
- 呼吸内科专业医疗质量控制指标
- 产科专业医疗质量控制指标
- 神经系统专业医疗质量控制指标
- 肾病专业医疗质量控制指标
- 护理专业医疗质量控制指标

单病种（术种）质量控制指标
- 急性心肌梗死（ST段抬高型，首次住院）
  主要诊断ICD-10编码：I21.0~I21.3, I21.9的出院患者
- 冠状动脉旁移植术
  主要手术ICD-9-CM-3编码：36.1的手术出院患者
  ……

重点医疗技术临床应用质量控制指标
- 国家限制类医疗技术
- 人体器官捐献、获取与移植技术

图 11-3　2020 年版医院评审标准中与 ICD 编码相关的指标

2. **现场检查**　《三级医院评审标准（2020 年版）》将临床服务质量与安全管理作为现场检查部分的核心环节，而病案是核查医院是否建立了医疗质量管理体系和工作机制、医疗质量安全核心制度以及开展了医疗技术临床应用管理、诊疗质量保障与持续改进的最佳凭证。评审标准中的诸多要求，如开展诊疗工作时，遵循临床诊疗指南、医疗技术操作规范、行业标准和临床路径等有关要求，以及遵循患者知情同意原则，加强单病种质量管理与控制工作等，均可通过抽调相关病案来检查其执行落实和持续改进的情况。此外，通过调阅相关病案信息，评审人员还可进一步验证医疗机构第二部分医疗服务能力与质量安全监测数据的真实性和准确性。

三、病案信息与公立医院绩效考核

（一）公立医院绩效考核的背景及指标体系

自 2000 年世界卫生组织公布 191 个成员国卫生系统绩效结果以来，卫生系统绩效评价受到国内外的广泛关注。绩效评价已成为配置卫生资源、控制医疗成本、提高运行效率和改善服务质量的重要管理工具。美国、英国、澳大利亚、荷兰、意大利等国以及世界卫生组织欧洲办事处等组织，先后从绩效评价指标框架的建立，指标的筛选、测量以及评价实践开展等方面推进医院绩效评价。我国 2011 年正式提出医院绩效评价，逐步确定评价主体、标准、程序和结果应用，最终在 2019 年 1 月 30 日，发布了《国务院办公厅关于加强三级公立医院绩效考核工作的意见》（国办发〔2019〕4 号），并就三级公立医院绩效考核工作提出了具体组织实施要求。从 2019 年起，国家卫生健康委员会组织开展一年一度的三级公立医院绩效考核工作，并发布了《国家三级公立医院绩效考核操作手册》。2020 年在全国又启动了二级公立医院绩效考核工作。

三级公立医院绩效考核从医疗质量、运营效率、持续发展和满意度四个方面构建评价指标体系，共设置一级指标 4 个、二级指标 14 个、三级指标 55 个（定量 50 个，定性 5 个），并在 55 个三级指标中，设置 26 个国家监测指标，如图 11-4 所示。2022 版评价指标体系新增 1 个指标——重点监控高值医用耗材收入占比，以评价《国务院办公厅关于印发治理高值医用耗材改革方案的通知》（国办发〔2019〕37 号）的落实情况，这与公立医院绩效考核主要用于评价医改效果的初衷是一脉相承的。

（二）病案信息在公立医院绩效考核中的应用

从三级公立医院绩效考核评价指标体系的架构，不难发现病案信息在医疗质量、运营效率的指标计算上发挥着直接或间接的作用。

1. **病案首页数据采集**　《国务院办公厅关于加强三级公立医院绩效考核工作的意见》中明确指出，绩效考核工作的支撑体系包括：提高病案首页质量、统一编码和术语集。各级医院上报的病案首页数据应使用《疾病分类与代码国家临床版 2.0》和《手术操作分类代码国家临床版 3.0》中的疾病或操作名称作为标准的诊断编码 / 名称和手术编码 / 名称，并应根据原国家卫生和计划生育委员会发布的《住院病案首页数据填写质量规范（暂行）》（国卫办医发〔2016〕24 号）选择主要诊断、主要手术操作和填写其他诊断、其他手术操作。

为确保考核数据的客观真实，全国二级和三级公立医院需要通过医院质量监测系统（HQMS）中的"全国公立医院绩效考核病案首页采集通道"对接出院患者病案首页数据。该通道采集的病案首页数据与按《国家卫生健康统计调查制度》要求采集的病案首页相比，新增项包括：是否为日间手术、医务人员执业证书编码、有创呼吸机使用时间和重症监护病房名称及进入退出时间，具有鲜明的为绩效考核工作服务的特征。因采集的病案首页数据主要用于出具绩效考核评价指标，与 WHO 在设计、制订 ICD-10 时主要服务于疾病和有关健康问题的分类统计的目的不尽相同，因此，应对具体病例所适用的主要诊断选择原则加以明辨，切不可将绩效考核首页上报与卫生健康统计调查制度中的病案首页和病例上报混为一谈。

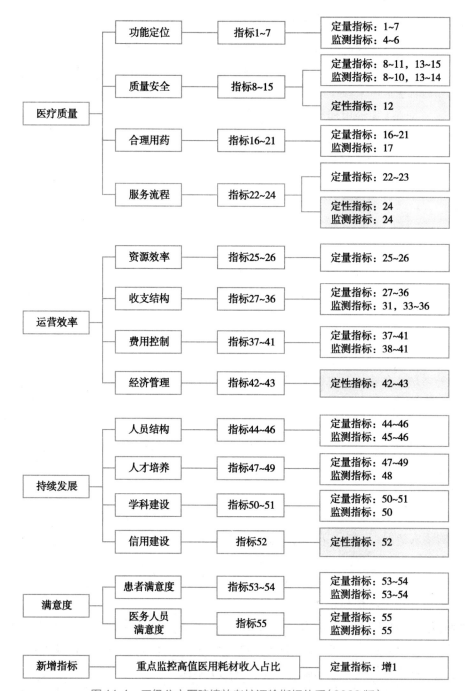

图 11-4 三级公立医院绩效考核评价指标体系（2022 版）

为提高上报病案首页的质量，采集通道针对各病案首页字段，设置了质量控制条件，包括字段格式校验、字典标准度校验、必填性校验、合理性校验和逻辑性校验，只有通过全部质控条件的病案首页数据，才能够被采集并参与指标计算。此外，采集通道还通过比较上传的记录数据和卫生统计报表中的出院人数来判断上报首页数据的完整性，保障所有出院患者病案首页数据的全量采集。

2. 直接依据病案首页数据出具的指标 病案首页信息是国家公立医院绩效考核量化数据的主要来源。三级公立医院绩效考核的 55 项三级指标中，有 7 项可以直接从病案首页数据中得出，且全部为国家监测指标。7 项指标的指标名称和计算方法见表 11-7。随着 HQMS 功能的不断完善，目前各医院已能够在上传完成病案首页数据后，直接从系统中导出基于上传数据计算的 7 项指标的结果。

表 11-7 直接根据病案首页数据计算的三级公立医院绩效考核指标

指标序号	指标名称	计算方法	指标导向	备注
4	出院患者手术占比	出院患者手术台次数/同期出院患者总人次数×100%	逐步提高	
5	出院患者微创手术占比	出院患者微创手术台次数/同期出院患者手术台次数×100%	逐步提高	微创手术目录
6	出院患者四级手术比例	出院患者四级手术台次数/同期出院患者手术台次数×100%	逐步提高	四级手术目录
8	手术患者并发症发生率	出院患者并发症发生例数/同期出院的手术患者人数×100%	逐步降低	
9	Ⅰ类切口手术部位感染率	Ⅰ类切口手术部位感染人次数/同期Ⅰ类切口手术台次数×100%	逐步降低	
10	单病种质量控制	①单病种例数=符合纳入条件的某病种出院人数累加求和 ②次均费用=某病种总出院费用/同期某病种病例数 ③平均住院日=某病种出院患者占用总床日数/同期某病种例数 ④病死率=某病种死亡人数/同期某病种例数×100%	监测比较	特定病种
14	低风险组病例死亡率	低风险组死亡例数/低风险组病例数×100%	逐步降低	

3. 其他受病案信息影响的指标 除了 7 项直接根据病案首页数据计算的公立医院绩效考核指标外，还有部分考核指标的结果受病案信息影响。例如："指标 3：日间手术占择期手术比例"需根据病案信息确定日间手术患者人次数计为分子，根据病案首页的手术操作编码信息，确定择期手术和介入治疗人数计为分母；"指标 17：抗菌药物使用强度（DDDs）"需根据病案首页的实际住院天数计为分母，还要通过病例组合指数（CMI）对指标进行校正，以使数据尽量可比；"指标 19：住院患者基本药物使用率"需要根据病案信息中的出院总人次数计为分母；"指标 24：电子病历应用功能水平分级"则直接受到病历信息生成和病案管理的信息化闭环程度的影响；指标 37～41 在计算医疗收入增幅时，要求剔除罕见病用药收入，需根据病案信息明确罕见病病例以及对应用药医嘱。虽然 HQMS 采集的病案首页数据不能直接决定这些指标的结果，但要实现这些指标的准确计算和填报，医院稳步提升病案管理水平，特别是病案信息化和标准化水平至关重要。

四、病案信息和医疗质量管理与控制

医疗质量直接关系到人民群众的健康权益和对医疗服务的切身感受。2016 年国家卫生和计划生育委员会公布《医疗质量管理办法》，确立了我国医疗质量管理顶层制度设计，要求加强医疗质量的科学化、规范化、精细化管理。之后印发的《医疗技术临床应用管理办法》《医疗质量安全核心制度要点》等配套文件，为我国医疗质量管理与控制工作提供了统一的制度规范和基本准则。为了加强医疗质量监测、评价，国家卫生健康委员会组织制定了涵盖医疗机构、临床专科、重点病种及医疗技术的医疗质量控制指标体系，建立了医疗质量管理与控制网络平台，持续、有针对性地改进国家医疗质量安全目标。

（一）医疗质量管理与控制软硬件设施

1. **医疗质量管理与控制指标**　自 2011 年起，我国先后发布了综合医院医疗质量控制、专科医疗质量控制以及单病种医疗量控制系列指标。

2011 年卫生部发布了《三级综合医院医疗质量管理与控制指标（2011 年版）》，其结构见图 11-5，具体指标内涵参见本书第八章。从其考核的方向和重点中能够看到后来建立的各种评审评价体系的雏形。

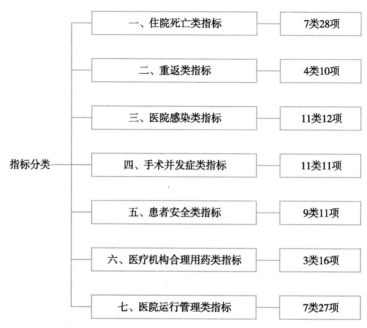

指标分类	一、住院死亡类指标	7类28项
	二、重返类指标	4类10项
	三、医院感染类指标	11类12项
	四、手术并发症类指标	11类11项
	五、患者安全类指标	9类11项
	六、医疗机构合理用药类指标	3类16项
	七、医院运行管理类指标	7类27项

图 11-5 《三级综合医院医疗质量管理与控制指标（2011 年版）》结构

为进一步加强医疗质量和医疗技术管理，规范临床诊疗行为，促进医疗服务的标准化，国家卫生健康委员会陆续发布了多个专业、技术的医疗质量控制指标，并由医院管理研究所定期组织汇总编制。《医疗质量管理与控制指标汇编（3.0 版）》汇总了 2015—2021 年 2 月期间发布的各专业医疗质量控制指标，包括 15 个专业（专科）类指标、19 个医疗技术类指标以及 3 个其他类指标，见图 11-6。这些指标几乎全部列入《三级医院评审标准（2020 年版）》的第二部分医疗服务能力与质量安全监测数据。

单病种质量管理与控制是以病种为管理单元，通过构建基于病种诊疗全过程的质量控制指标来管理医疗质量。各专业代表性病种和技术的质量监测信息项由各专业质控中心制订，体现对病种诊疗全过程的监测，这些信息项往往涵盖病案中与病种 / 术种相关的所有关键性信息，以急性心肌梗死的单病种质量监测信息项为例（见图 11-7），根据 ICD 编码准确识别单病种病例、针对监测项正确定位病案信息采集点、最终准确出具监测信息项结果，是病案信息利用的更高层级，也是未来病案信息利用的发展方向。

2. **医疗质量管理与控制平台**　由国家卫生健康委员会医政医管局医疗质量与评价处主办、医院管理研究所承办的国家医疗质量管理与控制信息网，包括年度全国医疗质量数据抽样调查、国家单病种质量管理与控制平台、医疗安全报告与学习平台、医院获得性疾病数据收集平台、省级质控中心信息备案等多个功能模块。

全国医疗质量数据抽样调查每年开展一次，调查表种类多样，既有对综合医院进行整体性评价的总表，还包括 28 个专业专科调查表以及日间化疗、日间手术、临床用血医疗质量与安全调查

专业（专科）类

- 急诊专业医疗质量控制指标（2015版）：10项
- 麻醉专业医疗质量控制指标（2015版）：17项
- 重症医学专业医疗质量控制指标（2015年版）：15项
- 临床检验专业医疗质量控制指标（2015年版）：15项
- 病理专业医疗质量控制指标（2015年版）：13项
- 医院感染管理质量控制指标（2015年版）：13项
- 住院病案首页数据质量管理与控制指标（2016年版）：10项
- 产科专业医疗质量控制指标（2019年版）：10项
- 呼吸内科专业医疗质量控制指标（2019年版）：20项
- 神经系统疾病医疗质量控制指标（2020年版）：75项
- 肾病专业医疗质量控制指标（2020年版）：32项
- 护理专业医疗质量控制指标（2020年版）：12项
- 药事管理专业医疗质量控制指标（2020年版）：15项
- 病案管理质量控制指标（2021年版）：27项
- 心血管系统疾病相关专业医疗质量控制指标（2021年版）：105项

医疗技术类

- 造血干细胞移植技术临床应用质量控制指标（2017年版）：10项
- 同种胰岛移植技术临床应用质量控制指标（2017年版）：9项
- 同种异体运动系统结构性组织移植技术临床应用质量控制指标（2017年版）：7项
- 同种异体角膜移植技术临床应用质量控制指标（2017年版）：10项
- 同种异体皮肤移植技术临床应用质量控制指标（2017年版）：10项
- 性别重置技术临床应用质量控制指标（2017年版）：12项
- 质子和重离子加速器放射治疗技术临床应用质量控制指标（2017年版）：15项
- 放射性粒子植入治疗技术临床应用质量控制指标（2017年版）：8项
- 肿瘤深部热疗和全身热疗技术临床应用质量控制指标（2017年版）：8项
- 肿瘤消融技术临床应用质量控制指标（2017年版）：9项
- 心室辅助技术临床应用质量控制指标（2017年版）：7项
- 人工智能辅助诊断技术临床应用质量控制指标（2017年版）：4项
- 人工智能辅助治疗技术临床应用质量控制指标（2017年版）：8项
- 颅颌面畸形颅面外科矫治技术临床应用质量控制指标（2017年版）：13项
- 口腔颌面部肿瘤颅颌联合根治技术临床应用质量控制指标（2017年版）：10项
- 肺脏移植技术医疗质量控制指标（2020年版）：10项
- 肝脏移植技术医疗质量控制指标（2020年版）：5项
- 肾脏移植技术医疗质量控制指标（2020年版）：9项
- 心脏移植技术医疗质量控制指标（2020年版）：10项

其他

- 人体器官获取组织质量控制指标：9项
- 临床用血质量控制指标（2019年版）：10项
- 单病种质量监测信息项（2020年版）：51个病种

图 11-6　医疗质量管理与控制指标（3.0 版）

表。调查指标体系庞大，填报字段近 5 000 个，仅综合医院医疗质量管理控制情况调查表就包含住院死亡、重返、医院获得性、病种过程质量等九大类指标，涉及 20 个病种、20 个手术、30 个肿瘤相关的手术和非手术治疗方式。平台对各医院填报的数据质量进行评价，最终从完整度、整体"/"率和星级总体评分三方面公告填报评分情况，并结合抽样调查结果发布年度《国家医疗服务与质量安全报告》。

国家单病种质量管理与控制平台用于收集《国家卫生健康委办公厅关于进一步加强单病种质量管理与控制工作的通知》（国卫办医函〔2020〕624 号）中列出的 51 个单病种的相关数据，并根据采集信息，出具《三级医院评审标准（2020 年版）》第二部分第四章的各项监测指标。平台为各医疗机构提供三种信息上报方式：①采用院内前置机对接平台全部接口自动上报；②对接平台部分接口自动采集并手工补充上报；③无法对接数据接口的全部手工上报。上报方式的更新反映出医院的标准化和信息化应用水平，将直接决定上报工作耗费的资源和上报数据的质量效果。

（一）急性心肌梗死（ST段抬高型，首次住院）（STEMI）

主要诊断ICD-10编码：I21.0–I21.3、I21.9的出院患者。

1. 质量控制

STEMI-1 到达医院后首剂双联抗血小板药物使用情况★

STEMI-2 左心室射血分数

STEMI-3.1 急诊心电图确诊STEMI时间至溶栓药物注射时间（分钟）★

STEMI-3.2 急诊心电图确诊STEMI时间至经皮冠状动脉介入治疗（PCI）导丝通过梗死相关动脉时间（分钟）★

STEMI-4 到达医院后β受体阻滞剂使用情况★

STEMI-5 住院期间β受体阻滞剂、双联抗血小板药物、血管紧张素转化酶抑制剂（ACEI）或血管紧张素受体阻滞剂（ARB）、他汀类药物使用情况★

STEMI-6 出院时β受体阻滞剂、双联抗血小板药物、ACEI或ARB、他汀类药物、醛固酮受体拮抗剂使用情况★

STEMI-7 血脂评价实施情况

STBMI-8 住院期间为患者提供健康教育与出院时提供教育告知五要素情况

STEMI-9 离院方式

STEMI-10 患者对服务的体验与评价

2. 资源消耗

STEMI-21 住院天数

STEMI-22 住院总费用（元）

STEMI-23 其中，药费（元）

STEMI-24 其中，手术治疗费用（元）

STEMI-25 其中，手术用一次性医用材料费用（元）

图 11-7 单病种质量监测信息项（以急性心肌梗死示例）

（二）国家医疗质量安全改进目标

2021 年 2 月 20 日，发布了《国家卫生健康委办公厅关于印发 2021 年国家医疗质量安全改进目标的通知》（国卫办医函〔2021〕76 号）。通知首次提出国家医疗质量安全改进目标的概念，并将按年度对医疗质量安全目标进行更新，即结合上一年度《国家医疗服务与质量安全报告》数据反映的突出问题和薄弱环节制定新的年度国家目标，以便引导全行业聚焦管理重点，实现医疗质量的持续改进。图 11-8 是 2021 年和 2022 年国家卫生健康委员会公布的"国家医疗质量安全改进十大目标"。

以下以 2021 年国家医疗质量安全改进目标六——提高病案首页主要诊断编码正确率为例，阐述国家医疗质量安全目标改进工作的思路。基于国家病案管理质控中心在核查全国 4 000 多家公立医院病案首页数据时发现的三个方面的突出问题：①医师及编码人员未掌握主要诊断填报原则，主要诊断填写和编码错误，主要诊断与主要手术不匹配；②部分医院主要诊断名称与编码不匹配，编码过于笼统且与临床诊断不符；③部分医院信息化建设滞后，上传 HQMS 平台数据时，出现漏传、错传等问题。基于以上发现，国家质控中心提出年度主要诊断编码正确率达 65% 的目标值（基线调研已达 65% 的要实现高于 5% 的增幅），以及提高认识、加强培训、建立机制、设立标准、形成闭环的改进策略,并具体制订了一份包含 22 项任务的清单。在这 22 项任务中,国家病案质控中心负责 11 项、省级病案质控中心负责 9 项,医疗机构负责 2 项。经过国家病案质控中心、省级病案质控中心和各医疗机构的通力合作,年度目标最终得以实现,并作为 2022 年病案管理专业质控工作改进目标,继续推动、持续改进。

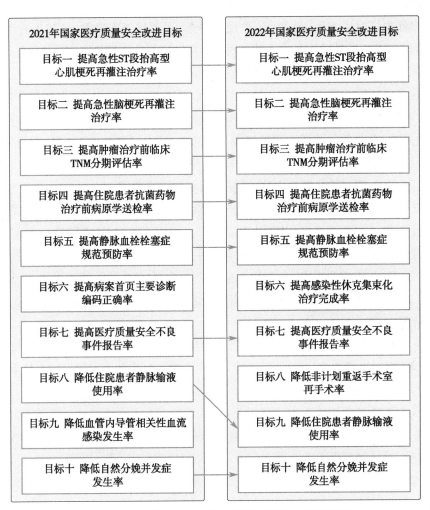

图 11-8 2021 年及 2022 年国家医疗质量安全改进目标

(三)病案信息在医疗质量管理与控制中的应用

1. **病案信息与年度全国医疗质量数据抽样调查** 年度全国医疗质量数据抽样调查关注综合医院以及各专业(专科)的医疗质量控制情况,调查内容中除了医院运行管理类指标、各临床专业的资源配置情况类指标无法从病案信息中获取,其他指标几乎都可以依据病案信息计算得出。从 2020 年开始,综合医院医疗质量管理控制情况调查表中的大部分指标已从手工填报改为直接根据各医院上传至 HQMS 的病案首页自动生成,不仅减轻了医院的填报负担,还能够保证这部分指标计算方法的一致性和指标在医院间的可比性。随着国家各类平台与医院信息系统的对接程度越来越高,全量病案信息采集日趋完整,未来年度全国医疗质量数据抽样调查的指标计算将会越来越自动化、智能化,病案信息在其中的应用也会越来越深入、全面。

在综合医院医疗质量管理控制情况调查表的各类指标中,根据病案首页数据自动计算的参数包括以下几种。

(1)住院死亡类指标:包括总死亡人数、死亡人数最多的前十位病种(ICD-10 类目)、手术患者死亡人数、新生儿患者死亡人数和 ICU 收治患者死亡人数。

（2）重返类指标：包括住院患者出院后 31 天内，非预期再住院患者人数、手术患者非计划重返手术室再次手术人数。

（3）住院患者医院获得性指标：包括手术患者各类术后并发症发生例数、各系统术后并发症例数、植入物并发症例数、移植的并发症例数、再植和截肢的并发症例数、新生儿和产妇产伤例数、2 期及以上院内压力性损伤发生例数、输注 / 输血反应例数、医源性气胸例数、住院患者医院内跌倒 / 坠床致髋部骨折例数、ICU 患者呼吸及相关性肺炎 / 血管导管相关性感染 / 导管相关性尿路感染例数、临床用药所致的有害效应（不良事件）例数和血液透析所致并发症例数。

（4）20 个重点病种相关指标：包括急性心肌梗死、充血性心力衰竭、脑出血和脑梗死、创伤性颅内损伤、消化道出血、累及身体多个部位的损伤、肺炎（成人）、慢性阻塞性肺疾病、糖尿病伴短期并发症、结节性甲状腺肿、急性阑尾炎伴弥漫性腹膜炎及脓肿、前列腺增生、肾衰竭、败血症、原发性高血压、急性胰腺炎、恶性肿瘤化疗、下肢骨与关节损伤、哮喘（成人）、肺炎（儿童）等 20 个病种的出院人次、住院死亡人数、非预期再住院患者人数、总住院日和住院总费用。

（5）20 个重点手术相关指标：包括髋 / 膝关节置换术、椎板切除术或脊柱融合相关手术、骨折 / 关节切开复位内固定术、颅 / 脑手术、经皮颅内外动脉介入治疗、冠状动脉旁路移植术（CABG）、经皮冠状动脉介入治疗（PCI）、心脏瓣膜置换术、食管切除手术、肺切除术、胰腺切除术、胃切除术、直肠切除术、胆囊相关手术、乳腺相关手术、肾与前列腺相关手术、血管内修补相关手术、子宫切除术、剖宫产、自然分娩等 20 个重点手术的总手术人次、住院死亡人数、非计划重返手术室再次手术人数、总住院日和住院总费用。

（6）16 个重点肿瘤非手术治疗相关指标：肺癌、结直肠癌、胃癌、乳腺癌、肝癌、食管癌、胰腺癌、膀胱癌、肾癌、宫颈癌、甲状腺癌、喉癌、卵巢癌、前列腺癌、鼻咽癌、淋巴瘤等 16 种重点肿瘤的出院人次、住院死亡人数、总住院日和住院总费用。

（7）14 个重点恶性肿瘤住院手术治疗相关指标：肺癌、结直肠癌、胃癌、乳腺癌、肝癌、食管癌、胰腺癌、膀胱癌、肾癌、宫颈癌、甲状腺癌、喉癌、卵巢癌、前列腺癌等 14 种重点恶性肿瘤的出院人次、住院死亡人数、非计划重返手术室再次手术人数、总住院日和住院总费用。

2. 病案信息与国家医疗质量安全改进目标相关指标计算 国家医疗质量安全改进目标确定了量化的管理目标，因此在计算目标值及评价目标完成情况时，必须应用病案信息作为原始数据。几乎所有年度国家医疗质量安全改进目标都可以通过调取相关的病案信息进行计算，以下选取四个基于病案编码计算的指标，说明病案信息的应用。

（1）急性 ST 段抬高型心肌梗死再灌注治疗率：急性 ST 段抬高型心肌梗死（STEMI）患者的再灌注治疗是指发病 12h 内，通过静脉溶栓或直接经皮冠状动脉介入治疗（PCI）疏通梗死的相关动脉，恢复心肌灌注，挽救缺血心肌。该指标计算公式为：

$$\text{急性 ST 段抬高型心肌梗死再灌注治疗率} = \frac{\text{急性 ST 段抬高型心肌梗死再灌注治疗病例数}}{\text{同期急性 ST 段抬高型心肌梗死病例数}} \times 100\% \qquad (\text{式 11-1})$$

其中分母为出院诊断中包含疾病编码 I21.0-I21.3 的病例数，分子为分母病例中手术操作编码包括 99.10/36.0/00.66/17.55 且手术操作时间距主诉起病时间≤12h 的病例数。

（2）急性脑梗死再灌注治疗率：急性脑梗死再灌注治疗是指对发病 6h 内的急性脑梗死患者给予静脉溶栓治疗和 / 或血管内治疗。该指标计算公式为：

$$\text{急性脑梗死再灌注治疗率} = \frac{\text{急性脑梗死再灌注治疗病例数}}{\text{同期急性脑梗死病例数}} \times 100\% \qquad (\text{式 11-2})$$

其中分母为出院诊断中包含疾病编码 I63 的病例数,分子为分母病例中手术操作编码包括 99.10/39.74/00.61-00.65/17.53-17.54 且手术操作时间距主诉起病时间≤6h 的病例数。

(3)血管内导管相关性血流感染发生率:血管内导管相关性血流感染是临床常见的医源性感染之一。《血管导管相关感染预防与控制指南(2021 版)》中涉及的血管内导管主要包括四类:中心静脉导管、PICC 及肺动脉导管;脐血管导管;完全植入式导管(输液港);血液透析导管。该指标计算公式为:

$$血管内导管相关性血流感染发生率 = \frac{血管内导管相关性血流感染病例数}{同期血管内导管留置总天数} \times 100\% \quad (式\ 11\text{-}3)$$

其中分母为手术操作编码包括 38.91-38.93/38.95/38.97/86.07/89.60-89.65/89.68 的病例对应长期医嘱的天数,分子为分母病例中出院诊断包含疾病编码 T82.700x001 和 T82.700x008 且对应入院病情为"4. 无"的病例数。入院诊断中有脓毒血症/败血症/脓毒症休克等血液感染诊断、免疫功能下降、癌症及住院天数 <24h 的病例不计入分子。

(4)自然分娩并发症发生率:自然分娩常见并发症以产后出血和产道裂伤为主。该指标的计算公式为:

$$自然分娩并发症发生率 = \frac{发生自然分娩并发症病例数}{同期自然分娩病例数} \times 100\% \quad (式\ 11\text{-}4)$$

其中分母为出院其他诊断包含疾病编码 Z37 且手术操作编码不包含 74.0-74.2/74.4/74.9 的病例数,分子为分母病例中出院诊断包含疾病编码 O70.1-O71.3/O71-O75/O86-O90/A34 且对应入院病情为"4. 无"的病例数。

第三节　病案信息在医疗费用支付中的应用

医疗费用支付是规范医疗服务行为、调整医疗资源配置的工具。医疗费用支付方式改革是国家大政方针,也是深化医改的杠杆。它可以促进医院医疗行为的自律,促进医院主动控制成本,减少浪费和过度医疗,还可以提高医疗质量和医疗效率,助推分级诊疗。

我国在推行基本医保覆盖时,选择了按服务项目付费为主要支付方式。2009 年,国家启动医保支付改革,开始探索总额预付制、按病种付费等多种医保支付方式,以控制急剧增长的医疗费用。"十四五"期间,国家多次发文推进在部分地区和城市进行医疗费用按病种支付的试点工作。《"健康中国 2030"规划纲要》和《国务院办公厅关于进一步深化基本医疗保险支付方式改革的指导意见》(国办发〔2017〕55 号)均提出要积极探索按疾病诊断相关分组付费、按服务绩效付费,形成总额预算管理下,以按病种付费为主的多元复合式医疗支付方式。2020 年,为有效解决 DRG 在试点中出现的问题,国家医疗保障局连续出台文件,提出了区域点数法总额预算管理和按病种分值付费的支付方式,具体见《国家医疗保障局办公室关于印发区域点数法总额预算和按病种分值付费试点工作方案的通知》(医保办发〔2020〕45 号)、《国家医疗保障局办公室关于印发国家医疗保障按病种分值付费(DIP)技术规范和 DIP 病种目录库(1.0 版)的通知》(医保办发〔2020〕50 号)、《DRG/DIP 支付方式改革三年行动计划》等文件。无论是按服务项目付费,还是采用 DRG、DIP 等付费,都与病案信息有着密切的关系。

一、疾病诊断相关分组(DRG)

(一)DRG 相关概念

1. 疾病诊断相关分组(diagnosis related groups,DRG)是用于衡量医疗服务质量效率以及进行医保支付的一个重要工具,其实质上是一种病例组合(case mix)分类方案,即根据患者年龄、疾病诊断、合并症/并发症、治疗方式、病症严重程度及转归和资源消耗等因素,将患者分入若干诊断组进行管理的体系。

DRG 以划分医疗服务产出为目标(同组病例医疗服务产出的期望相同),只有那些诊断和治疗方式对病例的资源消耗和治疗结果影响显著的病例,才适合使用 DRG 管理。而诸如门诊病例、康复病例、需要长期住院的病例以及精神类疾病病例不适合使用 DRG 管理。

2. 疾病诊断相关分组 - 预付费(diagnosis related groups-prospective payment system,DRG-PPS)是一种对各疾病诊断相关分组制订支付标准、预付医疗费用的付费方式。在这种付费方式下,保险机构不再按患者住院的实际费用(即按服务项目)向医疗机构支付,而是按照病例进入的诊断相关组的付费标准进行支付。这种付费模式把控制医疗费用的任务转移给医院及医师,医院只有以低于固定价格的费用提供医疗服务,才能寻求盈利的空间。

（二）DRG 的基本理念及分组过程

1. DRG 的基本理念　采用病例组合(case-mix)思想进行病例分组,疾病类型不同应该通过诊断区分开;同类疾病但治疗方式不同亦应通过手术操作区分开;同类疾病同类治疗方式,但病例个体特征不同,还应该通过年龄、并发症/合并症、出生体重等因素区分开,最终形成 DRG 组。DRG 关注"临床过程"和"资源消耗"两个维度,分组结果要保证同一个 DRG 内的病例临床过程相似、资源消耗相近。

2. DRG 的分组过程　DRG 的分组过程包括三个步骤,见图 11-9。

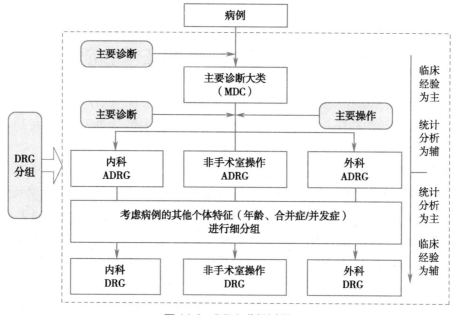

图 11-9　DRG 分组过程

（1）MDC 组:主要诊断大类(major diagnosis category,MDC)是以病案首页的主要诊断为依据,以解剖和生理系统为主要分类特征,参照 ICD-10 编码将病例分为 26 个 MDC 组。在进行 MDC 分类之前,先根据病案首页数据进行预先分组,形成 MDCA、MDCP、MDCY、MDCZ,见表 11-8。

（2）ADRG:核心疾病诊断相关分组(adjacent diagnosis related groups,ADRG)是在各 MDC 大类下,根据治疗方式,将病例分为手术治疗、非手术室操作治疗和内科治疗三类,并在各类下,将主要诊断和/或主要操作相同的病例合并成 ADRG。在这部分分组过程中,主要以临床经验分类为主,考虑临床相似性;统计分析作为辅助。

表 11-8　CHS-DRG 主要诊断大类（MDC）

序号	MDC 编码	MDC 名称
1	MDCA	先期分组疾病及相关操作
2	MDCB	神经系统疾病及功能障碍
3	MDCC	眼疾病及功能障碍
4	MDCD	头颈、耳、鼻、口、咽疾病及功能障碍
5	MDCE	呼吸系统疾病及功能障碍
6	MDCF	循环系统疾病及功能障碍
7	MDCG	消化系统疾病及功能障碍
8	MDCH	肝、胆、胰疾病及功能障碍
9	MDCI	肌肉、骨骼疾病及功能障碍
10	MDCJ	皮肤、皮下组织，乳腺疾病及功能障碍
11	MDCK	内分泌、营养、代谢疾病及功能障碍
12	MDCL	肾脏及泌尿系统疾病及功能障碍
13	MDCM	男性生殖系统疾病及功能障碍
14	MDCN	女性生殖系统疾病及功能障碍
15	MDCO	妊娠、分娩及产褥期
16	MDCP	新生儿及其他围产期新生儿疾病
17	MDCQ	血液、造血器官及免疫系统疾病和功能障碍
18	MDCR	骨髓增生疾病和功能障碍，低分化肿瘤
19	MDCS	感染及寄生虫病（全身性或不明确部位的）
20	MDCT	精神系统疾病及功能障碍
21	MDCU	酒精/药物使用及其引起的器质性精神功能障碍
22	MDCV	创伤、中毒及药物毒性反应
23	MDCW	烧伤
24	MDCX	影响健康的因素及其他就医情况
25	MDCY	HIV 感染及相关操作
26	MDCZ	多发严重创伤

（3）DRG：即疾病诊断相关组。在各 ADRG 下，综合考虑病例的个体特征（年龄、性别）、合并症/并发症，再细分为诊断相关组，即 DRG。细分的目的是缩小组内变异、提高分组效能。这一过程中，主要以统计分析寻找分类节点，考虑资源消耗的相似性。

（三）DRG 指标体系及作用

DRG 的三大核心指标，即 DRG 组数、分组权重（RW）和病例组合指数（CMI），在此基础上产出一系列衍生指标，如费用消耗指数、时间消耗指数、低/中/高风险死亡率等。DRG 指标体系是一套医疗管理工具，既能用于支付和预算管理，也能用于质量评价。DRG 指标体系通过医疗服务能力、医疗服务效率和医疗安全三个维度，构建医院绩效考核体系，见表 11-9。

表 11-9　DRG 评价指标

维度	指标	评价内容
医疗服务能力	DRG 组数	治疗病例所覆盖的疾病类型范围
	总权重	住院服务总产出
	病例组合指数（CMI）	治疗病例的平均技术难度水平
医疗服务效率	费用消耗指数	治疗同类疾病所花费的费用
	时间消耗指数	治疗同类疾病所花费的时间
医疗安全	低风险组死亡率	疾病本身导致死亡概率极低的病例死亡率

1. **DRG 组数** 反映医疗服务能力的广度。DRG 组数越多，说明医院收治病例类型越多，即医院能提供的诊疗服务范围越广，综合服务能力越高。

医院各科室可以将本科室的 DRG 组数与标杆医院进行对照，了解本科室在学科专业中所处的学术位置。同时，各科室应注意将 DRG 组数控制在一定范围内，以利于发展学科特色。

2. **分组权重**（related weight，RW） 反映 DRG 各组的疾病严重程度和资源消耗情况。RW 是对每一个 DRG 依据其资源消耗程度所给予的权值，反映该组的资源消耗相对于其他组疾病的程度。它是医保支付的基准，反映不同 DRG 资源消耗程度的相对值，数值越高说明该病组疾病的资源消耗越高，反之则越低。

$$某 DRG 权重 = \frac{该 DRG 中病例的例均费用}{所有病例的例均费用} \qquad (式11-5)$$

3. **总权重** 统计时间段内医疗服务总的"产出量"。总权重不等同于出院人数，它是通过 DRG 风险调整后的服务产出量，更能反映医院的医疗服务量，其值越大，说明医院提供的服务能力越大。

$$总权重 = \sum (某 DRG 权重 \times 该医院该组病例数) \qquad (式11-6)$$

4. **病例组合指数**（case mix index，CMI） CMI 值是例均权重，反映医院收治病例的平均技术难度水平。CMI 值越高医院整体医疗技术水平越高。

$$CMI = \frac{\sum (某 DRG 权重 \times 该医院该组病例数)}{该医院全部病例数} \qquad (式11-7)$$

5. **费用 / 时间消耗指数** 这两个指标用于医疗服务效率的评价。假定某特定范围内，某病种医疗费用和住院时间的平均水平为 1。若某医院的费用 / 时间消耗指数等于 1，表明该医院治疗同类疾病所需费用或时间等于区域平均水平；若费用 / 时间消耗指数大于 1，表明该医院治疗这类疾病医疗费用较高或住院时间较长，则需要关注治疗过程，合理缩减住院费用和住院时间；若费用 / 时间消耗指数小于 1，则表示该医院治疗这类疾病医疗费用较低和住院时间较短。例如，治疗同一 DRG 组的患者，医院甲比医院乙所花费用与时间少，那么医院甲在这一 DRG 的服务效率高于医院乙。

$$费用消耗指数 = \frac{\sum \left(\frac{某 DRG 平均住院费用}{特定范围内该 DRG 平均住院费用} \times 该 DRG 病例数 \right)}{该医院全部病例数} \qquad (式11-8)$$

$$时间消耗指数 = \frac{\sum \left(\frac{某 DRG 平均住院日}{特定范围内该 DRG 平均住院日} \times 该 DRG 病例数 \right)}{该医院全部病例数} \qquad (式11-9)$$

6. **低风险组死亡率** 即疾病本身导致死亡概率极低的病例的死亡率。通过该指标可判断医疗服务的安全程度，低风险组死亡率越高，表明临床过程差错的可能性越大，可能存在医疗安全问题。

$$低风险组死亡率 = \frac{低风险组死亡病例数}{低风险组病例数} \times 100\% \qquad (式11-10)$$

二、按病种分值付费（DIP）

（一）DIP 概念

按病种分值付费（diagnosis-intervention packet，DIP）是利用大数据优势建立的用于医保支付和基金监管的管理体系。从海量病案中挖掘出"疾病诊断 + 治疗方式"的共性特征，对病案数据进行逐级聚类，标化定位每一个疾病与治疗方式组合的病种分值。在总额预算机制下，医保部门基于病种分值和分值点值形成支付标准，对医疗机构每一个病例实现标准化支付。

病种分值能客观反映疾病的严重程度、治疗复杂状态、资源消耗水平与临床行为规范,分值点值则根据年度医保支付总额、医保支付比例及各医疗机构病例的总分值计算。

（二）DIP 分组原理和过程

DIP 分组以疾病的一次治疗过程为研究单元,以解剖学、病因学、诊断学和治疗学为基础,基于全样本历史病案数据和实时病案数据,形成针对疾病诊断与治疗方式的自然组合,使每一病例都有相应的定位与标准。分组过程中,从疾病诊断与治疗方式的共性特征这个维度形成 DIP 主目录,从疾病严重程度、医疗行为规范的特异性特征这个维度形成 DIP 辅助目录。通过辅助目录校正调控主目录的病种分值。

1. DIP 主目录　主目录是疾病诊断与治疗方式的组合,具有明确的分组及层级化的结构。主目录锁定 DIP 的支付单元,为支付标准的形成提供支撑,包括三级目录、二级目录、一级目录和主索引。

（1）三级目录:是 DIP 在穷尽全样本病案中疾病诊断和治疗方式组合的基础上,依据同一诊断下不同治疗方式资源消耗的共性特征而形成的聚类组合,是 DIP 的基础分组,支撑 DIP 支付和个案审计。三级目录包括以病例数临界值区分出的核心病种组和综合病种组。病例数临界值的确定需结合当地的病案数量进行测算。综合病种组分为保守治疗组、诊断性操作组、治疗性操作组、相关手术组。DIP 三级目录病例入组率高、组内差异度小,便于拟合不同 DIP 的成本基线。

（2）二级目录:是在三级目录的基础上,对诊断相同、治疗方式和资源消耗不同的病种进行再次聚类而形成的组合。二级目录可以引导医疗机构以最适宜的技术、方法和成本满足社会需求与医保资源之间的平衡。

（3）一级目录:是对二级目录基于疾病诊断学属性的聚合。一级目录主要用于区域资源总体调控、医保基金预算等宏观层面的管理。

（4）主索引:是基于解剖学和病因学建立的疾病分类索引。主索引可以提升对 DIP 各级目录的管理效率。

DIP 目录结构及形成过程见图 11-10。

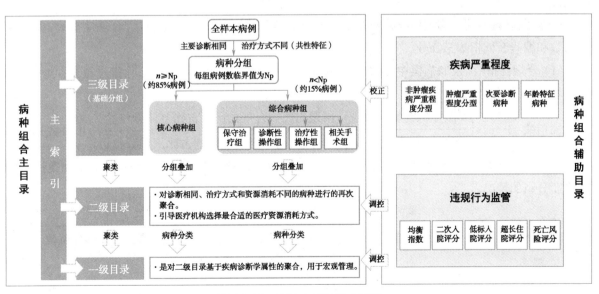

图 11-10　DIP 主目录组合思路

2. DIP 辅助目录　DIP 有疾病严重程度、违规行为监管两个辅助目录。

（1）疾病严重程度辅助目录:是基于非肿瘤患者的其他诊断(并发症/合并症)、肿瘤患者的肿瘤转移或放化疗情况、患者是否死亡、患者年龄特征等进行构建。

（2）违规行为监管辅助目录：是基于病案质量、二次入院、低标入院、超长住院以及死亡风险等维度进行构建。

DIP 辅助目录与主目录形成互补，对因疾病严重程度和医疗行为规范导致的资源消耗进行校正，客观拟合医疗服务成本予以支付。

（三）DIP 指标体系及作用

病种分值、分值点值是 DIP 的核心指标，药品分值、耗材分值、CCI 指数（并发症 / 合并症指数）、病案质量指数、二次入院评分、低标入院评分、超长住院评分、死亡风险评分等系列指标是 DIP 的衍生指标。DIP 利用以上指标，通过医疗服务、医疗效率、违规行为监管和医疗安全等维度，构建医院全面的管理体系。以下仅介绍病种分值、药品分值、耗材分值和病案质量指数。

1. DIP 病种分值（related weight，RW）　也叫分组权重，是依据每一个病种组合的资源消耗程度所赋予的权值，是对分组单元资源消耗共性特征的量化评价。反映的是疾病的严重程度、治疗方式的复杂程度，数值越高，反映该病种的资源消耗越高，反之则越低。

$$\text{某病种组合 RW} = \frac{\text{该病种组合内病例的例均费用}}{\text{全部病例的例均费用}} \qquad （式 11-11）$$

2. DIP 药品分值（drugs related weight，dRW）　依据全样本数据病例平均药品费用测算，是反映不同病种组合中药品消耗程度的相对值，数值越高，反映该病种的药品消耗越高，反之则越低。

$$\text{某病种组合 dRW} = \frac{\text{该病种组合内病例的例均药品费用}}{\text{全部病例的例均药品费用}} \qquad （式 11-12）$$

3. DIP 耗材分值（medical consumables related weight，cRW）　依据全样本数据病例平均耗材费用测算，是反映不同病种组合中耗材消耗程度的相对值，数值越高，反映该病种的耗材消耗越高，反之则越低。

$$\text{某病种组合 cRW} = \frac{\text{该病种组合内病例的例均耗材费用}}{\text{全部病例的例均耗材费用}} \qquad （式 11-13）$$

4. 病案质量指数　病案质量指数基于病案学规范和临床知识库构建，包含合规性指数、编码套高指数和编码套低指数三部分。

（1）合规性指数：反映病案中诊断冲突、手术冲突、诊断与手术不一致、诊疗信息与患者年龄、性别等基础信息不符等情况。

$$\text{合规性指数} = 1 - \max\left(\frac{\text{医疗机构编码合规性问题占比} - \text{合规性问题占比下四分位数}}{\text{医疗机构合规性问题占比最大值} - \text{合规性问题占比下四分位数}}, 0\right) \qquad （式 11-14）$$

（2）编码套高指数：反映医疗机构通过调整主要诊断、虚增诊断或手术操作等方式使病案进入费用更高分组的情况。

$$\text{编码套高指数} = 1 - \max\left(\frac{\text{医疗机构编码套高问题占比} - \text{编码套高问题占比下四分位数}}{\text{医疗机构编码套高问题占比最大值} - \text{编码套高问题占比下四分位数}}, 0\right)$$

$$（式 11-15）$$

（3）编码套低指数：反映医疗机构因主要诊断 / 主要手术选择错误、诊断 / 手术操作漏填等问题导致病案进入费用较低分组的情况。

$$\text{编码套低指数} = 1 - \max\left(\frac{\text{医疗机构编码套低问题占比} - \text{编码套低问题占比下四分位数}}{\text{医疗机构编码套低问题占比最大值} - \text{编码套低问题占比下四分位数}}, 0\right)$$

$$（式 11-16）$$

病案质量指数可以直接用于结算费用的调整,病案质量指数相对于地区水平越低,获得的结算费用越少。国家医疗保障局建议各地医保部门在给医疗机构的结算费用中指定一定比例(如5%)作为病案质量调节金,病案质量较好的医疗机构可以获得全额的病案质量调节金,病案质量较差的医疗机构的调节金则予以扣减,最多扣至为0。

医疗机构病案质量调节金＝医疗机构病种结算费用×调节金比例×病案质量指数　　　（式11-17）

（四）DRG 与 DIP 的主要不同点

DRG 和 DIP 都是住院患者按病种打包,进行医保支付的管理工具,但它们的分组原理和实际操作存在着差异。DRG 采用由粗到细的分类方法,从疾病诊断大类出发,结合手术操作、患者个性特征将其不断细化,具有"多病一组"或"多操作一组"及组内差异较大等特点。实施 DRG 支付的地区要严格执行国家版分组方案,确保26个主要诊断分类组(MDC 组)和376个核心疾病诊断相关分组(ADRG)全国一致,以此为前提,自行制订本地的细分 DRG,组数一般不超过1 000组。

DIP 采用由细到粗的聚类方法,通过对海量历史病案数据中的疾病诊断和手术操作组合进行穷举,挖掘疾病诊断与治疗方式的共性特征,不断收敛形成三级目录库,具有"一病一操作一组"及组内差异较小等特点。目前国家版主目录有核心病种11 553组,综合病种2 499组。各地可根据本地实际疾病特征与临床特点形成当地版本的 DIP 目录库,具体病种数量可以不相同,但分组规则应保持全国一致。

DRG 使用 ICD-10 编码的前六位,对编码质量要求高,实施过程中对信息系统、病案质量及管理人员等软硬件设施也有较高的要求,落地相对较难。DIP 分组使用 ICD-10 编码的前4位,对疾病编码的适应性强,DIP 实施要求的基础条件相对简单,医保信息系统可在少量改造的情况下,实现与 DIP 系统的兼容,且 DIP 承认医院过往的临床诊疗行为习惯,落地阻力较小。

三、病案信息与 DRG/DIP 医疗费用支付

（一）病案信息与 DRG/DIP 的关系

DRG 与 DIP 支付需要病情严重程度、治疗方式复杂程度、医疗结果及资源消耗等多个维度的信息。国家医疗保障局明确指出,DRG 与 DIP 各个维度的数据均来自参保患者出院后生成的医疗保障基金结算清单。

医疗保障基金结算清单是医保定点医疗机构在开展住院及门诊慢性病、特殊疾病、重大疾病(以下简称慢特病)等医疗服务后,向医保部门申请费用结算时提交的数据清单,共有193项数据指标,其中基本信息部分31项,主要用于定点医疗机构和患者的身份识别;门诊慢特病诊疗信息部分6项,主要反映门诊慢特病患者的实际诊疗信息;住院诊疗信息部分58项,主要反映患者入院、诊断、治疗、出院等全诊疗过程的信息;医疗收费信息部分98项,主要反映定点医疗机构与患者结账时的实际医疗费用。医疗保障基金结算清单的疾病和手术操作分别使用医疗保障疾病诊断分类与代码(ICD-10)和医疗保障手术操作分类与代码(ICD-9-CM-3)作为编码系统。

医疗保障基金结算清单中的患者基本信息和诊疗信息主要来自出院病案首页。病案首页中疾病诊断(主要诊断和其他诊断)、手术操作、年龄、性别、出生体重(新生儿病例)等项目的规范性和准确性极大程度地影响了 DRG 和 DIP 分组。病案数据质量对医保基金支付的影响体现在:①主要诊断是 DRG/DIP 分组的核心数据,主要诊断填报正确与否影响 DRG/DIP 分组;②主要诊断相同的情况下,手术操作、并发症／合并症填报影响 DRG/DIP 分组;③是否采用统一的疾病与手术操作代码库,以及疾病、手术操作编码的质量,都会影响 DRG/DIP 分组;④入出院时间、住院天数、总费用等数据质量,影响医疗效率指标的比较和评价。

（二）病案信息影响 DRG/DIP 医保支付实例

DRG/DIP 在使用 ICD 时，在编码层面上应当与 WHO 的编码规则一致。但在实际工作中，主要诊断 / 主要手术操作是 DRG/DIP 分组最基础的数据，选择正确与否直接影响 DRG/DIP 分组结果，继而对医保结算和绩效评估造成很大影响。编码人员应当分清 ICD 编码应用的场景、目的，遵循病案首页和医保结算清单填写规范的要求，正确选择主要诊断和主要手术操作。

1. 病案信息影响 DRG 支付实例　以下案例均来源于 2019 年某三甲医院 DRG 支付中歧义病例（QY）组。

【案例 11-7】　主要诊断选择错误，导致 DRG 入组异常、费用支付异常

患者，男，69 岁，因"食欲缺乏、乏力，伴尿色深 1 个月、腹痛 3 天"入院。入院 1 天前无明显诱因出现胸闷、气急，体检查心电图提示心房颤动合并三度房室传导阻滞。入院后在 DSA（数字减影血管造影）下行永久起搏器植入术，住院 4 天后出院。

出院诊断：①混合性结缔组织病；②成人皮肌炎；③系统性硬化；④三度房室传导阻滞。

手术操作：双腔心脏起搏器植入术。

入组情况：经 DRG，进入 QY（歧义病例）组，医保不能正确按 DRG 费用支付。

【问题分析】《住院病案首页数据填写质量规范（暂行）》主要诊断选择原则（第十条）规定"主要诊断一般是患者住院的理由，原则上选择本次住院对患者健康危害最大、消耗医疗资源最多、住院时间最长的疾病诊断"。《医疗保障基金结算清单填写规范》中，主要诊断选择要求第 4 条规定"一般情况下，有手术治疗患者的主要诊断，要与主要手术治疗的疾病相一致。"依据上述原则，将本病例主要诊断调整为"三度房室传导阻滞"，可优化入组 FN11- 永久性起搏器植入，伴重要合并症与伴随病，RW 为 2.9。患者住院费用共 83 006.40 元，调整主要诊断后正确入组。当地 DRG 支付参考结算价格为 85 219.3 元，见表 11-10。

表 11-10　病案信息调整前后入组、支付对比

项目	原病历 DRG		调整后 DRG	
主要诊断	混合性结缔组织病	M35.101	三度房室传导阻滞	I44.200
其他诊断	成人皮肌炎	M33.101	混合性结缔组织病	M35.101
	系统性硬化症	M34.900x001	成人皮肌炎	M33.101
	三度房室传导阻滞	I44.200	系统性硬化症	M34.900x001
手术操作	双腔永久起搏器植入术	37.8301	双腔永久起搏器植入术	37.8301
DRG	IQY- 肌肉骨骼疾病及障碍歧义组		FN11- 永久性起搏器植入，伴重要合并症与伴随病	
参考权重	0.73		2.9	
结算价格	—		85 219.3 元	

【案例 11-8】　主要诊断选择错误、遗漏诊断和手术，导致 DRG 入组异常、费用支付异常

患者，女，1 岁，因"阵发性哭闹伴呕吐 1 天，解血便 20 小时"入住小儿外科。入院后查腹部 CT 提示"肠套叠并回肠部分坏死"，胸部 CT 提示"支气管肺炎"，遂急诊行"回肠部分切除、回肠侧侧吻合术"，住院 12 天后出院。

出院诊断：①支气管肺炎；②肠套叠；③低钾血症。

手术操作：回肠部分切除术。

入组情况：经 DRG，进入 QY（歧义病例）组，医保不能正确按 DRG 支付。

【问题分析】　依据《住院病案首页数据填写质量规范（暂行）》第十条和《医疗保障基金结算清单填写规范》主要诊断选择要求第 4 条的规定，调整主要诊断为"肠套叠"，补充其他诊断"回肠坏死"，规范肺炎诊断为"大肠杆菌性肺炎"，补充其他手术"回肠 - 回肠吻合术"，可优化入组 GB23- 小肠、大

肠（含直肠）的大手术，伴并发症 / 合并症，RW 为 5.57。患者住院费用共 97 892.88 元，调整、完善诊断和手术后，正确入组。当地 DRG 支付参考结算价格为 110 592 元。见表 11-11。

表 11-11 病案信息调整前后入组、支付对比

项目	原病例 DRG		调整后 DRG	
主要诊断	支气管肺炎	J18.000	肠套叠	K56.100
其他诊断	肠套叠	K56.100	回肠坏死	K55.000x023
	低钾血症	E87.600	大肠杆菌性肺炎	J15.500
			低钾血症	E87.600
手术操作	回肠部分切除术	45.6206	回肠部分切除术	45.6206
			回肠 - 回肠吻合术	45.9102
DRG	EQY- 呼吸系统疾病歧义组		GB23- 小肠、大肠（含直肠）的大手术，伴并发症 / 合并症	
参考权重	1.14		5.57	
结算价格	—		110 592 元	

【案例 11-9】 主要诊断选择错误，导致 DRG 错误，死亡患者进入低风险死亡组

患者，男，78 岁，有高血压、冠心病、不稳定型心绞痛病史，此次因"反复胸闷 3 月余，加重 5 小时"收治入院。入院后初步诊断为"不稳定型心绞痛"，予冠状动脉造影，提示左回旋支血管粗大，弥漫性动脉硬化，中段病变狭窄 60%~70%，遂行经皮冠状动脉药物洗脱支架置入术。住院第 7 天突发室性心动过速，呼之不应，血压无法量出，持续数秒后出现逸搏心律，30~50 次 /min，抢救无效，宣告临床死亡。

出院诊断：①冠状动脉粥样硬化性心脏病；②不稳定型心绞痛；③急性非 ST 段抬高型心肌梗死；④……

手术操作：经皮冠状动脉药物洗脱支架置入术。

入组情况：经 DRG，进入低风险死亡组。

【问题分析】 依据《住院病案首页数据填写质量规范（暂行）》第十条的规定，调整主要诊断为"急性非 ST 段抬高型心肌梗死"，正确入组 FM11- 经皮心血管操作及冠状动脉药物洗脱支架置入，伴 AMI/HF/SHOCK，RW 为 2.9，死亡风险级别由低风险变为中低风险。患者住院费用共 58 927 元，调整主要诊断正确入组后，当地 DRG 支付参考结算价格由 54 965 元改为 59 632 元，见表 11-12。

表 11-12 病案信息调整前后入组、支付对比

项目	原病例 DRG 入组		调整后 DRG 入组	
主要诊断	冠状动脉粥样硬化性心脏病	I25.103	急性非 ST 段抬高型心肌梗死 I21.401	
其他诊断	不稳定型心绞痛	I20.000	冠状动脉粥样硬化性心脏病	I25.103
	急性非 ST 段抬高型心肌梗死	I21.401	不稳定型心绞痛	I20.000
	……		……	
手术操作	经皮冠状动脉药物洗脱支架置入术		经皮冠状动脉药物洗脱支架置入术	
		36.0700x004		36.0700x004
DRG	FM13- 经皮心血管操作及冠状动脉药物洗脱支架置入，伴重要或一般合并症与伴随病		FM11- 经皮心血管操作及冠状动脉药物洗脱支架置入，伴 AMI/HF/SHOCK	
死亡风险级别	低风险		中低风险	
参考权重	2.3		2.9	
结算价格 / 元	54 965		59 632	

2. DIP入组及费用支付实例 以下案例均来源于2021年某三甲医院DIP支付中异常病例。

【案例11-10】 主要诊断选择错误、漏填手术操作，导致DIP入组错误、费用支付异常

患者，男，71岁，因食管癌确诊3月余，2个月前行手术治疗，术后入院行化学治疗及直线加速器放射治疗。

出院诊断：手术后恶性肿瘤化学治疗、恶性肿瘤术后放射治疗。

手术操作：静脉注射化疗药物。

入组情况：肿瘤化学治疗疗程（静脉注射化疗药物），RW为0.29。

【问题分析】 依据《住院病案首页数据填写质量规范（暂行）》第十三条规定和《医疗保障基金结算清单填写规范》主要诊断选择要求第23条规定"本次住院仅对恶性肿瘤进行放疗或化疗时，选择恶性肿瘤放疗或化疗为主要诊断"，调整本例主要诊断为"恶性肿瘤术后放射治疗"，补充手术操作"直线加速器放射治疗"，正确入组"放射治疗疗程：直线加速器放射治疗 + 静脉注射化疗药物"，RW为2.4。患者住院费用共22 037.47元，DIP支付参考结算价格由6 526.53元改为20 566.67元，见表11-13。

表11-13 病案信息调整前后入组、支付对比

项目	原病例DIP入组		调整后DIP入组	
主要诊断	手术后恶性肿瘤化学治疗	Z51.102	恶性肿瘤术后放射治疗	Z51.002
其他诊断	恶性肿瘤术后放射治疗	Z51.002	颈部食管腺癌	C15.000　M81400/3
手术操作	静脉注射化疗药物	99.2503	直线加速器放射治疗 静脉注射化疗药物	92.3101 99.2503
DIP分组	肿瘤化学治疗疗程：静脉注射化疗药物		放射治疗疗程：直线加速器放射治疗 + 静脉注射化疗药物	
参考权重	0.29		2.4	
结算价格/元	6 526.53		20 566.67	

【案例11-11】 手术操作选择错误，导致DIP入组错误、费用支付异常

患者，男，68岁，因跌倒外伤致左膝疼痛、活动受限3天，以"左髌骨骨折"收治入院。入院后，行髌骨骨折切开复位内固定术，住院5天后出院。

出院诊断：左髌骨软骨骨折

手术操作：髌骨内固定装置去除术

入组情况：涉及骨折板和其他内固定装置的随诊医疗（髌骨内固定装置去除术），RW值为0.43。

【问题分析】 核查手术相关记录，将手术名称由"髌骨内固定装置去除术"修正为"髌骨骨折切开复位内固定术"，正确入组"髌骨骨折：髌骨骨折切开复位内固定术"，RW值为1.64。患者住院费用共43 298.82元，当地DIP支付参考结算价格由10 113.8元改为33 178.54元，见表11-14。

表11-14 病案信息调整前后入组、支付对比

项目	原病例DIP入组	调整后DIP入组
主要诊断	左髌骨软骨骨折 S82.000x002	左髌骨软骨骨折 S82.000x002
手术名称	髌骨内固定装置去除术 78.6601	髌骨骨折切开复位内固定术 79.3604
DIP分组	涉及骨折板和其他内固定装置的随诊医疗：髌骨内固定装置去除术	髌骨骨折：髌骨骨折切开复位内固定术
参考权重	0.43	1.64
结算价格/元	10 113.8	33 178.54

病案信息对 DRG/DIP 入组及支付有着重要作用,需加强病案编码规则、住院病案首页填写规范、医保结算清单填写规范、DRG 及 DIP 等知识培训,提高主要诊断选择正确率,加强疾病和手术操作填写的规范性、完整性、准确性,提高病案数据质量,保障医疗费用支付方式改革顺利实施。

第四节　病案信息在医疗法务举证中的应用

病案作为医务人员诊疗护理活动的客观记录,是法定的医学文件,在证据资料中属于书证的范畴,在法律程序中起到举足轻重的作用,是医疗纠纷、医疗鉴定、保险理赔等的重要证据,也是公安及司法机关查明和认定案件事实的重要依据。《中华人民共和国民法典》第七编第六章第一千二百二十五条明文规定:若医疗机构存在隐匿、拒绝提供与纠纷有关的病历资料或遗失、伪造、篡改、违法销毁病历资料的行为,则推定医疗机构存在过错。由于医疗行业本身的高风险性、复杂性,民众法制观念的增强,医疗相关的法律诉讼呈逐年上升趋势。因此,医疗机构应加强对病案法律属性的认识,建立全过程的病案管理制度,确保病案质量。本节从医疗纠纷、伤残鉴定及医保安全三方面讲述病案信息完整和规范的重要性。

一、病案信息与医疗纠纷举证

(一)医疗纠纷的概念与类型

医疗纠纷是指医患双方对诊疗护理后果及其原因的认定有分歧,当事人提出追究责任或赔偿损失,必须经过行政的或法律的调解或裁决才可以了结的医患纠葛。根据纠纷发生的原因,医疗纠纷分为医源性纠纷和非医源性纠纷。

1. **医源性纠纷**　指纠纷的主要原因出自医疗过程和医务人员方面,又可分为过错性医疗纠纷与无过错医疗纠纷。

(1)过错性医疗纠纷:是指因医疗事故或医疗差错引起的纠纷,包括诊断、化验、用药、手术、麻醉、输血、护理、医院管理等方面。

(2)无过错医疗纠纷:是指医疗机构及医务人员在诊疗活动中,遵守医疗卫生管理法律、法规、规章和诊疗护理规范、常规,但因其他因素引起的纠纷,包括疾病自然转归、难以避免的并发症、患方过失导致的医疗纠纷。

2. **非医源性纠纷**　指与医疗活动(医术和疾病)本身无关,但又是在医疗活动过程中发生的医疗纠纷。如由于患者或其家属缺乏医学常识,或对医院规章制度不熟悉、理解不准确引起的纠纷,常见的包括:因服务态度、医务人员语言不当、意外事件等引起的纠纷。

(二)病案信息与医疗纠纷的关系

病案是患者医疗全过程的记载,既服务于医疗机构又服务于患者,与医疗纠纷的产生、发展及认定存在直接的关系。在医疗纠纷中,医患双方的分歧往往围绕在医疗活动中是否实施了错误的诊断、治疗和操作等医疗行为而造成了不良后果。作为书证的病案,与医疗纠纷的关系主要体现在以下几方面。

1. **病历书写质量问题引起医疗纠纷**　我国《病历书写基本规范》《医疗纠纷预防和处理条例》《医疗事故处理条例》等法律法规均对病历书写要求及内容做了明确规定,以保证病案信息的准确、完整、及时。但现实工作中,可能会因为病历涂改、病历制作人员资质、病历代签名以及病历各部分记录内容存在遗漏、矛盾甚至错误的情况,使患者和家属对医护行为质疑和不信任,从而为医疗纠纷埋下隐患。

2. 病案资料保管不当引起医疗纠纷　按规定应该在病案中存档的每一项医生诊疗记录、医患谈话记录、患者检验检查记录、使用仪器及器材的标识条码（如起搏器等）等资料，必须完整保存至规定年限。现实工作中，因某些患者住院次数多、病案资料量大，加之对病案管理重视不够、管理方法有缺陷、管理制度难以落实等，出现使用和借阅病案时，未按照规章制度执行，借阅后未能及时归档，导致病案的遗失、损坏，也会引发医疗纠纷。

3. 知情同意告知不当引起医疗纠纷　对患者实施特殊检查或治疗方案时，医务人员必须向患者方提供有关诊疗方案目的、作用、风险、预后以及费用等方面的充分、真实的信息，患者方依法享有知情权，并以书面方式表达其接受或拒绝的意愿和承诺。现实工作中，可能存在医护人员信息告知不全、医患沟通不良造成患者理解不到位、虽口头告知但无书面记录等情况，一旦患者认为治疗效果未达预期，则易引起医疗纠纷。

鉴于上述原因，医疗机构可以从提升医护人员病历书写质量、改进病案管理手段和方式、切实做好医患沟通等方面，预防和减少医疗纠纷的发生。

（三）病案信息在医疗纠纷举证中的应用实例

【案例11-12】　因告知书签字问题引起的医疗纠纷

患者孙某因双下肢水肿 1 年入住 A 医院肾内科，住院诊断为"尿毒症、2 型糖尿病、高血压 3 级（极高危）"，行左前臂动静脉内瘘术及每周 3 次透析。某日血液透析期间机器设备停止运作，家属发现后通知医护人员来处理。半小时后，护士长边处理边予以透析，约 10min 后报警解除，继续按原方案透析，孙某当天病情稳定，回家休养。在之后的第 4 次血液透析次日，孙某因脑出血被送至市医院 ICU 抢救治疗，当日抢救无效死亡，未做尸检。

家属认为孙某在血液透析期间，机器设备停止运作，医护人员没有及时进行处理，这是导致孙某病情恶化、进入 ICU 抢救、最终抢救无效死亡的诱因，要求 A 医院承担各项损失共计 100 余万元。

诉讼中，经家属申请，法院委托市医学会进行鉴定。因患方对病历资料真伪存疑，认为 A 医院提供的住院病历存在篡改、伪造、涂改等违法行为，市医学会退回鉴定。虽经法院多次释明，家属仍然不认可病历的真实性。之后，家属向法院申请对"病危病重通知书、自动出院或转院告知书、拒绝或者放弃医学医疗告知书"签名栏中的"孙 ×"申请笔迹司法鉴定，以确认是否为孙某本人所写。司法鉴定中心经鉴定认为，上述 3 份材料中孙某的签字和对比材料中的"孙 ×"的签字不是同一人所写。A 医院对此不予认可，要求重新鉴定。

一审法院认为，原告虽对病历存有异议，但不能提供相应的事实证据予以证实，经法院多次释明，原告仍对病历整体提出异议，导致鉴定不能正常进行。A 医院不认可笔迹鉴定结果，要求重新鉴定，因缺乏相应的法律依据不予准许。根据法院已查明的事实，认定 A 医院在告知程序上存在一定的过错，法院酌定 A 医院责任比例为 25%，赔偿原告各项损失共计 28 万余元。原告不服提起上诉，二审法院判决驳回上诉，维持原判。

二、病案信息与伤残鉴定举证

（一）伤残鉴定的概念与类型

伤残鉴定是由有鉴定资质的司法鉴定机构，依据相关的规定对受害人因外部原因造成的身体器官缺损和功能障碍的伤残程度，出具科学量化的鉴定结论。根据伤残发生的原因，伤残鉴定的类型有多种，最常见的有交通事故人身损害伤残鉴定、工伤和职业病伤残鉴定、意外伤害伤残鉴定等。

1. 交通事故人身损害伤残鉴定　指交通事故发生后，办案机关向当事人推荐，当事人自行选择符合条件的专业机构和人员对事故受伤人员的受伤情况进行综合性判断，以确定其伤残等级。

2. 工伤和职业病伤残鉴定　指当劳动者在生产工作中，因各种原因致残后，有关部门对劳动者的劳动能力损伤程度，作出部分或者完全丧失的鉴定。通过伤残鉴定，可以为受伤害职工享受其合法获得劳动就业和物质帮助的基本权利提供依据。

（二）病案信息与伤残鉴定的关系

伤残鉴定往往根据《人体损伤程度鉴定标准》进行评定，该标准大部分条款中的伤情评定依据均来源于伤害事件中受害人到医疗机构救治的病案资料。鉴定人员在进行伤残判定前，会对受伤害人病案资料的客观性、真实性进行审查。根据病案信息的特点，病案资料可分为客观性资料和主观性资料两种类型，其中客观性资料主要包括门诊病历、入院记录、体温单、医嘱单、化验单（检验报告）、医学影像检查资料、特殊检查同意书、手术同意书、手术及麻醉记录单、病理资料和护理记录等，主观性资料主要包括病例讨论记录、上级医师查房记录、会诊意见、病程记录等。按照我国相关法规的规定，客观性资料的证明力要大于主观性资料。在伤残鉴定过程中，倘若病案资料信息不准确、不完整，则易导致伤残鉴定结果与实际情况不符合。

（三）病案信息在伤残鉴定中的应用实例

【案例 11-13】　伪造病案资料，骗取保险基金

某日，B 市萧某被张某驾驶的轿车撞伤，经 B 市中心医院检查，确认其胸部右侧第 5 至第 10 肋骨骨折，萧某在医院接受了 2 个月的治疗后出院。在萧某住院期间，律师朱某主动找到萧某，称自己可为萧某代理交通事故中的伤者理赔。在取得萧某的保险理赔委托同意后，朱某将萧某的病案资料交由 B 市某司法鉴定所进行伤残鉴定，鉴定结果为萧某胸部损伤，左下肢、右下肢功能部分丧失，伤残等级十级。

朱某为获得更多代理费，与萧某协商提出重新鉴定，以提高伤残等级。随后朱某将萧某的住院病案进行修改，并伪造了一张萧某在另一家医院进行检查的 CT 报告单，并将上述虚假材料重新提交司法鉴定所，得到的鉴定结果为萧某胸部损伤，左下肢、右下肢功能部分丧失，伤残等级八级。

次年，根据该鉴定结果，保险公司向萧某支付了 25 万元赔偿款。但保险公司在支付赔偿款后，进行审查时发现萧某的病案存在问题，并立即向警方报案。经另一家司法鉴定所鉴定，萧某胸部损伤，左下肢、右下肢损伤均为十级伤残。萧某从保险公司多获取了 12.7 万余元的赔偿款。

朱某和萧某修改、伪造病案资料进行伤残鉴定，向保险公司骗取保险金，B 市人民法院以两人犯保险诈骗罪，判处朱某有期徒刑五年，并处罚金 3 万元；判处萧某有期徒刑三年，缓刑四年，并处罚金 2 万元。

三、病案信息与医保安全管理

（一）医保安全管理现状

我国基本医疗保障制度建立以来，覆盖范围不断扩大，保障水平稳步提升，对维护人民群众健康权益、缓解因病致贫、推动医药卫生体制改革发挥了积极作用，但欺诈骗保问题仍时有发生。国家也在逐步建立健全监督检查制度，加快推进医保信息化建设，完善医保智能监控系统。通过对定点医疗机构临床诊疗行为进行引导和审核，强化事前、事中监管，实现基金监管从人工抽单审核向大数据全方位、全流程、全环节智能监控转变。国务院于 2020 年通过了《医疗保障基金使用监督管理条例》，标志着我国医疗保障基金管理进入了有法可依、违法必究的时代。

（二）病案信息与医保安全管理的关系

病案是公民医疗保险参保、医院费用支付、医疗保险理赔的重要依据，病案资料的准确性、真实性，对医疗保险基金收支平衡具有举足轻重的影响。当参保人发生疾病或意外时，病案能准确地提供参保者疾病发生发展、医疗诊治行为和费用的原始资料，为医疗保险监督审核提供依据。按照规

定,凡违反基本医疗保险用药目录、检查目录、治疗目录所发生的医疗费用,医保基金不予支付;凡没有检验检查结果支持的相关医嘱所产生的医疗费用,医保基金可以拒付。作为第三方的医疗保险机构通过严格审核病案记录,杜绝患者和医院的不良行为,控制医疗费用,保障参保人和医疗保险机构、医疗机构的合法权益。常见的损害医保安全的情形有如下几种。

1. **伪造整份病案资料**　近年来,某些医疗机构收集参保人医保信息,通过伪造虚假就医、住院的诊疗和检查报告等病历材料骗取医疗保险基金,严重损害了医保制度的持续健康发展。因此,在医保审核时,应注意医保患者身份识别、治疗时间线、诊疗行为逻辑等要素,甄别病案资料真实性。

2. **篡改／伪造出入院记录**　出入院记录是社保部门判断是否符合住院治疗条件的主要依据,也是商业医疗保险的险情确认和合理理赔的重要证据,对防止和减少骗赔案件的发生起着非常重要的作用。某些参保人有意向医生隐瞒既往病史,或对现病史中发病时间、原因、症状作虚假陈述,以便使自己符合保险机构理赔的规定;某些参保人通过各种方式修改出入院诊断,以便能进行医保报销,如同样是外伤致骨折的患者,自行摔伤的在医保范围,若是机动车碰撞的,社保中心不予承担。

（三）病案信息在医保安全管理中的应用实例

【案例 11-14】　批量伪造病案,骗取医保基金

2017 年 7 月至 2019 年 5 月,某犯罪团伙(组织者:曾某;成员:涂某、殷某、胡某、应某、熊某,共 6 人)以办医保报销、补贴等名义,借用了当地 70 余名医保参保人员的居民身份证和农村商业银行银行卡,用于伪造虚假住院病历等医保报销资料,在当地医疗保障局和某保险公司办理医保结算和大病保险理赔,共计骗取医疗保险金和大病保险金 102.5 万余元。诈骗所得由参与各方按比例分成。

法院经审理认为,主犯曾某以非法占有为目的,伙同他人使用虚假住院资料骗取医保基金,数额特别巨大,其行为构成诈骗罪。判处曾某有期徒刑十二年六个月,并处罚金人民币 10 万元。

【案例 11-15】　失而复得的人寿保险赔偿

夏某锻炼时突然倒地昏迷,其家属立即将其送往当地某医院急诊进行抢救并被收住院,但夏某几天后因脑出血救治无效而死亡。

夏某生前所在的公司为其投保了 10 万保额的人寿保险。料理完丧事后,夏某妻子和母亲去保险公司申请理赔被拒,保险公司的理由是夏某系高血压导致的突发性脑出血而死亡,医院出具的病案资料中显示夏某有 7~8 年的高血压病史,投保前患有高血压,因此不予赔偿。

夏某妻子多次质询医院和保险公司,但理赔问题一直得不到解决,夏某妻子申请了法律援助。调查过程中发现,夏某的门诊病历记载为“患者突发意识丧失,肢体无力 3 小时入院,入院诊断为脑卒中”。门诊病历中并没有记载夏某有 7~8 年高血压病史。但夏某的住院病历却记载“患者既往有7~8 年高血压病史,由患者家属所述”。保险公司正是获知此信息并将此作为拒赔的依据。

夏某家属反映就医时,无人向医生讲述夏某有 7~8 年高血压病史。经与夏某主治医生多次沟通后,主治医生最终承认夏某有 7~8 年高血压病史的说法无确切依据,因患者来时情况紧急,人多嘴杂,导致医生误判并记录了既往病史。医院因为各种原因不愿意修改病历并加盖公章,而保险公司要求必须医院出具病历修改证明后,才能申请理赔。夏某妻子多次与医院和保险公司沟通无果,无奈将医院诉至法院。

上诉后,法院作出了一审判决,判决医院删除病历中不正确的记载。最后,夏某家属获得了保险公司的赔偿。

（牛培勤　刘　静　李忠民）

思 考 题

1. 病案信息应用于医疗行政管理的方式有哪些?

2. 病案数据质量对医保基金支付主要有哪些影响?

3. 如何避免因病案问题导致的医疗纠纷?

第十二章

病案管理与法律法规

患者到医院就医，医务人员在诊疗工作中，根据国家规定记录医疗情况，形成病历，归档以后形成病案。医疗机构应依据国家有关法律法规对病案进行管理，包括对病案的收集、整理、鉴定、保存、利用、质量监控、数据统计等一系列方法手段。近年来，随着我国医疗体制改革以及法治化进程的推进，公民法律意识不断增强，加强病案管理，不仅是医院科学管理的重要内容，也是预防、减少和正确处理医疗纠纷的现实需要。作为具有法律意义的病案，所涉及的相关法律法规越来越引起医疗机构及其管理者的重视。如何适应新形势下医疗工作及相关法规的要求、增强法律和病历证据意识，是广大医务人员及病案管理人员做好病历档案管理工作的关键，并且面临新的挑战。

第一节　法律法规基础知识

一、法律原则

法律原则是指在一定法律体系中，作为法律规则的指导思想、基础或本源的综合的、稳定的法律原理和准则。法律原则无论是对法的创制还是对法律的实施都具有重要的意义。

我国立法的基本原则是：

1. 立法必须以宪法为依据。

2. 立法必须从实际出发。

3. 总结实践经验与科学预见相结合。

4. 吸收、借鉴历史和国外的经验。

5. 以最大多数人的最大利益为标准，立足全局，统筹兼顾。

6. 原则性和灵活性相结合。

7. 保持法律的稳定性和连续性与及时立、改、废相结合。

二、规范性法律文件

规范性法律文件是以规范化的成文形式表现出来的各种法的形式的总称，是有权制定法律规范的国家机关（国家权力机关、国家行政机关、国家司法机关）制定、发布的，它是法律规范的表现形式。这些规范具有对象的不特定性。

（一）我国法律规范性文件类型

我国国家机关所制定的法律规范性文件主要有以下几种。

1. **宪法**　是具有最高法律效力的规范性文件，由全国人民代表大会依立法程序制定和颁布。

2. **法律** 可分为基本法和普通法。基本法由全国人民代表大会制定；普通法由全国人民代表大会常务委员会制定。

3. **行政法规** 由国务院及其所属各部委根据宪法和法律制定的规范性文件。

4. **地方性法规** 由地方各级人民代表大会及常务委员会制定的法律规范性文件。

5. **自治法规** 是民族区域自治地方，即自治区、自治州、自治县人大制定的与民族区域自治有关的规范性法律文件，包括自治条例和单行条例。自治条例和单行条例可以依照当地民族的特点，对法律和行政法规的规定作出变通规定，但不得违背法律或者行政法规的基本原则，不得对宪法和民族区域自治法的规定以及其他有关法律、行政法规专门就民族自治地方所作的规定作出变通规定。

6. **决议、决定、命令、指示、规章** 决议由全国人民代表大会或地方各级人民代表大会发布，决定和命令由国务院或地方人民政府发布。国务院各部、各委员会在本部门权限内，可发布命令、指示、条例、规章等规范性文件。

（二）规范性法律文件的效力等级

1. 宪法具有最高法律效力，一切法律、行政法规、地方性法规、自治条例和单行条例、规章都不得同宪法相抵触。

2. 法律的效力高于行政法规、地方性法规、规章。

3. 行政法规的效力高于地方性法规、规章。

4. 地方性法规的效力高于本级和下级地方政府规章，省、自治区的人民政府制定的规章效力高于本行政区域内的较大的市人民政府制定的规章效力。

5. 自治条例和单行条例有优先适用效力，经济特区法规有优先适用效力。自治条例和单行条例依法对法律、行政法规、地方性法规作变通规定的，在本自治地方适用自治条例和单行条例的规定；经济特区法规根据授权对法律、行政法规、地方性法规作变通规定的，在本经济特区适用经济特区法规的规定。

6. 部门规章之间、部门规章与地方政府规章之间具有同等效力，在各自的权限范围内施行。

7. 特别规定优于一般规定，新的规定优于旧的规定原则。同一机关制定的法律、行政法规、地方性法规、自治条例和单行条例、规章，特别规定与一般规定不一致的，适用特别规定；新的规定与旧的规定不一致的，适用新的规定。

（三）立法程序

立法的基本程序包括法律案的提出、法律案的审议、法律草案表决稿的表决和法律的公布等四个阶段。

1. **法律案的提出** 法律案的提出是指有专门权限的国家机关和个人依法向立法机关提出创制、修改、补充或废止某项法律的法律案。

2. **法律案的审议** 法律案的审议是指立法机关对已列入会议议程的法律案进行审查和讨论。列入全国人民代表大会常务委员会会议议程的法律案，一般经过三次常务委员会会议审议后交付表决。

3. **法律草案表决稿的表决** 法律草案表决稿的表决是指立法机关对法律案经过审议后提出的表决稿，正式表示同意或不同意的活动。这是整个立法活动中最有决定意义的一步。

根据《中华人民共和国宪法》和《中华人民共和国立法法》的规定，一般法律要由全国人民代表大会全体代表或常务委员会全体组成人员超过半数通过。

4. **法律的公布** 法律的公布是立法机关将获得通过的法律，依法定形式公之于众（社会）的一个法定程序。

（四）法律的适用范围

法律的适用范围是指法具体生效的范围,即适用对象、时间和空间三方面。

1.**适用对象**　指法律对什么人生效,如有的法律适用于全国公民,有的法律只适用于一部分公民。

2.**适用时间**　指法律开始生效的时间和终止生效的时间。

3.**适用空间**　指法律生效的地域(包括领海、领空),通常全国性法律适用于全国,地方性法规仅在本地区有效。

三、法律关系和责任

（一）法律关系

法律关系是在法律规范调整社会关系的过程中,所形成的人们之间的权利和义务关系。法律关系是以权利义务为内容的社会关系;法律关系是由国家强制力保证的社会关系;法律关系是以现行法律存在为前提的社会关系。它不属于物质关系,而是一种思想关系。

法律关系由以下三方面构成。

1.**法律关系的主体**　公民(自然人)、机构和组织(法人)、国家。

2.**法律关系的客体**　物、行为结果、精神产品、人身。

3.**法律关系的内容**　法律关系主体之间的权利义务关系。

（二）法律责任

法律责任是由特定法律事实所引起的对损害予以补偿、强制履行或接受惩罚的特殊义务,亦即由于违反第一性义务而引起的第二性义务。根据违法行为所违反的法律的性质,可以把法律责任分为民事责任、行政责任、经济法责任、刑事责任、违宪责任和国家赔偿责任。

四、《中华人民共和国民法典》与病案管理

《中华人民共和国民法典》(以下简称《民法典》)于2020年5月28日由中华人民共和国第十三届全国人民代表大会第三次会议审议通过,并于2021年1月1日正式施行,这标志着我国正式迈入民法典时代。《民法典》第七编"侵权责任"第六章"医疗损害责任"对医疗损害侵权责任进行了专门规定。与《中华人民共和国侵权责任法》中的相关条文相比,有了以下变化。

1.《民法典》完善了患者知情同意的规定(书面知情同意书不再是医务人员履行告知义务的硬性要件)。

2.《民法典》细化了推定医疗机构有过错的规则(增加和明确了适用推定过错的情形)。

3.《民法典》扩大了医疗消毒物品的保护范围,增加了承担赔偿责任的主体。

4.《民法典》强调了医疗机构提供病历的时效性。

5.《民法典》加强了患者个人信息的保护。

第二节　病案法律基本问题

一、病案的法律属性

《全国医院工作条例》规定:"病历是医疗、教学和科研的重要资料,也是法律依据"。病案不仅仅

是完整记录疾病发生、发展和转诊以及整个诊疗活动的医疗记录，从法律的角度审视，一旦发生医疗纠纷，病案将成为还原、证明诊疗事实的客观依据，病案具备真实性、科学性和相关性的证据属性，属于我国民事法律规定的"书证"范畴。尤其是病历作为检查、诊断、治疗、护理等医疗全过程的书面记录，是临床工作的重要资料，具有其他证据所不具有的原始性和权威性。其原始性在于：受害者或患者被治疗与抢救后，其病患部位或器官都发生了不可逆转的变化，患者或痊愈或死亡，病历对这一过程进行完整的记录，无论是医患双方进行医疗纠纷的调查处理，还是有关部门进行医疗事故的鉴定、医疗保险的赔付，或者刑事诉讼涉及病案时，病案不能再作为内部资料严密保管，而将向患者开放，作为原始凭证的法律文件出现在司法等部门，病案作为这一特殊过程的原始证明，是司法鉴定的重要法律依据。其权威性在于：在医疗纠纷引发的法律诉讼中，病案作为医疗过程的原始证据，一经法庭认证，即为定案依据，对于医疗纠纷的定性和责任划分起着决定性作用。

二、病案的归属

2002年国务院发布的现行《医疗事故处理条例》第八条明确规定："医疗机构应当按照国务院卫生行政部门规定的要求，书写并妥善保管病历资料"。第十六条规定"发生医疗事故争议时，死亡病例讨论记录、疑难病例讨论记录、上级医师查房记录、会诊意见、病程记录应当在医患双方在场的情况下封存和启封。封存的病历资料可以是复印件，由医疗机构保管"。

随着人们的法律意识日渐增强，很多患者和法律人士认为，根据现有法规，患者及家属无法获得相关原始资料，又怎能为自己主张提供证据，维护自身合法权益？既然双方发生纠纷，当事双方中的一方保管原始资料，另一方如何相信原始资料不被伪造或篡改呢？因此，有人提出"购买说"，患者既然向医院交付了医疗费用，就有权知道自己的病情，获取关于病情的记录。看病属于一种"特殊消费"，患者在挂号时支付的病历成本费用是否可以认为是购买，从而取得病历所有权呢？但这种病历"购买说"从法理和医疗服务合同的交易以及社会公众利益的维护角度来看，存在明显的错误。首先，"购买说"否认医疗服务关系是一个整体的合同关系，而认为"购买"是医疗服务中完全独立的一个环节。其次，"购买说"从医疗服务合同的交易习惯上不适用。事实上，任何一个医院，均有大量过去的患者的资料，这是医疗服务合同在全世界范围内正常的交易习惯。最后，"购买说"从社会公众利益的维护角度也存在问题。从维护社会公众利益的角度讲，社会需要医疗资料的积累以造福全社会。

有法律专家认为，病历的物质部分应属于医院所有，而病历的资讯部分，则属于患者或其遗属所有。由于病历的物质与资讯部分不可分割，医院固然拥有病历的物质部分的所有权，但物质部分之中，有患者资讯存在，资讯属于私人隐私范围，故医院不得非法泄露病历内容。当然，患者或其遗属也不能向医院要求交付病历的正本，但应有要求查阅病历、复印病历的权利，从消费者权益保护的角度看，这也属于消费者知情权的范围。

由于我国之前尚无法律对病案的所有权和使用权作出明确规定，所以一些法律界人士认为当务之急是病案管理应尽快从规章制度转变为法律法规管理。界定两种权利，明确患者对病历有知情权，有查阅病历、复印病历的权利。也有一些卫生健康行政主管部门人士建议，将病案分为两部分，一部分为科研资料和统计资料之用，可不必向患者提供；另一部分为患者检查、治疗、诊断的资料，分成两份，一份留在病案内，一份复印后交给患者，供其在今后医疗中使用，医患双方共同承担病案的管理责任。2013年11月国家卫生和计划生育委员会、国家中医药管理局颁布并于2014年1月1日起施行的《医疗机构病历管理规定（2013年版）》（以下简称《病历管理规定》）对部分问题进行了界定。由于纸质病历和电子病历都是医务人员在诊疗过程中形成的，是一种特殊文件，国家对其书写、保存、复制、封存和利用都做了相关规定，如《医疗机构病历管理规定》《病历书写基本规范》《中医病历书写基本规范》《电子病历系统功能规范（试行）》《电子病历基本规范（试行）》《中医电子病历基本规范（试行)》《医疗事故处理条例》《医疗纠纷预防和处理条例》和《中华人民共和国民法典》等。在这些法规文件中,均明确或者相应确定病历保管者应是医疗机构。

第三节　病案管理涉及的相关法规

在一系列相关的法律、法规中,对病案的书写、保管与使用,病案的复印和复制,以及病案的保存期限等方面已作出了较为明确的规定。医疗机构没有正当理由,拒绝为患者提供复印或者复制病历资料服务的,或者不按照国务院卫生健康行政部门规定的要求书写和妥善保管病历资料的,不按照条例的规定封存、保管和启封病历资料和实物的,以及涂改、伪造、隐匿、销毁病历资料的,由卫生健康行政部门责令改正。情节严重的,对负有责任的主管人员和其他责任人员给予行政处分或纪律处分。病案管理部门及相关人员应在法律的指导下开展工作,增加自我保护意识,避免由于不知法、不懂法而导致不良后果,给自己和工作带来不必要的麻烦。

一、病案的形成

《病历管理规定》中明确了对同一患者建立唯一的标识号码。已建立电子病历的医疗机构,应当将病历标识号码与患者身份证明编号相关联,使用标识号码和身份证明编号均能对病历进行检索。同时对住院病历和病案装订保存的排序进行了明确。《医疗质量安全核心制度要点》明确提出,实施电子病历的医疗机构,应当制订电子病历的建立管理制度。

1. **病案的书写**　为规范我国医疗机构病历书写行为,提高病历质量,保障医疗质量和医疗安全,《病历书写基本规范》就病历书写作出了详细规定。病历书写应当客观、真实、准确、及时、完整、规范;病历书写应当使用蓝黑墨水、碳素墨水,需复写的病历资料可以使用蓝色或黑色油水的圆珠笔。计算机打印的病历应当符合病历保存的要求;病历书写应当使用中文,通用的外文缩写和无正式中文译名的症状、体征、疾病名称等可以使用外文;病历书写应规范使用医学术语,文字工整,字迹清晰,表述准确,语句通顺,标点正确;病历书写一律使用阿拉伯数字书写日期和时间,采用 24 小时制记录;实习医务人员、试用期医务人员书写的病历,应当经过本医疗机构注册的医务人员审阅、修改并签名;入院记录、再次或多次入院记录应当于患者入院后 24 小时内完成;24 小时内入出院记录应当于患者出院后 24 小时内完成,24 小时内入院死亡记录应当于患者死亡后 24 小时内完成。同时也对具体内容与格式以及不同情况进行了详细规定。

《电子病历应用管理规范(试行)》对电子病历的书写、编辑进行了相关规定,要求相关医疗机构应具备对电子病历创建、归档等操作的追溯能力,对操作人员进行身份识别,并保存历次操作印痕,标记操作时间和操作人员信息,并保证历次操作印痕,标记操作时间和操作人员信息可查询、可追溯;有条件的医疗机构电子病历系统可以使用电子签名进行身份认证,可靠的电子签名与手写签名或盖章具有同等的法律效力;电子病历系统应当采用权威可靠的时间源。

《中华人民共和国医师法》要求医师实施医疗、预防、保健措施,签署有关医学证明文件,必须亲自诊查、调查,并按照规定及时填写病历等医学文书。《医疗纠纷预防和处理条例》规定,医疗机构及其医务人员应当按照国务院卫生主管部门的规定,填写病历资料。因紧急抢救未能及时填写病历的,医务人员应当在抢救结束后 6 小时内据实补记,并加以注明。

2. **病案的修改**　《医疗质量安全核心制度要点》规定,医疗机构应当保障病历资料安全,病历内容记录与修改信息可追溯,实施电子病历的医疗机构,应当建立电子病历记录、修改等管理制度;《医疗纠纷预防和处理条例》规定任何单位和个人不得篡改、伪造病历资料;《中华人民共和国医师法》规定,不得伪造、篡改病历等医学文书及有关资料。《中华人民共和国民法典》则在"医疗损害责任"中明确规定,患者在诊疗活动中受到损害,医疗机构如有伪造、篡改病历资料的行为,推定医疗机构有过错。

《病历书写基本规范》明确要求,病历书写过程中出现错字时,应当用双线划在错字上,保留原记录清楚、可辨,并注明修改时间,修改人签名。不得采用刮、粘、涂等方法掩盖或去除原来的字迹;上级医务人员有审查修改下级医务人员书写的病历的责任;打印病历编辑过程中应当按照权限要求进行修改,已完成录入打印并签名的病历不得修改。《电子病历应用管理规范(试行)》也对电子病历修改做了要求,电子病历系统应当设置医务人员书写、审阅、修改的权限和时限;实习医务人员、试用期医务人员记录的病历,应当由具有本医疗机构执业资格的上级医务人员审阅、修改并予确认;上级医务人员审阅、修改、确认电子病历内容时,电子病历系统应当进行身份识别,保存历次操作痕迹,标记准确的操作时间和操作人信息。

二、病案的保存

《病历管理规定》中第十条至十四条对病历的保管进行了进一步的明确。

第十条　门(急)诊病历原则上由患者负责保管。医疗机构建有门(急)诊病历档案室或者已建立门(急)诊电子病历的,经患者或者其法定代理人同意,其门(急)诊病历可以由医疗机构负责保管。

住院病历由医疗机构负责保管。

第十一条　门(急)诊病历由患者保管的,医疗机构应当将检查检验结果及时交由患者保管。

第十二条　门(急)诊病历由医疗机构保管的,医疗机构应当在收到检查检验结果后24小时内,将检查检验结果归入或者录入门(急)诊病历,并在每次诊疗活动结束后首个工作日内将门(急)诊病历归档。

第十三条　患者住院期间,住院病历由所在病区统一保管。因医疗活动或者工作需要,须将住院病历带离病区时,应当由病区指定的专门人员负责携带和保管。

医疗机构应当在收到住院患者检查检验结果和相关资料后24小时内归入或者录入住院病历。

患者出院后,住院病历由病案管理部门或者专(兼)职人员统一保存、管理。

第十四条　医疗机构应当严格病历管理,任何人不得随意涂改病历,严禁伪造、隐匿、销毁、抢夺、窃取病历。

《中华人民共和国民法典》中第一千二百二十五条规定"患者要求查阅、复制前款规定的病历资料的,医疗机构应当及时提供"。本规定对现实中存在的医疗机构拖延提供病历进行了限制规定,应当引起注意。同时第一千二百二十二条对隐匿或者拒绝提供与纠纷有关的病历资料以及遗失、伪造、篡改或者违法销毁病历资料的行为也进行了相应的规定。

病案是医疗纠纷中的重要依据。医疗机构应按照职责加强管理工作,严防病案丢失、损毁等情况,以免带来风险。

三、病案的借阅与复制

病案记载了患者的私人信息,是患者与医务人员之间为医治疾病进行交流的产物;同时也是医疗机构为患者服务的集体智慧,为提高医疗专业技术水平,医务人员需要使用与研究病案,以便更好地服务患者。病案兼具卫生档案和法律效力两个特性。保护患者的隐私权,对病案使用设置权限以及对病案内容保密是法律的要求,也是医务人员职业道德的要求。《病历管理规定》的第十五条至第二十三条对病历的借阅与复制进行了明确界定,医疗机构和病案管理人员应充分考虑医患之间的权利及义务,避免不必要的纠纷。

第十五条　除为患者提供诊疗服务的医务人员，以及经卫生健康行政部门、中医药管理部门或者医疗机构授权的负责病案管理、医疗管理的部门或者人员外，其他任何机构和个人不得擅自查阅患者病历。

第十六条　其他医疗机构及医务人员因科研、教学需要查阅、借阅病历的，应当向患者就诊医疗机构提出申请，经同意并办理相应手续后方可查阅、借阅。查阅后应当立即归还，借阅病历应当在3个工作日内归还。查阅的病历资料不得带离患者就诊的医疗机构。

第十七条　医疗机构应当受理下列人员和机构复制或者查阅病历资料的申请，并依规定提供病历复制或者查阅服务：

（一）患者本人或者其委托代理人；

（二）死亡患者法定继承人或者其代理人。

第十八条　医疗机构应当指定部门或者专（兼）职人员负责受理复制病历资料的申请。受理申请时，应当要求申请人提供有关证明材料，并对申请材料的形式进行审核。

（一）申请人为患者本人的，应当提供其有效身份证明；

（二）申请人为患者代理人的，应当提供患者及其代理人的有效身份证明，以及代理人与患者代理关系的法定证明材料和授权委托书；

（三）申请人为死亡患者法定继承人的，应当提供患者死亡证明、死亡患者法定继承人的有效身份证明，死亡患者与法定继承人关系的法定证明材料；

（四）申请人为死亡患者法定继承人代理人的，应当提供患者死亡证明、死亡患者法定继承人及其代理人的有效身份证明，死亡患者与法定继承人关系的法定证明材料，代理人与法定继承人代理关系的法定证明材料及授权委托书。

第十九条　医疗机构可以为申请人复制门（急）诊病历和住院病历中的体温单、医嘱单、住院志（入院记录）、手术同意书、麻醉同意书、麻醉记录、手术记录、病重（病危）患者护理记录、出院记录、输血治疗知情同意书、特殊检查（特殊治疗）同意书、病理报告、检验报告等辅助检查报告单、医学影像检查资料等病历资料。

第二十条　公安、司法、人力资源社会保障、保险以及负责医疗事故技术鉴定的部门，因办理案件、依法实施专业技术鉴定、医疗保险审核或仲裁、商业保险审核等需要，提出审核、查阅或者复制病历资料要求的，经办人员提供以下证明材料后，医疗机构可以根据需要提供患者部分或全部病历：

（一）该行政机关、司法机关、保险或者负责医疗事故技术鉴定部门出具的调取病历的法定证明；

（二）经办人本人有效身份证明；

（三）经办人本人有效工作证明（需与该行政机关、司法机关、保险或者负责医疗事故技术鉴定部门一致）。

保险机构因商业保险审核等需要，提出审核、查阅或者复制病历资料要求的，还应当提供保险合同复印件、患者本人或者其代理人同意的法定证明材料；患者死亡的，应当提供保险合同复印件、死亡患者法定继承人或者其代理人同意的法定证明材料。合同或者法律另有规定的除外。

第二十一条　按照《病历书写基本规范》和《中医病历书写基本规范》要求，病历尚未完成，申请人要求复制病历时，可以对已完成病历先行复制，在医务人员按照规定完成病历后，再对新完成部分进行复制。

第二十二条　医疗机构受理复制病历资料申请后，由指定部门或者专（兼）职人员通知病案管理部门或专（兼）职人员，在规定时间内将需要复制的病历资料送至指定地点，并在申请人在场的情况下复制；复制的病历资料经申请人和医疗机构双方确认无误后，加盖医疗机构证明印记。

第二十三条 医疗机构复制病历资料,可以按照规定收取工本费。

负责病案借阅与复制的病案管理人员应对相关法律法规加强学习,按照法律的规定针对不同情况查验证件及有关资料,确定来访者是否可使用、借阅与复制病案,注意自我保护,一方面管好病案,另一方面发挥好病案作用。

《中华人民共和国民法典》也对病历的复制和借阅作了相关规定:"第一千二百二十五条 医疗机构及其医务人员应当按照规定填写并妥善保管住院志、医嘱单、检验报告、手术及麻醉记录、病理资料、护理记录等病历资料。患者要求查阅、复制前款规定的病历资料的,医疗机构应当及时提供。"

四、病案的封存与启封

1. 病案的保存时间 1982年颁布的《医院工作制度》指出,"住院病案原则上应永久保存"。如果按照医疗诉讼时效计算保存年限,《中华人民共和国民法典》第188条规定:诉讼时效期间从知道或者应当知道权利被侵害时起计算。但是,从权利被侵害之日起超过20年的,人民法院不予保护。故普通住院病案至少应保存20年。但以前要求住院病案保存不少于30年,原则上应永久保存。《病历管理规定》第二十九条明确指出,"门(急)诊病历由医疗机构保管的,保存时间自患者最后一次就诊之日起不少于15年;住院病历保存时间自患者最后一次住院出院之日起不少于30年。"同时,第三十条对医疗机构名称的变更和撤销也做了规定:"医疗机构变更名称时,所保管的病历应当由变更后医疗机构继续保管。医疗机构撤销后,所保管的病历可以由省级卫生健康行政部门、中医药管理部门或者省级卫生健康行政部门、中医药管理部门指定的机构按照规定妥善保管。"病案管理部门应根据自己的实际情况,建立相应规模的病案库保管病案,做好防水、防虫、防尘等措施。采用病案扫描存储早期病案和发展电子病历是病案管理的发展趋向。

2. 病历的封存与启封 病历资料在医疗事故技术鉴定过程中发挥了至关重要的作用。一方面,要求医务人员必须坚持尊重科学、注重客观、实事求是、认真负责的原则,如实记录病历;另一方面,也需要相关规章制度来保证患者及其家属可以确认原始病历的真实性。《病历管理规定》进行了明确要求:

第二十四条 依法需要封存病历时,应当在医疗机构或者其委托代理人、患者或者其代理人在场的情况下,对病历共同进行确认,签封病历复制件。

医疗机构申请封存病历时,医疗机构应当告知患者或者其代理人共同实施病历封存;但患者或者其代理人拒绝或者放弃实施病历封存的,医疗机构可以在公证机构公证的情况下,对病历进行确认,由公证机构签封病历复制件。

第二十五条 医疗机构负责封存病历复制件的保管。

第二十六条 封存后病历的原件可以继续记录和使用。

按照《病历书写基本规范》和《中医病历书写基本规范》要求,病历尚未完成,需要封存病历时,可以对已完成病历先行封存,当医师按照规定完成病历后,再对新完成部分进行封存。

第二十七条 开启封存病历应当在签封各方在场的情况下实施。

病案也是一种科技档案,中国档案出版社1996年出版的《专门档案管理问答》第二辑书中明确指出:"医疗记录很多,只有按照一定要求集中保管起来的医疗记录材料才是病历档案,它必须具有内在的联系,是客观、全面地反映病情、发病过程和医疗效果的整体病历档案,与其他各种档案一样,属于国家全部档案的一个组成部分"。因此,国家制定的很多有关档案的法律法规完全适用于病案管理,相关条目摘录如下。

《中华人民共和国档案法》(摘录)

第九条　机关、团体、企业事业单位和其他组织应当确定档案机构或者档案工作人员负责管理本单位的档案,并对所属单位的档案工作实行监督和指导。

第十一条第二款　档案工作人员应当忠于职守,遵纪守法,具备相应的专业知识与技能,其中档案专业人员可以按照国家有关规定评定专业技术职称。

第十九条　档案馆以及机关、团体、企业事业单位和其他组织的档案机构应当建立科学的管理制度,便于对档案的利用;按照国家有关规定配置适宜档案保存的库房和必要的设施、设备,确保档案的安全;采用先进技术,实现档案管理的现代化。

第三十三条　档案馆应当根据自身条件,为国家机关制定法律、法规、政策和开展有关问题研究,提供支持和便利;档案馆应当配备研究人员,加强对档案的研究整理,有计划地组织编辑出版档案材料,在不同范围内发行;档案研究人员研究整理档案,应当遵守档案管理的规定。

第三十七条　电子档案应当来源可靠、程序规范、要素合规;电子档案与传统载体档案具有同等效力,可以以电子形式作为凭证使用。

第四十八条　单位或者个人有下列行为之一,由县级以上档案主管部门、有关机关对直接负责的主管人员和其他直接责任人员依法给予处分:

(一)丢失属于国家所有的档案的;

(二)擅自提供、抄录、复制、公布属于国家所有的档案的;

(三)买卖或者非法转让属于国家所有的档案的;

(四)篡改、损毁、伪造档案或者擅自销毁档案的;

(五)将档案出卖、赠送给外国人或者外国组织的;

(六)不按规定归档或者不按期移交档案,被责令改正而拒不改正的;

(七)不按规定向社会开放、提供利用档案的;

(八)明知存在档案安全隐患而不采取补救措施,造成档案损毁、灭失,或者存在档案安全隐患被责令限期整改而逾期未整改的;

(九)发生档案安全事故后,不采取抢救措施或者隐瞒不报、拒绝调查的;

(十)档案工作人员玩忽职守,造成档案损毁、灭失的。

《医药卫生档案管理暂行办法》(摘录)(1991年3月9日卫生部令第10号发布施行)

第三条　医药卫生档案,是国家档案的重要组成部分,是深入和发展医药卫生事业及其他各项工作的必要条件和依据,是重要的信息资源,是国家的宝贵财富,必须遵循统一领导、分级管理的原则,确保档案的完整、准确、系统、安全,便于开发利用。

第四条　各级医药卫生部门,必须把档案工作纳入本单位工作的发展计划,在档案机构、人员配备、经费、库房等方面给予保证。

第二十条　医药卫生部门的档案馆、室对接收的档案进行分类、排列、登记、编目及必要的加工整理。

第二十三条　医药卫生部门的档案馆、室,应根据《中华人民共和国档案法》的有关规定和要求,对下属单位的档案工作经常进行监督、指导和检查。对在档案管理工作中取得显著成绩的单位和个人,要给予表扬或奖励。对因档案管理混乱、工作失职给档案工作造成严重损失的,报请有关行政部门按照《中华人民共和国档案法》的有关规定追究当事人和主管领导的责任。

第二十九条　查阅、摘录和复制尚未开放的档案,需经档案部门负责人批准,涉及未公开的技术问题,需经有关部门负责人批准。查阅绝密档案需经分管档案工作的行政领导批准。

病案是记录医疗行为的唯一载体,是证明医疗行为正确与否的主要证据。病案工作中目前仍存在一些"有法不依、执法不严"的现象。极个别医生碍于情面或出于个人利益,在病案中记录并不存在的症状、体征,任意夸大或缩小,甚至篡改病案,改变病情、伤情及程度,出具伪证,原因则正是由于对病案管理监督力度不够,从而导致医疗纠纷,也给解决医疗纠纷的医疗技术鉴定、司法鉴定带来困难。因此,作为医院管理者、医生,尤其是病案管理人员应了解与病案相关的法规。

第四节 病案管理与隐私权和个人信息保护

一、隐私权和病案中个人信息内容

1. 隐私权 《中华人民共和国医师法》(以下简称《医师法》,于 2021 年 8 月 20 日第十三届全国人民代表大会常务委员会第三十次会议通过,2022 年 3 月 1 日起施行)第二十三条规定,医师在执业活动中要尊重、关心、爱护患者,依法保护患者隐私和个人信息。《中华人民共和国护士条例》第十八条规定,护士应当尊重、关心、爱护患者,保护患者的隐私。这实质上是对患者人格和权利的尊重,有利于与患者建立相互信任、以诚相待的医患关系。

隐私权是指自然人享有的对其个人的与公共利益无关的个人信息、私人活动和私有领域进行支配的一种人格权。隐私权的内容是非常广泛的,它包括了公民个人的私人活动、私人信息和个人领域。患者享有不公开自己病情、家族史、接触史、身体隐蔽部位、异常生理特征等个人生活秘密和自由的权利,医院及其工作人员不得非法泄露患者隐私。对于医学领域隐私的概念,不少学者认为是指就医者不妨碍他人与社会利益,而在自身内存在的某些不愿让别人知悉的秘密。这部分内容在就医过程中,通过医护人员的问诊、体格检查、各项化验及影像检查等方式显现,并记载在病历中归档保存。随着信息收集与利用需求的扩大,国内外法学界也越来越重视对公民隐私权的保护,病案记录着患者重要的原始信息,病案利用的过程涉及隐私的保密和公开。因此,作为病案管理人员既要维护利用者的利用权,又要保护患者的隐私权,才能使病案利用工作顺利进行,最终实现病案信息自身的社会效益和经济效益。

2. 病案中患者隐私内容 由于医疗工作的特殊性,患者有义务向医务人员陈述家族和自己的疾病史;必要时展现自己的隐私部位,讲述自己情感的变迁,介绍自己的工作、人际关系及心理状况等不愿意对外公开的个人资料和秘密。这些内容包括:患者的一般信息,如联系地址及联系方式、出生年月、籍贯、经济状况、社会关系等;既往史,如疾病史、家族史、生活史、婚姻史、生育史等;生理信息,如患者身体存在的生理缺陷或影响其社会形象、就业的身体特殊缺陷等;特殊疾病,如获得性免疫缺陷综合征等有关性病、传染病、遗传性疾病、先天性疾病、特殊疾病及死因等;检查报告单,如血液、精液、血型等。

医疗机构在实施医疗服务的过程中,存在很多涉及侵犯患者隐私的隐患。

【案例 12-1】 一位幼年时因外伤而致性器官缺损的患者,曾在某医院住院,因主管其治疗的医生向其所在单位同事泄露了患者此隐私,从此备受精神刺激。患者身体存在的生理缺陷是患者的隐私,不应对外公布。

【案例 12-2】 个别医务人员私自将肿瘤、高血压、糖尿病或者不孕症患者的个人资料提供给商家,从而导致一些商家直接给患者家中打电话、写信、寄广告资料,甚至上门推销产品,引起患者的不满。这种行为也属于侵犯患者隐私,因为患者的个人资料及联系方式也属于隐私范畴。

【案例 12-3】 22 岁的王小姐供职于一家中外合资公司。日前,她刚在医院做了人工流产手术,需要在家休养几天。王小姐回到公司,出示了由医院开具的病假单。但公司却要求提供病历正本,由公司复印留底,归入档案。王小姐不愿他人知道自己婚前人工流产的事情,认为公司这样做侵害了个人隐私。但公司方面坚称:公司与员工是雇佣关系,对员工的健康情况应当享有知情权,包括健康与否、患有何种疾病、病情等,这也体现了公司对员工的关心,可以根据员工的病情作出适当的工作调整。公司称此为公司制度规定,否则将按事假或旷工处理。

隐私是指公民个人生活中不愿为他人公开或知悉的秘密,像怀孕、人工流产、不育不孕等,均属于隐私范畴。在此事件中,公司和员工存在管理与被管理的关系,只有符合公司的病假条件,才可以获得批准。公司可以要求王小姐出示病历正本,但必须是在限制范围内的具体经办人员来处理。

二、病案利用中个人信息的保护

《中华人民共和国民法典》第一千零三十二条规定:自然人享有隐私权。任何组织或者个人不得以刺探、侵扰、泄露、公开等方式侵害他人的隐私权。隐私是自然人的私人生活安宁和不愿为他人知晓的私密空间、私密活动、私密信息。

(一)病案利用中的侵权行为

在病案利用过程中,如果对相关法规界定不清,可能会侵犯个人隐私权。侵权人既可能是病案管理人员及医务人员,又可能是社会病案利用者。利用者侵权行为主要有:私自公布病案中患者隐私内容,未经患者同意公布或泄露涉及患者隐私病案内容;非法利用病案中患者隐私内容,擅自让他人或组织查阅病历,或改写病历有关患者隐私内容,使用患者真实姓名及照片进行科研论文交流等;病案管理人员因好奇心或者别有用心把患者隐私当作新闻传播,极个别人泄露病案内容谋取非法利益;病案收集、管理不当造成病案丢失,因工作疏忽造成病案部分内容及病案丢失,而发生患者隐私外泄。

(二)患者隐私的保护

一般而言,隐私权的保护方法有三种:直接保护、间接保护和概括保护。美国采取的保护方法属于第一种,1974年美国出台了《隐私法》,2003年4月美国又实行了《健康保险转移和责任法》,为医疗隐私制定全国标准,任何人未被授权就公开医疗资料将被定为犯罪;1998年欧盟通过的《隐私保护条令》,也对个人隐私权做了有关规定。目前世界上有50多个国家制定了个人信息法体系。我国保护隐私权属于间接保护,《中华人民共和国民法典》第一千零三十八条:信息处理者不得泄露或者篡改其收集、存储的个人信息;未经自然人同意,不得向他人非法提供其个人信息,但是经过加工无法识别特定个人且不能复原的除外。信息处理者应当采取技术措施和其他必要措施,确保其收集、存储的个人信息安全,防止信息泄露、篡改、丢失;发生或者可能发生个人信息泄露、篡改、丢失的,应当及时采取补救措施,按照规定告知自然人并向有关主管部门报告。第一千零三十九条:国家机关、承担行政职能的法定机构及其工作人员对于履行职责过程中知悉的自然人的隐私和个人信息,应当予以保密,不得泄露或者向他人非法提供。

《中华人民共和国医师法》中规定,医师在执业活动中,泄露患者的隐私和个人信息,情节严重的,责令暂停六个月以上一年以下执业活动直至吊销医师执业证书,构成犯罪的依法追究刑事责任。《中华人民共和国传染病防治法》第六十八条和第六十九条规定,疾病预防控制机构和医疗机构"故意泄露传染病病人、病原携带者、疑似传染病病人、密切接触者涉及个人隐私的有关信息、资料的":对负有责任的主管人员和其他直接责任人员,依法给予降级、撤职、开除的处分,并可以依法吊销有关责任人员的执业证书;构成犯罪的,依法追究刑事责任。我国档案法规对涉及公民隐私权档案的公布、利用也有专门规定,1999年5月5日发布的《中华人民共和国档案法实施办法》规定,各级国家档案馆对寄存档案的公布和利用,应当征得档案所有者的同意。《病历管理规定》指出,医疗机构应当严格管理病历,严禁任何人涂改、伪造、隐匿、销毁、抢夺、窃取病历,除涉及对患者实施医疗活动的医务人员及医疗服务质量监控人员外,其他任何机构和个人不得擅自查阅患者的病历,因科研、教学需查阅病历的,须经患者就诊的医疗机构同意方可借阅,但不得泄露患者隐私。我国《性病防治管理办法》《中华人民共和国传染病防治法》等医疗卫生法规也明文规定医务人员应严格为患者保守秘密。

(三)病案利用中患者隐私权的保护措施

1. 立法保护 目前我国法律对隐私权保护的力度属于间接保护,《中华人民共和国个人信息保护法》《中华人民共和国民法典》对保护个人隐私权的法规,在司法过程中进行了规定和解释,另有诸多法律法规笼统、间接地提及了保护隐私权。呼吁有关部门尽快对公民隐私权的保护立法,从而使得《中华人民共和国档案法》更能发挥其应有的作用,同时呼吁出台病案管理法或病案管理条例,以使病案管理、使用更加合法化。

《中华人民共和国个人信息保护法》(2021年11月1日实施,以下简称《个人信息保护法》)对个人信息的处理,包括个人信息的收集、存储、使用、加工、传输、提供、公开、删除等,均作出明确规定。同时也对敏感的个人信息进行了界定:"敏感个人信息是一旦泄露或者非法使用,容易导致自然人的人格尊严受到侵害或者人身、财产安全受到危害的个人信息,包括生物识别、宗教信仰、特定身份、医疗健康、金融账户、行踪轨迹等信息,以及不满十四周岁未成年人的个人信息。"《个人信息保护法》同时对相关法律责任进行了明确,为我国隐私权保护"加了一把锁",其中对侵犯个人信息将给予刑事处罚的规定,则在力度上保障了法律的有效施行。

2. 增强法律意识,加强病案的保护 加强有关个人隐私保护的法律法规的学习,强化医务人员保护患者隐私权的意识,树立高尚的职业道德,使各个部门和医、护、管人员充分了解有关的法律知识,依法运用各种档案资料,自觉维护患者的权利。病案管理人员要明确病案中涉及患者隐私的内容,并将所学到的法律知识应用到实际工作中,用各项法律、法规来指导病案管理工作。

认真学习《医疗机构病历管理规定》,维护病案安全、真实、原始性,不允许任何组织、个人篡改病案内容和外形特征,也不允许任何个人随意借阅病案。加强病案管理,严格按规定收集、整理、归档,防止病案丢失,防止造成患者隐私的泄露,同时对病案要进行权限管理。严格执行借阅、复制规定,复制病历一律填写申请单并出示相关证明或委托人证明方可办理;本院医务人员进行科研、教学一律在病案室阅读病案,病案不外借;病案管理人员不得擅自开放或扩大病案利用接触范围;未经患者同意,病案不允许他人或组织阅读。

加强监督管理,由专人负责,明确监督职责,规范依法监督的程序和方法,要定期进行检查,对于违规行为,要采取措施及时纠正,并按情节严重程度给予不同的处罚,对给医疗单位或患者造成严重损失的要从重处罚,甚至追究其刑事责任。在学术交流与研究等方面,未经患者本人同意,不得用患者的真实姓名、照片对外公开报道,也不得以文学作品的方式报道。

3. 保护患者隐私权的措施 医务人员无论故意或过失侵害了患者的隐私权,往往会造成严重后果。一方面使患者的身心遭受严重的损害,对医务人员失去信任,不利于疾病的诊治;另一方面也损害了医务人员的职业形象,损害了医疗单位的社会声誉,加剧了医疗矛盾,不利于建立和谐融洽的医患关系。为了从根本上杜绝这类情况的发生,应从以下几方面来切实保护患者的隐私权。

(1)强化法律法规意识,树立维护患者隐私的观念,加强《个人信息保护法》、相关卫生行政法规的学习与宣传,提高全体医务人员法律素质。

(2)加强制度建设,由医院对其工作人员进行内部的管理和约束;同时医院和国家应当加强对医生的职业道德教育,使其在医疗的过程中自觉维护患者的隐私权,对自己在工作中所知晓的患者的隐私自觉加以保密;医务人员更不能利用工作之便索取非法利益。

（3）加强国家卫生健康行政部门对医院诊疗行为的管理和监督，特别是对医院侵犯患者医疗隐私的行为，加大行政处罚的力度，从而在行政上保障患者隐私权得到有效保护。

（4）医院应当加大对医院硬件设施的投入和建设，最大限度地保障患者的隐私权。

（5）保证电子病历共享中的数据安全，防止患者隐私泄露。

第五节　病案管理中患者的知情同意权

一、知情同意权概念与原则

知情同意权由知情权和同意权两个密切相连的权利组成。知情权是指知悉、获取信息的自由与权利，包括从官方或非官方知悉、获取相关信息。知情权是同意权得以存在的前提和基础，同意权又是知情权的价值体现。

患者的知情同意权是指患者所享有的知悉自己的病情、医疗措施、医疗风险、医疗费用的基本情况、技术水平等医疗信息，并可以对医务人员所采取的医疗措施决定取舍的权利。

（一）患者知情同意权的范围

1. 了解权。

2. 被告知权。

3. 选择权。

4. 拒绝权和同意权。

（二）患者知情同意权行使的主体

作为医疗法律关系当事人的患者，知情同意权应由其本人行使。但在一些情况下，由于患者行为能力的缺陷，患者可以委托他人行使或在由患者行使对其本人不利的情况下，由患者家属或关系人代患者行使知情同意权。

二、告知义务

告知义务与知情权对应，也是诚信原则的具体体现。告知义务是指拥有知情权的主体要求相对主体履行与之相关的告知义务，这种告知义务可以是约定的，也可能是法定的。

医疗机构及其医务人员告知义务是指在医疗活动中，医疗机构及其医务人员应当将患者的病情、医疗措施、医疗风险等如实告知患者，并及时解答患者的咨询。

（一）医疗机构告知义务内容

医疗机构有义务告知患者如下内容。

1. 就诊医疗机构和医务人员基本情况和医学专长，包括医疗机构的基本情况、专业特长，医务人员的职称、学术专长、以往治疗效果等。

2. 医院规章制度中与其利益有关的内容。

3. 医疗机构及其医务人员的诊断手段、诊断措施。

4. 所采用的治疗仪器和药品等的疗效、副作用等。

5. 手术的成功率、目的、方法、预期效果、手术过程中可能要承受的不适和麻烦，以及手术不成功可能的后果、潜在危险等。

6. 患者的病情。

7. 患者所患疾病的治疗措施，即可能采用的各种治疗措施的内容、通常能够达到的效果、可能出现的风险等。

8. 告知患者需要的费用。

9. 从事医学科研和教学观摩活动。

10. 其他。

（二）医疗机构及其医务人员告知义务的免除

在医疗活动中，出现下列情形，可以免除告知义务。

1. 患者明确表示不需告知的（需要患者出具书面说明）。

2. 暂时免除告知义务情形。患者的生命或者健康受到紧急、重大威胁，而客观上无法取得同意权人同意时。

3. 法定强制医疗情形。依据法律、法规给予医疗机构强制治疗的权限。

4. 轻微侵袭，即危险性轻微且发生的可能性极低的医疗行为。

三、知情同意权相关规范

（一）《病历书写基本规范》中的规定

第十条　对需取得患者书面同意方可进行的医疗活动，应当由患者本人签署知情同意书。患者不具备完全民事行为能力时，应当由其法定代理人签字；患者因病无法签字时，应当由其授权的人员签字；为抢救患者，在法定代理人或被授权人无法及时签字的情况下，可由医疗机构负责人或者授权的负责人签字。

因实施保护性医疗措施不宜向患者说明情况的，应当将有关情况告知患者近亲属，由患者近亲属签署知情同意书，并及时记录。患者无近亲属的或者患者近亲属无法签署同意书的，由患者的法定代理人或者关系人签署同意书。

第二十三条　手术同意书是指手术前，经治医师向患者告知拟施手术的相关情况，并由患者签署是否同意手术的医学文书。内容包括术前诊断、手术名称、术中或术后可能出现的并发症、手术风险、患者签署意见并签名、经治医师和术者签名等。

第二十四条　麻醉同意书是指麻醉前，麻醉医师向患者告知拟施麻醉的相关情况，并由患者签署是否同意麻醉意见的医学文书。内容包括患者姓名、性别、年龄、病案号、科别、术前诊断、拟行手术方式、拟行麻醉方式，患者基础疾病及可能对麻醉产生影响的特殊情况，麻醉中拟行的有创操作和监测，麻醉风险、可能发生的并发症及意外情况，患者签署意见并签名、麻醉医师签名并填写日期。

第二十五条　输血治疗知情同意书是指输血前，经治医师向患者告知输血的相关情况，并由患者签署是否同意输血的医学文书。输血治疗知情同意书内容包括患者姓名、性别、年龄、科别、病案号、诊断、输血指征、拟输血成分、输血前有关检查结果、输血风险及可能产生的不良后果、患者签署意见并签名、医师签名并填写日期。

第二十六条　特殊检查、特殊治疗同意书是指在实施特殊检查、特殊治疗前，经治医师向患者告知特殊检查、特殊治疗的相关情况，并由患者签署是否同意检查、治疗的医学文书。内容包括特殊检查、特殊治疗项目名称、目的、可能出现的并发症及风险、患者签名、医师签名等。

第二十七条　病危（重）通知书是指因患者病情危、重时，由经治医师或值班医师向患者家属告知病情，并由患方签名的医疗文书。内容包括患者姓名、性别、年龄、科别，目前诊断及病情危重情况，患方签名、医师签名并填写日期。一式两份，一份交患方保存，另一份归病历中保存。

（二）《医疗机构管理条例》中的条文（1994年9月1日施行，2022年国务院进行第二次修订）

第二十五条　医疗机构必须将《医疗机构执业许可证》、诊疗科目、诊疗时间和收费标准悬挂于明显处所。

第二十九条 医疗机构工作人员上岗工作，必须佩带载有本人姓名、职务或者职称的标牌。

第三十三条 医疗机构施行手术、特殊检查或者特殊治疗时，必须征得患者同意，并应当取得其家属或者关系人同意并签字；无法取得患者意见时，应当取得家属或者关系人同意并签字；无法取得患者意见又无家属或者关系人在场，或者遇到其他特殊情况时，经治医师应当提出医疗处置方案，在取得医疗机构负责人或者被授权负责人员的批准后实施。

（三）《中华人民共和国医师法》中的条文

第二十五条 医师在诊疗活动中应当向患者说明病情、医疗措施和其他需要告知的事项。需要实施手术、特殊检查、特殊治疗的，医师应当及时向患者具体说明医疗风险、替代医疗方案等情况，并取得其明确同意；不能或者不宜向患者说明的，应当向患者的近亲属说明，并取得其明确同意。

第二十六条 医师开展药物、医疗器械临床试验和其他医学临床研究应当符合国家有关规定，遵守医学伦理规范，依法通过伦理审查，取得书面知情同意。

（四）《中华人民共和国民法典》的相关规定

《中华人民共和国民法典》的第一千零八条规定：为研制新药、医疗器械或者发展新的预防和治疗方法，需要进行临床试验的，应当依法经相关主管部门批准并经伦理委员会审查同意，向受试者或者受试者的监护人告知试验目的、用途和可能产生的风险等详细情况，并经其书面同意。进行临床试验的，不得向受试者收取试验费用。

第一千二百一十九条规定：医务人员在诊疗活动中应当向患者说明病情和医疗措施。需要实施手术、特殊检查、特殊治疗的，医务人员应当及时向患者具体说明医疗风险、替代医疗方案等情况，并取得其明确同意；不能或者不宜向患者说明的，应当向患者的近亲属说明，并取得其明确同意。

（五）《医疗美容服务管理办法》中的条文（2002年1月29日中华人民共和国卫生部令第19号）

第二十条 执业医师对就医者实施治疗前，必须向就医者本人或亲属书面告知治疗的适应症、禁忌症、医疗风险和注意事项等，并取得就医者本人或监护人的签字同意。未经监护人同意，不得为无行为能力或者限制行为能力人实施医疗美容项目。

（六）《中华人民共和国母婴保健法》中的条文（2017年11月4日修订）

第十条 经婚前医学检查，对诊断患医学上认为不宜生育的严重遗传性疾病的，医师应当向男女双方说明情况，提出医学意见；经男女双方同意，采取长效避孕措施或者施行结扎手术后不生育的，可以结婚。但《中华人民共和国婚姻法》规定禁止结婚的除外。

（七）《临床输血技术规范》中的条文（2000年6月2日卫医发〔2000〕184号）

第六条 决定输血治疗前，经治医师应向患者或其家属说明输同种异体血的不良反应和经血传播疾病的可能性，征得患者或家属的同意，并在《输血治疗同意书》上签字。《输血治疗同意书》入病历。无家属签字的无自主意识患者的紧急输血，应报医院职能部门或主管领导同意、备案，并记入病历。

（八）《人类辅助生殖技术管理办法》中的条文（2001年2月20日中华人民共和国卫生部令第14号）

第十四条 实施人类辅助生殖技术应当遵循知情同意原则，并签署知情同意书。涉及伦理问题的，应当提交医学伦理委员会讨论。

（九）《医疗机构药事管理规定》中的条文（2011年1月30日卫生部等发布）

第十五条 药物临床应用管理是对医疗机构临床诊断、预防和治疗疾病用药全过程实施监督管理。医疗机构应当遵循安全、有效、经济的合理用药原则，尊重患者对药品使用的知情权和隐私权。

（十）《中华人民共和国药品管理法》中的条文（1985 年 7 月 1 日起施行，2019 年 8 月 26 日修订）

第二十一条　实施药物临床试验，应当向受试者或者其监护人如实说明和解释临床试验的目的和风险等详细情况，取得受试者或者其监护人自愿签署的知情同意书，并采取有效措施保护受试者合法权益。

第二十三条　对正在开展临床试验的用于治疗严重危及生命且尚无有效治疗手段的疾病的药物，经医学观察可能获益，并且符合伦理原则的，经审查、知情同意后可以在开展临床试验的机构内用于其他病情相同的患者。

（十一）《放射诊疗管理规定》中的条文（2006 年 1 月 24 日中华人民共和国卫生部令第 46 号，2016 年 1 月 19 日修改施行）

第二十五条　放射诊疗工作人员对患者和受检者进行医疗照射时，应当遵守医疗照射正当化和放射防护最优化的原则，有明确的医疗目的，严格控制受照剂量；对邻近照射野的敏感器官和组织进行屏蔽防护，并事先告知患者和受检者辐射对健康的影响。

（十二）《处方管理办法》中的条文（2007 年 2 月 14 日中华人民共和国卫生部第 53 号）

第二十一条　门（急）诊癌症疼痛患者和中、重度慢性疼痛患者需长期使用麻醉药品和第一类精神药品的，首诊医师应当亲自诊查患者，建立相应的病历，要求其签署《知情同意书》。

病历中应当留存下列材料复印件：

1．二级以上医院开具的诊断证明。

2．患者户籍簿、身份证或者其他相关有效身份证明文件。

3．为患者代办人员身份证明文件。

第六节　病案与侵权责任

一、侵权责任与医疗损害责任

（一）侵权责任

近年来，随着医疗的发展和人们维权意识的增强，医疗纠纷已经成为社会关注的热点。在法规层面，国家有关部门对医疗纠纷的处置出台了相关规定。2002 年 4 月 1 日起实施的《最高人民法院关于民事诉讼证据的若干规定》（以下简称《规定》）中第四条第一款第（八）项规定：因医疗行为引起的侵权诉讼，由医疗机构就医疗行为与损害后果之间不存在因果关系及不存在医疗过错承担举证责任。也就是所谓的举证责任倒置，规定了医疗机构在医疗行为侵权诉讼中的举证责任。

我国实施医疗纠纷诉讼举证责任倒置后，由于出现以下趋势，2019 年 10 月 14 日对《规定》进行了修正，取消了该条款。

1．**医疗机构的防御性医疗行为**　为防御医疗诉讼举证不力，医方在医疗过程中采取防御性医疗行为。防御性医疗行为不仅不能为患者提供真正有价值的诊治，反而增加了患者的经济负担。

2．**影响医疗技术创新发展**　医生为了尽量避免医疗风险，采取保守治疗。"保守治疗"可能阻碍临床的创新发展，使得医疗技术和治疗手段的创新受到影响。

3．**医生的心理负担**　在医疗实践中，由于患者身心随时都在发生着变化，患者的疾病转归也难以准确把握和预测，这种不确定性以及医生"自我保护"的压力，可能加重医生的心理负担。

4．**患者"过度维权"**　当前，社会普遍维权意识增强，患方会充分利用举证责任倒置这一有利原则维护自身权益,可能出现过度维权的行为。这一行为不利于医患关系的和谐。

2009 年 12 月 26 日中华人民共和国第十一届全国人民代表大会常务委员会第十二次会议通过了《中华人民共和国侵权责任法》(以下简称《侵权责任法》),自 2010 年 7 月 1 日起施行。《侵权责任法》专门规定了"医疗损害责任",把医患之间难解的复杂关系,置于法律条文的框架下,为和谐医患关系提供了法律保障。

《中华人民共和国民法典》实施后,其中的一系列新规对诸多行业都产生了影响,医疗领域也不例外。这些规定不仅涉及了医疗机构与医务人员的责任,也体现了法律对患者和医务工作人员的保护。

(二)《中华人民共和国民法典》中的医疗损害责任

《中华人民共和国民法典》在第七编侵权责任的第六章医疗损害责任中对医疗损害进行了相关界定。

第一千二百一十八条 患者在诊疗活动中受到损害,医疗机构或者其医务人员有过错的,由医疗机构承担赔偿责任。

第一千二百一十九条 医务人员在诊疗活动中应当向患者说明病情和医疗措施。需要实施手术、特殊检查、特殊治疗的,医务人员应当及时向患者具体说明医疗风险、替代医疗方案等情况,并取得其明确同意;不能或者不宜向患者说明的,应当向患者的近亲属说明,并取得其明确同意。

医务人员未尽到前款义务,造成患者损害的,医疗机构应当承担赔偿责任。

第一千二百二十条 因抢救生命垂危的患者等紧急情况,不能取得患者或者其近亲属意见的,经医疗机构负责人或者授权的负责人批准,可以立即实施相应的医疗措施。

第一千二百二十一条 医务人员在诊疗活动中未尽到与当时的医疗水平相应的诊疗义务,造成患者损害的,医疗机构应当承担赔偿责任。

第一千二百二十二条 患者在诊疗活动中受到损害,有下列情形之一的,推定医疗机构有过错:

(一)违反法律、行政法规、规章以及其他有关诊疗规范的规定;

(二)隐匿或者拒绝提供与纠纷有关的病历资料;

(三)遗失、伪造、篡改或者违法销毁病历资料。

第一千二百二十三条 因药品、消毒产品、医疗器械的缺陷,或者输入不合格的血液造成患者损害的,患者可以向药品上市许可持有人、生产者、血液提供机构请求赔偿,也可以向医疗机构请求赔偿。患者向医疗机构请求赔偿的,医疗机构赔偿后,有权向负有责任的药品上市许可持有人、生产者、血液提供机构追偿。

第一千二百二十四条 患者在诊疗活动中受到损害,有下列情形之一的,医疗机构不承担赔偿责任:

(一)患者或者其近亲属不配合医疗机构进行符合诊疗规范的诊疗;

(二)医务人员在抢救生命垂危的患者等紧急情况下已经尽到合理诊疗义务;

(三)限于当时的医疗水平难以诊疗。

前款第一项情形中,医疗机构或者其医务人员也有过错的,应当承担相应的赔偿责任。

第一千二百二十五条 医疗机构及其医务人员应当按照规定填写并妥善保管住院志、医嘱单、检验报告、手术及麻醉记录、病理资料、护理记录等病历资料。

患者要求查阅、复制前款规定的病历资料的,医疗机构应当及时提供。

第一千二百二十六条 医疗机构及其医务人员应当对患者的隐私和个人信息保密。泄露患者的隐私和个人信息,或者未经患者同意公开其病历资料的,应当承担侵权责任。

第一千二百二十七条　医疗机构及其医务人员不得违反诊疗规范实施不必要的检查。

第一千二百二十八条　医疗机构及其医务人员的合法权益受法律保护。

干扰医疗秩序，妨碍医务人员工作、生活，侵害医务人员合法权益的，应当依法承担法律责任。

二、病案管理中医疗纠纷的防范

随着医疗纠纷不断增多和《中华人民共和国民法典》出台，患者需要病案的要求也相应增加，这对医院的病历管理工作提出了更高的要求，因此为了防范医疗纠纷，医疗机构要重视病历管理。

如何管理好病案、利用好病案，不但是病案管理人员的任务，也是广大医务人员的一项重要任务。

（一）加强病案形成的过程管理

要做好病案的回收、登记、整理、借阅工作，病案管理人员应有高度的责任心和敬业精神、严肃的科学态度和踏实的工作作风，在日常工作中做到按时收集，不丢失一份病案，不漏掉一张治疗单或检查报告等，以保证病案资料的完整性。认真执行各项规章制度和病案的管理措施，严守保管的安全原则，坚持病案使用原则，严格执行各项借阅手续，做到借阅规范化管理。充分利用病案的有效价值，为社会各阶层提供全面的优质服务。

增强医院领导和职工的档案管理意识，加强《中华人民共和国档案法》和《中华人民共和国民法典》侵权责任编的学习，提高各级干部和医务人员对病案管理工作的认识，使病案管理工作能更顺利地开展。

制订各种相关的措施，各级严格把关、责任到人，建立相应的制度，使各科主任、护士长及各级医务人员明确病案管理的责任，科主任及护士长要抓好出院病案的整理、材料的收集工作，促进病案管理的规范化。

（二）加强病案质量监控

病历书写是指医务人员通过问诊、查体、辅助检查、诊断、治疗、护理等医疗活动获得有关资料，并进行归纳、分析、整理，形成医疗活动记录的行为。病历书写应客观、真实、准确、及时、完整，真实和完整的病历标志着医院及其工作人员对患者诊疗过程中的各种技能和医疗的水平。因此，对病历书写质量应层层负责，严格要求，做到内容真实完整，描述准确无误，分析科学有序，记录及时清楚，还要认真做好三级质控管理，层层把关，每份出院病案都需要住院医师认真完成，科主任、护士长检查签字打分，多方督查，齐抓共管，定期抽查，监控病案质量。定期反馈纠正，并与经济效益挂钩，奖优罚劣，通过加大病案质量管理力度，提高病历书写内在质量，保证每一份病案的使用价值。对不认真负责，出现严重病历书写缺陷、书写不完整的科室和个人给予严厉的处罚。这样既维护了患者的合法权益，又保障了医务人员和医院的权益。

（三）规避医疗纠纷

医院在处理医护人员被殴打的医患纠纷中，容易采取息事宁人的态度，要求被打的医护人员检讨自己的过失，这种办法其实是无济于事的。一些医疗机构要求医务人员知法守法，对用"法"上却要求甚少，事实上，不仅要在病案管理中知法、守法，还要用"法"来保护医务人员，对医院病案进行统一的规范化管理。

依法实施病案信息管理，遵循国家和相关部门的法律法规，如《中华人民共和国档案法实施办法》《病历管理规定》《中华人民共和国民法典》等，对病案实行严格管理，保证病案资料的连续性和完整性，维护医患双方的平等地位。

（张　帆）

思 考 题

1. 病历的封存有哪些具体规定?
2. 患者的隐私主要包括哪些内容?
3. 患者知情同意权主要包括哪些内容?

附录　住院病案首页部分项目填写说明

　　住院病案首页是对整个住院病案的浓缩,是精华部分。正确填写住院病案首页,是住院患者信息采集工作的重要内容。目前,我国医疗机构统一执行《卫生部关于修订住院病案首页的通知》(卫医政发〔2011〕84号)填写标准,具体如下。

一、基本要求

　　(一)凡本次修订的病案首页与前一版病案首页相同的项目,未就项目填写内容进行说明的,仍按照《卫生部关于修订下发住院病案首页的通知》(卫医发〔2001〕286号)执行。

　　(二)签名部分可由相应医师、护士、编码员手写签名或使用可靠的电子签名。

　　(三)凡栏目中有"□"的,应当在"□"内填写适当阿拉伯数字。栏目中没有可填写内容的,填写"—"。如:联系人没有电话,在电话处填写"-"。

　　(四)疾病编码:指患者所罹患疾病的标准编码。目前按照全国统一的ICD-10编码执行。

　　(五)病案首页背面中空白部分留给各省级卫生健康行政部门结合医院级别类别增加具体项目。

二、项目填写说明

　　(一)"医疗机构"指患者住院诊疗所在的医疗机构名称,按照医疗机构执业许可证登记的机构名称填写。组织机构代码目前按照《卫生机构(组织)分类与代码标准》(WS 218-2002)填写,代码由8位本体代码、连字符和1位检验码组成。

　　(二)医疗付费方式分为:1.城镇职工基本医疗保险;2.城镇居民基本医疗保险;3.新型农村合作医疗;4.贫困救助;5.商业医疗保险;6.全公费;7.全自费;8.其他社会保险;9.其他。应当根据患者付费方式在"□"内填写相应阿拉伯数字。其他社会保险指生育保险、工伤保险、农民工保险等。

　　(三)健康卡号:在已统一发放"中华人民共和国居民健康卡"的地区填写健康卡号码,尚未发放"健康卡"的地区填写"就医卡号"等患者识别码或暂不填写。

　　(四)"第N次住院":指患者在本医疗机构住院诊治的次数。

　　(五)病案号:指本医疗机构为患者住院病案设置的唯一性编码。原则上,同一患者在同一医疗机构多次住院应当使用同一病案号。

　　(六)年龄:指患者的实足年龄,为患者出生后按照日历计算的历法年龄。年龄满1周岁的,以实足年龄的相应整数填写;年龄不足1周岁的,按照实足年龄的月龄填写,以分数形式表示:分数的整数部分代表实足月龄,分数部分分母为30,分子为不足1个月的天数,如"2 15/30月"代表患儿实足年龄为2个月又15天。

　　(七)从出生到28天为新生儿期。出生日为第0天。产妇病历应当填写"新生儿出生体重";新生儿期住院的患儿应当填写"新生儿出生体重"、"新生儿入院体重"。新生儿出生体重指患儿出生后第一小时内第一次称得的重量,要求精确到10克;新生儿入院体重指患儿入院时称得的重量,要求精确到10克。

(八)出生地:指患者出生时所在地点。

(九)籍贯:指患者祖居地或原籍。

(十)身份证号码:除无身份证号或因其他特殊原因无法采集者外,住院患者入院时要如实填写18位身份证号。

(十一)职业:按照国家标准《个人基本信息分类与代码》(GB/T 2261.4)要求填写,共13种职业:11.国家公务员、13.专业技术人员、17.职员、21.企业管理人员、24.工人、27.农民、31.学生、37.现役军人、51.自由职业者、54.个体经营者、70.无业人员、80.退(离)休人员、90.其他。根据患者情况,填写职业名称,如:职员。

(十二)婚姻:指患者在住院时的婚姻状态。可分为:1.未婚;2.已婚;3.丧偶;4.离婚;9.其他。应当根据患者婚姻状态在"□"内填写相应阿拉伯数字。

(十三)现住址:指患者来院前近期的常住地址。

(十四)户口地址:指患者户籍登记所在地址,按户口所在地填写。

(十五)工作单位及地址:指患者在就诊前的工作单位及地址。

(十六)联系人"关系":指联系人与患者之间的关系,参照《家庭关系代码》国家标准(GB/T 4761)填写:1.配偶,2.子,3.女,4.孙子、孙女或外孙子、外孙女,5.父母,6.祖父母或外祖父母,7.兄、弟、姐、妹,8/9.其他。根据联系人与患者实际关系情况填写,如:孙子。对于非家庭关系人员,统一使用"其他",并可附加说明,如:同事。

(十七)入院途径:指收治患者入院治疗的来源,经由本院急诊、门诊诊疗后入院,或经由其他医疗机构诊治后转诊入院,或其他途径入院。

(十八)转科科别:如果超过一次以上的转科,用"→"转接表示。

(十九)实际住院天数:入院日与出院日只计算一天,例如:2011年6月12日入院,2011年6月15日出院,计住院天数为3天。

(二十)门(急)诊诊断:指患者在住院前,由门(急)诊接诊医师在住院证上填写的门(急)诊诊断。

(二十一)出院诊断:指患者出院时,临床医师根据患者所做的各项检查、治疗、转归以及门(急)诊诊断、手术情况、病理诊断等综合分析得出的最终诊断。

1.主要诊断 指患者住院过程中对身体健康危害最大、花费医疗资源最多、住院时间最长的疾病诊断。外科的主要诊断指患者住院接受手术治疗的疾病;产科的主要诊断指产科的主要并发症或伴随疾病。

2.其他诊断 除主要诊断以外的其他诊断,包括医院感染名称(诊断)、并发症和合并症。

(二十二)入院病情:指对患者入院时病情评估情况。将"出院诊断"与入院病情进行比较,按照"出院诊断"在患者入院时是否已具有,分为:1.有;2.临床未确定;3.情况不明;4.无。根据患者具体情况,在每一出院诊断后填写相应的阿拉伯数字。

1.有:对应本出院诊断在入院时就已明确。例如,患者因"乳腺癌"入院治疗,入院前已经钼靶摄片、针吸细胞学检查明确诊断为"乳腺癌",术后经病理亦诊断为乳腺癌。

2.临床未确定:对应本出院诊断在入院时临床未确定,或入院时该诊断为可疑诊断。例如:患者因"乳腺恶性肿瘤不除外"、"乳腺癌?"或"乳腺肿物"入院治疗,因缺少病理结果,肿物性质未确定,出院时有病理诊断明确为乳腺癌或乳腺纤维瘤。

3.情况不明:对应本出院诊断在入院时情况不明。例如:乙型病毒性肝炎的窗口期、社区获得性肺炎的潜伏期,因患者入院时处于窗口期或潜伏期,故入院时未能考虑此诊断或主观上未能明确此诊断。

4．无：在住院期间新发生的、入院时明确无对应本出院诊断的诊断条目。例如：患者出现围手术期心肌梗死。

（二十三）损伤、中毒的外部原因：指造成损伤的外部原因及引起中毒的物质，如：意外触电、房屋着火、公路上汽车翻车、误服农药。不可以笼统填写车祸、外伤等。应当填写损伤、中毒的标准编码。

（二十四）病理诊断：指各种活检、细胞学检查及尸检的诊断，包括术中冰冻的病理结果。病理号：填写病理标本编号。

（二十五）药物过敏：指患者在本次住院治疗以及既往就诊过程中，明确的药物过敏史，并填写引发过敏反应的具体药物，如：青霉素。

（二十六）死亡患者尸检：指对死亡患者的机体进行剖验，以明确死亡原因。非死亡患者应当在"□"内填写"-"。

（二十七）血型：指在本次住院期间进行血型检查明确或既往病历资料能够明确的患者血型。根据患者实际情况填写相应的阿拉伯数字：1.A；2.B；3.O；4.AB；5.不详；6.未查。如果患者无既往血型资料，本次住院也未进行血型检查，则按照"6.未查"填写。"Rh"根据患者血型检查结果填写。

（二十八）签名

1．医师签名要能体现三级医师负责制。三级医师指住院医师、主治医师和具有副主任医师以上专业技术职务任职资格的医师。在三级医院中，病案首页中"科主任"栏签名可以由病区负责医师代签，其他级别的医院必须由科主任亲自签名，如有特殊情况，可以指定主管病区的负责医师代签。

2．责任护士：指在已开展责任制护理的科室，负责本患者整体护理的责任护士。

3．编码员：指负责病案编目的分类人员。

4．质控医师：指对病案终末质量进行检查的医师。

5．质控护士：指对病案终末质量进行检查的护士。

6．质控日期：由质控医师填写。

（二十九）手术及操作编码：目前按照全国统一的 ICD-9-CM-3 编码执行。表格中第一行应当填写本次住院的主要手术和操作编码。

（三十）手术级别：指按照《医疗技术临床应用管理办法》（卫医政发〔2009〕18 号）要求，建立手术分级管理制度。根据风险性和难易程度不同，手术分为四级，填写相应手术级别对应的阿拉伯数字。

1．一级手术（代码为1）：指风险较低、过程简单、技术难度低的普通手术；

2．二级手术（代码为2）：指有一定风险、过程复杂程度一般、有一定技术难度的手术；

3．三级手术（代码为3）：指风险较高、过程较复杂、难度较大的手术；

4．四级手术（代码为4）：指风险高、过程复杂、难度大的重大手术。

（三十一）手术及操作名称：指手术及非手术操作（包括诊断及治疗性操作，如介入操作）名称。表格中第一行应当填写本次住院的主要手术和操作名称。

（三十二）切口愈合等级，按以下要求填写：

切口分组	切口等级 / 愈合类别	内涵
0类切口		有手术，但体表无切口或腔镜手术切口
I类切口	I / 甲	无菌切口 / 切口愈合良好
	I / 乙	无菌切口 / 切口愈合欠佳
	I / 丙	无菌切口 / 切口化脓
	I / 其他	无菌切口 / 出院时切口愈合情况不确定

续表

切口分组	切口等级/愈合类别	内涵
Ⅱ类切口	Ⅱ/甲	沾染切口/切口愈合良好
	Ⅱ/乙	沾染切口/切口愈合欠佳
	Ⅱ/丙	沾染切口/切口化脓
	Ⅱ/其他	沾染切口/出院时切口愈合情况不确定
Ⅲ类切口	Ⅲ/甲	感染切口/切口愈合良好
	Ⅲ/乙	感染切口/切口欠佳
	Ⅲ/丙	感染切口/切口化脓
	Ⅲ/其他	感染切口/出院时切口愈合情况不确定

1. 0类切口：指经人体自然腔道进行的手术以及经皮腔镜手术，如经胃腹腔镜手术、经脐单孔腹腔镜手术。

2. 愈合等级"其他"：指出院时切口未达到拆线时间，切口未拆线或无需拆线，愈合情况尚未明确的状态。

（三十三）麻醉方式：指为患者进行手术、操作时使用的麻醉方法，如全麻、局麻、硬膜外麻醉等。

（三十四）离院方式：指患者本次出院的方式，填写相应的阿拉伯数字。主要包括：

1. 医嘱离院（代码为1）：指患者本次治疗结束后，按照医嘱要求出院，回到住地进一步康复等情况。

2. 医嘱转院（代码为2）：指医疗机构根据诊疗需要，将患者转往相应医疗机构进一步诊治，用于统计"双向转诊"开展情况。如果接收患者的医疗机构明确，需要填写转入医疗机构的名称。

3. 医嘱转社区卫生服务机构/乡镇卫生院（代码为3）：指医疗机构根据患者诊疗情况，将患者转往相应社区卫生服务机构进一步诊疗、康复，用于统计"双向转诊"开展情况。如果接收患者的社区卫生服务机构明确，需要填写社区卫生服务机构/乡镇卫生院名称。

4. 非医嘱离院（代码为4）：指患者未按照医嘱要求而自动离院，如：患者的疾病需要住院治疗，但患者出于个人原因要求出院，此种出院并非由医务人员根据患者病情决定，属于非医嘱离院。

5. 死亡（代码为5）：指患者在住院期间死亡。

6. 其他（代码为9）：指除上述5种出院去向之外的其他情况。

（三十五）是否有出院31天内再住院计划：指患者本次住院出院后31天内是否有诊疗需要的再住院安排。如果有再住院计划，则需要填写目的，如：进行二次手术。

（三十六）颅脑损伤患者昏迷时间：指颅脑损伤的患者昏迷的时间合计，按照入院前、入院后分别统计，间断昏迷的，填写各段昏迷时间的总和。只有颅脑损伤的患者需要填写昏迷时间。

（三十七）住院费用：总费用指患者住院期间发生的与诊疗有关的所有费用之和，凡可由医院信息系统提供住院费用清单的，住院病案首页中可不填写。已实现城镇职工、城镇居民基本医疗保险或新农合即时结报的地区，应当填写"自付金额"。

住院费用共包括以下10个费用类型：

1. 综合医疗服务类：各科室共同使用的医疗服务项目发生的费用。

（1）一般医疗服务费：包括诊查费、床位费、会诊费、营养咨询费等。

（2）一般治疗操作费：包括注射、清创、换药、导尿、吸氧、抢救、重症监护等费用。

（3）护理费：患者住院期间等级护理费用及专项护理费用。

（4）其他费用：病房取暖费、病房空调费、救护车使用费、尸体料理费等。

2．诊断类：用于诊断的医疗服务项目发生的费用。

（1）病理诊断费：患者住院期间进行病理学有关检查项目费用。

（2）实验室诊断费：患者住院期间进行各项实验室检验费用。

（3）影像学诊断费：患者住院期间进行透视、造影、CT、磁共振检查、B超检查、核素扫描、PET等影像学检查费用。

（4）临床诊断项目费：临床科室开展的其他用于诊断的各种检查项目费用，包括有关内镜检查、肛门指诊、视力检测等项目费用。

3．治疗类

（1）非手术治疗项目费：临床利用无创手段进行治疗的项目产生的费用，包括高压氧舱、血液净化、精神治疗、临床物理治疗等费用。临床物理治疗指临床利用光、电、热等外界物理因素进行治疗的项目，如放射治疗、放射性核素治疗、聚焦超声治疗等项目。

（2）手术治疗费：临床利用有创手段进行治疗的项目产生的费用，包括麻醉费及各种介入、孕产、手术治疗等费用。

4．康复类：对患者进行康复治疗产生的费用，包括康复评定和治疗等费用。

5．中医类：利用中医手段进行治疗产生的费用。

6．西药类：包括有机化学药品、无机化学药品和生物制品费用。

（1）西药费：患者住院期间使用西药所产生的费用。

（2）抗菌药物费用：患者住院期间使用抗菌药物所产生的费用，包含于"西药费"中。

7．中药类：包括中成药和中草药费用。

（1）中成药费：患者住院期间使用中成药所产生的费用。中成药是以中草药为原料，经制剂加工，制成各种不同剂型的中药制品。

（2）中草药费：患者住院期间使用中草药所产生的费用。中草药主要由植物药（根、茎、叶、果）、动物药（内脏、皮、骨、器官等）和矿物药组成。

8．血液和血液制品类

（1）血费：患者住院期间使用临床用血所产生的费用，包括输注全血、红细胞、血小板、白细胞、血浆的费用。医疗机构对患者临床用血的收费包括血站供应价格、配血费和储血费。

（2）白蛋白类制品费：患者住院期间使用白蛋白的费用。

（3）球蛋白类制品费：患者住院期间使用球蛋白的费用。

（4）凝血因子类制品费：患者住院期间使用凝血因子的费用。

（5）细胞因子类制品费：患者住院期间使用细胞因子的费用。

9．耗材类：当地卫生、物价管理部门允许单独收费的耗材。按照医疗服务项目所属类别对一次性医用耗材进行分类。"诊断类"操作项目中使用的耗材均归入"检查用一次性医用材料费"；除"手术治疗"外的其他治疗和康复项目（包括"非手术治疗"、"临床物理治疗"、"康复"、"中医治疗"）中使用的耗材均列入"治疗用一次性医用材料费"；"手术治疗"操作项目中使用的耗材均归入"手术用一次性医用材料费"。

（1）检查用一次性医用材料费：患者住院期间检查检验所使用的一次性医用材料费用。

（2）治疗用一次性医用材料费：患者住院期间治疗所使用的一次性医用材料费用。

（3）手术用一次性医用材料费：患者住院期间进行手术、介入操作时所使用的一次性医用材料费用。

10. 其他类

患者住院期间未能归入以上各类的费用总和。

推荐阅读

[1] 马家润. 协和瑰宝：病案芳华[M]. 北京：科学技术文献出版社，2021.

[2] 刘爱民. DRGs疾病与手术操作编码和报告指南（2020版）[M]. 太原：山西科学技术出版社，2020.

[3] 许玉华. 医院医疗质量标准化建设与管理[M]. 北京：人民卫生出版社，2021.

[4] 肖兴政. 病案首页大数据分析与应用[M]. 北京：人民卫生出版社，2021.

[5] 中国医院协会. 病案管理实用指南[M]. 北京：人民卫生出版社，2022.

[6] 金敏，张静. 国际疾病分类实践应用[M]. 长沙：中南大学出版社，2022.

[7] 陈晓红，郑筠，赵慧智，等. DRG入组错误百例详解[M]. 南京：东南大学出版社，2020.

[8] 徐天和，吴清平. 医院统计学[M]. 北京：中国统计出版社，2014.

[9] 国家卫生健康委员会.2018国家卫生健康统计调查制度[M]. 北京：中国协和医科大学出版社，2018.

[10] 徐天和. 中华生物医学统计大辞典医院统计分册[M]. 北京：中国统计出版社，2022.

[11] 袁向东. 按病种付费下医院管理策略[M]. 广州：暨南大学出版社，2019.

[12] 尤江云. 后医疗管理：医患沟通、利用、管制之道[M]. 北京：中国经济出版社，2009.

[13] 李包罗，傅征. 医院管理学：信息管理分册[M]. 北京：人民卫生出版社，2011.

[14] BOWIE M J. Understanding ICD-10-CM and ICD-10-PCS: A Worktext[M].4th ed.Boston: Cengage，2019.

[15] BUCK C J，KOESTERMAN J L. Buck's Step-By-Step Medical Coding: 2020 Edition. St.Louis：Elsevier，2020.

中英文名词对照索引